护理学基础与专科护理实践

主编　庞志靖　丁永华　宋志玲　吴倩倩
　　　徐秀娟　姜超群　刘敏霞

黑龙江科学技术出版社
HEILONGJIANG SCIENCE AND TECHNOLOGY PRESS

图书在版编目（CIP）数据

护理学基础与专科护理实践 / 庞志靖等主编. -- 哈尔滨：黑龙江科学技术出版社，2024.2
ISBN 978-7-5719-2285-6

Ⅰ. ①护… Ⅱ. ①庞… Ⅲ. ①护理学 Ⅳ. ①R47

中国国家版本馆CIP数据核字（2024）第046168号

护理学基础与专科护理实践
HULIXUE JICHU YU ZHUANKE HULI SHIJIAN

主　　编　庞志靖　丁永华　宋志玲　吴倩倩　徐秀娟　姜超群　刘敏霞
责任编辑　包金丹
封面设计　宗　宁
出　　版　黑龙江科学技术出版社
　　　　　地址：哈尔滨市南岗区公安街70-2号　邮编：150007
　　　　　电话：（0451）53642106　传真：（0451）53642143
　　　　　网址：www.lkcbs.cn
发　　行　全国新华书店
印　　刷　山东麦德森文化传媒有限公司
开　　本　787 mm×1092 mm　1/16
印　　张　23.5
字　　数　595千字
版　　次　2024年2月第1版
印　　次　2024年2月第1次印刷
书　　号　ISBN 978-7-5719-2285-6
定　　价　238.00元

编委会

◎ **主　编**

庞志靖　丁永华　宋志玲　吴倩倩

徐秀娟　姜超群　刘敏霞

◎ **副主编**

郝晓霞　李　丽　韩枚颖　牛　佳

赵清松　余　曼

◎ **编　委**（按姓氏笔画排序）

丁永华（山东省公共卫生临床中心）

牛　佳（郑州人民医院）

刘敏霞（菏泽市牡丹人民医院）

李　丽（沭阳医院）

吴倩倩（无棣县中医院）

余　曼（武汉市中医医院）

宋志玲（宁津县人民医院）

庞志靖（淄博市中西医结合医院）

赵清松（兖矿新里程总医院）

郝晓霞（莘县第三人民医院）

姜超群（乳山市人民医院）

徐秀娟（潍坊奎文明润眼科医院）

韩枚颖（淄博市职业病防治院）

前言
FOREWORD

护理工作是整个医疗过程中不可或缺的组成部分,护士在协助诊疗、救治生命、达到患者身心健康等方面发挥着极其重要的作用。随着现代临床医学的迅猛发展,护理工作也面临着前所未有的考验。护理工作在不断走向专业化和科学化的同时,其理念和内涵也在持续地丰富和完善。这就要求护理人员必须具备全面的护理知识和技能,及时为患者提供准确的护理评估,全面提高患者的生存质量。为使广大护理人员适应现代医学及护理学的发展,帮助临床护士更好地理解和掌握临床护理的基本知识、基本理论和基本技能,我们特邀一批具有丰富临床护理经验的人员,结合他们自身的临床经验,编写了本书。

本书先从基础出发,简述了护理学基本理论和护理工作方法等;后围绕着门诊护理、血液透析室护理、重症护理等进行论述。本书的编写以临床护理工作特点为根据,重视护理流程中具体细节的描述,强调操作的可执行性,避免使用模糊性的词语,着眼于为临床护理人员提供明确的、具体可行的临床护理操作技术。本书在继承传统护理操作的基础上,结合了目前护理的新知识、新技术、新方法,反映了临床护理的新进展。本书内容全面、文字简练、重点突出、易于掌握,可供广大临床医护人员及相关工作人员使用。

在本书编写过程中,各编者参考了大量有关书籍和资料,吸收了各类先进的护理理论,与实践相结合,内容丰富。但由于编者文笔风格不一,书中如有缺陷及错误之处,恳请广大读者见谅,并给予批评指正,以更好地总结经验,以起到共同进步、提高临床护理水平的目的。

《护理学基础与专科护理实践》编委会

2023 年 11 月

目 录
CONTENTS

第一章

护理学基本理论

第一节 系统理论

一、系统理论的产生

系统作为一种思想,早在古代就已萌芽,但作为科学术语使用,还是在现代。系统论的观点由美籍奥地利理论生物学家路·贝塔朗菲提出,他先后发表了《理论生物学》和《现代发展理论》,提出用数学和模型来研究生物学的方法和机体系统论概念,可视为系统论的萌芽。系统论主要解释了事物整体及其组成部分间的关系以及这些组成部分在整体中的相互作用。其理论框架被广泛应用到许多科学领域,如物理、工程、管理及护理等,并日益发挥重大而深远的影响。

二、系统的基本概念

(一) 系统的概念

系统是由相互联系、相互依赖、相互制约、相互作用的事物和过程组成的,具有整体功能和综合行为的统一体。各种系统,尽管它的要素有多有少,具体构成千差万别,但总有两部分组成:一部分是要素的集合;另一部分是各要素间相互关系的集合。

(二) 系统的基本属性

系统是多种多样的,但都具有共同的属性。

1.整体性

组成系统的每个部分都具有各自独特的功能,但这些组成部分不具有或不能代表系统总体的特性。系统整体并不是由各组成部分简单罗列和相加构成的,各部分必须相互作用、相互融合才能构成系统整体。因此,系统整体的功能大于并且不同于各组成部分的总和。

2.相关性

系统的各个要素之间都是相互联系、相互制约,若任何要素的性质或行为发生变化,都会影响其他要素,甚至系统整体的性质或行为。如人是一个系统,作为一个有机体,由生理、心理、社会文化等各部分组成,其整体生理功能又由血液循环、呼吸、消化、泌尿、神经肌肉和内分泌等不同系统和组织器官组成。当一个人神经系统受到干扰,就会影响他的消化系统、心血管系统的功能。

3.层次性

对于一个系统来说,它既是由某些要素组成,同时,它自身又是组成更大系统的一个要素。系统的层次间存在着支配与服从的关系。高层次支配低层次,决定系统的性质,低层次往往是基础结构。

4.动态性

系统是随时间的变化而变化。系统进行活动,必须通过内部各要素的相互作用,能量、信息、物质的转换,内部结构的不断调整以达到最佳功能状态。此外,系统为适应环境,维持自身的生存与发展,需要与环境进行物质、能量、信息的交流。

5.预决性

系统具有自组织、自调节能力,可通过反馈适应环境,保持系统稳态,这样就呈现某种预决性。预决性程度标志系统组织水平高低。

三、系统的分类

自然界或人类社会可存在千差万别的各种系统,可从不同角度对它们进行分类。分类方法如下。

(一)按组成系统的要素性质分类

系统可分成自然系统与人造系统。自然系统如生态系统、人体系统等;人造系统如机械系统、计算机软件系统等。自然系统与人造系统的结合,称为复合系统,如医疗系统、教育系统。

(二)按组成系统的内容分类

系统可分为物质系统与概念系统。物质系统如动物、仪器等;概念系统如科学理论系统、计算机程序软件等。多数情况下,实物系统与概念系统是相互结合、密不可分的。

(三)按系统与环境的关系分类

系统可分为开放系统与封闭系统。封闭系统是指与环境间不发生相互作用的系统,即与环境没有物质、信息或能量的交换,事实上绝对的封闭系统是不存在的。与封闭系统相反,开放系统是指通过与环境间的持续相互作用,不断进行物质、能量和信息交流的系统,如生命系统、医院系统等。在开放系统中,按系统有无反馈可分为开环系统与闭环系统。没有反馈的系统称为开环系统,有反馈的系统称为闭环系统。

(四)按系统运动的属性分类

系统可分为动态系统与静态系统。动态系统如生物系统、生态系统;静态系统如一个建筑群、基因分析图谱等。

四、系统理论的基本原则及在护理实践中的应用

(一)整体性原则

整体性原则是系统理论最基本的原则,也是系统理论的核心。

1.从整体出发,认识、研究和处理问题

护理人员在处理患者健康问题时,要以整体为基本出发点,深入了解,把握整体,找出解决问题的有效方法。

2.注重整体与部分、部分与部分之间的相互关系

从整体着眼,从部分入手,把护理工作的重点放在系统要素的各种联系上。如医院的护理系统是指从护理部到病区助理护士,若任何一个要素薄弱,都会影响医院护理的整体效应。

3.注重整体与环境的关系

整体性原则要求护理人员在护理患者时,要考虑系统对环境的适应性,通过调整人体系统内部结构,使其适应周围环境,或是改变周围环境,使其适应系统发展的需要。

(二)优化原则

系统的优化原则是通过系统的组织和调节活动,达到系统在一定环境下最佳状态,发挥最好功能。

1.局部效应应服从整体效应

系统的优化是与系统整体性紧密联系的,当系统的整体效应与局部效应不一致时,局部效应服从整体效应。护理人员在实施护理计划时,要善于抓主要矛盾,追求整体效应,实现护理质量、效率的最优化。

2.坚持多极优化

优化应贯穿系统运动的全过程。护理人员在护理患者时,为追求最佳护理活动效果,在确定患者健康问题、确定护理目标、制订护理措施、实施护理计划、建立评价标准时都要进行优化抉择。

3.优化的绝对性与相对性相结合

优化本身的"优"是绝对的,但优化的程度是相对的。护理人员在工作中选择优化方案时,应从实际出发、科学分析、择优而从,如工作中常会遇到病情复杂的患者或复杂研究问题,往往会出现这方面问题解决较好,而那方面问题却未能很好解决,且难找到完善的方案。这就要在相互矛盾的需求之中,选择一个各方面都较满意的相对优化方案。

(三)模型化原则

预先设计一个与真实系统相似的模型,通过对模型的研究来描述和掌握真实系统的特征和规律的方法称为模型化。在模型化过程中应遵循的原则称为模型化原则。在护理研究领域中应用的模型有多种,如形态上可分为具体模型与抽象模型,从性质上可分为结构模型与功能模型。在设计模型进行护理研究时,必须遵循模型化原则。模型化原则有以下三个方面。

1.相似性原则

模型必须与原型相似,这样建立的模型才能真正反映原型的某些属性、特征和运动规律。

2.简化原则

模型既应真实,又应是原型的简化,如无简化性,模型就失去它存在的意义。

3.客观性原则

任何模型总是真实系统某一方面的属性、特征、规律性的模仿,因此建模时,要以原型作为检验模型的真实性客观依据。

（吴倩倩）

第二节 需要理论

一、需要概述

每个人都有一些基本的需要,包括生理的、心理的和社会的。这些需要的满足使人类得以生存和发展。

(一)需要的概念

需要是人脑对生理与社会要求的反应。人类的基本需要具有共性,在不同年代、不同地区或不同人群,为了自身与社会的生存与发展,必须对一定的事物产生需求,如食物、睡眠、情爱、交往等,这些需求反映在个体的头脑中,就形成了他的需要。当个体的需要得到满足时,就处于一种平衡状态,这种平衡状态有助于保持个体健康。反之,当个体的需要得不到满足时,个体则可能陷入紧张、焦虑、愤怒等负面情绪中,严重者可导致疾病的发生。

(二)需要的特征

1.需要的对象性

人的任何需要都是指向一定对象的。这种对象既可以是物质性的,也可以是精神性的。无论是物质性的还是精神性的需要,都必须有一定的外部物质条件才可获得满足。

2.需要的发展性

需要是个体生存发展的必要条件,如婴儿期的主要需要是生理需要,少年期则产生了尊重的需要。

3.需要的无限性

需要不会因暂时满足而终止,当某些需要满足后,还可产生新的需要,新的需要就会促使人们去开展新的满足需要的活动。

4.需要的社会历史制约性

人的各种需要的产生及满足均可受到所处环境条件与社会发展水平的制约。

5.需要的独特性

人与人之间的需要既有相同,也有不同,其需要的独特性是由个体的遗传因素、环境因素所决定。在临床工作中,护理人员应细心观察患者需要的独特性,及时给予合理的满足。

(三)需要的分类

常见的分类有两种。

1.按需要的起源分类

需要可分生理性需要与社会性需要。生理性需要如饮食、排泄等;社会性需要如劳动、娱乐、交往等。生理性需要主要作用是维持机体代谢平衡;社会性需要的主要作用是维持个体心理与精神的平衡。

2.按需要的对象分类

需要可分物质需要与精神需要。物质需要如衣、食、住、行等;精神需要如认识的需要、交往的需要等。物质需要既包括生理性需要,也包括社会性需要;精神需要是指个体对精神文化方面的要求。

(四)需要的作用

需要是个体从事活动的基本动力,是个体行为积极性的源泉。根据需要的作用,护理人员在护理患者时,既要满足患者的基本需要,又要激发患者依靠自己的力量恢复健康的需要。

二、需要层次理论

许多哲学家和心理学家试图将人的需要这一概念发展成理论,并用以解释人的行为。心理学家亚伯拉罕·马斯洛提出了人类基本需要层次论,这一理论已被广泛应用于心理学、社会学和护理学等许多学科领域。

(一)需要层次论的主要内容

马斯洛将人类的基本需要分为五个层次,并按照先后次序,由低向高依次排列,包括生理的需要、安全的需要、爱与归属的需要、尊敬的需要和自我实现的需要。

1.生理的需要

生理的需要是人类最基本的需要,包括食物、空气、水、温度(衣服和住所)、排泄、休息和避免疼痛。

2.安全的需要

人需要一个安全、有秩序、可预知、有组织的世界,以使其感到有所依靠,不被意外的、危险的事情所困扰,即包括安全、保障、受到保护以及没有焦虑和恐惧。

3.爱与归属的需要

人渴望归属于某一群体并参与群体的活动和交往,希望在群体或家庭中有一个适当的位置,并与他人有深厚的情感,即包括爱他人、被爱和有所归属,以免遭受遗弃、拒绝、举目无亲等痛苦。

4.尊敬的需要

尊敬的需要是个体对自己的尊严和价值的追求,包括自尊和被尊两方面。尊敬需要的满足可使人感到自己有价值、有能力、有力量和必不可少,使人产生自信心。

5.自我实现的需要

自我实现的需要是指一个人要充分发挥自己才能与潜力的要求,是力求实现自己可能之事的要求。

马斯洛在晚年时,又把人的需要概括为三大层次:基本需要、心理需要和自我实现需要。

(二)各需要层次之间的关系

马斯洛不仅将人的需要按照不同层次进行了划分,而且十分强调各层次之间的关系。他指出以下几点。

(1)必须首先满足较低层次的需要,然后再考虑满足较高层次的需要。生理需求是最低层次的,也是最重要的,人在最基本的生理需要满足后,才得以维持生命。

(2)通常一个层次的需要被满足后,更高一层的需要才会出现,并逐渐明显和强烈。例如,人的生理需要得到满足后,会争取满足安全的需要;同样,在安全的需要满足之后,才会提出爱和更高层次的需要。但是,有些人在追求满足不同层次的需要时会出现重叠,甚至颠倒。例如,有的科研工作者为探求科学真理(自我实现),不顾试验场所可能存在危害生命的因素(安全的需要);有的运动员为夺冠军,为祖国争光(自我实现),不考虑自己可能会受伤甚至致残(生理和安全的需要),也要勇往直前。

（3）维持生存所必需的低层次需要是要求立即和持续予以满足的，如氧气；越高层次的需要越可被较长久地延后，如性的需要、尊敬的需要等。但是，这些可被暂时延缓或在不同时期有所变化的需要是始终存在的，不可被忽视。

（4）人们满足较低层次需要的活动基本相同，如对氧的需要，都是通过呼吸运动来满足。而越是高层次的需要越为人类所特有，人们采用的满足方式越具有差异性，如满足自我实现需要的需要时，作家从事写作，科学家做研究，运动员参加竞赛等。同时，低层次需要比高层次需要更易确认、更易观测、更有限度，如人只吃有限的食物，而友爱、尊重和自我实现需要的满足则是无限的。

（5）随着需要层次向高层次移动，各种需要满足的意义对每个人来说越具有差异性。这是受个人的愿望、社会文化背景及身心发展水平所决定的。例如，有的人对有一个稳定的职业、受他人尊敬的职位就很满意了，而有的人还要继续学习，获得更高的学位，不断改革和创新。

（6）各需要层次之间可相互影响。例如，有些较高层次需要并非生存所必需，但它能促进生理功能更旺盛，使人的健康状态更佳、生活质量更高，如果不被满足，会引起焦虑、恐惧、抑郁等情绪，导致疾病的发生，甚至危及生命。

（7）人的需要满足程度与健康成正比。当所有的需要被满足后，就可达到最佳的健康状态。反之，基本需要的满足遭受破坏，会导致疾病。人若生活在高层次需要被满足的基础上，就意味着有更好的食欲和睡眠、更少的疾病、更好的心理健康和更长的寿命。

（三）需要层次论对护理的意义

需要层次论为护理学提供了理论框架，它是护理程序的理论基础，可指导护理实践有效进行。

（1）帮助护理人员识别患者未满足的需要的性质，以及对患者所造成的影响。

（2）帮助护理人员根据需要层次和优势需要，确定需要优先解决的健康问题。

（3）帮助护理人员观察、判断患者未感觉到或未意识到的需要，给予满足，以达到预防疾病的目的。

（4）帮助护理人员对患者的需要进行科学指导，合理调整需要间关系，消除焦虑与压力。

三、影响需要满足的因素

当人的需要大部分被满足时，人就能处于一种相对平衡的健康状态。反之，会造成机体环境的失衡，导致疾病的发生。因此，了解可能引起人的需要满足的障碍因素十分必要。

（一）生理的障碍

生理的障碍包括生病、疲劳、疼痛、躯体活动有障碍等，如因腹泻而影响水、电解质的平衡及食物摄入的需要。

（二）心理的障碍

人处于焦虑、恐惧、愤怒、兴奋或抑郁等状态时会影响基本需要的满足，如引起食欲缺乏、失眠、精力不集中等。

（三）认知的障碍和知识缺乏

人要满足自身的基本需要是要具备相关知识的，如营养知识、体育锻炼知识和安全知识等。人的认知水平较低时会影响对有关信息的接收、理解和应用。

(四)能力障碍

一个人具备多方面能力,如交往能力、动手能力、创造能力等。当个体某方面能力较差,就会导致相应的需要难以满足。

(五)性格障碍

一个人性格与他的需要产生和满足有密切关系。

(六)环境的障碍

如空气污染、光线不足、通风不良、温度不适宜、噪声等都会影响某些需要的满足。

(七)社会的障碍

缺乏有效的沟通技巧、社交能力差、人际关系紧张、与亲人分离等都会导致缺乏归属感和爱,也可影响其他需要的满足。

(八)物质的障碍

需要的满足需要一定的物质条件,当物质条件不具备时,以这些条件为支撑的需要就无法满足。如生理需要的满足需要食物、水;自我实现的需要的满足需要书籍、实验设备等。

(九)文化的障碍

如地域习俗的影响、信仰、观念的不同、教育的差别等,都会影响某些需要的满足。

四、患者的基本需要

一个人在健康状态下能够由自己来满足各类需要,但在患病时,情况就发生了变化,许多需要不能自行满足。这就需要护理人员作为一种外在的支持力量,帮助患者满足需要。

(一)生理的需要

1.氧气

缺氧、呼吸道阻塞、呼吸道感染等。

2.水

脱水、水肿、电解质紊乱、酸碱失衡。

3.营养

肥胖、消瘦、各种营养缺乏、不同疾病(如糖尿病、肾脏疾病)的特殊饮食需要。

4.体温

过高、过低、失调。

5.排泄

便秘、腹泻、大小便失禁等。

6.休息和睡眠

疲劳、各种睡眠形态紊乱。

7.避免疼痛

各种类型的疼痛。

(二)刺激的需要

患者在患病的急性期,对刺激的需要往往不很明显,当处于恢复期时,此需要的满足日趋重要。如长期卧床的患者,如果他心理上刺激的需要、生活上活动的需要不能得到满足,那就意味着其心理上、生理上都在退化。因此,卧床患者需要翻身、肢体活动,以减轻或避免皮肤受损、肌肉萎缩等。

长期单调的生活不但会引起体力衰退、情绪低落,而且智力也会受到影响,故应注意环境的美化,安排适当的社交和娱乐活动。对于长期住院的患者,更应注意满足其刺激的需要,如布置优美、具有健康教育性的住院环境,病友之间的交流和娱乐等。

(三)安全的需要

患病时由于环境的变化、舒适感的改变,安全感会明显降低,如担心自己的健康没有保障;寂寞和无助感;怕被人遗忘和得不到良好的治疗和护理;对各种检查和治疗产生恐惧和疑虑;对医护人员的技术不信任;担心经济负担问题等。具体护理内容包括以下两点。

1.避免身体伤害

应注意防止发生意外,如地板过滑、床位过高或没有护栏、病室内有噪声、院内发生交叉感染等均会对患者造成伤害。

2.避免心理威胁

应进行入院介绍和健康教育,增强患者自信心和安全感,使患者对医护人员产生信任感和信赖感,促进治疗和康复。

(四)爱与归属的需要

患病住院期间,由于与亲人的分离和生活方式的变化,这种需要的满足受到影响,就变得更加强烈,患者常常希望得到亲人、朋友和周围人的亲切关怀、理解和支持。护理人员要通过细微、全面的护理,与患者建立良好的护患关系,允许家属探视,鼓励亲人参与患者护理的活动,帮助患者之间建立友谊。

(五)自尊与被尊敬的需要

在爱和所属的需要被满足后,患者也会感到被尊敬和被重视,因而这两种需要是相关的。患病会影响自尊需要的满足,患者会觉得因生病而失去自身价值或成为他人的负担,护理人员在与患者交往中,应始终保持尊重的态度、礼貌的举止。

注意帮助患者感到自己是重要的、是被他人接受的,如礼貌称呼患者的名字,而不是床号;初次与患者见面时,护士应介绍自己的名字;重视、听取患者的意见;让患者做力所能及的事,使患者感到自身的价值。

在进行护理操作时,应注意尊重患者的隐私,减少暴露,为患者保密,理解和尊重患者的个人习惯、价值观、宗教信仰等,不要把护士自己的观念强加给患者,以增加其自尊和被尊感。

(六)自我实现的需要

个体在患病期间最受影响且最难满足的需要是自我实现的需要。特别是能力严重丧失时,如失明、耳聋、失语、瘫痪、截肢等。但是,疾病也会对某些人的成长起到促进作用,从而对自我实现有所帮助。此需要的满足因人而异,护理的功能是切实保证低层次需要的满足,使患者意识到自己有能力、有潜力,并加强学习,为自我实现创造条件。

五、满足患者需要的方式

护理人员满足患者需要的方式有三种。

(一)直接满足患者的需要

对于暂时或永久丧失自我满足某方面需要能力的患者,护理人员应采取有效措施来满足患者的基本需要,以减轻痛苦,维持生存。

（二）协助患者满足需要

对于具有或恢复一定自我满足需要能力的患者,护理人员应有针对性地给予必要的帮助和支持,提高患者自护能力,促进早日康复。

（三）间接满足患者的需要

可通过卫生宣教、健康咨询等多种形式为护理对象提供卫生保健知识,避免健康问题的发生或恶化。

（徐秀娟）

第三节　自　理　理　论

奥瑞姆是美国著名的护理理论学家之一。她在长期的临床护理、教育和护理管理及研究中,形成和完善了自理理论。强调护理的最终目标是恢复和增强人的自护能力,对护理实践有着重要的指导作用。

一、自理理论概述

奥瑞姆的自理模式主要包括自理理论、自理缺陷理论和护理系统理论。

（一）自理结构理论

每个人都有自理需要,而且因不同的健康状况和生长发育的阶段而不同。自理结构理论包括自我护理、自理能力、自理的主体、治疗性自理需要和自理需要五个主要概念。

（1）自我护理是个体为维持自身的结构完整和功能正常,维持正常的生长发育过程,所采取的一系列自发的调节行为。人的自我护理活动是连续的、有意义的。完成自我护理活动需要智慧、经验和他人的指导与帮助。正常成人一般可以进行自我护理活动,但是婴幼儿和那些不能完全自我护理的成人则需要不同程度的帮助。

（2）自理能力是指人进行自我护理活动的能力,也就是从事自我照顾的能力。自理能力是人为了维护和促进健康及身心发展进行自理的能力,是一个趋于成熟或已成熟的人的综合能力。人为了维持其整体功能正常,根据生长发育的特点和健康状况,确定并详细叙述自理需要,进行相应的自理行为,满足其特殊需要,比如人有预防疾病和避免损伤的需要,在患病或受损伤后,有减轻疾病或损伤对身心损害的需要。奥瑞姆认为自理能力包括十个主要方面。①重视和警惕危害因素的能力:关注身心健康,有能力对危害健康的因素引起重视,建立自理的生活方式。②控制和利用体能的能力:人往往有足够的能量进行工作和日常生活,但疾病会不同程度地降低此能力,患病时人会感到乏力,无足够的能量进行肢体活动。③控制体位的能力:当感到不适时,有改变体位或减轻不适的能力。④认识疾病和预防复发的能力:患者知道引发疾病的原因、过程、治疗方法及预后,有能力采取与疾病康复和预防复发相关的自理行为,如改善或调整原有的生活方式、避免诱发因素、遵医嘱服药等。⑤动机:是指对疾病的态度。若积极对待疾病,患者有避免各种危险因素的意向或对恢复工作回归社会有信心等。⑥对健康问题的判断能力:当身体健康出现问题时,能作出决定,及时就医。⑦学习和运用与疾病治疗、康复相关的知识及技能的能力。⑧与医护人员有效沟通,配合各项治疗和护理的能力。⑨安排自我照顾行为的能力,能解释自理活动的内容和益处,并合理安排自理活动。⑩从个人、家庭和社会各方面,寻求支持和帮助的能力。

(3)自理的主体是指完成自我护理活动的人。在正常情况下,成人的自理主体是本身,但是儿童、患者或残疾人等的自理主体部分是自己、部分为健康服务者或是健康照顾者,如护士等。

(4)治疗性自理需要:在特定时间内,以有效的方式进行一系列相关行为以满足自理需要,包括一般生长发育的和健康不佳时的自理需要。

(5)自理需要:为了满足自理需要而采取的所有活动,包括一般的自理需要,成长发展的自理需要和健康不佳的自理需要。

一般的自理需要:与生命过程和维持人体结构和功能的整体性相关联的需要。①摄取足够的空气、水和食物。②提供与排泄有关的照料。③维持活动与休息的平衡。④维持孤独及社会交往的平衡。⑤避免对生命和健康有害因素。⑥按正常规律发展。

发展的自理需要:与人的成长发展相关的需要;不同的发展时期有不同的需要;有预防和处理在成长过程中遇到不利情况的需要。

健康不佳时的自理需要:个体在身体结构和功能、行为和日常生活习惯发生变化时出现的自理需要,包括以下几方面:①及时得到治疗。②发现和照顾疾病造成的影响。③有效地执行诊断、治疗和康复方法。④发现和照顾因医护措施引起的不适和不良反应。⑤接受并适应患病的事实。⑥学习新的生活方式。

(6)基本条件因素:反映个体特征及生活状况的一些因素,包括年龄、健康状况、发展水平、社会文化背景、健康照顾系统、家庭、生活方式、环境和资源等。

(二)自理缺陷理论

自理缺陷理论是奥瑞姆理论的核心,是指人在满足其自理需要方面,在质或量上出现不足。当自理需要小于或等于自理主体的自理能力时,人就能进行自理活动。当自理主体的自理能力小于自理需要时,就会出现自理缺陷。这种现象可以是现存的,也可以是潜在的。自理缺陷包括两种情况:一种是当自理能力无法全部满足治疗性自理需要时,即出现自理缺陷;另一种是照顾者的自理能力无法满足被照顾者的自理需要。自理缺陷是护理工作的重心,护理人员应与患者及其家属进行有效沟通,保持良好的护患关系,以确定如何帮助患者,与其他医疗保健专业人士和社会教育性服务机构配合,形成一个帮助性整体,为患者及其家属提供直接帮助。

(三)护理系统理论

护理理论系统是在人出现自理缺陷时护理活动的体现,是依据患者的自理需要和自理主体的自理能力制定的。

护理力量是受过专业教育或培训的护士所具有的护理能力,即了解患者的自理需要及自理力量,并作出行动、帮助患者,通过执行或提高患者的自理力量来满足治疗性自理需要。

护理系统也是护士在护理实践中产生的动态的行为系统,奥瑞姆将其分为三个系统:即全补偿护理系统、部分补偿系统、辅助教育系统。各护理系统的适用范围、护士和患者在各系统中所承担的职责如下所述。

1.全补偿护理系统

患者没有能力进行自理活动;患者神志和体力上均没有能力;虽然神志清楚,知道自己的自理需要,但体力上不能完成;虽然体力上具备,但存在精神障碍无法对自己的自理需要作出判断和决定,对于这些患者需要护理给予全面的帮助。

2.部分补偿护理系统

这是满足治疗性自理需要,既需要护士提供护理照顾,也需要患者采取自理行动。

3.辅助教育系统

患者能够完成自理活动,同时也要求其完成;需要学习才能完成自理,没有帮助就不能完成。护士通过对患者提供教育、支持、指导,提高患者的自理能力。

这三个系统类似于我国临床护理中一直沿用至今的分级护理制度,即特级护理和一级护理、二级护理和三级护理。

奥瑞姆理论的特征:其理论结构比较完善且有新意;相对简单而且易于推广;奥瑞姆的理论与其他已被证实的理论、法律和原则也是一致的;奥瑞姆还强调了护理的艺术性及护士应具有的素质和技术。

二、自理理论在护理实践中的应用

奥瑞姆的自理理论被广泛应用在护理实践中,她将自理理论与护理程序有机地联系在一起,通过设计好的评估方法和工具评估患者的自理能力及自理缺陷,以帮助患者更好地达到自理。她将护理程序分为以下三步。

(一)评估患者的自理能力和自理需要

在这一步中,护士可以通过收集资料来确定病种存在哪些自理缺陷及引起自理缺陷的原因,评估患者的自理能力与自理需要,从而确定患者是否需要护理帮助。

1.收集资料

护士收集的资料包括患者的健康状况,患者对自身健康的认识,医师对患者健康的意见,患者的自理能力,患者的自理需要等。

2.分析与判断

在收集自理能力资料的基础上,确定以下问题:①患者的治疗性自理需要是什么。②为满足患者的治疗性自理需要,其在自理方面存在的缺陷有哪些。③如果有缺陷,由什么原因引起的。④患者在完成自理活动时具备的能力有哪些。⑤在未来一段时间内,患者参与自理时具备哪些潜在能力,如何制订护理目标。

(二)设计合适的护理系统

根据患者的自理需要和能力,在完全补偿系统、部分补偿系统和辅助教育系统中选择一个合适的护理系统,并依据患者智力性自理需要的内容制订出详细的护理计划,给患者提供生理和心理支持及适合于个人发展的环境,明确护士和患者的角色功能,以达到促进健康、恢复健康、提高自理能力的目的。

(三)实施护理措施

根据护理计划提供适当的护理措施,帮助和协调患者恢复和提高自理能力,满足患者的自理需要。

（吴倩倩）

第四节 健康系统理论

一、健康系统理论概述

纽曼健康系统模式主要以格式塔特心理学为基础,并应用了贝塔朗菲的系统理论,席尔(Selye)压力与适应理论及凯普兰(Caplan)三级预防理论。主要概念如下。

(一)个体

个体是指个体的人,也可为家庭、群体或社区,是与环境持续互动的开放系统,称为服务对象系统。

1.正常防御线

正常防御线是指每个个体经过一定时间逐渐形成对外界反应的正常范围,即通常的健康/稳定状态。它是由生理的、心理的、社会文化的、发展的、精神的技能组成,用来对付应激源的。这条防御线是动态的,与个体随时需要保持稳定有关。一旦压力源入侵正常防线,个体发生压力反应,表现为稳定性减低和产生疾病。

2.抵抗线

抵抗线是防御应激源的一些内部因素,其功能是使个体稳定并恢复到健康状态(正常防御线)。它保护的是基本结构,并且当环境中的应激源侵入或破坏正常防御线时,抵抗线会被激活,例如:免疫机制,如果抵抗线的作用(反应)是有效的,系统可以重建;但如果抵抗线的作用(反应)是无效的,其结果是能量耗尽,系统灭亡。

3.弹性防御线

为外层的虚线,也是动态的,能在短期内迅速发生变化。当环境施加压力时,它是正常防御线的缓冲剂,而当环境给以支持并有助于成长和发展时,它是正常防御线的过滤器。其功能会因一些变化,如失眠、营养不良或其他日常生活变化而降低。

当这个防御线的弹性作用不能再保护个体对抗应激源时,应激源就会破坏正常防御线而导致疾病。当弹性防御线与正常防御线之间的距离增加时,表明系统保障程度增强。

以上三种防御机制,既有先天赋予的,又有后天习得的,抵抗效能取决于心理、生理、社会文化、生长发育、精神等五个变量的相互作用。三种防御线的相互关系是弹性防御线保护正常防御线,抵抗线保护基本结构。当个体遇到压力源时,弹性防御线首先激活以防止压力源入侵。若弹性防御线抵抗无效,压力源侵入正常防御线,人体发生反应,出现症状。此时,抵抗线被激活。当抵抗有效时,个体又恢复到正常防御线未遭受入侵时的健康状态。

(二)应激源

纽曼将应激源定义为能够产生紧张及潜在地引起系统失衡的刺激。系统需要应对一个或多个刺激。纽曼系统模式中强调的是确定应激源的类型、本质和强度。

1.个体外的

这是发生在个体以外的力量。如失业,是受同事是否接受(社会文化力量)、个人对失业的感受(心理的)及完成工作的能力(生理的、发展的、心理的)的影响。

2.个体间的

发生在一个或多个个体之间的力量。如夫妻关系,常受不同地区和时代(社会文化)、双方的年龄和发展水平(生理和发展的)和对夫妻的角色感觉及期望(心理的)的影响。

3.个体内的

发生在个体内部的力量。如生气,是一种个体内部力量,其表达方式是受年龄(发展的)、体力(生理的)、同伴们的接受情况(社会文化的)及既往应对生气的经历(心理的)的影响。

应激源可以对此个体有害,但对另一个体无害。因而仔细评估应激源的数量、强度、相持时间的长度及对该系统的意义和既往的应对能力等,对护理干预是非常重要的。

(三)反应

纽曼认为保健人员应根据个体对应激源反应情况进行以下不同的干预。

1.初级预防

初级预防是指在只有怀疑有或已确定有应激源而尚未发生反应的情况下就开始进行的干预。初级预防的目的是预防应激源侵入正常防御线或通过减少与应激源相遇的可能性,以及增强防御线来降低反应的程度。如减轻空气污染、预防免疫注射等。

2.二级预防

如果反应已发生,干预就从二级预防开始。其主要是早期发现病例、早期治疗症状以增强内部抵抗线来减少反应,如进行各种治疗和护理。

3.三级预防

三级预防是指在上述治疗计划后,已出现重建和相当程度的稳定时进行的干预。其目的是通过增强抵抗线维持其适应性以防止复发,如进行患者教育,提供康复条件等。

二、纽曼系统模式在护理中的应用

纽曼系统模式自正式发表以来得到了护理学术界的一致认同,已被广泛用于护理教育、科研和临床护理实践中。

纽曼系统模式的整体观、三级预防概念及对于个人、家庭、群体、社区护理的广泛适应性,为中专、大专、本科、硕士等不同层次护理专业学生的培养提供了有效的概念框架。除了用于课程设置,此系统模式还可作为理论框架设计护理评估、干预措施和评价工具供学生在临床实习使用,且具有可操作性。

在护理科研方面,纽曼系统模式既已用于指导对相关护理现象的定性研究,又已作为对不同服务对象预防性干预效果的定量研究理论框架,而此方面报道最多的是应用纽曼系统模式改善面对特定生理、心理、社会、环境性压力源患者的护理效果研究。

在临床护理实践方面,大量文献报道,纽曼系统模式可用于对不同生长发育阶段人的护理。它既在精神科使用,也在内外科、重症监护室、急诊、康复病房、老年护理院等使用。纽曼系统模式已被用于对多种患者的护理,如慢性阻塞性肺疾病、多发性硬化、高血压、肾脏疾病、癌症、急慢性脊髓损伤、矫形整容手术等患者,甚至也用于对艾滋病和一些病情非常危重复杂的患者,如多器官衰竭、心肌梗死患者的护理。

(姜超群)

第五节　应激与适应理论

一、应激及其相关内容

(一)应激

应激又称压力或紧张,是指内、外环境中的刺激物作用于个体而使个体产生的一种身心紧张状态。应激可降低个体的抵抗力、判断力和决策力,如面对突如其来的意外事件或长期处于应激状态,可影响个体的健康甚至致病;但应激也可促使个体积极寻找应对方法、解决问题,如面临高考时紧张复习、护士护理患者时遇到疑难问题设法查阅资料、请教他人等。人在生活中随时会受到各种刺激物的影响,因此应激贯穿于人的一生。

(二)应激源

又称压力源或紧张源,任何对个体内环境的平衡造成威胁的因素都称为应激源。应激源可引起应激反应,但并非所有的应激源对人体均产生同样程度的反应。常见的应激源分为以下 3 类。

1.一般性应激源

(1)生物性:各种细菌、病毒、寄生虫等。

(2)物理性:温度、空气、声、光、电、外力、放射线等。

(3)化学性:酸、碱、化学药品等。

2.生理病理性应激源

(1)正常的生理功能变化:如月经期、妊娠期、更年期,或基本需要没有得到满足,如饮食、性欲、活动等。

(2)病理性变化:各种疾病引起的改变,如缺氧、疼痛、电解质紊乱、乏力等,以及手术、外伤等。

3.心理和社会性应激源

(1)一般性社会因素:如生离死别、搬迁、旅行、人际关系纠葛及角色改变,如结婚、生育、毕业等。

(2)灾难性社会因素:如地震、水灾、战争、社会动荡等。

(3)心理因素:如应付考试、参加竞赛、理想自我与现实自我冲突等。

(三)应激反应

应激反应是对应激源的反应,可分为两大类。

1.生理反应

应激状态下身体主要器官系统产生的反应包括心率加快、血压升高、呼吸深快、恶心、呕吐、腹泻、尿频、血糖增加、伤口愈合延迟等。

2.心理反应

如焦虑、抑郁、使用否认、压抑等心理防卫机制等。

一般来说,生理和心理反应经常是同时出现的,因为身心是持续相互作用的。应激状态下出现的应激反应常具有以下规律:①一个应激源可引起多种应激反应的出现,如当贵重物品被窃后,个体可能出现心悸、头晕,同时感觉愤怒、绝望,此时,头脑混乱无法做出正确决定。②多种应激源可引起同一种应激反应。③对极端的应激源,如灾难性事件,大部分人都会以类似的方式反应。

二、有关应激学说

汉斯·塞尔耶是加拿大的生理学家和内分泌学家,也是最早研究应激的学者之一。塞尔耶在《应激》一书中就阐述了他的应激学说。他的一般理论对全世界的应激研究产生了影响。他认为应激是身体对任何需要做出的非特异性反应,例如,不论个人是处于精神紧张、外伤、感染、冷热、X线侵害等任何情况下,身体都会发生反应,而这些反应是非特异性的。

塞尔耶还认为,当个体面对威胁时,无论是什么性质的威胁,体内都会产生相同的反应群,他称之为全身适应综合征(GAS),并提出这些症状都是通过神经内分泌途径产生的(图1-1)。

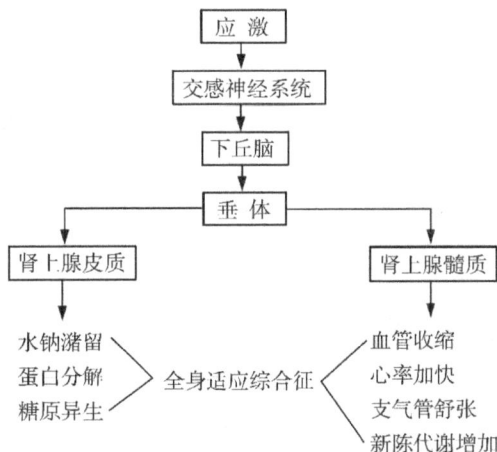

图 1-1 应激反应的神经内分泌途径

全身适应综合征解释了为什么不同的应激源可以产生相同的应激反应,尤其是生理应激的反应。此外,塞尔耶还提出了局部适应综合征(LAS)的概念,即机体对应激源产生的局部反应,这些反应常发生在某一器官或区域,如局部的炎症、血小板聚集、组织修复等。

无论GAS还是LAS,塞尔耶认为都可以分为3个独立的阶段(图1-2)。

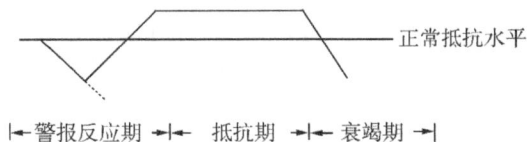

图 1-2 应激反应分期

(一)警报反应期

这是应激源作用于身体的直接反应。应激源作用于人体,开始抵抗力下降,如果应激源过强,可致抵抗力进一步下降而引起死亡。但绝大多数情况下,机体开始防御,如激活体内复杂的神经内分泌系统功能,使抵抗水平上升,并常常高于机体正常抵抗水平。

(二)抵抗期

若应激源仍然存在,机体将保持高于正常的抵抗水平与应激源抗衡。此时机体也处于对应激适应的阶段。当机体成功地适应了应激之后,GAS 将在此期结束,机体的抵抗力也将使原有的水平有所提高。相反则由此期进入衰竭期。

(三)衰竭期

发生在应激源强烈或长期存在时,机体所有的适应性资源和能力被耗失殆尽,抵抗水平下降。机体表现为体重减轻,肾上腺增大,随后衰竭,淋巴结增大,淋巴系统功能紊乱,激素分泌先增加后衰竭。这时若没有外部力量如治疗、护理的帮助,机体将产生疾病甚至死亡。

由此可见,为防止应激源作用于机体产生衰竭期的后果,运用内部或外部力量及时去除应激源、调整应激源的作用强度,保护和提高机体的抵抗水平是非常重要的。

塞尔耶认为,不仅 GAS 分为以上三期,MS 也具有这样三期的特点,只是当 LAS 的衰竭期发生时,全身适应综合征的反应将开始被激活和唤起。

三、适应

(一)适应的定义

适应是指应激源作用于机体后,机体为保持内环境的平衡而作出改变的过程。适应是生物体区别于非生物体的特征之一,而人类的适应又比其他生物更为复杂。适应是生物体调整自己以适应环境的能力,或促使生物体更能适于生存的一个过程。适应是生命最卓越的特性,是内环境平衡和对抗应激的基础。

(二)适应的层次

人的适应层次不同于其他生物体,除生理层次的适应外,还有心理、社会文化、知识技术层次的适应。

1.生理层次

生理层次是指发生在体内的代偿性变化。如一个从事脑力劳动的人进行跑步锻炼,开始会感到肌肉酸痛、心跳加快,但坚持一段时间后,这些感觉就会逐渐消失,这是由于体内的器官慢慢地增加了强度和功效,适应了跑步对身体所增加的需求。

2.心理层次

心理层次是指当人们经受心理应激时,如何调整自己的心态去认识情况和处理情况。如癌症患者平静接受自己的病情,并积极配合治疗。

3.社会文化层次

社会文化层次是调整个人的行为,使之与各种不同群体,如家庭、专业集体、社会集团等信念和习俗及规范相协调。如遵守家规、校规、院规。

4.知识技术层次

知识技术层次是指对日常生活或工作中涉及的知识及使用的设备、技术的适应。例如电脑时代年轻人应学会使用电脑,护士应学会使用先进监护设备、掌握护理技术的方法等。

(三)适应的特性

所有的适应机制,无论是生理的、心理的、文化的或技术的,都有共同特性。

(1)所有的适应机制都是为了维持最佳的身心状态,即内环境的平衡和稳定。

(2)适应是一种全身性的反应过程,可同时包括生理、心理、社会文化甚至技术各个层次。如医学生在病房实习时,不仅要有充足的体力和心理上的准备,还应掌握足够的专业知识和操作技能,遵守医院、病房的规章制度,并与医师、护士、患者和其他同学做好沟通工作。

(3)适应是有一定限度的,这个限度是由个体的遗传因素如身体条件、才智及情绪的稳定性决定的。如人对冷热不可能无限制的耐受。

(4)适应与时间有关,应激源来得越突然,个体越难以适应;相反,时间越充分,个体越有可能调动更多的应对资源抵抗应激源,适应得就越好,如急性失血时,易发生休克,而慢性失血则可以适应,一般不发生休克。

(5)适应能力有个体差异,这与个人的性格、素质、经历、防卫功能的使用有关。比较灵活和有经验的人,能及时对应激源做出反应,也会应用多种防卫机制,因而比较容易适应环境而生存。

(6)适应功能本身也具有应激性。如许多药物在帮助个体对付原有疾病时,药物产生的不良反应又成为新的应激源给个体带来危害。

(四)应对方式

面对应激源个体所使用的应对方式、策略或技巧是多种多样的。常用的应对方式如下。

1.去除应激源

避免机体与应激源的接触,如避免食用引起变态反应的食物,远离过热、过吵及不良气味的地方等。

2.增加对应激的抵抗力

适当的营养、运动、休息、睡眠,戒烟、酒,接受免疫接种,定期做疾病筛查等,以便更有效地抵抗应激源。

3.运用心理防卫功能

心理上的防卫能力决定于过去的经验、所受的教育、社会支持系统、智力水平、生活方式、经济状况及出现焦虑的倾向等。此外,坚强度也应作为对抗应激源的一种人格特征。因为一个坚强而刻苦耐劳的人相信:人生是有意义的;人可以影响环境;变化是一种挑战。这种人在任何困境下都能知难而进,尽快适应。人的一生都在学习新的应对方法,用来对抗和征服应激源。

4.采用缓解紧张的方法

缓解紧张的方法如下:①身体运动,可使注意力从担心的事情上分散开来而减轻焦虑。②按摩。③松弛术。④幽默等。

5.寻求支持系统的帮助

一个人的支持系统是由那些能给予他物质上或精神上帮助的人组成的,常包括其家人、朋友、同事、邻居等,此外,曾有过与其相似经历并很好应对过的人,也是支持系统中的重要成员。当个体处于应激状态时,非常需要有人与他一起分担困难和忧愁,共同讨论解决问题的良策,支持系统在对应激的抵抗中起到了强有力的缓冲剂的作用。

6.寻求专业性帮助

专业性帮助包括医师、护士、理疗师、心理医师等专业人员的帮助。人一旦患有身心疾病,就必须及时寻找医护人员的帮助。由医护人员提供针对性的治疗和护理,如药物治疗、心理治疗、物理疗法等,并给予必要的健康咨询和教育来提高患者的应对能力,以利于疾病的痊愈。

四、应激与适应在护理中的应用

应激源作用于个体,使其处于应激状态时,个体会选择和采取一系列的应对方法对应激进行适应。若适应成功,则机体达到内环境的平衡;若适应失败,则会导致机体产生疾病。为帮助患者提高应对能力,维持身心平衡,护理人员应协助住院患者减轻应激反应,措施如下。

(1)评估患者所受应激的程度、持续时间、过去个体应激的经验等。

(2)分析患者的具体情况,协助患者找出应激源。

(3)安排适宜的住院环境。减少不良环境因素对患者的影响。

(4)协助患者适应实际的健康状况,应对可能出现的心理问题。

(5)协助患者建立良好的人际关系,并与家属合作减轻患者的陌生、孤独感。

(徐秀娟)

第二章

护理工作方法

第一节　系统化整体护理

系统化整体护理是以现代护理观为指导,以护理程序为核心,将临床护理服务与护理管理科学地结合起来,其特点是按照护理程序的科学工作方法,以患者为中心,为患者解决问题,系统地实施整体护理的临床护理组织管理模式。

一、系统化整体护理产生和发展

新时期,世界范围内的医学思想发生了巨大的变化,世界卫生组织对健康赋予了新的含义,而生物-心理-社会医学模式的诞生,使以疾病为中心的护理模式向以患者和人的健康为中心的系统化整体护理转变。随着袁剑云教授把系统化整体护理引入我国。自此,我国护理界掀起了一场改革的浪潮——从功能制护理向系统化整体护理的转变。它是一项提高护理质量、改善护士形象,促进护理事业发展的新举措。系统化整体护理在我国的发展大致经历了以下 3 个阶段。

(一)引进学习阶段

在原卫生部医政司和中华护理学会的协助下,袁剑云博士先后在北京、山东、上海等十多个省市举办"系统化整体护理与模式病房建设"研习班,帮助大家学习和理解系统化整体护理的内涵和实质。

(二)模式病房试点阶段

受过培训的护理管理者及护理骨干们回院后纷纷以不同的方式、最快的速度宣传、推广系统化整体护理。随后整体护理模式病房的试点工作在全国各大医院相继开展起来。

(三)模式病房全面推广阶段

模式病房的试点工作取得了显著成效后,原卫生部加大了对模式病房建设的支持,成立了全国整体护理协作网及全国整体护理专家指导组,对具体工作进行指导,以确保整体护理的顺利进行。

二、系统化整体护理的内涵

系统化整体护理是以现代护理观为指导,以护理程序为核心将护理临床业务和护理管理的各个环节系统化的工作模式。核心是护理程序,以"整体性、系统化"为基础,为患者解决问题的一种科学方法。

(一)整体性

狭义的整体性是指护理应把服务对象视为生物、社会的、文化的、发展的人,强调以"人"为中心,护理就是要解决人的整体的健康问题。广义的整体性是指护理专业的整体性,指护理行政与业务、护理管理与品质保证、护理教育与研究及临床护理业务等各个环节都应紧密联系,相互配合,协调一致,以保证整体护理水平的提高。其内涵包括以下 4 点:①应把患者作为一个整体。②人的一生的整体。③社会的人的整体。④护理制度、护理管理、服务质量、护士素质等是一个整体。

(二)系统化

护理本身是由一些相互关联和相互作用的部分组成的一个系统的整体。护理业务和护理管理的各个环节、护理程序的各个步骤及护理人员之间的沟通网络的协调一致,连续且环环相扣的完整统一。系统化可分 3 个层次来理解。第一个层次是临床的工作上,护理程序必须系统化,护士对每个工作环节都要做到以护理程序为框架,环环相扣。第二个层次是在医院管理上系统化,在确立护理管理制度、护理职责与护士行为考核标准、考虑护理人员调配与组织、进行护理质量评价都应以护理程序为框架。第三层次是在实施系统化整体护理时,为使中国护理改革向前推进,必须在国家政策法规和各级行政管理方面的系统化,有国家层面、省市层面、机构层面和个人层面。

三、系统化整体护理的影响

(一)转变了护士单纯执行医嘱的从属地位

系统化整体护理是以护理程序为核心,护理程序包括评估、诊断、计划、实施和评价 5 个步骤。它的出现标志着护理人员从单纯的"操作者"转变为"思考者"。实施整体护理后,护士有了自己的护理诊断,有了自己的工作模式——护理程序,除了执行医嘱外,把更多的时间用于患者的诊断和健康问题的解决上。

(二)将健康教育纳入护士的日常工作,密切了护患关系

系统化整体护理要求护理人员把健康教育贯穿于护理操作的全过程。通过健康教育使护理人员更好地了解患者,正确地评估、照顾患者,建立良好的护患关系。

(三)规范了护理表格,便于评价护理效果

系统化整体护理以护理程序为框架设计各种护理表格,如患者入院评估表、健康教育表、住院评估表等。每一份表格都有自己的作用,各表格相互联系,环环相扣。它不仅详细地记录了患者住院期间的护理全过程,及时准确地反映了患者情况,而且在护理记录中把患者的问题、护理措施与结果评价联系起来,以体现出患者经护理后的最终效果。

四、责任制护理与系统化整体护理异同点

(一)共同点

责任制护理与系统化整体护理均以现代护理观为指导,按照护理程序的理论与方法开展工作。它们强调护士不是被动的执行者,而是主动的思想者;护士应对患者负责,而不是仅对医师负责;护理不是单纯的技术操作和疾病护理,而是涉及生理、心理、社会等各层面的整体护理;恢

复健康的过程不是医护人员单方面的活动,而是医护及其亲属共同参与和合作的活动过程。

(二)区别点

1.责任制护理的特点

强调责任护士应由业务水平高、临床经验丰富的护士承担;强调对患者的护理应有连续性。

2.系统化整体护理的特点

认为每个护士都可以做责任护士;重视健康教育,视护理为护患合作性活动;采用标准化护理表格,以减少护士用于病历书写工作时间。

(李　丽)

第二节　临床护理路径

临床护理路径是一种科学高效的医学护理管理模式,是综合多学科的医疗护理管理计划,属于临床路径的范畴。临床护理路径和临床路径两者是相辅相成的,对临床路径的全面理解和学习能更好地促进对临床护理路径的掌握。

一、临床路径

临床路径的概念最早起源于美国。美国早期高速发展的医疗技术和政府服务项目收费的医疗体制及不断增加的慢性疾病和老年人口等因素,导致医疗高费用和健康服务资源的不适当利用。美国政府为了降低医疗费用的增长,采用了一系列控制医疗资源适当利用的措施。在工业生产中应用广泛的关键路径技术遂被引入到临床工作中,临床路径因而诞生。其基本原则是根据疾病严重程度的标准和医疗护理强度的标准,政府根据相应的疾病只对医院提供的适当的临床健康服务项目补偿医疗费用,以调控医院临床服务的适当性,控制过度利用。其基础是由耶鲁大学研发的"诊断关联群(DRGS)"。因此,医院只能改变内部结构和运作方式,不断寻求提高医院的营运效率,提高医疗服务质量,降低医疗成本的措施。

临床路径是经过医护人员仔细地调查、核准,经医疗专家科学论证并经多学科组成员共同商讨制定的疾病康复路径图,是针对某一个病种(或手术),以时间为横轴,以入院指导、诊断、检查、治疗、护理、教育和出院计划等手段为纵轴,制订标准化的治疗护理流程(临床路径表)。它以缩短平均住院日,减少医疗费用支出,节约医疗资源为目的,增强了诊疗活动的计划性,从而有效地降低医疗成本和有效运用资源;同时也有利于医疗服务质量的控制和持续改进。

医院拥有领导的重视和支持,并且做好充分的思想动员与培训后方可开展临床路径。开展临床路径应遵循以下步骤:①充分尊重患者的意见。②选择要推行的疾病或手术。③选择开展临床路径的团队人员。④制订临床路径图。⑤确定预期目标、建立评价标准。⑥资料的收集与记录。⑦阶段评估与分析。

随着中国医疗卫生事业的发展,以患者为中心的整体医疗与整体护理正在作为一种先进的服务理念广为应用。目前我国已完成了评估总结工作,获得了丰富的经验。

二、临床护理路径

临床护理路径(CNP)是患者住院期间的护理模式,是有计划、有目的、有预见性的护理工作。它通过依据每天护理计划标准,为患者制订从入院到出院的一整套医疗护理整体工作计划和健康教育的路线图或表格,使护理工作更加标准化、规范化。

(一)CNP 的产生和发展

美国波士顿新英格兰医疗中心的护士 Karen Zander 和助手们最先运用护理程序与工业中关键路径的概念。之后,CNP 逐渐在欧美等国家地区得以应用和推广。随着 CNP 在国内许多医院不断推广和研究,CNP 作为医院医疗质量与服务质量管理改革的一项重要工具,已取得了明显的效果。

(二)CNP 的实施

1.CNP 的制订

CNP 是指导临床护理工作的有效工具,它的制订必须满足以下条件:①体现以患者为中心的原则。②由多学科组成的委员会共同制订护理路径。③以取得最佳护理效果为基本水准。④依据现有的国际、国内疾病护理标准。⑤有委员会签署发布的文字资料,能结合临床实践及时予以修改。⑥由委员会定期修订,以保证符合当前的护理标准。

2.CNP 的内容

CNP 通常包括查看前一天护理路径记录、实验室检查,实施治疗护理措施、用药、饮食、健康教育等。

3.CNP 的步骤

(1)患者入院后由主管医师、责任护士对患者进行评估,建立良好的护患关系,解释 CNP 的有关内容、目的和注意事项等,患者和家属同意实施后与之签订知情同意书。

(2)护理小组长协同责任护士 24 小时内制订护理计划。

(3)CNP 护理篇放于护理病历中,便于当班护士按照 CNP 上的参考时间落实措施,将 CNP 护理篇悬挂于患者床尾,告知患者在各时间段医师和护士将要为他们做的治疗和护理。

(4)护理小组长按每阶段内容认真执行和评估,病区医师、护士共同参与 CNP 实施,并得到科主任的指导。

(5)护士长通过每天的护理查房督查是否达到预期目标并进行指导,科护士长不定时检查与指导。对不能达到预期目标者,质量控制小组人员共同分析,给予修改、补充或重新制订护理计划和措施,完善和更新 CNP。

(6)出院前护士长对 CNP 成效指标进行总结评价。

(三)CNP 的作用

CNP 作为一种提高医疗护理质量,降低医疗护理成本的全新医疗护理服务模式,现已受到越来越多的医院管理者和医护人员的青睐并接受。CNP 主要有以下几个作用。

1.有利于健康教育的规范化,显著地提高护理效果

CNP 实施之后,使护士有更多的时间深入病房,按设置好的程序有序执行,保证临床护理工作持续改进和提高,使健康教育做到有章可循,明显提高了整体护理质量。和以往对患者单纯的灌输式的单一教育不同,CNP 教育方式是通过个别指导、讲解、操作示范、观看录像等方法,使健康教育模式向多向式交流转化。

2.有利于提高患者的生活质量

CNP 的制订须遵循以患者为中心的原则,在具体的临床工作中护理人员也应以患者为中心指导、协调护理工作。CNP 以严格的时间框架为指导,使患者明确自己的护理目标,充分尊重了患者的知情权和监督权。不同的护理人员在 CNP 的帮助下也能很好地交流、传递信息,保证患者的护理工作的延续性。

3.有利于护理工作的标准化,提高护理质量

CNP 是经多学科委员会审定的科学、实用、表格化的护理路线图。护理人员有预见性、计划性、主动性、连续性地实施护理,帮助患者以最快的速度完成各项检查、诊疗,掌握好相关健康知识,对疾病发展、转归、预后进一步了解,使患者变被动为主动地配合治疗和护理,并能有效地减少护理疏漏。CNP 使记录简单、一目了然,减少了护理文件书写记录的时间,护士有更多的时间,按设置好的程序有序执行。CNP 克服了部分护理人员知识的缺陷,有章可循,明显提高了整体护理质量。

4.有利于增强医护人员团结协作的精神

CNP 让护理人员能够全面、准确地观察患者病情,能及时向医师提供患者的全面、准确分析的信息,从而减少不必要的医疗处置,避免资源浪费,同时减少病患住院时因医护人员处理程序不同而产生的各种变异情况。医护人员团结协作精神得到增强,保证了患者住院期间医护工作的连续性和协调性,从而提高了服务质量和工作效率。

5.有利于有效地减少护理差错,提高患者对医院工作满意度

CNP 可使单病种的诊疗过程更加标准化、规范化、程序化,医护人员可以按照规程指导为患者提供医疗服务,以此来规范医疗行为。由于患者在住院期间能得到最有效、最有利的医疗护理服务,因此在很大程度上能杜绝护理人员由于遗忘或个人疏忽造成的护理差错,从而避免医疗纠纷或医疗事故的发生。

CNP 已在我国很多地区进行了尝试,不少患者在其中接受人性化的护理服务,能真切感受到护士的关爱与亲情,无论从生理还是心理上均能使其获得极大的满足感和安全感,充分体现了"以人为本"的护理内涵。

三、变异的处理

患者在住院期间不一定完全都能按照预先设计好的路径接受诊疗和护理,个别患者在假设的标准中出现偏差或在沿着标准临床路径接受医疗照护的过程中有所变化的现象称为变异。

根据引起变异因素的来源不同,临床路径研究人员将变异分为三类,即与医院系统相关的变异、与医护人员相关的变异和与患者相关的变异。

一旦出现负性变异,医护人员应迅速分析其原因,科学而全面地分析变异原因,结合客观实际,找出解决变异的最佳措施,不断修改、完善临床路径,积累经验。变异处理的成效如何,很大程度上取决于所有医疗服务人员对变异的认识和接受程度及医院各个系统和部门的合作与协调。需特别强调的是,对于变异的处理应因人而异、因地制宜,任何情况下都不能偏离科学的论据与论断,只有这样,才能使临床路径得到不断的完善和发展。

（宋志玲）

第三章

护理沟通方法与技巧

第一节　沟通的基本方法与技巧

　　沟通是人与人之间传递信息、传播思想、传达情感的过程,是一个人获得他人思想、情感、见解、价值观的一种途径,是人与人之间交往的一座桥梁。通过这座桥梁,人们可以分享彼此的情感和知识,消除误会,增进了解,达成共同认识或共同协议。

一、沟通的基本方法

(一)语言性沟通

语言性沟通是指沟通者以语言或文字、类语言的形式将信息发送给接收者的沟通行为。

(1)有礼貌地称呼患者,初次接触患者及其家属时要主动介绍自己,让患者了解自己,使患者产生信任感,为患者留下良好的第一印象。

(2)与患者沟通时,尽量使用普通话,语气要平和温柔,音量适度,语速中等。

(3)应用体贴的话语,多与患者交流,了解患者的详细情况和需要帮助解决的事情。

(4)应通过安慰性语言,多鼓励患者,使患者感受到温暖、关心,增强患者战胜疾病的信心。

(5)与年轻患者交谈时,须注意避免教训的语言,以免引起反感;与老年患者交谈时,应使用尊重、体贴的语言,使老年患者产生信赖和亲切感;与病情较重的患者沟通时,应使用关怀和安抚的语言;对于病情反复、病程较长的患者,应多用讨论或交换意见的方式与之沟通,少用说教的语言,切忌使用生硬或武断的语气。

(二)非语言性沟通

非语言性沟通是指不使用语言、文字,而是通过身体运动、面部表情利用空间、声音和触觉产生的沟通,它可以伴随语言性沟通而发生。

(1)仪表端庄、服饰整洁、温和的面部表情、面带自然亲切的微笑,通常能够缩短与患者之间的距离,消除陌生感和恐惧感,使患者感到温暖、安全、舒适。

(2)选择恰当的人际距离,一般距离为 1 m,亲密距离为 0.5 m 内,此为看护患者或使用触摸等方式安慰患者时的距离。

(3)关心、爱护的行为及适当的接触动作能更拉近与患者的距离。如对患儿的抚摸、搂抱;搀扶患者下床活动;患者焦虑害怕时,轻轻触摸其背部,表示对患者给予心理支持等。

（4）主动、有意识地运用得体的体态语言与患者交流。如微笑、竖起拇指或 V 形手势是对患者进行肯定、鼓励和赞扬。

二、沟通的基本技巧

(一)尊重

患者住院后,自卑心理通常比较明显,他们突出的要求是被重视、得到尊重。因此,只有尊重患者,才能与其进行有效的沟通。在工作中可以根据患者的不同年龄、性别、职业、文化程度等给予其一个恰当的称呼,以及微笑的表情;切不可左顾右盼,表现出不耐烦的情绪。

(二)换位思考

患者在患病期间会有脆弱、无助的心理状态,应学会角色转换,站在患者的角度去理解患者,尽量消除误会,不要让患者感到被冒犯,要容忍其不信任的语言,禁止批评训斥,善于安慰鼓励,调节好自己的情绪。

(三)倾听

倾听是沟通的第一步,在与患者交谈的过程中,要注意全神贯注地倾听其所述说的内容、想法,理解其真正意图;患者倾诉时不要随便打断,以示尊重患者。应注意与患者保持眼神交流。还应适时给予适当的反应,如适时地说"噢""是的""有可能的"等,或者点头表示接受及回应对方说话的内容。

(四)沉默

沉默一般用于沟通中期,主要是给患者提供思考的空间,尤其是悲伤时可以沉默片刻,患者会感到你在认真听他讲述,而且达到情感的交融,并给其继续讲述的信心,同时也能增加患者的信赖感。

(五)提问

提问分为封闭性提问和开放性提问两种。封闭性提问是直接获得某些特定的信息,通常几个字就可以回答,非常有实效性;可通过封闭性提问来收集信息,如"您哪个部位疼痛。"开放性提问是为了获得更多信息,了解患者的相关状况,如"关于……您能告诉我更多情况吗。"允许患者开放地表述自己的感受和想法。

（丁永华）

第二节　特殊人群的沟通方法与技巧

一、与失语症患者的沟通方法与技巧

失语症是由大脑局灶病变导致的语言表达和理解等能力丧失或受损,脑卒中致残患者中出现失语症的比例为 20%～30%。对不同类型的失语症患者运用有针对性的沟通方法及技巧,可达到良好的效果。

（一）语言交流

1.运动性失语症患者

其主要特征为表达障碍明显于理解障碍,语言呈现"电报"样,与此类患者沟通时要了解其文化程度和职业背景,运用其熟悉的词汇进行沟通,讲话要慢,语言要简单,适当重复重要和不易理解的内容。可说出一个字的起音,诱导患者发音。

2.感觉性失语症患者

主要特征为理解障碍明显于表达障碍,说话流畅,但语无伦次,无法理解其意思。如问"你今天头还有没有痛",患者可能回答为"我今天睡得很好"。遇到这种情况,应该用夸张的口形、放慢语速、打手势等帮助患者理解。

3.命名性失语症患者

患者在谈话中不能说出恰当的词语,常出现停顿或重复尾词。如患者说不出"电风扇",但可以说出是"吹风的东西",遇到这种情况,可以给予患者选词提示,如"是电饭锅吗",回答"不是";是"电风扇吗",患者会立刻理解,回答"对,是电风扇"。

（二）非语言交流

重度失语症患者有突出的口语障碍问题,这严重影响了与患者语言交流的效果,以下通过非语言交流方法可达到与患者有效沟通的目的。

1.微笑

微笑是最常用的面部表情。也是与患者进行有效沟通的第一步。微笑本身就是安慰剂,能缓解患者的紧张、焦虑和陌生感。

2.目光

眼睛是心灵的窗户,它直接反映人的思想、情绪变化,要学会察言观色,从患者的表情和眼神中察觉到患者的情绪变化及心理需求。

3.抚摸

抚摸可缩短与患者之间的空间距离,增进情感交流,增加患者信任感。如协助患者按摩患侧肢体等,患者可感到医护人员对其的关心、体贴及温暖,使之愿意与医疗护理员接近。

4.手势

手势是与患者进行沟通的有效方式之一,可以提高表现力和感应性,有时手势交流比口语交流更有效。与患者先确定固定手势、姿势的表达,如上竖大拇指是大便;下竖小指是小便;张口是吃饭;手掌上、下翻动是翻身;手掌捂住前额是头疼;手掌捂住胸口是胸疼;手掌来回在前胸移动是胸闷;手掌来回在腹部移动是腹胀等。反复向患者讲解示范,直至记清弄清为止。这种方法除偏瘫或双侧肢瘫者和听、理解障碍患者不能应用外,其他失语症患者都可以应用。

5.面部表情

教会患者面部表情表达的内容,使其基本掌握,如舌头舔唇表示口渴;口唇微开似吹口哨状表示小便;口唇紧闭后拉似"嗯"状动作表示大便;半张口表示饥饿;皱眉表示头痛;闭眼表示睡觉等。通过观察患者的面部表情,能够掌握其基本所需。此法最适用于四肢瘫痪的失语症患者。

6.文字书写法

有些患者文化素质较高,当其无机械书写障碍和视空间书写障碍时,可以用文字书写的形式表达需要和要求。

7.实物图片

利用一些实物图片可与听、理解障碍患者进行交流,以满足生理需要。还可制作一些常用物品图片,如茶杯、碗、便盆、便壶、人头像、病床等图片,教会患者使用。茶杯图片表示要喝水;碗图片表示要吃饭;女患者便盆图片是要大便或小便;男患者便盆图片是要大便,便壶图片是要小便;人头像图片是表示头痛;病床图片是表示要翻身。

二、与儿童的沟通方法与技巧

由于发育水平有限,不同年龄阶段的儿童表达个人需求的方式不同。1岁以内的婴儿语言发育尚不成熟,多以不同音调、响度的哭声表达心身的需要;1～3岁幼儿开始学习语言,但常有吐字不清、用词不准确等现象;3岁以上儿童可通过语言并借助肢体动作来形容、叙述某些事情,但有容易夸大事实、掺杂个人想象、缺乏条理性和准确性的特点。因此,要结合儿童的特点,有针对性地运用沟通方法和技巧。

(一)环境氛围

创造快乐、友好的气氛:病房内光线明亮,采用暖色调,搭配有趣的壁画、小桌子、小椅子及必要的玩具和游戏设备等,以创造一种良好的沟通气氛。

(二)语言交流

1.主动介绍

儿童对外界环境比较敏感,在进入医院之后,容易出现恐惧等心理。初次与其接触时要服饰整洁,仪表端庄,热情接待,面带笑容,主动向儿童及家长介绍自己,说话语气要柔和,富有耐心,亲切询问儿童的名字、年龄、幼儿园等儿童熟悉的生活与事情,以缩短与儿童及家长的距离。

2.注意声音的效果

要掌握谈话时声音的技巧,保持稍慢的速度、适当的音量、亲切的语气,以便能引起儿童的注意与反应。

3.使用适当的方式

在与婴儿沟通时,需了解不同阶段语言表达能力及理解水平;对幼儿可模仿童腔"牙牙语"、重叠词等;在与儿童谈话中,不可用否定方式,而要采用其能理解的方式。

4.真诚理解

对儿童某些幼稚、夸大的想象、分析,应采取诚恳的态度,表示接受与理解,不能敷衍了事,更不能以此讽刺、取笑儿童,否则会失去儿童的信任。

(三)非语言交流

1.亲切和蔼的情感表达

要注意亲切和蔼的情感表达,以缓解、消除儿童的紧张情绪,增加交流的主动性。即使是不会用语言表达的婴儿,若看到对方表情严肃地面对自己,也会紧张,甚至啼哭。对婴儿来说,抚摸是更有利于情感交流的形式,可以利用怀抱、抚摸向婴幼儿传递"爱"的信息,使其得到情绪上的满足。与患儿沟通时,要保持良好的情绪,除特殊需要,一般不要戴口罩,以使患儿经常能看到微笑,缩短双方情感上的距离。

2.肢体语言

在沟通的过程中,需要合理使用肢体语言,可以拉住患儿的小手,给予肢体上的安慰。在沟通过程中,要平视患儿,以减轻患儿的负面心理,尽快让患儿融入新环境中,更好地配合治疗。

3.游戏

儿童时期生活中重要的不可缺少的活动是游戏。与儿童沟通最重要、最有效的方式就是通过游戏。可以适当地和患儿进行游戏,以使患儿积极面对治疗,拉近和患儿之间的距离。

4.绘画

儿童图画可有各种含义,多与个人熟悉的、体验到的事情有关。通过绘画,儿童可表达愿望、宣泄情绪;通过绘画与儿童交流,可以了解和发现存在的问题、复杂的心理状态。如画面多处涂擦、重叠,多与儿童矛盾、焦虑的心理有关;个体形象的大小,可反映事物在儿童心中的重要性。因此,可通过绘画结合儿童的背景资料、具体情况,了解儿童的心理状态。

(四)与患儿家长沟通

在与家长的沟通中,可采取适当的沉默、倾听、观察,并配合接受、尊重、移情等方法,充分理解家长,取得家长的配合。例如,当儿童患病时,家长常有内疚、苦恼、焦虑的心理,这些情绪同样也可引起患儿的不安。因此,与患儿家长的沟通,一方面可借助家长促进与患儿的交流,另一方面则要提供使家长放松紧张焦虑情绪的机会,从而让患儿及家长均能够保持情绪稳定,安心接受治疗。对于脾气非常固执、暴躁的家长,需要平静应对,心平气和地与家长沟通,尽己所能地给予帮助。

三、与老年人交流沟通

与老年人交流沟通应在遵循交流沟通基本方法的基础上,依据老年人的生理心理特征,在尊重其人格的前提下展开,通常可取得良好的沟通效果。

(丁永华)

第四章

患者常见症状与不良情绪的护理

第一节　患者常见症状的护理

一、发热的护理要点

发热是由多种原因引起人体体温＞37.3 ℃或体温正常而自觉有发热感,引起发热的原因可分为感染性与非感染性两大类,感染是引起发热最常见的原因,各种病原体,如细菌、病毒、寄生虫等引起的感染,不论是急性、亚急性或是慢性、局部性及全身性,均可引起发热。

体温上升有骤升和渐升两种方式,一般发热过程包括 3 个时期:①体温上升期,主要表现为疲乏无力、皮肤苍白、干燥无汗、畏寒甚至寒战;②高热持续期,主要表现为颜面潮红、皮肤灼热、口唇干燥、呼吸脉搏加快、头痛头晕、食欲下降、全身不适、软弱无力;③退热期:主要表现为大量出汗、皮肤潮湿。

退热方式有骤退和渐退两种。

(一)医疗护理员准备

(1)洗手,剪指甲,戴口罩。

(2)判断患者的配合能力,肢体有无偏瘫、残疾等。

(二)患者准备

(1)测温前 20～30 分钟无运动、进食、洗澡、坐浴等。

(2)体位的摆放:协助取卧位或坐位,以舒适为宜。

(3)测量部位准备:用毛巾擦干腋窝处汗液。

(三)环境准备

室温适宜、光线充足、环境安静。

(四)测温

对于意识清楚可自行测温患者,需将体温计测量端置于腋窝正中,弯曲手臂置于胸前并夹紧,测温期间禁止一切大动作活动;如患者无法配合,需由医疗护理员协助完成测量。时间为5～10 分钟。测温结束时,医疗护理员先整理患者衣物、摆放舒适体位后,再视情况读取体温计数值,或告知医护人员进行体温数值的读取。注意事项如下。

（1）测量体温前应检查体温计有无破损。

（2）腋下有创伤、手术、炎症，腋下出汗较多者，肩关节受伤或消瘦夹不紧体温计者禁忌腋温测量。

（3）直肠或肛门手术、腹泻者，禁忌肛温测量。

（4）躁动、危重的患者需由医疗护理员全程守护，协助测温，防止意外。

（5）注意测量的时机，吃饭、喝水、锻炼后体温都会有所变化，因此要避开这些时间，如果有这些情况，最好休息30分钟再进行测量。

（6）如不慎将水银体温计打碎，应立即告知并请医护人员处理，做好患者保暖的同时，第一时间开窗通风，戴口罩。

（7）体温计应远离患者视线范围存放。

（8）发现体温异常时，应立即报告医护人员。

（9）协助医护人员勤测体温，准确读取数值，并将所需数值告知医护人员。

（10）测量体温时，医疗护理员应密切观察患者面色、脉搏、呼吸、血压。

（11）可协助医护人员给患者行物理降温，如温水擦浴、冰袋等；同时用棉被做好保暖。

（12）医疗护理员可协助医护人员做好基础护理，若因发热出汗致使休养服潮湿，需及时更换。

二、疼痛的护理要点

患者慢性疼痛是一种不愉快的躯体和心理体验，一些慢性疾病，尤其是骨关节疾病、筋膜炎、狭窄性腱鞘炎等，都会导致疼痛发生，一些诱发因素会导致慢性疼痛。疼痛发生、发展、持续或加重与患者心理因素如焦虑，抑郁情绪密切相关。疼痛会严重影响患者的生活质量，甚至因为不堪忍受疼痛而产生轻生的念头。

患者常见的疼痛除了颈、肩、腰、腿及骨关节疼痛外，还包括一些特殊的疼痛，这类特殊的疼痛有自身的特点，如带状疱疹引起的神经痛、三叉神经痛、骨质疏松痛、糖尿病周围神经痛、恶性肿瘤疼痛，以及有过骨折或做过其他手术的患者等。可以通过行为或情感等估计患者的疼痛，并准确记录后及时告知医护人员。

（一）观察患者疼痛情况

认真对待患者的疼痛，听取患者对疼痛的反应，要协助医护人员经常观察患者的面色、表情，以及疼痛持续时间和规律、疼痛程度有无变化、有无与疼痛治疗相关并发症等，及时报告医护人员。

（二）注意观察患者的非语言性行为

医疗护理员一直陪伴在患者身边，最易发现患者的一些细微变化。在经历疼痛时，通常可见到全身性显著的表情和行为，如面部表情以及精神状态改变（皱眉、呻吟等）；一些患者为了减少来自疼痛的威胁，会表现出退缩或保护行为；一些患者无法用言语表达，表现为大声喊叫，当一直喊叫的患者突然变得安静，要及时重新评估并汇报医护人员，判断是病情好转还是恶化。

（三）配合医护人员观察镇痛药的不良反应

非甾体抗炎药主要有消化系统的不良反应，如黑便、呕血、上腹部疼痛等；阿片类镇痛药常见有便秘、尿潴留、恶心、呕吐、嗜睡、呼吸抑制、头晕幻觉等。一旦发现异常，应及时告知医护人员。

（四）协助服药

药物镇痛治疗是常见的方法之一，故应协助医护人员正确使用镇痛药。

三、呕吐的护理要点

呕吐是指胃内容物或一部分小肠内容物通过食管逆流出口腔的一种复杂的反射动作。呕吐可将有害物质从胃内排出，具有一定保护作用。反复、持续、强烈的呕吐可导致水电解质与酸碱平衡紊乱及营养障碍；误吸可导致吸入性肺炎，甚至窒息，危及生命。呕吐分为反射性呕吐、中枢性呕吐、前庭障碍性呕吐、神经官能性呕吐、剧烈运动后呕吐。

患者因疾病、饮食等原因造成不明原因呕吐时，医疗护理员应及时告知医护人员，同时，医疗护理员需协助医护人员。

（1）协助医护人员进行患者体位的摆放。

（2）患者发生呕吐后，立即告知医护人员，并将呕吐物留取后请医护人员查看。

（3）协助医护人员进行呕吐物的清理。

（4）必要时，协助医护人员进行床单位更换。

（5）医疗护理员应学会简单的记录，或者观察患者，呕吐物的性质、量等，当患者再出现此表现时，可以较准确地将评估信息告知医护人员，以便后期患者得到更好的治疗。

（6）如患者因鼻饲时喂养不当造成呕吐，医疗护理员需配合医护人员做好患者体位管理、喂养管理。

四、晕厥的护理要点

晕厥是一过性全脑血液低灌注导致的短暂意识丧失。特点是发生迅速、一过性、自限性并能够完全恢复。患者发生晕厥的常见病因：心源性晕厥、脑源性晕厥、反射性晕厥、代谢原因晕厥。

（丁永华）

第二节　患者不良情绪的护理

一、患者常见的不良情绪及原因

（一）焦虑和恐惧

患者对疾病的病因、转归和预后担忧，会对某些检查和治疗产生焦虑和恐惧；希望对疾病做深入调查，但又怕出现可怕的后果；反复询问病情，但又对诊断半信半疑，忧心忡忡。表现为因一点小事而吵嚷或抑郁哭泣、睡不好觉、吃不好饭、易怒、敏感。

临床上经常会看到有的患者否认自己有病，尤其是一些预后不良的疾病，自我否认是一种自我防卫方式，可以避免过度焦虑和恐惧。大多数患者的否认过程会逐渐消失并适应。怀疑表现为对周围事物异常敏感，如怀疑疾病的诊断是否准确、药物是否对症、怕别人有事隐瞒或没得到最好的治疗、害怕药物的不良反应、担心医疗差错或意外不幸降临在自己身上，以及身体上某一部位稍有异常感觉便乱猜测。

(二)抑郁心理

患病意味着失去健康,同时还可能失去身体器官的完整性,还有前程、工作、爱情和经济上的损失等。而抑郁往往与诸多的丧失有关,抑郁是一种闷闷不乐、忧愁压抑的消极情绪。其表现方式多种多样。有的患者极力掩饰,装作不在乎;有的少言寡语,对外界任何事物不感兴趣;有的哭泣不语;有的自暴自弃,放弃治疗,甚至出现轻生念头。

(三)自卑和孤独

患者因体力下降、不能承担家庭和社会责任而感到不受重视,必须受人照顾而失去尊严。住院后与亲人的分离会使患者感到孤独。

(四)退化和依赖

进入患者角色之后,大多数患者会产生依赖心理。因为一个人得了病之后,自然会受到家人的照顾和周围同志、朋友的关心,同时通过自我暗示,患者会变得被动、依赖、情感脆弱,甚至带点幼稚。只要亲人在场,本来自己能干的事也让别人干;本来能吃下去的东西几经劝说也吃不下去;希望得到更多的关心和照顾,否则就会感到孤独、自怜。

二、改善患者不良情绪的护理措施

(一)为患者营造良好的治疗与休养环境

护理员要为患者营造一个安全、舒适的治疗环境,病室内应布置简单、整洁美观。室温要适宜,一般冬季为 18~22 ℃,夏季为 25 ℃左右。湿度以 50％~60％为宜。注意开窗通风换气,保持病室空气清新并有适量的阳光照射。减少噪声,尽可能为患者创造安静的环境。在说话、行动与工作时,应特别注意要说话轻、走路轻、操作轻、关门轻。

(二)接纳和关心患者

人患病时通常会伴随着情绪及行为上的变化,患者往往会感到害怕、孤独、焦虑、依赖、烦躁不安。护理员首先要热情接待患者,主动介绍自己及住院环境、同病室室友,协助病友间建立良好的感情交流。病友间的相互帮助与照顾,有利于消除新患者的陌生感和不安情绪,增进病友间的友谊与团结。

护理员要善于观察患者的消极情绪,多与患者沟通,鼓励其谈论喜欢的事情,注意倾听,耐心解释,允许患者用哭喊来发泄不满情绪,不当面进行批评,陪伴患者,让患者感受到被关心、关爱。

(三)尊重患者

患者患病后会有自我价值感降低并缺乏自信心,因而对有伤自尊的行为特别敏感,医疗护理员要注意避免刺激患者。回答患者提出的问题时要有耐心、态度好,以减轻患者对病症的恐惧和焦虑,赢得患者的信赖。尊重患者的权利与人格,鼓励其做力所能及的自理活动,让患者感觉自身的价值。当患者心情不佳时,要主动和他们谈心,多赞扬多鼓励,肯定他们的进步。

(四)为患者提供有关信息

护理员要经常、及时地倾听患者意见,特别是首次入院患者、老年患者等,护理员可用通俗易懂的语言向患者提供疾病基本知识,帮助患者正确认识并接受疾病,消除不必要的顾虑,要给予耐心、细致、主动的关怀与照顾,将患者提出的意见和需求及时反馈给医护人员,鼓励患者积极、主动地参与治疗及康复活动。

（五）组织兴趣活动，转移患者注意力

新患者住院后往往会对住院环境产生单调和乏味感，应根据患者的兴趣、爱好和医院的客观条件适当组织活动，如让患者阅读一些感兴趣的书籍或者做些感兴趣的活动，如下棋、听音乐、讲故事、散步等；条件允许的情况下，可安排亲友、朋友探视，以转移患者的注意力，缓解患者焦虑情绪，以此消除孤独感、恐惧感，满足患者的精神需求。

（丁永华）

第五章

门诊护理

第一节 门诊护理操作常规

一、门诊一般护理

(一)开诊前

(1)整理诊室开窗通风。

(2)清点急救药品及物品并登记。

(3)做好开诊前的物品准备,如医疗器械、消毒液、消毒器械等。

(4)启动并检查 HIS 系统运行是否正常。

(5)保持室内整洁、安静、安全、舒适、空气流通、室温 18~26 ℃,每天湿拖地面 1 次。

(二)开诊后

(1)维持候诊区秩序,运用 HIS 系统做好分诊工作,根据不同疾病分类安排患者到相应专业门诊就诊。

(2)根据病情测量体温,必要时测量血压,记录在门诊病例本上。

(3)密切观察候诊患者病情,病情变化者提前就诊,危重患者及时抢救并转送至急诊室进一步处理。老弱病残、婴幼儿等可酌情照顾提前就诊。如发现传染病患者应立即送感染性疾病科,防止交叉感染。

(4)实施移动式、迎前式、主动式服务,热情接待患者。

(5)定时巡视诊室,保护患者隐私。保持室内一医一患,必要时一患一陪。男医师为女患者检查肛门、乳房、会阴时应有护士陪同。

(6)严格执行无菌操作规程,严格执行手卫生。

(7)应用多种不同方式对患者实施健康教育,耐心解答患者提出的各种问题。

(三)完诊后

(1)整理用过的器械、物品,做好清点、报废、请领、保管工作。

(2)整理诊室内卫生,消毒检查台、诊桌、诊椅、更换被服等。

(3)如有传染病患者,填写疫情报告卡,登记好,下班前投入疫情报告箱内。

（4）做好医疗废物分类处理。

（5）下班前关闭门、窗、水、电及 HIS 系统。

二、内科门诊护理

（1）按门诊一般护理常规。

（2）注意观察患者病情状况,对高热、气喘、年老体弱、残疾及行走不便等特殊情况患者,安排提前就诊。

（3）维持候诊秩序,根据计算机 HIS 系统安排患者有序就诊。

（4）做好消毒隔离工作,配合医师做好治疗工作。

三、外科门诊护理

（1）按门诊一般护理常规。

（2）备有无菌换药包、手术剪、探针及纱布、绷带、引流条、药品等。

（3）换药前做好解释工作,取得患者的配合;操作时动作轻柔、细致,观察病情。

（4）严格执行无菌操作,清洁伤口与感染伤口应分开处置,隔离特殊感染伤口,防止交叉感染。

（5）使用完毕的器械由供应室统一处理;医疗废物按规定分类处理。

（6）保持治疗室内清洁、通风,每天用紫外线照射消毒 1 次。

四、妇产科门诊护理

（1）按门诊一般护理常规。

（2）备齐妇科、产科检查所需的器械、用物、药物等,放在固定位置以便取用。

（3）密切配合医师进行各项检查及治疗,保护患者隐私,尊重患者,陪同异性医师诊治。

（4）指导患者查体前排空膀胱,做妇科 B 超检查者保持膀胱充盈,已婚女性做 B 超前不需憋尿。

（5）对特殊检查者告知注意事项,如宫腔镜者告知米索前列醇的应用;无痛流产者禁饮食;微波治疗者月经干净 7 天之内就诊治疗等。

（6）做好患者的健康教育,办好孕妇学校,开展优育保胎知识讲座。

五、儿科门诊护理

（1）按门诊一般护理常规。

（2）根据患儿心理特点布置美化候诊、就诊环境,室内有各色科学育儿图片、玩具等,以消除患儿的紧张心理,维持良好候诊秩序。

（3）备齐儿科所需用品、器械,如压舌板、手电筒、体温表等。抢救车内按要求备齐各种用品、药品。

（4）耐心做好患儿的分诊鉴别及各种治疗工作;体温高于 40 ℃者优先就诊。

（5）密切观察患儿病情变化,发现异常情况及时报告医师,做出相应的处理。

（6）对传染病或疑似传染病患儿,需采取相应的隔离措施,减少交叉感染机会。

（7）做好消毒隔离工作。

六、神经科门诊护理

（1）按门诊一般护理常规。

（2）根据不同疾病安排相关专业医师看诊，对年老体弱、行动不便、瘫痪残疾、精神异常者优先就诊。

（3）需做特殊检查的患者，协助患者做好检查前的准备工作。

（4）定时巡视候诊者，观察病情变化，对癫痫发作患者，即刻呼叫医师，做好救治配合。

七、眼科门诊护理

（1）按门诊一般护理常规。

（2）做好诊室、治疗室、暗室、验光室等的整理，备齐诊室所需器械、用品、药品；滴眼药、散瞳药做好标记。

（3）遵医嘱执行各种检查及治疗，交代各种滴眼药的使用方法、不良反应及注意事项。

（4）完成散瞳、测视力及眼压等门诊护理工作。

（5）做好眼底造影的准备、配合工作。

八、耳鼻咽喉门诊护理

（1）按门诊一般护理常规。

（2）开诊前备齐耳鼻咽喉科所需的各种器械、药品。药品需专人保管，普通药、剧毒药、腐蚀药、麻醉药分开放置，且有明显的区别标识，保持药品瓶签清洁醒目，易于鉴别；避光保存药物装入棕色瓶内。

（3）完成雾化吸入、咽鼓管吹张等各种门诊治疗工作。

（4）做好纤维喉镜检查的准备、配合工作。

（5）精密贵重仪器要擦油后保存；有管腔的器械注意清洁管腔内部，预防交叉感染。

（6）准确执行医嘱，观察治疗效果及不良反应；指导患者服药、点药，交代患者治疗后的注意事项，协助医师做好病情解释工作。

九、口腔科门诊护理

（1）按门诊一般护理常规。

（2）做好开诊前的各种准备。环境清洁，诊室物品齐全，开启水、气、电等各种仪器且确保运转正常。

（3）维持就诊秩序，安排外伤、牙齿剧痛、拔牙后出血者优先就诊，做好复诊预约。

（4）协助医师进行牙体及牙周手术、复杂拔牙、矫正治疗等医疗工作。

（5）保证一人一机，一用一灭菌，医护人员戴好口罩、帽子。

（6）做好治疗后的处理工作，如擦净面部血迹、观察伤口出血情况、交代注意事项等。

十、特需门诊护理

（1）按一般门诊护理常规。

（2）对于行动不便的患者及时联系轮椅或平车，对于病情突然发生变化的危重患者及时呼叫医师,配合抢救,遵医嘱用药。联系急症科或病房,护送患者至相应的科室。

(3)对疑似传染病或传染病患者及时上报疫情,协助患者转至感染性疾病科或定点传染病医院诊治。做好消毒隔离工作。

(4)认真做好特需患者的预约,提前到岗帮助特需患者挂号,到相关就诊科室报到,根据特需患者具体病情安排就诊医师,陪同就诊,联系相关的化验检查,帮助特需患者取药并进行用药指导。按时电话回访,了解患者病情的动态变化。

(5)认真做好外宾患者的特需服务,根据外宾患者具体病情预约相关专业专家看诊,联系相关的化验检查,帮助特需患者取药并进行用药指导,宣传防病知识及康复指导。

(6)做好企业家协会患者的特需服务工作,根据企业家 VIP 患者具体病情,安排急诊医师到特许保健门诊给予诊治,联系相关的化验检查,帮助 VIP 患者取药并进行用药指导。解答 VIP 患者的相关咨询,按时电话回访。

(7)认真执行医嘱,严格三查七对制度,严格按操作规程进行心电图、输液、采血等操作。

(8)开展心理护理工作,对有需求的就诊患者进行心理疏导。

(9)设法满足患者的各种就医需求,提供便捷、高效、温馨的护理服务。

(10)负责特需病房的住院患者登记,为登记患者联系床位,根据病情需要护送患者转入病房,做好病情交接。

(11)保证抢救药品、物品完好备用。

(12)做好安全管理工作、消防管理工作,杜绝安全隐患。

十一、预防保健门诊护理

(一)计划免疫工作管理常规

(1)预防接种证、卡/薄按照接种者的居住地实行属地化管理,应由其监护人到儿童居住地所在接种单位办理预防接种证。

(2)设立接种门诊接种日,家长持接种证携儿童前来接种。做好接种前的预检工作,卡、证同时填写,凭卡接种,接种完毕以卡登记,然后归档存放,同时将接种信息及时录入金苗系统。

(3)接种单位对适龄儿童在实施预防接种时,应当查验预防接种证,并按规定做好记录。书写工整,文字规范,填写准确、齐全,时间、日期栏/项填写均以公历为准。按照预防接种证上的信息将儿童基础资料录入金苗系统。

(4)儿童迁移时,原接种门诊应通过金苗系统将儿童既往预防接种史转入迁入地接种单位;迁入地接种门诊应主动查验儿童预防接种证和金苗系统迁入信息,进行核对;无预防接种证的要及时补建,有漏种疫苗及时补种。

(5)接种门诊至少每 6 个月通过金苗系统对区内建立预防接种证儿童进行 1 次核查和整理,剔除迁出、死亡或失去联系 1 年以上的儿童,另行保存。预防接种人员应及时备份金苗系统数据,以防丢失。

(6)预防接种卡/薄由接种医院保管,保管期限应在儿童满 7 周岁后再保存不少于 15 年;预防接种证由家长长期保管。

(7)预防接种门诊根据托幼机构、学校对儿童入托、入学查验预防接种证的报告,发现未按照国家免疫规划接种的儿童,会同托幼机构、学校督促其监护人在儿童入托、入学后及时到接种单位补种。

(8)年终做好报表统计工作。

(二)冷链系统、疫苗使用管理常规

(1)冷链设备一律专物专用,有固定房间存放,专人负责管理,建账、建卡、统一编号,且账物相符;根据冷链运转周期有计划地实施冷链设备的更新。

(2)预防接种门诊冷链设备主要为普通冰箱、冷藏包、冰排等。低温冰柜温度应保持在 $-20\ ℃$ 左右;普通冰箱冷藏室温度应保持在 $2\sim8\ ℃$。各种生物制品在运输过程中必须符合温度要求,分类、分批号按其冷藏温度要求合理储存,杜绝因保管不当造成的疫苗失效。低温冰柜、普通冰箱应有温度计和测温记录簿,每天上午、下午各测温 1 次,做好记录。

(3)冰箱应放置平稳,远离热源,干燥通风,避免阳光直射和潮湿,冰箱的上部、后部分别留有 30 cm、10 cm 的空隙,底部设有 $20\sim30$ cm 高的垫脚架,并装配专用插座及稳压装置。冷链设备应保持清洁,及时除霜,至少每 6 个月进行 1 次全面保养维护。出现异常故障应及时维修,做好维修、更换零部件的记录。

(4)根据《中华人民共和国药品管理法》《中华人民共和国传染病防治法》及其实施办法和国家卫生和计划生育委员会下发的《生物制品管理规定》《预防用生物制品生产供应管理办法》等有关法律、法规及规章的规定,各预防接种门诊所使用的预防性生物制品实施逐级供应,其他单位和个人不得经营预防性生物制品。

(5)疫苗实施计划管理,各预防接种门诊应于每年 3 月中旬前根据儿童免疫程序、本地人口和出生率、接种方式和接种周期、各种疫苗的损耗系数,制订下年度的疫苗需用计划并逐级上报。建立生物制品领发登记手续,专人负责。

(6)疫苗管理专人负责,建立健全疫苗领发、保管制度,设立疫苗专用账本,做到账物相符。

(7)疫苗要按品名、批号分别存放,并按照效期长短、进库先后有计划地分发。具备冷链条件的接种点疫苗存储量一般不得超过 1 个月的使用量。

(8)接种现场执行"疫苗不离冰"原则,疫苗从冰箱取出后须放入冷藏包内。使用疫苗时每次从冷藏包取出一支疫苗,并盖好冷藏包盖,冷藏包内冰排未完全融化前应及时更换新冰排。活疫苗开启超过 30 分钟、灭活疫苗开启超过 1 小时应做废弃处理。

(9)接种剩余疫苗按以下要求处理。①开启安瓿未用完的疫苗,必须废弃。②如冷藏包内的冰排未完全融化,未打开的疫苗做好标记,放冰箱保存,于有效期内在下次接种时首先使用。③如冷藏包内的冰排已完全融化,脊灰疫苗应全部废弃。卡介苗、麻疹、白破二联疫苗做好标记,下次接种时首先使用。

十二、放射门诊护理

(一)增强 CT、血管造影检查

(1)询问过敏史,签署碘造影剂知情同意书,预约登记。

(2)腹部增强 CT 检查前 1 周内禁行钡剂检查、钡剂灌肠。增强 CT、血管造影前禁饮食 6 小时,以减少造影剂的不良反应及对腹部影像的影响。

(3)符合检查条件者行碘造影剂试验。按静脉留置针注射操作规范操作,静脉推注碘造影剂 2 mL,观察 20 分钟。碘试验结果阴性者,安排至相关机房检查。腹部增强患者,按检查部位安排好其检查前饮水时间,盆腔扫描患者嘱其憋尿。

(4)冠状动脉造影患者检查前应测心律、心率,如心律失常或者心率>65 次/分须通知临床医师。遵医嘱为患者服用美托洛尔等药物,监测患者心率、心律情况,做好检查前心理护理。

(5)增强 CT、血管造影检查过程中观察注射部位有无渗漏、高压注射器压力曲线变化情况,若检查过程中出现明显不适,应做好抢救准备。

(6)检查后嘱患者到护士站观察 30 分钟后,无不良反应再拔出留置针。告知患者 48~72 小时多饮水,尽快排出造影剂,离院后如有不适及时到就近医疗机构就诊。

(二)腹部平扫检查

(1)询问患者检查前 1 周内未行钡剂、钡剂灌肠检查,检查前禁饮食 6 小时。

(2)泌尿系统结石或胆结石患者,检查前饮 500 mL 白开水。

(3)按检查部位让患者服用 1.0%~1.5% 的碘造影剂 500 mL,盆腔平扫患者憋尿 2~3 小时。

(4)消化道出血、急性胰腺炎、肾衰竭、消化道穿孔、甲状腺功能亢进未治愈等患者,根据病情禁服或慎服造影剂。

(三)MRI 检查

(1)检查前复核 MRI 患者安全调查表内容。

(2)检查前协助患者去除身上金属物质,体内有置入性金属物质,如心脏起搏器、冠状动脉内支架等,禁做磁共振成像检查。

(3)轮椅、平车等金属制辅助运载工具严谨进入磁体间。

(4)MRI 增强患者根据检查要求注射钆螯合物对比剂,操作时按照静脉留置针、静脉注射操作规范执行。

(5)注射后嘱患者 48~72 小时多饮水,尽快排出造影剂,离院后如有不适及时到就近医疗机构就诊。

(四)静脉肾盂造影

(1)询问过敏史,签署静脉肾盂造影知情同意书,筛除检查禁忌证,预约登记。

(2)检查前 1 周内禁行钡剂检查、钡剂灌肠,并禁饮食 12 小时,以减少造影剂的不良反应及对腹部影像的影响。

(3)符合检查条件者行碘造影剂试验。按静脉留置针注射操作规范操作,静脉推注碘造影剂 2 mL,观察 20 分钟。碘试验结果阴性者安排至机房检查。

(4)行腹部 X 线平片后,给予静脉推注碘造影剂,在检查的同时观察患者有无不良反应。

(5)于检查后观察 30 分钟,无不良反应再拔出留置针。告知患者 48~72 小时多饮水,尽快排出造影剂,离院后如有不适及时到就近医疗机构就诊。

(五)640-CT

(1)检查前:①检查前宣教,详细询问过敏史,交代注意事项。②选择合适的穿刺部位,应选择粗直、弹性好的血管进行穿刺。③药物试验,取对比剂原液 1 mL,做静脉试验。观察 20~30 分钟判断试验结果,制定完善的抢救程序,备齐抢救物品。

(2)检查中:①摆位,去除患者扫描部位的金属物品,协助患者平卧。②连接心电监护,电极片粘贴位置正确,导联线避开心影部位。③连接高压注射器,调节好注射对比剂的速度和总量,向患者告知注射造影剂时身体可能出现的反应。④呼吸训练,嘱患者按指令保持吸气、屏气、呼气和护理人员一致,直到掌握要领。⑤密切观察反应,注射过程中,密切观察穿刺部位的情况,严防对比剂外渗。密切观察心电监护,如有不适做好应急处理。

(3)检查后:扫描结束,分离高压注射器连接管与留置针,候诊室观察 10~20 分钟。如有异常,立即采取相应措施,嘱患者多饮水,如有胸痛、皮疹、喉头水肿等变态反应随时就医,以免迟发反应的发生。

(六)PET/CT

(1)患者需持检查申请单提前预约。

(2)PET/CT检查前1～2天可以多饮水,禁做剧烈运动。糖尿病患者可以正常服用降血糖药。

(3)如果近期做过钡剂检查或钡剂灌肠,要求肠道钡剂排清才能接受检查。

(4)检查当天禁食4～6小时,疑腹部病变则应禁食12小时,脑部检查至少禁食6小时(特殊情况请遵医嘱)。

(5)检查当天,测量身高、体重,检测血糖并记录,血糖水平过高会影响组织对药物的吸收。

(6)评估患者一般情况。

(7)注射药物后需安静休息一段时间,一般50分钟或以上。

(8)显像前需排空膀胱。

(9)嘱患者去除身上一切金属,有活动性义齿应取下。

(10)机器扫描期间一般需仰卧,举双臂过头一般30分钟,并固定肢体,避免身体移动。

(11)须接受延时显像者,检查结束后请在指定休息区继续等候,得到工作人员明确通知后方可离开,请勿自行离开。

(12)做好报告结果的发放与解释工作。

(13)做好资料的登记、档案的整理和保存工作。

十三、核医学门诊护理

(1)按门诊。

(2)按核医学科卫生防护原则进行防护。

(3)根据检查项目向患者说明检查目的、方法及注意事项。

(4)做好检查前患者的准备工作。

(5)检查中按常规技术操作规程,密切观察患者病情的变化,如发生意外,立即报告医师并协助处理。

(6)做好检查后的工作,患者的健康教育及仪器整理。

(7)各检查仪器专人保管,及时保养。科内备有抢救物品、药品,以备发生意外使用。

(8)做好各种检查记录保存,建立登记制度。

十四、超声检查护理

(一)妇科B超检查

(1)合理安排预约就检:急危重患者优先检查;其他患者按照预约日期顺序检查。对于特殊患者,如行动不便者,可根据具体情况提前检查。

(2)检查前的准备:①妇科B超检查方法,经腹部B超检查和经阴道B超检查。②检查前要询问患者是否有性生活史。③无性生活史者需经腹部检查,告知患者憋尿,指导憋尿方法并告知患者充盈膀胱对超声检查的重要性。预约上午B超检查者,晚上睡前控制饮水量,尽量排空膀胱,早上起床后憋尿;预约下午B超检查者,夏季检查前4小时、冬季检查前2小时排空膀胱后自然憋尿。检查当天患者憋尿方法:饮水量及饮水时间可根据季节、气候变化及室内外温度指导受检者适时、适量饮水。膀胱中尿液适度充盈时可使子宫、输卵管等器官显示得更加完整、清晰,有利于提高检查结果的准确性。④有性生活史者,嘱患者排空膀胱后检查。

(3)加强候检处的巡视:①密切注意观察候检者病情变化,如发现病情异常应及时通知医师,采取相应的急救措施并转送急症室。②对疑似传染病或传染病患者及时隔离,对接触物进行消毒处理。

(4)维持检查秩序,组织患者有序检查。

(5)检查中注意事项:①对于行动不便、病重的患者协助其上下床。②协助患者充分显露检查部位,以利于检查。

(6)检查完毕后告知患者在候检区等候,10分钟后由医护人员将报告单送至患者。

(二)产科超声检查

(1)合理安排预约就检:急危重患者优先检查,其他检查者按照预约日期顺序检查。对于特殊患者,如行动不便者,可根据具体情况,照顾提前检查。

(2)检查前的准备:①对于怀孕3个月内的患者(<12周)、测子宫颈长度及瘢痕厚度者要告知患者憋尿,以患者有尿意为准。②对于怀孕3个月以上的患者(>12周),要告知患者排空膀胱。

(3)注意孕妇安全:指导其慢行,护士协助上下床,充分显露检查部位,动作要缓慢,以防患者发生坠床等意外。

(4)加强候检处的巡视:①密切注意观察候诊者的病情变化,如发现病情异常应及时通知医师,采取相应的急救措施并转送急诊室。②对疑似传染病或传染病患者及时隔离,对接触物进行消毒处理。

(5)检查完毕后告知患者在门外稍等,10分钟后由医护人员将报告单送至患者。

(三)消化系统超声检查

(1)消化系统检查一般安排患者上午检查,因下午胃肠胀气显著会影响检查结果。

(2)指导患者检查前一晚禁食8~12小时,以消除胃肠胀气的影响。

(四)泌尿系统超声检查

(1)指导患者憋尿,以患者感觉有尿意为准。

(2)协助行动不便、病重患者上下床。

(3)协助患者充分显露检查部位,以利于检查。

(五)心脏超声检查

(1)3周岁以内的幼儿须镇静,可根据医嘱口服水合氯醛等,待患儿入睡后方可检查。

(2)对于行动不便、病重患者协助其上下床,协助患者左侧卧位。根据检查需要调整卧姿。

(3)协助患者充分显露检查部位,以利于检查。

(4)密切注意观察候诊者的病情变化,如发现病情异常应及时通知医师,采取相应的急救措施并转送急诊室。

十五、内镜检查护理

(一)胃镜检查护理

1.检查前

(1)患者准备:①检查前天22:00后禁饮食,禁止吸烟。②为预防肝炎病毒传染,肝炎患者和非肝炎患者的胃镜要分开,在做胃镜检查前做乙肝表面抗原和抗丙肝抗体检查,年龄 50 岁以上患者做心电图。③检查时需将其他有关检查报告单及预约时所备资料带齐,以备参考。④为患者备好利多卡因麻醉胶浆。⑤如患者有药物过敏、出血性疾病、心脏病、肝病等其他病史或检查当天有咽喉痛、心悸、气短、血压升高、胸痛、腹痛等症状,通知医师。⑥钡剂可能附于胃肠黏膜,使诊断发生困难,故钡剂检查 3 天后方可做胃镜检查。⑦检查前必须将活动性义齿、眼镜等取下,妥善保管。⑧检查前 5～10 分钟口服麻醉胶浆。

(2)用物准备:①按顺序检查胃镜及附件器械,使电脑处在备用状态。②准备好纱布、胃镜检查包、50 mL 空针、一次性小碗、0.9％氯化钠溶液、装有固定液的活组织标本瓶、橡胶手套、灭菌活检钳、负压吸引器、氧气等用物。

2.检查中

(1)按顺序安排患者,提前服用咽部麻醉及胃内去泡药(盐酸利多卡因胶浆)。

(2)做好患者心理疏导,指导患者全身放松,左侧卧位,两腿屈曲,松解领口和腰带,服从医护人员指导,密切配合。进镜达咽喉部时嘱患者做吞咽动作以便顺利进镜,进镜后如有恶心嘱其做深呼吸,用鼻吸气,口呼气,可有所缓解。

(3)检查中嘱患者咬紧牙垫,勿脱出,以防损坏镜身;检查中如有唾液可顺口角流出,勿吞咽。

(4)适时配合医师完成整个检查过程。协助医师做好摄影活检。留取标本。

3.检查后

(1)术后 2 小时内勿进饮食。术中取病理活检者当天进易消化、温凉、半流质的食物,勿进食过热、刺激性食物;做治疗(如息肉切除等)请遵从医师指导。

(2)检查结束后将报告送单至患者,行病理活检者需 2 个工作日后取。

(3)检查结束后,若有咽喉异物感、咳痰、上腹轻微不适等,不必过于紧张,注意勿反复用力咳嗽。如患者有出血、黑便、腹痛加剧等特殊不适,请及时来院就诊。

(4)标本及时送检。

(二)结肠镜检查

1.检查前

(1)患者准备:①为预防肝炎病毒传染,肝炎患者和非肝炎患者的结肠镜要分开,在做结肠镜检查前做乙肝表面抗原和抗丙肝抗体检查,年龄 50 岁以上患者做心电图。②检查前 1 天进食少渣易消化流食(稀饭、豆浆、禁食牛奶)。③检查前天 20:00 后禁食,便秘者,遵医嘱服用泻药(番泻叶15～20 g 泡水喝,反复多次),排便正常者无须服用。④检查当天早晨要空腹,上午检查者请于当天2:30或3:00服药,下午检查者请于 8:30 服药,将和爽(复方聚乙二醇电解质散 137.15 g)1 包加入 2 000 mL 温凉开水中溶解缓慢口服,在 2 小时内喝完,服药期间需来回走动,观察腹泻情况,粪便呈水样无粪渣方可检查。⑤排便不畅或怀疑肠梗阻患者禁服泻药,可于检查当天清洁灌肠。⑥检查日 13:00 可进食面包或馒头充饥,不允许进食其他食物及水,电切息肉者禁饮食。⑦不能前来检查者,请提前告知预约室,女性月经期间不能进行检查。⑧患者须将其他有关检查报告单及预约时所备材料带来,以备参考。

(2)用物准备:①按顺序检查结肠镜及附件器械,使电脑处在备用状态。②准备好纱布、50 mL空针、一次性小碗、生理盐水、装有固定液的活组织标本瓶、橡胶手套、灭菌活检钳、丁卡因胶浆、负压吸引器、氧气等用物,将床单位准备好。

2.检查中

(1)向患者解释检查的目的,取得患者配合。

(2)协助患者取左侧屈膝卧位,显露肛门,在肛门处及肠镜前端涂抹丁卡因胶浆润滑剂。

(3)单人进镜(医师单手操作),护士根据医师需要给予配合,协助患者变换体位。双人进镜(医护双人配合),护士手持蘸有丁卡因胶浆润滑剂的纱布握持镜身,协助医师进镜。

(4)在检查过程中,根据医师需要给予配合。并协助患者变换体位。

(5)协助检查者做好摄影及活检,留取标本。

(6)严密观察患者有无不适表现,注意观察脉搏、血压及腹痛情况。

3.检查后

(1)检查完后,协助患者穿好衣裤。

(2)检查结束后将报告单送至患者(行病理活检者需2个工作日后取)。

(3)观察患者一般情况,注意有无明显腹痛、腹胀及便血情况。

(4)做活检或治疗者如电切息肉等,3天内勿剧烈活动,饮食请遵从医师指导。

(5)检查结束后,出现腹胀、腹部不适等,可逐渐缓解;如腹胀明显、腹痛加剧或排血便者请及时就诊。

(三)支气管镜检查护理

1.术前

(1)患者准备:①术前做肺CT、查乙肝表面抗原、抗丙肝抗体、艾滋抗体、梅毒、查血常规、血凝常规,做好心电图、测血压。②详细了解患者病情及体格检查,对心肺功能不佳及血压高者,可暂缓检查,嘱其到相应二号科就诊。③取得患者知情同意,并在知情同意书上签名。④检查前禁烟3天,上午做检查者前天21:00后禁饮食,下午检查者至少空腹6小时。⑤检查当天请携带好预约时所备资料及相关检查报告单和肺部CT片。⑥药物准备:2%的利多卡因胶浆1支、盐酸肾上腺素1支、复方呋喃西林滴鼻液1支、凝血酶1支、阿托品1支。

(2)用物准备:①电子支气管镜及附件器械,使电脑处在备用状态。②准备好纱布、20 mL空针2个、5 mL空针2个、一次性小碗、0.9%氯化钠溶液、装有固定液的活组织标本瓶、橡胶手套、灭菌活检钳、一次性痰液收集瓶,一次性手持雾化器、氧气、负压吸引器、多功能心电监护仪、除颤仪等。

2.术中

(1)缓解紧张、恐惧的心理,明确检查目的、必要性、大致过程与安全性,患者应主动配合,使检查顺利进行。

(2)有活动性义齿者取下义齿。

(3)给予利多卡因5 mL口含式雾化,嘱患者用口吸气、用鼻呼气,然后屏气,吸气时尽量不让雾气冒出,约10分钟雾化结束。

(4)患者的体位:卧位检查,患者仰卧于检查床上,肩部略垫高,头正位略向后仰。连接心电监护、吸氧。

(5)配制好凝血酶、盐酸肾上腺素。

(6)按照规范向两侧鼻腔喷利多卡因及呋麻滴鼻液。

(7)检查中遵医嘱沿活检道推注利多卡因,协助医师完成摄影、活检及灌洗并留取标本。

43

3.术后

(1)术毕后清洁患者口鼻,扶患者下床。

(2)嘱患者术后30分钟内减少说话,使声带得以充分休息,术后可能出现鼻咽喉不适、疼痛、声嘶、发热、痰中带血等,可于短时间或数天内自愈,若出现大咯血应及时抢救治疗。

(3)术后3小时方可进食,开始以半流食为宜。

(4)鼓励患者轻咳、咳出痰液和血液。

(5)如已取活检,应注意有无气胸或活动性出血,有变化随时就诊,及时处理。

(6)将活检标本或痰液及时送检。

(四)喉镜检查护理

1.术前

(1)患者准备:①为预防肝炎病毒传染,肝炎者和非肝炎者的喉镜要分开,在做喉镜检查前做乙肝表面抗原和抗丙肝抗体检查,年龄50岁以上做心电图。②将其他有关检查报告单及预约时所备资料带来,以备参考。③取得患者知情同意,并在知情同意书上签名。④缓解患者紧张心理,可以使插镜顺利进行,减轻咽喉的反应。⑤术前在鼻咽部喷雾1%丁卡因,有良好的咽部麻醉,如果鼻腔狭窄,为使喉镜顺利通过,可向鼻腔滴呋麻滴鼻液,如用药后出现头晕、呼吸困难、面色苍白、脉搏细弱等不适症状时应立即向医师反映,并配合适当处理。⑥体位:表面麻醉后患者仰卧于检查床上,肩下垫一软枕,头后仰或端坐于靠背椅上头稍后仰,面向操作者。

(2)用物准备:①电子喉镜及附件器械,使电脑处在备用状态。②准备好纱布、20 mL空针2个、一次性小碗、0.9%氯化钠溶液、装有固定液的活组织标本瓶、橡胶手套、灭菌活检钳、氧气、负压吸引器等用物。

2.术中

(1)在诊治过程中严密观察患者的病情变化。发现有任何异常都要及时告知医师。

(2)配合医师完成摄像及活检,留取标本。

3.术后

(1)术后咽喉部会有不适、堵塞感、异物感,其症状是由表面麻醉药及手术刺激局部引起,稍做休息症状随后会消失。

(2)检查及手术结束,在原地休息30分钟,2小时后可进软食,不可太烫,手术患者,术后1~2天如痰中带血或涕中带血,不须特别处理,术后2周内尽量少说话,戒烟、酒及辛辣饮食,注意口腔卫生。

(3)将活检标本及时送检。

十六、准分子激光治疗护理

(1)按照点眼操作规程,为患者点眼。

(2)为预约手术患者详细讲解注意事项。

(3)术前给患者讲解手术流程,术中配合要领及术后注意事项,鼓励患者做好配合。

(4)在手术准备间,为患者用黏膜表面麻醉药0.4%奥布卡因点眼,以便冲洗消毒时减少患者的不适感。

(5)按照洗眼操作规程,用0.9%氯化钠溶液加庆大霉素为患者洗眼,并嘱患者轻轻转动眼球以便冲洗完全。

（6）指导患者闭眼,用消毒棉棒擦干眼部及周围皮肤。

（7）引导患者进入手术间,查对姓名、住址无误后协助患者平卧于手术床上并摆好体位。

（8）铺手术台,放下列无菌物品于手术台上:治疗巾、洞巾、器械盒、设备罩、纱布、乙醇纱布、10 mL 空针、止血海绵、手术器械盘、聚维酮碘棉球、画线笔、手术刀片等。

（9）术毕后给患者遮盖眼罩,观察 30 分钟后离院。

（10）手术次日来院换药,进行健康教育指导。

十七、高压氧治疗护理

（一）治疗前

（1）阅读病例,探视患者,熟悉患者病情,确定其没有治疗禁忌证。

（2）向患者及陪舱人员介绍舱内设备和使用方法。

（3）向患者及陪舱人员说明高压氧治疗的基本特点、方法和注意事项。加强心理护理,消除患者进舱的恐惧心理。

（4）教会患者中耳调压动作。

（5）详细说明吸氧装置的使用方法和注意事项。

（6）对首次进舱治疗的患者,治疗前 15 分钟常规以 1% 呋麻液滴鼻。

（7）嘱患者排空尿液、粪便。

（8）指导患者更衣,穿全棉等不引起静电反应的衣物进舱治疗。

（9）检查患者带进舱内的物品,包括易燃、易爆物品;不耐压物品;可产生静电的物品;各种化妆品及各种电动用具、玩具不能进舱。

（10）妥善把患者安置于舱内治疗位置,再次试用吸氧用具。指导患者正确戴紧面罩,保证有效吸氧。

（二）加压期间

（1）加压开始时,操舱人员应通知舱内人员"开始加压",嘱其进行张口、吞咽、鼓气等动作,使耳咽管开张。

（2）加压阶段最常见的并发症是中耳气压伤,鼓膜内外压差达 0.02 MPa 时,可产生耳痛;压差达 0.06 MPa 时,可使鼓膜破裂,因此必须按规定的升压速度操作。尤其在舱压为 0.12～0.16 MPa 时,加压速度应缓慢,并不断询问有无耳痛,嘱患者及时做耳咽管通气的动作。若出现剧烈耳痛时,必须立即停止加压,必要时应适当排气减压,待舱内人员耳疼痛消失后,再继续缓慢加压。如中耳调压失败,应减压让患者出舱。

（3）做好舱内危重患者的护理:对有高血压病史者应严密观察,必要时测血压。对昏迷者应严密观察有无躁动、呻吟等症状,可给予少量水滴入口中,帮助做吞咽动作来缓解耳部不适症状。对重症昏迷患者应遵医嘱测血压、脉搏、呼吸,并做记录。

（4）加压期间应暂时夹闭各种体腔引流导管(排除胸腔引流管)。

（三）稳压吸氧期间

（1）舱外操舱人员通知"开始吸氧"后,告知患者要戴紧面罩,保证有效吸氧。

（2）指导患者做呼吸动作,适当加深呼吸,不要加快呼吸频率。

（3）观察患者面部表情,有面部肌肉抽搐、出冷汗、流涎等氧中毒先驱症状发生时,应立即终止该患者的吸氧,并做相应处理。

（4）对带有气管插管给氧的危重患者,应调整供氧流量在 $10 \sim 15$ L/min。

（5）调整输液滴管平面与输液速度。

（6）对昏迷危重患者应遵医嘱测血压、脉搏、呼吸,并记录。

（四）减压期间

（1）通知"开始减压"时,应及时告知舱内人员注意保暖。

（2）告知舱内人员严禁做有意识或无意识的屏气动作,不要用力咳嗽,以防止肺气压伤的发生。

（3）部分人员减压时会因胃肠道内气体膨胀,肠蠕动加快而出现阵发性轻度腹部不适、便意等症状,属正常现象。入舱前适当控制饮食及少吃产气和含有大量植物纤维素食物,可减轻症状。

（4）危重昏迷患者减压时应调整输液平面及速度;开放一切引流管,如胃管、脑室引流管、胸腔引流管、腹腔引流管、导尿管及气管插管的附属气囊(如用水注入则不必开放)等。术后的患者还应注意伤口渗血、出血情况。

（5）对所有减压出舱者,应询问有无不适,及早发现减压的症状。必要时可舱旁留观24小时。

十八、门诊感染疾病护理

（一）感染性疾病的一般护理

（1）感染性疾病科设立专门的收款、挂号、药房、化验部。腹泻患者不能与肝炎、呼吸道传染病患者同一诊室就诊。呼吸道传染病患者必须及早给予口罩,并指导患者正确使用。

（2）腹泻患者做到有泻必查,快检率达到 100%。发热门诊要做好患者信息的采集,详细询问1周内有无疫区接触史,并做好登记。

（3）消毒隔离:对疑似霍乱的患者安置在单独的房间内隔离,对患者的呕吐物及排泄物用专门的容器,消毒处理后弃去,及时留取粪便培养送检,并根据疾病控制中心的要求对患者采取合理的隔离措施;接触消化道传染病患者时要做好手卫生和物体表面的消毒擦拭;呼吸道传染病患者时要做好开窗通风,无人的情况下及时进行紫外线照射消毒,并做好记录;指导患者正确居家隔离方式,防止疾病传播和疫情扩散。

（4）密切观察病情,做到先急后缓,对脱水患者及时建立静脉通路,保持输液通畅。输液患者必须按病种隔离,防止交叉感染。

（5）指导患者粪便标本的留取,要选择新鲜的粪便,留取黏液、脓血部分。粪便培养要在抗菌药物使用前采集标本。对疾病控制中心要求的检测项目,如风疹、麻疹免费抗体检测,向患者做好解释工作,取得患者配合,并告知化验结果的取得由疾病控制中心提供。

（6）疫情上报:对集体食物中毒者要根据患者情况,合理安排就诊顺序,并及时上报卫生监管部门。在疫情高峰期,严格按照市疾病控制中心、卫生行政部门及医院要求做好疫情上报和信息采集工作。

（7）饮食和休息:急性期的腹泻患者给予清淡、易消化的流食或半饮食,忌油腻、生冷、刺激性食物,腹胀明显可避免食用牛奶、豆奶、鸡蛋等产气较多的食物;急性肝炎患者应进食清淡、易消化的食物,并注意卧床休息;流行性腮腺炎患者注意避免食用酸性食物,减少唾液的分泌,减轻腮腺的肿胀和不适;发热患者多饮水,促进毒素的排泄,以利于疾病的恢复。

(二)门诊传染性疾病护理

以病毒性肝炎病护理为例。

病毒性肝炎是由多种肝炎病毒引起的,以肝损害为主的一组全身性传染病,按病原学分为甲型、乙型、丙型、丁型、戊型五种肝炎病毒。各型病毒性肝炎临床表现相似,以疲乏、食欲减退、厌油、肝大、肝功能异常为主,部分病例可出现黄疸。甲型和戊型多为急性感染,经粪-口途径传播;乙型、丙型、丁型易转为慢性肝炎,少数病例还可发展为肝硬化或肝细胞癌,主要经血液、体液等胃肠外途径传播。

1.护理常规

(1)休息与隔离:甲型、戊型肝炎自发病之日起进行消化道隔离3周;慢性乙型和丙型肝炎应按病毒携带者进行管理。对急性肝炎患者在发病1个月内,除进食、洗漱、排便外,应安静卧床休息,待症状好转、肝功能改善后,可指导其逐渐增加活动。慢性肝炎患者要合理安排休息,活动期应静养,稳定期可逐渐增加活动量,以不感疲劳为度。

(2)饮食护理:急性肝炎患者,宜进食清淡、易消化、高维生素的食物;保证足够热量,适当限制脂肪的摄入;腹胀时注意减少牛奶、豆制品等产气食品的摄入;病情好转、食欲改善后应少食多餐,避免暴饮暴食;慢性肝炎患者应适当的进高蛋白、高热量、高维生素易消化的食物,避免高糖、过高热量、饮酒,以防发生糖尿病和脂肪肝。

(3)用药护理:大部分药物都在肝中代谢,为减轻肝负担,禁用损害肝的药物;对干扰素治疗患者要定期进行血常规、肝功能、甲状腺功能检测;对出现食欲减退、发热、脱发等症状要正确面对。

(4)心理护理:加强疾病知识宣传,消除紧张、恐惧心理,保持积极乐观开朗的精神状态。对干扰素治疗的患者,如出现抑郁、妄想、重度焦虑等精神疾病症状,要加强防护及时就医,严重者遵医嘱停药。

(5)病情观察与护理:注意观察发热、消化道症状和黄疸的程度,注意有无出血倾向,对出现腹水的患者,注意了解腹胀的程度、腹围的大小、水肿的情况,严格记录出入量。

(6)基础护理:对有出血倾向的患者,加强口腔护理,防止感染,呕血患者防止窒息,对低蛋白血症患者,加强皮肤护理,防止压疮发生。

(7)去除和避免诱发因素:对慢性肝炎应定期随访,保持良好的心态,禁烟、戒酒,避免乱用药物,尤其是对肝有损伤的药物。

2.健康教育

(1)休息与运动:平卧能增加腹部血液循环,有利于肝的恢复,适当休息,劳逸结合,规律的生活有利于疾病的恢复。恢复期的患者可适当地活动,活动量逐渐增加,以不疲劳为主。

(2)饮食指导:合理饮食,切实遵循饮食计划,避免长期高热量、高脂肪饮食,禁烟、戒酒、避免暴饮暴食。

(3)用药指导:向患者解释药物治疗的作用,提高抗病毒治疗的依从性,不得擅自加量或停药。应用干扰素,鼓励多饮水。定期检查肝功能、病毒量等,停药后定时随访。详细介绍药物的目的、名称、剂量、给药时间和方法,教会患者观察疗效和不良反应,避免滥用药物和使用苯巴妥类、磺胺类、抗结核等药物,以免加重肝负担和肝功能损害。

(4)心理指导:创造整洁、舒适的休养环境,正确对待疾病,消除不良情绪,保持豁达、乐观的心情,并取得其家属的理解和支持。对干扰素治疗的患者,注意精神方面的变化,避免出现自杀等倾向。

（5）康复指导：对慢性肝病患者要有"既来之则安之"的心理状态，消除其对下一代传染的困扰，对 HBsAg 阳性母亲的新生儿，24 小时内尽早接种乙型肝炎疫苗和乙型肝炎免疫球蛋白，阻断率为 87.8%。

（6）复诊须知：出院后 2～4 周复查 1 次，稳定后每 3～6 个月复查 1 次，如有疲乏、无力、厌油、恶心、上腹部不适等症状及时就诊复查。

（庞志靖）

第二节　门诊预检分诊

近年来随着 JCI 标准的不断普及应用，医院门诊护理经验的不断累积，标准所涉及的范围更加完善。就诊管理是门诊管理的重要环节，护理部针对医疗及护理过程的各个重要环节，依据连贯的患者医疗服务给予患者连贯性的优质护理及医疗服务，针对来院就诊的门诊患者进行信息的搜集及处理，确保患者得到及时有效的医疗服务，以保证患者的就诊安全，提高患者就诊满意度；同时规定相同诊断的患者在医疗机构内得到相同质量的优质服务，不因为患者经济、性别、职业的不同，而有区别对待。护理管理者在门诊护理工作中要重视护士资质及培训工作、门诊服务质量、公共设施及其安全性管理、信息管理等多个方面。

一、门诊预检分诊原则

门诊是医院对外的一个窗口，也是直接对患者进行诊疗、咨询、预防保健的场所，作为一个医患关系的重要纽带，患者就诊时对医院的第一印象非常重要。由于门诊的患者流动性大，护理工作内容繁多，护理压力大，门诊也是容易发生纠纷的部门，因此就要求分诊的护士对来就诊的患者进行快速的资料收集，根据患者的个体化的需求和患者的病情轻重缓急及所属的专科合理安排分科就诊。

（一）分科就诊

根据连贯的患者医疗服务标准，进一步建立和健全了医院的诊疗门诊分诊制度，对分诊目标、标准、流程和护士的职责都做了新的调整；对于初次就诊的患者，护士在接诊的过程中应该根据所属的病种指引患者分科就诊，帮助患者选择合适的科室；为病情急或变化快的患者提供绿色通道以积极争取治疗时机，挽救患者的生命；告知患者就诊地点，辅助检查的作用和注意事项等。

（二）预检评估

护士预检分诊增加了几个重要的环节，包括对安全性评估，对生命指征的一般测评和对跌倒的评估。门诊的预检人员可根据患者的基本情况（如面色、呼吸是否急促、有无疼痛及疼痛的剧烈程度等）决定患者的就诊科室。每一个来院就诊的患者都必须通过生理、心理等全方面评估后方可就诊。通过分诊护士的动态分诊，根据患者的个体化病情调整就诊顺序，体现了高效、快捷的分诊模式，减少了患者和家属与医护人员的纠纷，提高了患者的满意度。

护理工作从门诊分诊流程上加大改进力度，做到了及时、准确分诊，提高了护士的分诊效率，减少了患者的就诊时间，保证了就诊的有序性，确保了急危重症患者的及时有效抢救，增加患者就医安全性。

二、实施实名制就诊

门诊工作包含患者在医疗机构内通过预约、预检分诊、挂号、候诊、就诊流程,得到适合的门诊医疗服务的过程。按照连贯的患者医疗服务标准,规范门诊就诊流程,使就诊患者获得安全、规范、高效、满意的医疗服务。

(一)核对确认注册

为使患者就诊安全,医院采用门诊实名制就诊。完成预约挂号的患者,应于就诊当天,持就诊卡到自助机或窗口进行确认注册。如无就诊卡的患者可凭有效身份证明到自助机或窗口办理就诊。就诊前,导诊台护士须核对患者信息,使患者按挂号的序号进行候诊和评估。就诊时,医师再次核对患者信息,核对无误方可就诊。

(二)患者隐私保护

按照患者的权利与义务 PFR 标准,整个就诊过程中要对患者的隐私进行保护。保护患者的隐私不会被其他无关的医护人员及患者家属所知,医院需保证医患之间的诊疗活动在相对独立的环境中进行,使患者的信息受到保护。门诊医护人员真正落实一医一患一诊室,保证患者信息不被其他人"旁听""旁观";科室所有计算机设置为自动屏保状态;病例系统使用医护人员个人用户名、密码登录;对涉及患者隐私的废弃病历文书资料不能当废纸复用,全部使用粉碎机处理,保证患者隐私的资料不外泄;门诊候诊呼叫系统改装为不能显示患者的全名,名字为三个字的患者隐去中间的一字,名字为两个字的患者隐去后面的一字,以保证门诊患者姓名隐私不泄露;患者的化验单等检查资料也只能是患者本人或者是患者授权的人才能查看;在所有自助机前设置 1 m 等候线,切实保护患者的就医隐私的权利。

三、门诊患者身份识别

身份识别是指确认某个个体是否符合指定对象身份的过程,以保证指定对象的合法权益及群体系统的安全和秩序。目的是为了防止因识别错误而导致患者受到损害的事件发生。患者身份识别制度,要求在实施任何医疗措施之前必须同时核对至少 2 种个体独有的、能标识患者的特征信息。应规范患者身份识别方法和程序,并提供更安全的治疗,以确保患者医疗安全。

(一)门诊患者身份识别的标识

医院根据本院实际情况选择能识别门诊患者身份的 2 个首要标识符,分别是患者姓名、门诊患者病案号或患者姓名和患者出生年月日。如选择患者姓名和门诊病案号,门诊患者应实行唯一的门诊病案号,即无论患者第几次来院就诊,统一使用第一次来院就诊时建立的门诊病案号。因此患者在第一次就诊时需到收费窗口打印带有病案号的条码贴在病历本上。对于预约的患者,医院可通过短信发送病案号到患者手机上。

(二)门诊患者身份识别的方法

面对可交流沟通的患者,工作人员以主动问答的方式,与患者或其家属共同进行患者身份识别的核对,同时用识别工具辅助核对。就诊时医师询问患者:"请问你叫什么名字?"患者报自己的姓名,医师插医保卡或就诊卡查看信息系统,核对患者姓名、病案号等患者身份信息。

(三)患者的交流沟通

面对无法交流沟通的患者,有患者代理人在场时,请代理人陈述患者姓名等患者身份信息,并用患者病历卡上的条码核对病案号。无患者代理人在场时,医护人员至少用 2 种识别工具核对以确保患者姓名、病案号的一致性。

四、门诊患者评估

在门诊护理工作中按照患者评估标准实施护理服务并进行评估,对门诊工作的护理质量提升有着重要的价值。门诊患者评估是由具有资质的护士通过病史询问、体格检查、辅助检查等途径,对患者的生理、心理-社会状况、健康史、经济因素及疾病严重程度等情况作出综合评价,以指导诊断和治疗。

(一)门诊患者评估目的

门诊患者评估的目的在于规范医护人员采集、分析患者在生理、心理-社会状况、经济因素及其健康史等方面信息和数据的行为,确保及时、准确、全面地了解患者病情的基本现状和其对诊疗服务的需求,为制订适合患者的诊疗护理方案及后续的医疗和护理提供依据和支持。

(二)门诊患者评估内容

护士在患者就诊前需对每一个门诊就诊的患者进行护理评估,评估内容包括生理、心理、社会、经济等方面。评估患者体温、脉搏、呼吸、血压等生命体征,身高、体重等指标,是否为特殊人群(如孕产妇、65 岁以上的老人、长期疼痛或疾病患者、儿童、青少年、吸毒人员、受虐待者等),有无生理、心理康复需求,疾病严重程度及跌倒风险、营养风险等,患者评估标准要求对每一个患者,包括门诊就诊的患者都要进行主动的疼痛评估,通过疼痛评估,可及早发现患者潜在的疾病风险。

(三)门诊患者评估方法

接诊护理工作者需按照医院规定的评估流程对每一位患者进行评估,以确定其医疗需求并记录在相关记录单上。同时,护士需提供初步的评估资料,该评估资料将伴随整个诊疗过程。医师评估患者的自理功能、营养状态等指标,并在整合其基本情况、护理评估、体格检查、辅助检查结果的基础上做出初步诊断,制订诊疗方案。门诊患者每次就诊都要进行评估,一天内多科室就诊可只评估一次。

(四)护士的资质

为了能够正确地对门诊患者进行预检分诊,门诊预检分诊的护士要具有一定的资质。因此就需要对门诊护士进行严格筛选,使其在接受正规考核后上岗,以确保患者的诊疗安全。要求门诊的护士具有护士执业证书,熟悉医院的工作流程和医院可提供的医疗服务范围,并对突发事件具有良好的应变能力。每一个在护理专业进行的评估,应在其执业、执照、法律法规范围内进行。不仅要求门诊的分诊护士具有过硬的临床护理知识,能够快速地识别出患者的疾病严重程度并给予及时分诊,而且要求护士也具有良好的心理素质,对于形形色色的患者进行观察,能够正确判断出患者的心理需求。

五、门诊患者危急值报告程序

国际患者安全目标危急值管理 IPSG.2 是六大患者安全目标管理之一,规范了临床检验危急值的流程,根据上报的危急值采取重要的安全措施,将危急值报告单及时传达给临床医师,使其对患者病情做出正确判断并给予适当的医疗处置,是提高医疗质量和确保医疗安全的关键因素之一。因此,构建一个完善、及时的危急值通报机制,将信息系统整合应用,使其成为医护人员沟通的重要途径,也是医院通过 JCI 评审的重点项目。危急值是指某项或某类检验或检查结果显著超出正常范围,而当这种异常结果出现时,表明患者可能正处于高风险或存在生命危险的状态。临床医师需要及时得到这种异常结果信息,迅速给予患者有效的干预治疗措施或治疗,否则患者就有可能出现严重后果。

(一)确定危急值的项目和范围

医院根据规模、专科特色、患者的人群特点、标本量等实际情况,征求专家意见后,制定符合实验室和临床要求的危急值项目和范围,包括各类临床检验危急值项目。

(二)制定危急值通报标准程序

构建启用危急值通报和应答信息系统,制定危急值通报标准操作程序。一旦出现危急值,检验者在确认检测系统正常情况下,立即复核,确认结果属于危急值后,在 10 分钟内电话通知医师,并在《危急值报告登记本》中做好已通知的记录。报告者在通知时,按《危急值接受登记本》中记录的项目逐一读报。医师做好记录并向报告者逐一回读然后确认。医师接到通知后 30 分钟内联系患者并做出对患者处置的诊疗意见。医师及护士在门诊病历中详细记录报告结果、分析处理情况、处理时间。

明确医护人员间危急值传达方式及信息的记录方式,促进临床、医技科室之间的有效沟通与合作,可以更好地为患者提供安全、及时、有效的诊疗服务。

(庞志靖)

第三节 门诊给药护理

一、口服给药法

口服给药法是指药物经口服后,被胃肠道吸收和利用,起到局部治疗或全身治疗的作用。

(一)摆药

1.用物

药柜(内有各种药品)、药盘(发药车)、小药卡、药杯、量杯(10～20 mL)、滴管、药匙、纱布或小毛巾、小水壶内盛温开水、服药单。

2.操作方法

(1)准备:洗净双手,戴口罩,备齐用物,依床号顺序将小药卡插于药盘上,并放好药杯。

(2)按服药单摆药:一个患者的药摆好后,再摆第二个患者的药,先摆固体药再摆水剂药。①固体药:左手持药瓶(标签在外)、右手掌心及小指夹住瓶盖,拇指、示指和中指持药匙取药,不可用手取药。②水剂:先将药水摇匀,左手持量杯,拇指指在所需刻度,使与视线处于同一水平,右手持药瓶,标签向上,然后缓缓倒出所需药液。应以药液低面的刻度为准。同时有几种水剂时,应分别倒入另一药杯内。更换药液时,应用温开水冲洗量杯。倒毕,瓶口用湿纱布擦净,然后放回原处。

(3)其他:①药液不足 1 mL 时需用滴管吸取计量。1 mL＝15 滴,滴管需稍倾斜。为使药量准确,应滴入已盛好少许冷开水的药杯内,或直接滴于面包上或饼干上服用。②患者的个人专用药,应注明姓名、床号、药名、剂量,以防有差错。专用药不可借给他人用。③摆完药后,应根据服药单查对一次,再由第二人核对无误后,方可发药。如需磨碎的药,可用乳钵研碎。用清洁巾盖好药盘待发。清洗滴管、乳钵等,清理药柜。

(二)发药

1.用物

温度适宜的开水、服药单、发药车。

2.操作方法

(1)准备:发药前先了解患者情况,暂不能服药者,应做好交班记录。

(2)发药查对,督促服药:按规定时间,携服药单送药到患者处,核对服药单及床头牌的床号、姓名,并呼唤患者姓名,准确听到回答后再发药,待患者服下后方可离开。

(3)合理掌握给药时间:①抗生素、磺胺类药物应准时给药,以保持在血液中的有效浓度。②健胃、助消化药物宜在饭前或饭间服。对胃黏膜有刺激的药宜在饭后服。③对呼吸道黏膜有安抚作用的保护性止咳剂,服后不宜立即饮水,以免稀释药液降低药效。④某些由肾脏排出的药物,如磺胺类,尿少时可析出结晶,引起肾小管堵塞,故应鼓励多饮水。⑤对牙齿有腐蚀作用和使牙齿染色的药物,如铁剂,可用饮水管吸取,服后漱口。⑥服用强心苷类药物前应先测脉率、心率及节律,若脉率低于60次/分或节律不齐时不可服用。⑦有配伍禁忌的药物,不宜在短时间内先后服用,如呋喃妥因与碳酸氢钠溶液等碱性药液。⑧安眠药应就寝前服用。

发药完毕,再次与服药单核对一遍,看有无遗漏或差错。药杯集中处理。清洁药盘放回原处。需要时做好记录。

3.注意事项

(1)严格遵守三查七对制度(操作前、中、后查,对床号、姓名、药名、剂量、浓度、时间、方法),防止发生差错。

(2)老、弱、小儿及危重患者应协助服药,鼻饲者应先注入少量温开水,后将研碎溶解的药物由胃管注入,再注入少量温开水冲胃管。更换或停止药物时,应及时告诉患者,若患者提出疑问,应重新核对清楚后再给患者服下。

(3)发药后,要密切观察服药后效果及有无不良反应,若有反应应及时与医师联系,给予必要的处理。

(三)中心药站

有些医院设有中心药站,一般设在距各病房中心的位置,以便全院各病区领取住院患者用药。

病区护士每天上午于查房后把药盘、长期医嘱单送至中心药站,由药站专人处理医嘱、摆药、核对。口服药摆3次/天量,注射药物按一天总量备齐。然后由病区护士当面核对无误后,取回病区,按规定时间发药,发药前须经另一人核对。

各病区另设一药柜,备有少量常用药、贵重药、针剂等,作为临时应急用。所备之药须有固定基数,用后及时补充,交接班时按数点清。

二、滴入给药法

(一)眼滴药法

1.目的

(1)防治眼病。

(2)眼部检查:如散瞳验光或查眼底。

（3）用于诊断性染色,如滴荧光素检查结膜、角膜上皮有无缺损或泪道通畅试验。

2.用物

治疗盘内按医嘱备眼药水或眼药膏,消毒干棉球罐,弯盘,治疗碗内置浸有消毒液的小毛巾。

3.操作方法

（1）洗净双手,戴口罩。备齐用物携至患者处,核对无误后向患者解释,以取得合作。

（2）帮助患者取仰卧位或坐位,头略后仰,用干棉球拭去眼内分泌物、眼泪。

（3）嘱患者眼向上视,左手取一干棉球置于下眼睑处,并轻轻拉下,以露出下穹隆部,右手滴一滴眼药于下穹隆部结膜囊内后,轻提上眼睑覆盖眼球,使药液充满整个结膜囊内。

（4）以干棉球拭去溢出的眼药水,嘱患者闭眼1～2分钟。

4.注意事项

（1）用药前严格遵守查对制度,尤其对散瞳、缩瞳及腐蚀性药物更要谨慎。每次为每位患者用药前,均须用消毒液消毒手指,以免交叉感染。

（2）药液不可直接滴在角膜上,并嘱患者滴药后勿用力闭眼,以防药液外溢。

（3）若用滴管吸药,每次吸入不可太多,也不可倒置,滴药时不可距眼太近,应距眼睑2～3 cm。勿使滴管口碰及眼睑或睫毛,以免污染。

（4）若滴阿托品、毒扁豆碱、呋索碘铵等有一定毒性的药液,滴药后应用棉球压迫泪囊区2～3分钟,以免药液经泪道流入泪囊和鼻腔,被吸收后引起中毒反应,对儿童用药时应特别注意。

（5）易沉淀的混悬液,如氢化可的松眼药水,滴药前要充分摇匀后再用,以免影响药效。

（6）正常结膜囊容量为0.02 mL,滴眼药每次一滴即够用,不宜太多,以免药液外溢。

（7）一般先右眼后左眼,以免用错药,如左眼病较轻,应先左后右,以免交叉感染。角膜有溃疡或眼部有外伤或眼球手术后,滴药后不可压迫眼球,也不可拉高上眼睑。

（8）数种药物同时用时,前后两种药之间必须稍有间歇,不可同时滴入,如滴眼药水与涂眼膏同时用,应先滴药水,后涂眼膏。

（二）鼻滴药法

1.目的

治疗鼻部疾病或术前用药。

2.用物

治疗盘内按医嘱备滴鼻药水或药膏、无菌干棉球罐、弯盘。

3.操作方法

（1）备齐用物至患者处,说明情况,以取得合作。嘱患者先排出鼻腔内分泌物,或先行洗鼻。

（2）仰头位:适用于后组鼻窦炎或鼻炎患者。帮助患者仰卧,肩下垫枕头垂直后仰或将头垂直后仰悬于床缘,前鼻孔向上,手持一棉球以手指轻轻拉开鼻尖,使鼻孔扩张。一手持药液向鼻孔滴入,每侧2～3滴,将棉球轻轻塞于前鼻孔。

（3）侧头位:适用于前组鼻炎患者。卧向患侧,肩下垫枕,使头偏患侧并下垂,将药液滴入下方鼻孔处2～3滴,将棉球轻轻塞入前鼻孔。

4.注意事项

（1）滴药时,滴瓶或滴管应置于鼻孔上方,勿触及鼻孔,以免污染药液。

（2）为使药液分布均匀和到达鼻窦的窦口,滴药后可将头部略向两侧轻轻转动,保持仰卧或侧卧3～5分钟,然后捏鼻起立。

(三)耳滴药法

1.目的

(1)治疗中耳炎、外耳道炎或软化耵聍。

(2)麻醉或杀死耳内昆虫类异物。

2.用物

治疗盘内按医嘱备滴耳药、无菌干棉球罐、弯盘、小棉签。

3.操作方法

(1)备齐用物至患者处,说明情况,以取得合作。

(2)帮助患者侧卧,患耳向上或坐位偏向一侧肩部,使患耳向上。先用小棉签清洁耳道。

(3)手持棉球,然后轻提患者耳郭(成人向上方,小儿则向下方)以拉直外耳道。

(4)顺外耳道后壁缓缓滴入3～5滴药液,并轻提耳郭或在耳屏上加压,使气体排出,药液易流入。然后用棉球塞入外耳道口。

(5)滴药后保持原位片刻再起身,以免药液外流。

4.注意事项

(1)若是软化耵聍,每次滴药量可稍多些,以不溢出外耳道为度。滴药前也不必清洁耳道。每天滴5～6次,3天后予以洗出或取出。并向患者说明滴药后耵聍软化,可能引起耳部发胀不适。若两侧均有耵聍,不宜两侧同时进行。

(2)若是昆虫类异物,滴药目的在于使之麻醉或窒息死亡便于取出,可滴乙醚(有鼓膜穿孔者忌用,因为可引起眩晕)或乙醇。也可用各种油类如2％酚甘油、各种植物油、甘油等,使其翅或足粘着以限制活动,并因空气隔绝使之窒息死亡。滴后2～3分钟便可取出。

三、吸入给药法

(一)氧气雾化吸入法

氧气雾化吸入法是利用氧气或压缩空气的压力,使药液成雾状,使患者吸入呼吸道,以达到治疗目的。

1.目的

(1)治疗呼吸道感染,消除炎症和水肿。

(2)解除支气管痉挛。

(3)稀释痰液,帮助祛痰。

2.用物

(1)氧气雾化吸入器。

(2)氧气吸入装置一套(不用湿化瓶)或压缩空气机一套。

(3)药物根据病情而定。要求药液为水溶性、黏稠度低、对黏膜无刺激性、pH呈中性、对患者无变态反应时方可作雾化吸入用。

3.氧气雾化吸入器的原理

雾化吸入器(图5-1)为一特制的玻璃装置,共有5个口,球形管内盛药液,A管口接上氧气或压缩空气,当手按住B管口时,迫使高速气流从C管口冲出,则D管口附近空气压力突然降低,形成负压,而球内药液面大气压强比D管口压强大。因此,球管内药液经D管被吸出上升至D

管口时,又被 C 管口的急速气流吹散成为雾状微粒,从 E 管口冲出,被吸入患者呼吸道。

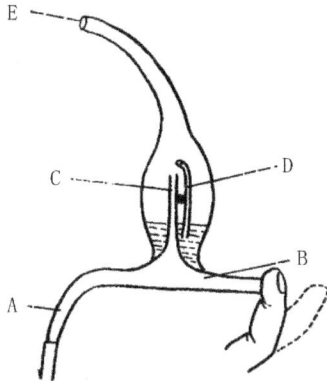

图 5-1 雾化吸入器

4.操作方法

(1)按医嘱抽取药液,并用生理盐水或蒸馏水稀释至 3~5 mL 后注入雾化器内。

(2)能起床的患者可在治疗室内进行。不能下床的患者需工作人员将用物携至患者处,核对无误后向患者解释,以取得合作。

(3)协助患者取舒适卧位,半卧位或坐位,协助患者漱口,以清洁口腔。

(4)将雾化器 A 管口与氧气胶管相连接,调节氧流量为 6~10 L/min,使药液喷成雾状,即可使用。

(5)协助患者持雾化器,将喷气 E 管口放入口中,并嘱患者紧闭口唇,吸气时以手指按住 B 管口,呼气时松开 B 管口。如此反复进行,若患者感到疲劳,可松开手指,休息片刻再进行吸入,直到药液全部雾化为止。一般 10~15 分钟即可将 5 mL 药液雾化完。

(6)治疗结束,取下雾化器,关闭氧气管口,帮助患者漱口,询问患者有无需要,整理床单。

(7)清理用物,按要求消毒、清洁雾化器,待干后备用。

5.注意事项

(1)对初次治疗者,应教给其使用氧气雾化器的方法。嘱患者吸入时,应做深吸气,以使药液到达支气管;呼气时,须将手指离开 B 管口,以防药液丢失。

(2)氧气雾化器的药液必须浸没 D 管底部,否则药液不能喷出。

(3)氧气装置上的湿化瓶要取下,否则湿润的氧气将使雾化器的药液被稀释。

(二)超声雾化吸入法

超声雾化吸入是应用超声声能,将药液变成细微的气雾,随患者的吸气而进入呼吸道及肺泡。超声雾化的特点是雾量大小可以调节、雾滴小而均匀,直径在 5 μm 以下。药液随患者深而慢的呼吸可到达终末支气管及肺泡。

1.目的

(1)消炎、镇咳、祛痰。

(2)解除支气管痉挛,使气道通畅,从而改善通气功能。

(3)呼吸道烧伤或胸部手术者,可预防和控制呼吸道感染。

(4)配合人工呼吸器,湿化呼吸道或间歇雾化吸入药液。

(5)应用抗癌药物治疗肺癌。

2.用物

治疗车上放超声雾化器一套,药液,蒸馏水。

3.超声雾化的原理

超声雾化器通电后超声发生器输出高频电能,使水槽底部晶体换能器发生超声声能,声能振动雾化罐底部的透声膜,作用于雾化罐内的液体,破坏了药液表面的张力和惯性,成为微细的雾粒,通过管道随患者吸气而进入呼吸道,吸入肺泡。

4.操作方法

(1)水槽内放冷蒸馏水。蒸馏水要浸没雾化罐底部的透声膜。

(2)按医嘱将 30~50 mL 药液放入雾化罐内,检查无漏水后,放入水槽内,将水槽盖盖紧。

(3)备齐用物携至患者处,核对无误后说明情况,以取得合作。

(4)接通电源,先开电源开关,指示灯亮,预热 3 分钟,定时 15~20 分钟后再开雾化开关,指示灯亮时,根据需要调节雾量(高档为 3 mL/min、中档为 2 mL/min、低档为 1 mL/min),一般用中档。

(5)患者吸气时,将面罩置于口鼻上,呼气时启开,或将口含嘴放口中,闭口做深吸气,呼气时张口。

(6)治疗完毕后,先关雾化开关,再关电源开关,否则电子管易损坏。若有定时装置则到"OFF"位雾化自动停止,这时要关上电源开关。帮助患者取舒适卧位,整理床单。

(7)放掉水槽内水,按要求消毒、清洗雾化罐、送风管、面罩或吸气管等,并擦干备用。

5.注意事项

(1)水槽内无水切勿开机,否则会烧毁机心。

(2)若需连续使用时,须间隔 30 分钟,并更换水槽内蒸馏水,保证水温不超过 50 ℃。

(3)水槽底部的压电晶体片和雾化罐的透声膜,质脆且薄易破损,操作中不可用力按压,操作结束只能用纱布轻轻吸水。

(4)每次用毕切断电源开关,雾量调节应旋至"0"位。

(庞志靖)

第四节　妇产科门诊的护理

一、门诊护理工作常规

(一)妇科门诊工作要求

(1)详细询问病史,了解发病经过及症状。进行妇科检查前,均应排空膀胱(需化验小便者可先安排小便化验后检查)。未婚妇女一般行肛门检查,禁行阴道检查,必要时应征得患者本人及其家属的同意。

(2)男性医师为女患者进行阴道检查时,必须有一位女性工作人员在场。

(3)月经期不做阴道检查,有原因不明的阴道流血需行阴道检查时,检查前应对外阴进行消毒。每次检查后需更换臀部垫单,防止交叉感染。

（4）白带量多或异常者，应取白带做滴虫及真菌检查。

（5）初诊妇女（未婚者除外）都应做宫颈涂片或刮片防癌普查，如有可疑症状做子宫颈活体组织检查。

（6）在门诊进行有关妇科手术时，应严格按无菌操作进行，术前应检查有无发热或感染等手术禁忌证。

（7）危重患者或年老体弱者来门诊时需提前就诊，诊断不明时应立即请上级医师复查，必要时紧急会诊，需住院时，由专人护送入院。

（8）凡需住院治疗的患者，由医师填写住院证，在住院前应完成有关必要的化验及检查。

（9）开展计划生育的宣传及指导。

（二）产科门诊工作要求

1.产前检查

（1）产前检查时间：确定早孕后，一般应在孕 12 周内进行妇科检查，如测量血压、血糖、血常规、肝功能、尿常规并检查心肺等。正常情况下，孕 28 周以前，每月检查一次，28 周以后每 2 周检查一次，36 周以后每周检查一次。如有异常应增加检查次数。

（2）孕妇保健卡：实行统一的孕妇围产期保健卡。

（3）病史：除询问一般内、外科疾病和手术史、家族史及有无遗传性疾病外，应着重询问产科情况，如月经史、末次月经、预产期、分娩史，有无难产史，并注意本次妊娠情况，如有特殊情况应详细记录。

（4）体格检查：包括全身体检与产科检查。初孕产妇或经产妇有难产史者，应测量骨盆外径。每次产前检查应测量血压、体重、子宫底高度、腹围、胎位、胎心次数、先露部与骨盆的关系等，以及测定尿蛋白、尿糖等。

（5）初诊完毕：产科怀孕 28～37 周及 38 周至住院前分别评分一次。如发现危险因素，应及时评分，并按高危孕妇要求处理或转各专科门诊处理。

（6）孕期指导：定期向孕妇宣传妊娠生理、孕期卫生及临产的征兆等知识，如饮食、休息、衣着，妊娠晚期不能坐浴、忌性交等。结合具体情况做计划生育宣传和指导。

（7）检查预约名单：每次门诊结束时，应检查预约来诊名单，发现未按时来院检查者，根据情况电话通知或进行家访。

（8）产前卡整理：按预产期月份做好产前卡的整理工作。

（9）专人护送临产孕妇。

2.产后检查

产后 42 天左右，嘱产妇携带婴儿来院检查。

（1）产妇检查：询问产程经过；检查一般情况，如体重、血压、尿蛋白（限于妊娠期高血压疾病）、乳房、乳头、手术瘢痕；妇科检查包括外阴伤口愈合情况、阴道分泌物性状、宫颈有无糜烂、子宫大小及位置，如有异常者及时给予治疗或矫正；做好计划生育宣教工作，落实避孕措施；宣传婴儿喂养、卫生及预防接种等知识。

（2）婴儿方面：了解喂养方法及大小便情况；一般情况检查包括体重、营养发育、皮肤、反射、五官（注意舌系带有无过短）；检查心肺、脐带、臀部。

二、妇科检查

(一)概述

妇科疾病与全身营养和健康、内分泌疾病关系密切。因此,也需要了解内分泌腺,如甲状腺、肾上腺的功能,注意乳房发育情况及有无体态异常(如肥胖、消瘦、侏儒等)。

(二)全身体格检查

常规测量体温、脉搏、呼吸、血压、身高、体重,其他检查项目包括患者神志、精神状态、面容、体态、全身发育及毛发分布情况、皮肤、淋巴结、头部器官、颈、乳房、心、肺、肝、脾、脊柱、四肢等。

1.腹部检查

有系统地进行视、触、叩、听诊,注意腹部形状,有无妊娠、肿块或腹水。腹部检查是妇科体格检查的重要部分,应在盆腔检查前进行。

(1)视诊:腹壁有无瘢痕、静脉曲张、妊娠纹、腹壁疝,腹部是否隆起或不对称。

(2)触诊:腹壁厚度,肝、肾有无增大和压痛,其他部位有无压痛、反跳痛或肌紧张;如触到肿块,能否确定其部位、大小、形状、硬度、活动度及表面性状,肿块是否有压痛。

(3)叩诊:鼓音和浊音的分布,有无移动性浊音等。

(4)听诊:如为妊娠,除检查胎位、胎动情况,还应听胎心音(心律和心率)。听诊还要了解肠鸣音。

2.外阴部检查

(1)目的:观察外阴发育及阴毛多少和分布情况,有无畸形、水肿、皮炎、溃疡或肿块;皮肤黏膜色泽及质地变化,有无增厚、变薄和萎缩等。

(2)方法:用一手的拇指和示指(戴一次性手套或指套)分开小阴唇,暴露并观察前庭及尿道、阴道开口及处女膜;未婚者处女膜多完整未破,中间有孔,勉强可容示指;已婚者阴道口可容两指通过;经产妇处女膜仅余残痕或会阴有侧切瘢痕。然后再让患者用力向下屏气,观察有无阴道前壁或后壁膨出、子宫脱垂或尿失禁等。

3.阴道窥器检查

(1)目的:①检查子宫颈,观察子宫颈的大小、颜色、外口形状,有无糜烂、撕裂、外翻、腺囊肿、息肉、肿块,子宫颈管内有无出血或分泌物,子宫颈和子宫颈管分泌物涂片及培养的标本均应于此时采集。②检查阴道,观察阴道前、后侧壁黏膜颜色、皱襞多少,有无阴道隔、双阴道等先天畸形或出血、溃疡、肿块等;有无分泌物及分泌物的量、性状、颜色、气味等。白带异常者应作涂片或培养寻找滴虫、念珠菌、淋菌及线索细胞等。

(2)方法:根据需要选择大小合适的窥器。具体操作方法如下:①放置窥器前选用左手示指和拇指分开双侧小阴唇,暴露阴道口,右手持预先备好的阴道窥器,避开敏感的尿道周围区,直接沿阴道侧后壁缓慢插入阴道内,然后向上向后推进,边推进边将两叶转平,并逐渐张开两叶,直至完全暴露子宫颈为止,旋紧窥器侧部螺丝,使窥器固定在阴道内。②如患者阴道壁松弛,子宫颈多难以暴露,有可能将窥器两叶前方松弛而鼓出的阴道前、后壁误认为子宫颈前后唇。此时应调整窥器中部螺丝,以使其两叶能张开达最大限度,或改换大窥器进行检查。同时还应注意防止窥器两叶顶端直接碰伤子宫颈以致子宫颈出血。

3.双合诊

双合诊是妇科特有的检查方法,也是盆腔检查中最重要的项目。

(1)目的:扪触阴道、宫颈、子宫、附件,在双手配合下查清子宫的位置、形状、大小、硬度、活动度、性状,有无压痛及其异常。

(2)方法:检查者戴手套蘸以肥皂水,用示、中两指伸入阴道,另一手放在腹部配合检查。

4.三合诊

腹部、阴道、直肠联合检查。

(1)目的:弥补双合诊的不足,进一步了解骨盆后部及子宫直肠陷凹,通过三合诊可扪清后倾或后屈子宫的大小,发现子宫后壁、直肠子宫陷凹、宫骶韧带或双侧盆腔后部及直肠周围的病变情况。

(2)方法:检查者一手示指放入阴道,中指放入直肠,另一手在腹部进行检查。

5.直肠-腹部诊

(1)目的:临床应用于未婚、阴道闭锁或经期不宜做阴道检查者。

(2)方法:检查者一手示指伸入直肠,另一手在腹部配合检查。

(三)护理配合

1.患者的配合

(1)指导患者检查前排便或排尿,必要时导尿或灌肠后检查。

(2)指导并协助患者上妇科检查台,患者臀部置于台缘,头略抬高,两手平放于身旁,以使腹肌松弛;危重患者不宜搬动时,可在病床上检查。

(3)指导并协助患者脱衣裤(冬天注意调节室温)。

(4)一般患者取膀胱截石位,尿瘘者取膝胸位。

(5)指导患者于检查(三合诊)时,用力向下屏气,使肛门括约肌自动放松,以减轻疼痛和不适。

2.用物准备的配合

用物准备齐全,定位放置,使用中才能得心应手。

(1)设备:诊床、妇科检查台。

(2)器材:应备高压消毒的阴道窥器、手套、宫颈钳、鼠齿钳、子宫探针、宫颈活检钳、子宫内膜吸取器、小刮匙、宫颈刮板、止血钳、剪刀、镊子、导尿管、器械盒及冲洗壶(杯、瓶)、干燥的玻片、标本瓶、血压计、听诊器等。

(3)敷料:棉拭子、棉球、棉签、纱布、甘油纱布、消毒纸垫或布垫、治疗巾、丁字带、绷带等。

(4)药品(外用药):聚维酮碘、0.05%氯己定、2%汞溴红、75%乙醇、2%硝酸银、10%甲醛、95%乙醇、0.5%普鲁卡因、生理盐水、无菌液状石蜡等。

(5)其他用物:吊桶架、立灯、橡胶单、污物桶、屏风或拉帘、洗手设备等。

3.心理护理的配合

妇科患者的主要特点是所患疾病在生殖系统,害羞心理强;因生殖系统疾病直接关系到婚姻、家庭、生育等,患者思想顾虑多;对妇科疾病知识缺乏了解,表现为迷惘,不知所措。因此,护理人员应热情接待、关心体贴患者、理解患者的心情,做到语言亲切、解释耐心,主动向患者讲述有关妇科检查的目的、方法、注意事项、检查中的配合等,使患者解除思想顾虑,配合检查;同时如患者紧张、害怕,护理人员还可以抚摸患者,握住她的手并指导患者使用放松技术,如缓慢地深呼吸、全身肌肉放松等。男性医师对未婚者进行检查时,需要有女性医护人员在场,以减轻患者紧张心理和避免发生不必要的误会。

4.一般护理配合

(1)保持检查室清洁整齐,空气流通,光线充足,寒冷季节注意保暖,室温在16～25℃。

(2)及时为医师递送检查用的器具、药品、敷料,标本采集后立即送检。

(3)遵医嘱进行注射及更换敷料等。

(4)使用窥器检查,遇冬天气温低时,先将窥器前端置入40～45℃肥皂液中预先加温;如做子宫颈刮片或阴道上1/3段涂片细胞学检查,则不宜用润滑剂(可用生理盐水润滑),以免影响检查结果。

(5)检查或处理完毕,擦净外阴部,协助患者下检查台并穿好衣裤。

5.注意事项

(1)避免于经期做妇科检查,如因异常出血而必须做检查时,检查前应先消毒外阴,严格按照操作规程,以防发生感染。

(2)对未婚患者禁做双合诊及窥器检查,应限于用示指放于直肠内行直肠-腹部诊;若确有检查必要时,应先征得其本人及家属同意后,方可以示指缓慢放入阴道扪诊。

6.消毒隔离

(1)每次检查用过的窥器采用消—洗—消程序处理(先浸泡在1：200的84消毒液中,30分钟后取出再清洗,然后高压灭菌备用)。

(2)检查传染病或癌症患者的器具,用后应另行处理(按感染器械浸泡)。

(3)每检查一人,应及时更换置于臀部下面的垫单或纸单,以防交叉感染。

三、妇科特殊检查

(一)基础体温测定

1.概述

基础体温是指每天睡眠6～8小时,醒后尚未进行任何活动之前所测得的体温,能反映静息状态下的能量代谢水平。一般月经前半期体温稍低,因雌激素可使血中乙酰胆碱量增加,副交感神经兴奋,血管扩张、散热,故排卵前及排卵时体温更低。排卵后由于孕激素的致热作用,通过中枢神经系统可使基础体温轻度上升,月经来潮前1～2天或月经第一天孕激素下降,体温也即下降。故正常月经周期,如体温呈双相曲线,表示排卵,单相曲线表示无排卵。临床常用此法了解有无排卵及黄体功能状况。

2.护理配合

(1)向患者说明其检查的目的、方法、要求,以取得合作。

(2)指导患者每天临睡前将体温计水银柱甩至36℃以下,放于床旁桌或枕下便于取用。

(3)嘱患者清晨睡醒后(未起床、未说话、未做任何活动时),用体温计置口腔舌下测温5分钟。每天清晨固定时间测量较为准确。

(4)起床后,将所测体温记录于基础体温表上,逐天进行,最后画成曲线。

(5)指导患者将有关性生活、月经期、失眠、感冒等可能影响体温的因素及所用的治疗随时记录在基础体温单上,以便做参考。

(6)嘱患者连续测量3个月经周期以上,不要中途停顿,应持之以恒。否则不能准确反映卵巢功能。

(二)子宫颈黏液检查

1.概述

子宫颈内膜腺体的分泌功能受卵巢激素的影响。因此,子宫颈黏液在量、性状(主要是黏稠度)及结晶类型方面,随着月经周期而变化,观察这些变化,可以了解卵巢功能;在雌激素影响下,子宫颈黏液含水量增加,排卵期子宫颈黏液清澈透明,延展性增高,黏液拉丝可长达 10 cm;在孕激素影响下,子宫颈黏液黏稠浑浊,延展性降低,拉丝长度仅为 1～2 cm。临床上据此鉴别闭经原因及判断有无排卵,了解卵巢功能。

2.方法

放入窥器,用灭菌、干燥的长吸管或注射器,从子宫颈内吸取黏液,置于玻片上,用另一玻片蘸取黏液,拉成丝状,观察其最大长度。然后涂抹于玻片上,干燥后镜检有无羊齿叶状结晶及结晶程度。

3.黏液结晶判断标准

(1)典型羊齿叶状结晶,主枝粗硬,分枝密而长,表示雌激素"＋＋＋＋"。

(2)弯曲而较粗的羊齿叶状结晶,似树枝着雪后,分枝少而短,表示雌激素"＋＋＋"。

(3)干枝细小结晶,分枝少,金鱼草样者,表示雌激素"＋＋"。

(4)结晶呈枝杆细小而稀疏,比较模糊,背景黑,主杆及分枝皆清晰,表示雌激素"＋"。

(5)主要为椭圆体或梭状体,长轴顺一个方向排列,比中性粒细胞大 2～3 倍,表示雌激素存在。

4.护理配合

(1)用物准备:窥器、手套、注射器、长吸管、玻片、镊子、棉球。

(2)患者准备:指导患者根据月经周期决定检查日期,并于检查日早晨做好检查前准备,如排便或排尿,外阴擦洗。

(3)护理指导:①向患者解释其检查的目的,解除其紧张、害羞的心理,使其主动配合。②注意屏风遮挡或拉门帘。③告诉患者检查后应注意局部卫生,尤其是患有宫颈糜烂时,可能有出血。④检查完毕,严格用物的隔离消毒。

(三)激素测定

1.概述

妇科常以雌激素试验、孕激素试验、促性腺激素刺激试验和垂体兴奋试验的联合应用,来检查下丘脑-垂体-卵巢轴的病变部位。临床上常用于闭经的诊断。

2.方法

(1)孕激素刺激试验:用孕激素(如黄体酮)每天一次,10 mg,肌内注射,连续注射 5 天;或用甲羟孕酮每天一次,口服,10 mg,连续口服 5 天,用药后 2～7 天观察有无撤退出血。有阴道流血者为阳性,表示生殖道发育正常,雌激素分泌正常,子宫内膜功能正常,为Ⅰ度闭经(下丘脑性闭经);无阴道流血者为阴性,不能排除子宫及生殖道异常。

(2)雌、孕激素刺激试验:对孕激素刺激试验阴性者施行。先用雌激素,如己烯雌酚,口服 1 mg,每天一次,连续服用 20 天;或用炔雌醇口服 0.05 mg,每天一次,连续服用 20 天,自服药第 16 天开始加用孕激素,用药 2～7 天观察有无撤退出血。阳性者表示患者子宫内膜功能正常,但体内雌激素不足,为Ⅱ度闭经;阴性者表示病变在子宫(子宫性闭经)。

(3)促性腺激素刺激试验:对雌、孕激素刺激试验阳性者施行。用尿促性素及人绒毛膜促性腺激素数天后,检查子宫颈黏液量及尿中雌激素总量。如果数值上升并有排卵则表明卵巢有排卵反应,功能正常;如结果相反,则可判断为卵巢性闭经,应进行卵巢活组织检查。

(4)垂体兴奋试验:对促性腺激素刺激试验中有卵巢反应者施行。快速静脉注射戈那瑞林 $100\sim200~\mu g$,于 15 分钟、30 分钟、45 分钟、60 分钟、120 分钟分别检查血中卵泡刺激素及促黄体生成素含量。迅速上升者,表明垂体功能正常,对外源性促性腺激素释放激素有反应,病变在下丘脑或其以上部位;不上升者,表明病变在垂体。

3.护理配合

向患者说明其检查方法的目的,使之能很好地按要求配合服药或注射并观察用药后的反应。必要时及时来医院复查。

(四)子宫颈活组织检查

1.概述

在子宫颈刮片或其他检查可疑为子宫颈癌时,需取子宫颈活组织作病理学检查以确诊恶性肿瘤。子宫颈活组织检查是确诊子宫颈癌或其他子宫颈病变的常用方法。

(1)钳取法:阴道窥器暴露子宫颈,用棉签拭去表面的分泌物,用聚维酮碘棉球消毒子宫颈后确定活检部位,以乙醇消毒,再用子宫颈活组织钳先抵住拟钳取部位,然后钳取,所取组织不宜太少太浅,应含足够间质。局部改变明显者,可用碘试验协助,在不着色区域采取 4～6 点组织,将钳取组织放入盛有 10%甲醛溶液的瓶内固定,送病理检查。钳取组织后,阴道内可填塞纱布卷或带线的纱布以压迫止血,卷端或线端应露出阴道口,或用胶布固定于一侧大腿内侧,嘱患者24 小时后自行取出。

(2)锥形切除法:暴露子宫颈及消毒方法与钳取法同。用子宫颈钳夹持宫颈前唇,用刀在子宫颈范围内并深入子宫颈管约 2 cm 做锥形切除,残端止血;区分并标记好切除标本之前、后部位,固定后送检;用纱布卷压迫创面止血,如定于次天切除子宫,可将子宫颈前、后唇缝合以封闭创面,并用抗生素预防感染。

2.护理配合

(1)用物准备:阴道窥器、子宫颈钳、活检钳、小钝刮匙、10%甲醛溶液、聚维酮碘、纱布条、棉球、镊子。

(2)患者准备:通常于月经干净后一周进行,此时出血量少。

(3)护理指导:向患者或家属说明活检目的、方法和时间,以取得患者合作。解除患者的紧张、害怕心理。操作中注意与患者交谈,分散患者的注意力,减少患者的疼痛感。指导患者术后24 小时自行取出填塞的纱布卷,并注意观察术后有无出血,必要时立即来医院复查,给予止血等处理。嘱患者术后静养 24 小时,避免劳动和剧烈活动。嘱患者入浴、性生活等按医师指导进行。

3.注意事项

(1)所取组织标本应立即固定,做好标记,填写送检单,避免放置过久发生组织自溶、丢失或混淆。

(2)标本须用 10%甲醛或 95%乙醇溶液固定,溶液应盖过整个标本,立即送检。

(五)诊断性刮宫

1.概述

诊断性刮宫(简称诊刮)是诊断宫腔疾病采用的诊断方法之一。其目的是刮取子宫内膜做病理检查,了解子宫内膜的变化是否同月经周期相一致,了解子宫内膜组织是否有其他病变。不论对老龄期、绝经期、绝经后,甚至青春期患者均是极为重要的诊断方法。常用于诊断月经失调、子宫内膜结核、不孕症、子宫内膜癌等疾病。

2.方法

一般不需麻醉,对敏感者或宫颈内口较紧者,酌情使用镇痛剂、局部麻醉或静脉麻醉。

(1)常规消毒,铺巾,做双合诊,了解子宫大小及方向。用阴道窥器暴露子宫颈,清除分泌物,再次消毒子宫颈与子宫颈管,用子宫颈钳固定子宫颈前唇,用子宫探针顺子宫腔深度测子宫腔长度。子宫口松者不需扩张;如子宫口较紧,用子宫颈扩张器扩张至能进入小号刮匙即可。

(2)取盐水纱布一块垫于阴道后穹隆处,用小刮匙按顺序刮取宫腔四周、宫底、两宫角内膜组织,置于纱布上,取纱布上内膜送检。

(3)凡疑有子宫颈内病变或子宫腔病变累及子宫颈管时,应做分段诊刮。先刮子宫颈管后刮宫腔,分瓶置刮出物送检。

(4)取出子宫颈钳,如有出血,可用纱布压迫止血,详细记录,并告诉患者及时取出纱布。

3.护理配合

(1)用物准备:窥阴器、子宫探针、子宫颈管扩张器、小号刮匙或子宫内膜吸引器、10%甲醛溶液等。

(2)患者准备:排尿后取膀胱截石位。

(3)护理指导:向患者说明检查的目的和方法,消除其紧张和思想顾虑;告诉患者检查后可伴有的症状,如腹痛、阴道分泌物等。术前采集血标本,定血型,交叉配血;做好静脉输液的准备工作。指导患者于检查后使用卫生垫,如出血多,应及时报告医师,给予处理。嘱患者静养,避免劳累,术后休息1~3天。怀疑有子宫穿孔时,患者需留诊观察约48小时,防止贻误病情;如稍感下腹痛,可遵医嘱使用镇痛药。

预防感染的发生:①术前控制感染。②术中严格无菌操作。③术后遵医嘱使用抗生素。

4.注意事项

(1)如疑为子宫内膜结核,应特别注意在双侧宫角刮取组织,该处阳性率高。

(2)因不孕症进行诊刮时,应选择月经前或月经来潮12小时内,以便判断有无排卵。术前不可用任何性激素药物。

(3)如患急性生殖道炎症,应在控制感染后再行诊刮。

(4)疑癌变者,若内膜肉眼观察高度疑为癌组织,不必全刮,取内膜活检已足够,防止出血、子宫穿孔、癌组织扩散。

(5)若为双子宫或双角子宫,应将两处的子宫内膜全部刮除,以免漏诊与术后淋漓出血。

(6)2周内禁盆浴及性生活。

(六)阴道分泌物悬滴检查

1.概述

用于检查阴道内有无滴虫或假丝酵母。

2.方法

患者取膀胱截石位,用窥阴器扩张暴露宫颈(未婚者不用),用无菌长棉签取后穹隆少许白带,放入盛有1 mL生理盐水的试管内混匀,显微镜下检查,找活动的滴虫。如检查假丝酵母,取玻片滴上10%氢氧化钠作为悬液,染色后镜检,找假丝酵母的孢子和菌丝。

3.护理配合

(1)用物准备：小玻璃试管、清洁干燥玻片、生理盐水、10％氢氧化钠及其他妇科检查用具。

(2)患者准备：排尿后取膀胱截石位。

(3)护理指导：向患者说明检查目的、方法，解除其紧张及思想顾虑，预约复诊日期。教导患者注意局部清洁卫生，如行检查后出现异常情况应及时来院复查。玻片上应写好患者姓名。滴虫离体后易死亡，故需及时送检立即检查。冬天应注意保温，以提高检出率。

(七)脱落细胞检查

1.概述

检查阴道、子宫腔脱落细胞可反映体内性激素水平，间接了解卵巢功能及胎盘功能，更可协助诊断生殖系统不同部位的恶性肿瘤及判断治疗效果，而且又是最简便、经济实用的检查方法。

2.方法

(1)阴道涂片：主要目的是了解卵巢功能。常用的标本采取方法包括阴道侧壁采取法和后穹隆吸取法两种。①阴道侧壁采取法：用阴道窥器扩张后，在直视下用刮板或被生理盐水浸湿的棉棒在阴道侧壁上 1/3 处轻轻刮取或蘸取分泌物少许（切勿用力，以免将深层细胞混入），薄而均匀地涂于玻片上，置于 95％乙醇内固定，以免细胞质变质而染色不良。②后穹隆吸取法：用阴道窥器暴露后穹隆部，捏紧长玻璃吸管的橡皮球（排出气体），送至后穹隆部吸取分泌物，薄而均匀地涂于玻片上。

(2)子宫颈刮片：为早期发现子宫颈癌的重要方法，简便易行，结果可靠。一般在子宫颈癌好发部位即子宫颈外口鳞状和柱状上皮交界处，以子宫颈外口为圆心，用木制刮片轻轻刮取一周，不要过分用力，以免损伤组织，引起出血。若白带过多，应先用无菌干棉球轻轻拭去，再刮取标本。

(3)子宫颈管涂片：绝经后，妇女子宫颈的鳞状和柱状上皮交界处上升到子宫颈管内。用生理盐水浸泡的棉签插入子宫颈管，轻轻旋转 2～3 周后取出作为涂片，也可用附有橡皮球的玻璃吸管插入子宫颈管吸取分泌物作为涂片。

(4)子宫腔吸取标本：疑有子宫腔内恶性病变者，可从子宫腔内吸取标本进行检查。先做阴道检查，确定子宫大小及方位，然后严格消毒阴道及子宫颈。将塑料管轻轻放入宫底部，上下左右移动吸取标本，但不要超出子宫颈内口。取出吸管时，须注意停止抽吸，以免将子宫颈管内容物吸入，造成混淆。

(5)内膜冲洗法：将前端有小孔的套管插入子宫腔后，注入生理盐水，然后回收做成涂片。

通过以上各种方法采取标本制成的涂片，常用的是巴氏染色法，该法既可用于检查雌激素水平，又可查找癌细胞。

3.护理配合

(1)用物准备：木制刮板、棉棒、橡皮球玻璃吸管、金属吸管、前端有小孔的套管、玻片、窥器、固定溶液、生理盐水及其他妇科检查用具。

(2)患者准备：排尿后取膀胱截石位。

(3)护理指导：①向患者说明检查目的、方法，解除其紧张及思想顾虑，预约复诊日期。②教导患者注意局部清洁卫生，如行检查后出现异常情况应及时来院复查。③做涂片检查时，玻片上应写好患者姓名；采自不同部位标本的涂片，要写上编号以便区分。④涂片做成后，立即投入固定液中固定，及时送检。

4.注意事项

嘱患者在检查前 24 小时禁止性生活,禁止阴道灌洗及上药。

(八)输卵管通液检查

1.概述

输卵管通液检查是测定输卵管是否通畅的方法,主要用于了解女性不孕症、患者输卵管是否阻塞,或用于验证为不孕症患者做的输卵管再通术是否通畅。由于进行检查时需要加压通液,有可能使原有轻微粘连的输卵管腔被疏通,故输卵管通液检查不仅是一种辅助诊断输卵管是否阻塞的方法,在一定程度上又有治疗作用,故临床上较常应用。

2.方法

(1)常规消毒外阴后,铺无菌巾。

(2)双合诊复查子宫位置后,用阴道窥器扩张阴道显露子宫颈,以子宫颈钳夹住子宫颈前唇后稍向外牵拉并固定,聚维酮碘消毒子宫颈及阴道穹隆后,将专用于输卵管通液检查的导管顺子宫腔方向插入子宫颈管内,必须使导管上的橡皮塞压紧子宫颈外口,防止液体外溢。

(3)接上 20 mL 的注射器(无菌生理盐水内加庆大霉素 8 万 U),向宫腔内缓慢注入药液。边注边询问患者的感觉。因正常子宫腔容量仅为 5 mL 左右,若注入药液 5 mL 时患者自述下腹部有明显胀痛感,且操作者感到继续注入药液出现阻力,则应停止再灌注药液。当注射器停止加压后,可见已注入至子宫腔内的液体又逆流至注射器中,则表示双侧输卵管均阻塞;若加压注入药液时感到有一定阻力,但经加压后药液能缓慢注入宫腔,表示输卵管的轻微粘连可能已被分离开;若注入药液时所用的压力并不大,且无任何阻力感觉,患者也无明显不适感,则表示双侧输卵管均通畅。

(4)检查结果确定后,取出导管,再次用聚维酮碘棉球消毒子宫颈及阴道,取下宫颈钳及阴道窥器。

3.护理配合

(1)用物准备:阴道窥器、输卵管通液装置、20～30 mL 注射器、生理盐水、庆大霉素 8 万 U、棉球、纱布、聚维酮碘。

(2)患者准备:嘱患者排尿,取平卧截石位。

(3)护理指导:①指导患者于月经干净后 3～7 天为最佳检查时间,如选择时间过早,可使子宫腔内残存的月经血逆流至腹腔的危险;选择时间过晚,则会因子宫内膜过厚,有可能遮挡输卵管入口,影响液体进入输卵管,造成结果判断上的错误,易发生子宫内膜出血。②检查中严格无菌操作,术后指导患者遵医嘱使用抗生素预防感染。③对精神紧张者,可于术前 20 分钟注射阿托品 0.5 mg,以防术中输卵管痉挛。④通液完毕后,应观察半小时。嘱患者 1 周内禁止性生活。

(九)子宫输卵管碘油造影

1.概述

为诊断某些妇科疾病并了解输卵管是否通畅,由子宫口注入碘造影剂,检查子宫腔、输卵管及骨盆腔的状态。

2.方法

(1)常规消毒外阴、阴道,铺无菌巾。

(2)双合诊明确子宫位置后,用阴道窥器暴露子宫颈,用聚维酮碘消毒子宫颈及阴道穹隆部。

(3)用子宫颈钳固定子宫颈前唇,将子宫颈导管顺子宫腔方向伸入子宫颈管,使导管前端圆锥形橡皮头与子宫颈紧密相贴,缓慢注入碘化油,压力不宜过大,注入 5 mL 摄片一张,24 小时再在该部位摄片一张。使用水溶性造影剂时,30 分钟后摄影。

(4)X 线摄影后,取出用物,消毒后填塞纱布条。

(5)记录宫腔充满时的注入量及左、右输卵管显影时的注入量。

3.护理配合

(1)用物准备:造影剂、气囊、导管、阴道窥器、子宫颈钳、子宫探针、注射器、造影剂。

(2)患者准备:①碘过敏试验,油性制剂吸收缓慢,无不良反应。水溶性制剂可引起碘疹、无尿、血尿、休克等急性中毒症状。②检查前禁食,并测量血压、脉搏、体温等,检查前排尿。

(3)护理指导:①指导患者于月经干净后第 3～7 天为检查日期。②操作中严格无菌操作,指导患者服用抗生素,预防上行感染及潜在性炎症的恶化。③指导患者取出填塞纱布条的时间(一般于 2～3 小时后)和方法。④嘱患者当天静养,禁止入浴,禁止性生活 1 周。⑤说明可能有混入造影剂的少量出血或因造影剂而产生的不良反应。

4.注意事项

(1)油性制剂吸收缓慢,因油滴的刺激可发生肉芽肿而形成粘连。注入的量大、压力强时,可发生肺栓塞或脑栓塞。

(2)注碘油时勿用力过大、过速,以防输卵管破裂。术中如发现患者刺激性咳嗽、胸痛等,应立即停止注射,并严密观察。

(3)附件炎、月经期、妊娠、碘过敏者禁用此法。

(十)超声检查

1.概述

超声检查是一种利用向人体内部发射超声,并观察分析其回声信号所显示的波形(回声图)、图像(声像图)及信号音(多普勒)来检查、诊断盆腔疾病和了解妊娠情况的方法。由于超声诊断对人体无损,尤其对孕妇与胎儿安全,可以重复检查,诊断也较准确、迅速。

2.方法

妇产科临床上常用的方法及诊断仪有 A 超诊断仪、B 超诊断仪、多普勒超声诊断仪。

(1)检查前要了解妇科检查,腹部触诊了解病灶的部位、大小及活动度。

(2)腹部表面涂以液状石蜡乳剂,使探头与皮肤很好接触。将探头置于所测部位做垂直探查或水平探查,根据需要适当移动探头观察并拍片。

3.护理配合

(1)预约:检查日期,做好登记。

(2)患者准备:使用 A 超诊断仪检查前应嘱患者排尿后取平卧位;B 超诊断仪检查时应嘱患者保持膀胱充盈;早孕、前置胎盘等需膀胱充盈作为透声窗。因此,嘱患者检查前1～2 小时不解小便,必要时再饮水 500～600 mL。

(3)护理指导:①向患者说明其检查目的。如观察盆腔脏器同膀胱位置的关系,膀胱必须充盈。②有尿意后,进入 B 超室检查。③检查后协助擦净腹壁凝胶,嘱患者排尿。

(十一)盆腔动脉造影

1.概述

检查诊断子宫、卵巢的肿瘤及前置胎盘、异位妊娠等。

2.方法

从股动脉插入导管,到主动脉分支部(检查恶性卵巢肿瘤可插到肾动脉分支部),注入造影剂后连续摄影,以观察盆腔内动脉的血流状态。

3.护理配合

(1)用物准备:纱布、敷料、血管造影用接头、有齿镊、持针器、注射器、棉球、不锈钢碗、塞氏针、导管、平皿。

(2)患者准备:检查前当天禁食、排便、排尿。

(3)护理指导:①将检查目的、方法、注意事项简明易懂地向患者说明,以取得合作。②以腹股沟为中心,将下腹部、大腿上部剃毛后入浴或擦洗。③填写血管造影检查单,做碘过敏试验。④检查前给予高压盐水灌肠,排便后护送到放射科检查(同时持病历等有关资料)。⑤根据需要协助患者取平卧位。⑥平车护送患者回病室,检查侧腹股沟用沙袋压迫固定,髋关节伸直,嘱患者24小时安静卧床,协助患者床上大小便。⑦连续观察生命体征3~4小时。注意下肢有无麻木感、冷感,足背动脉搏动左、右有无不同及有无压痛;穿刺部位有无内、外出血,发现异常应立即通知医师及时处理。⑧如患者无恶心,可于30分钟后饮水,2小时后可进食。⑨遵医嘱使用抗生素预防感染。

四、妇产科内镜检查患者的护理

(一)阴道镜检查

1.概述

阴道镜检查是利用阴道镜将子宫颈表面上皮细胞和子宫颈阴道部放大10~40倍,观察肉眼看不到的子宫颈表面层较微小的病变。因此,可用于发现子宫颈部与癌变有关的异型上皮、异型血管及早期癌变的所在,以便准确地选择可疑部位做活组织检查。对子宫颈癌及癌前病变的早期发现、早期诊断具有一定价值。阴道镜对外阴、阴道部位病变的诊断也有重要价值。尤其是脱落细胞检查,对肉眼观察难以确定的可疑病变区域及活检部位,可大大提高阳性检出率。

2.适应证

(1)阴道脱落细胞学涂片检查结果在巴氏三级以上。

(2)细胞学检查虽是阴性,但肉眼观察到可疑癌变。

(3)长期按子宫颈炎治疗,但效果不佳者。

(4)肉眼观察难以确定病变的细微外形结构,需在阴道镜下放大数倍观察病变。

(5)子宫颈癌手术前,需在阴道镜下确定病变波及的部位,指导手术应切除的范围。

3.禁忌证

(1)下生殖道有急性、亚急性感染,应查明原因控制炎症后再检查。

(2)下生殖道有伤口或挫伤,待上皮组织修复后再检查。

(3)有活动性出血时,止血后再查。

4.方法

在检查前24小时内,不应有涉及阴道的操作(包括冲洗、检查、性交等)。

(1)用阴道窥器充分暴露子宫颈阴道部(不蘸润滑剂,避免影响观察),生理盐水棉球轻轻拭净宫颈分泌物,不可用力涂搽,以免引起出血,妨碍观察。

(2)调整好阴道镜焦距,先用10倍放大镜观察全貌,然后用3%醋酸棉棒涂在子宫口及子宫颈阴道部,使柱状上皮与鳞状上皮易于鉴别(如重点观察血管,最好不用醋酸涂抹)。然后用放大20～40倍镜检查上皮及血管。在检查中发现有可疑部位立即取活组织送病理检查。必要时,安装照相机摄影,然后填塞纱布条,取出窥器。

5.护理配合

(1)用物准备:窥阴器、子宫颈钳、活检钳、小钝刮匙、10％甲醛溶液、聚维酮碘、纱布条、棉球、镊子。

(2)患者准备:排尿后取膀胱截石位。

(3)护理指导:①向患者或家属说明活检目的、方法和时间,以取得患者合作。②解除患者的紧张、害怕心理。操作中注意与患者交谈,分散患者的注意力,减少患者的疼痛感。③指导患者术后24小时自行取出填塞的纱布卷,并注意观察术后有无出血,必要时立即来医院复查,给予止血等处理。④嘱患者术后静养24小时,避免剧烈活动。⑤嘱患者入浴、性生活等需按医师指导进行。

6.并发症的护理

(1)预防出血的护理:如术野渗血,少于月经量,常规给予纱球或碘仿纱布填塞宫颈止血。术后结痂脱落出血,创面血管活动性出血,多于月经量,予收入院后行碘仿纱布填塞压迫创面后止血。

(2)预防感染的护理:操作时应严格按照无菌进行操作,器械物品除了绝缘阴道扩张器外,其他均为一次性使用。绝缘阴道扩张器应用环氧乙烷灭菌以防止交叉感染。患急性阴道炎、急性宫颈炎时禁止手术。检查前一晚有过性生活也应暂停手术。术后在手术创面喷洒呋喃西林粉,以防感染。告知患者严格执行健康宣教中的内容,以防感染。

7.注意事项

(1)所取组织标本应立即固定,做好标记,填写送检单,避免放置过久发生组织自溶、丢失或混淆。

(2)标本须用10％甲醛或95％乙醇溶液固定,溶液应盖过整个标本,立即送检。

(二)宫腔镜检查

1.概述

对用肉眼观察子宫腔,探查原因不明的异常子宫出血,定位和夹取宫腔内异物,检查鉴别子宫颈内赘生物的性质,诊断黏膜下肌瘤、子宫内膜息肉,处理残留的胚胎组织、行输卵管粘堵绝育术和直视下输卵管通液及镜检下治疗等,可发挥很好的作用。

2.方法

(1)外阴及阴道常规消毒。

(2)阴道窥器暴露子宫颈,常规消毒后用子宫颈钳牵持,探针探查子宫腔深度。

(3)用Hegari扩张器扩张子宫口到7号,再以生理盐水冲洗子宫腔至冲洗液清亮。继而缓慢滴注葡萄糖液,待子宫腔充分扩展(一般用50～100 mL),子宫内壁清晰可见时移动镜管,按顺序检视宫腔内各部,最后检视子宫颈管,再徐徐退出镜管。

3.护理配合

(1)用物准备:宫腔镜用2％戊二醛消毒液浸泡30分钟,操作前用生理盐水或蒸馏水冲洗备用。

(2)患者准备:术前排空膀胱,取膀胱截石位。

（3）检查前的准备：应询问病史，重点行腹部检查与妇科检查，常规行子宫颈刮片与阴道分泌物检查，决定是否适用于子宫镜检查。

（4）护理指导：①向患者说明检查目的，解除其紧张及思想顾虑，并指导患者于月经干净后5～10天进行操作，因此期间为子宫内膜增生早期，较薄且不易出血，黏液分泌少，子宫腔内病变易显露。②嘱患者于检查后卧床休息1～2小时，注意局部清洁卫生，2周内禁房事。③交代患者于检查后2～7天可能有少量阴道流血。如出现异常情况及时来院复查。

4.并发症的护理

（1）预防子宫穿孔：严重的子宫腔粘连、瘢痕子宫、子宫过度前倾或后屈、子宫颈手术后、萎缩子宫、哺乳期子宫均易发生子宫穿孔，必要时超声监护下行宫腔镜检查。一旦发生穿孔，应停止操作，退出器械，估计穿孔的情况，仔细观察腹痛及阴道流血。

（2）预防出血：宫腔镜检术后一般有少量的阴道流血，多在一周内干净。宫腔镜手术可因切割过深、宫缩不良或术中止血不彻底导致出血多，可用电凝器止血，也可用Foley导管压迫6～8小时止血。

（3）预防感染：术前和术后适当应用抗生素，严格消毒器械，可避免感染的发生。患急性阴道炎、急性宫颈炎时禁止手术。检查前一晚有过性生活也应暂停手术。

（4）预防膨宫液过度吸收：膨宫液过度吸收是膨宫时常见的并发症，多发生于宫腔镜手术，与膨宫压力过高、子宫内膜损伤面积较大有关，膨宫时维持合适的压力及缩短手术时间可避免。如手术超过30分钟，予以呋塞米静脉推注并检测电解质。

5.注意事项

（1）加强消毒隔离措施，严格执行消毒清洗程序（先消毒水浸泡→清水冲洗→戊二醛浸泡或高压灭菌），防止用物消毒不严造成盆腔感染。

（2）操作中动作轻、稳、准，防止操作不当造成损伤，如子宫颈内口出血、子宫内膜出血、宫颈裂伤或子宫穿孔。

（3）备好急救药，防止扩张子宫颈时，迷走神经反应。

（三）腹腔镜检查

1.概述

腹腔镜检查是将腹腔镜自腹壁脐下插入腹腔内（妇科主要为盆腔），肉眼观察盆腔内脏器，直视病变部位以协助诊断，必要时取活检组织。

2.方法

（1）套管针穿刺：①腹部皮肤常规消毒。脐窝处应反复擦洗，因该部位皮肤薄，以防感染。②麻醉：以往多采用插管吸入麻醉，近年来则采用局部麻醉加静脉麻醉。③在脐轮下（脐下或脐上1 cm）做一约1.5 cm的小切口，刺入套管后，拔出套管芯，将腹腔镜自套管插入盆腔。

（2）人工气腹：为避免损伤腹腔脏器及便于自腹壁送入腹腔镜与观察，须先行人工气腹。可在局部麻醉下进行，缓慢充气，以CO_2最好。注入压力不超过2.94 kPa（30 cmH$_2$O），充气总量可为2 000～3 000 mL。穿刺针暂保留，以便检查中调节气量。

（3）由腔镜观察，随需要移动镜头，寻找发生于子宫、输卵管、卵巢、直肠子宫陷凹或盆腹腔内其他部位的病灶，观察其性状、部位，必要时可嘱台下助手自阴道上推宫颈或移动宫体（或术前自宫颈插入操纵管与宫颈钳固定在一起，术者可自己手持钳柄移动宫体），观察与病灶的关系，借以判断。必要时取活检送病理检查。

(4)检查无出血及脏器损伤,取出腹腔镜。排气后再拔除套管,缝合切口,盖上无菌纱布,胶布固定。

3.护理配合

(1)用物准备:纤维腹腔镜、套管针、活检钳等置于2%戊二醛溶液中浸泡30分钟,使用前取出,生理盐水或蒸馏水冲洗后备用。

(2)患者准备:①嘱患者术前吃少量半流质饮食,当天早晨(午前检查者)或中午(午后检查者)禁饮食;术前晚及早晨行清洁灌肠,冲洗并消毒外阴及阴道,必要时导尿,留置导尿管。②嘱其检查时取膀胱截石位,行剖腹探查术时取平卧位。

(3)护理指导:①向患者说明其目的,以解除紧张、恐惧心理。②术后4小时内应密切观察脉搏、呼吸、血压,如有异常情况及时报告医师。③告诉患者检查后有可能出现的问题。如检查后虽排气,仍可能因腹腔残留气体而感肩痛及上腹部不适,不需做处理。如上述症状得不到缓解或症状加重即来医院复查。

4.并发症的护理

(1)气腹:腹膜外注气是由于Verem针没有进入腹腔内进行充气而造成的。常发生于腹壁的前方,如皮下、腹膜前、大网膜,也可能由于针进入过深发生于腹膜后。因此,充气前,洗手护士要再次检查气腹针是否有堵塞的情况,应用抽取试验、悬滴法、腹压读数等方法确保气腹针顺利到达腹腔。

(2)周围脏器损伤:熟悉解剖结构,动作轻柔,当粘连致密或组织层次不清楚时最好用锐性而不用钝性剥离。腹腔镜检查前应常规导尿和留置导尿管,术后注意观察患者的尿色、尿量,避免膀胱损伤。术前灌肠时,术后观察患者排气排便情况及腹痛情况,避免胃肠道损伤。

5.注意事项

(1)腹腔镜检查前须行人工气腹,检查时又须取头低臀高体位,如有心肺功能疾病或膈疝,禁行此项检查。

(2)结核性腹膜炎、腹壁广泛粘连及其他原因所致的腹腔粘连,忌行腹腔镜检查,以免造成脏器损伤。

(庞志靖)

第五节　眼科门诊的护理

一、门诊护理工作常规

(一)预检分诊

预检分诊由临床经验丰富的护士担任。应主动热情接待来院就诊的患者,对初诊患者要简单扼要询问病史,观察病情后做出判断,给予合理的分诊指导,做到先预检分诊,后挂号与就诊。眼科门诊患者挂号后要先检查视力再安排候诊与就诊。如患者视力差,要协助患者填写病历卡或门诊病历上的姓名、性别、年龄、职业、住址、电话等。指导患者到视力检查室检查视力。凡属急诊患者,应马上安排就诊,如化学伤患者应立即到治疗室做初步处理。

(二)视力检查

视力检查是指检查中心视力,了解双眼视功能,在眼病的诊断和处理上都有着重要的意义。因此,初诊患者首先由护士进行视力检查。护士进行此项检查前,必须向患者耐心说明,尤其采用2.5 m平面反光镜法,更需要解释清楚,便于患者合作,使检查准确迅速。检查完毕后把患者的视力分左、右眼准确地记录在病历本上。在检查视力的同时,应进行初步预诊,如属急诊患者,应按急诊处理,以免延误病情。

(三)开诊前的准备工作

开诊前护士应做好一切诊疗、器械和物品的准备工作,检查和补充诊室、暗室、治疗室的药品、用物。按挂号指定时间排列好病历,指导门诊患者按顺序来候诊室就座。候诊室和诊室是患者比较集中的地方,由于往来活动频繁,吵嚷声音也较大,往往影响医护人员的工作。为了保证诊室的安静,使医师集中精力进行检查和诊治工作,并缩短候诊时间,护士需经常注意维持诊室及候诊室的秩序,防止拥挤及争先恐后的现象,按挂号顺序和病情的轻、重、缓、急安排患者就诊,并指导患者就诊后需要办理特殊检查、治疗、取药、交费、化验等手续。巡视诊室、协助医师向患者做必要的解释工作。对行动不便、年老体弱、啼哭的小儿等患者,可酌情先安排就诊。

(四)服务台工作

有的患者需要做进一步的特殊检查和有的患者需要手术治疗或住院治疗,服务台负责安排以上各项的预约登记工作及答复、解释患者有关的询问。门诊服务台的护士应按病情的轻、重、缓、急合理安排住院床位的登记、通知患者入院、介绍办理入院的准备事项,以及办理门诊手术和特殊检查的预约。

(五)治疗室工作

门诊治疗室应根据医嘱进行眼科各种医疗护理技术操作,包括测量眼压、眼部冲洗、泪道冲洗、泪道探通、结膜下注射、球后注射、角膜异物剔除、睑腺炎切开排脓、电解倒睫等。治疗室护士应按就诊先后有秩序地工作,必须严格执行"三查""七对"的查对制度,并向患者做必要的治疗前解释工作,以取得患者合作。治疗中必须注意患者的病情有无特殊变化,有时在治疗后需要留患者观察一些时间,以防发生意外情况。治疗或检查后应由护士在病历上详细记录结果并签名,送交医师再诊,或向患者交代复诊或再次治疗时间及注意事项。每次治疗操作完毕后应洗净双手,防止交叉感染。

(六)换药室工作

门诊换药室为门诊手术患者术后换药的地方。因此,要求医护人员有严格的无菌观念。换药室的护士应按无菌操作规程进行操作,防止伤口感染。换药时应该协助医师详细询问患者术后情况,细致观察术后反应及术后效果并做好记录。换药后向患者交代下次换药及复诊时间和注意事项。

二、眼科常见急诊护理

(一)急性眼眶部炎症

1.急性泪囊炎

本病常发生在慢性泪囊炎基础上,也可以无泪道阻塞史而突然发生。临床上大多为鼻泪管下端阻塞,泪囊内有分泌物潴留,葡萄球菌或肺炎双球菌等致病微生物感染而引起急性泪囊炎。

(1)病情观察与判断:①泪囊部高度红肿、发热、剧痛和压痛。②严重者患侧耳前及颌下淋巴结肿痛,体温升高。③泪囊部脓肿自行破溃后,可形成囊瘘。④轻压泪囊部可见脓液由泪小点回流(不宜重压,以免感染扩散)。

(2)治疗原则:①炎症早期,应用抗生素控制感染,常用青霉素80万U,链霉素0.5 g,肌内注射,各为每天2次,或庆大霉素8万U,肌内注射,每天2次。②患处湿热敷,每天2～4次,每次15～30分钟。③泪囊部脓肿形成后,必要时应在脓头处沿皮纹切开排脓,并放置橡皮引流条,至脓液引流干净后拔出。④对于反复发作的急性泪囊炎或瘘管形成不愈者,应在炎症静止期将泪囊及瘘管摘除,可在切除瘘管的同时行泪囊鼻腔吻合术。

2.眼眶蜂窝织炎

眼眶蜂窝织炎为一种相当严重的眼眶部急性炎症,常累及整个眼眶内软组织,不仅并发症多,其危害性也相当大。

(1)病情观察与判断:①起病急,来势较凶。主要表现为局部显著疼痛及眶内软组织肿胀,眼睑皮肤高度红肿。②眼球突出,眼运动障碍,而呈现固视状态。同时伴有球结膜水肿,常突出于睑裂之外,睑裂增大,眼睑不能闭合,视力严重受损。③除局部症状之外,全身症状也相当明显,如头痛、恶心、呕吐、脑神经症状及体温上升等。

(2)治疗原则:①抗感染,早期全身性应用大剂量抗生素,也可应用广谱抗生素。必要时加用皮质激素控制炎症。②脓肿形成后,选择距脓肿最近的皮肤切开排脓,并放引流条。③预防并发症,保护角膜。早期请有关科室会诊,如神经内科,以及早发现海绵窦血栓及化脓性脑膜炎,共同抢救其生命。④支持疗法,让患者卧床休息,多饮水。早做全身性检查及细菌培养、药物敏感试验,警惕真菌感染的可能。

3.海绵窦栓塞

海绵窦栓塞为一种极严重的眼眶深部或颅底部急性炎症性病变,如处置不及时或不当,常可导致生命危险。

(1)病情观察与判断:①面部或邻近组织有急性化脓性感染史。②迅速发展的眼部红肿,眼球突出,眼球运动障碍。③眶尖部炎症引起的神经征。

(2)治疗原则:①组织急救,一旦明确诊断,立即请神经内外科、耳鼻喉科会诊,制订急救措施。②抗感染,用大剂量抗生素,应以静脉滴注为主,如氨苄西林等,同时给予皮质激素以增加抗炎的效果。③加强病程监护,观察病情的发展,直至脱离危险才能转为一般治疗。

(二)急性眼睑炎症

1.眼睑丹毒

丹毒是由链球菌感染所致的皮肤和皮下组织的急性炎症。眼睑丹毒大多从颜面部蔓延而来,可因眼睑皮肤擦伤及小伤口感染链球菌所引起,其中以A族溶血性链球菌感染为常见。

(1)病情观察与判断:①局部烧灼感、剧烈疼痛及压痛、肿胀、质硬,有时伴小疱。眼睑因肿胀而不能睁眼。②耳前及颌下淋巴结肿大。发病时往往有寒战、高热,白细胞计数及中性粒细胞增多。③严重者皮肤渐呈暗红色,最终大部分坏疽,且往往蔓延至深部,甚至形成眼内。化脓性眶蜂窝织炎、视神经炎及海绵窦血栓,以致发生脑膜炎而致命。

(2)治疗原则:①早期应用抗生素,直至病愈为止。同时注射多价链球菌血清或抗丹毒疫苗。若出现神志昏迷、谵妄,可加用紫雪丹吞服。②患处可选用1%利凡诺、30%黄柏或50%硫酸镁温盐水热敷,每天4～6次,每次30分钟,并涂红霉素或制霉菌素眼膏。③旋转磁疗对患处红肿的消退也有效。

2.眼睑带状疱疹

眼睑带状疱疹是由疱疹病毒感染所致,多发生于老年人及体弱者。

(1)病情观察与判断:起病急,上、下眼睑均可发生,以下睑较为常见。典型表现为眼睑红肿,眼睑或睑缘部出现成簇的透明小水疱,互相融合变成一片多房性水疱。早期疱内液发黄,随后吸收干燥成为黄痂。病程 6～8 天,部分患者可合并眼睑球结膜充血及角膜炎、虹膜睫状体炎等。

(2)治疗原则:①尽早使用抗毒素药。①35％～40％疱疹净或二甲基氧化硫棉片患处湿敷,连用 3～4 天。②1％阿糖胞苷膏涂眼睑皮肤,每天 2～3 次。③0.5％利巴韦林溶液患处湿敷,每天 1～2 次。病情较重者可给阿昔洛韦口服或静脉滴注。②病情严重者可予丙种球蛋白或干扰素肌内注射。对皮肤丘疹、水疱及红斑可用炉甘石洗剂止痒。

3.急性睑腺炎

急性睑腺炎也称为睑腺炎,是化脓性细菌(如葡萄球菌)侵入睑内的腺体而引起的一种急性炎症,有内、外睑腺炎之分。外睑腺炎为蔡氏腺(Zeis 腺)的急性化脓性炎症,俗称“针眼”。内睑腺炎为睑板腺急性化脓性炎症。

(1)病情观察与判断:①睑皮肤呈局限性红、肿、热、痛,近睑缘部出现硬结和压痛,球结膜水肿。②3～5 天后形成脓肿,出现黄色脓头,可自行穿破皮肤,排出脓液,然后红肿迅速消退,症状缓解。发生在睫毛根部皮脂腺者,表现在睑结膜面,称内睑腺炎。③重者伴有耳前、颌下淋巴结肿大及压痛,畏寒,发热等。

(2)治疗原则:①早期患眼湿热敷,每次 3 分钟,每天 3～4 次。局部滴抗生素(如庆大霉素、氯霉素等)眼液或涂眼膏。②病情较重者,可予抗生素(如先锋霉素等)口服或肌内注射。③脓肿形成后,切开排脓,外睑腺炎切口应与睑缘平行,内睑腺炎切口应与睑缘垂直。④严禁挤压,以免引起炎症扩散。

(三)急性结膜炎症

1.急性卡他性结膜炎

急性卡他性结膜炎为较常见的流行病,属急性细菌性结膜炎中的一种。一年四季均可发生,以夏秋季多见,可以散发,也可以成群发生,具有传染性。

(1)病情观察与判断:①起病急,常在感染后数小时至 1 天内发病。单眼或双眼同时发病。②眼部有异物感、烧灼感,刺痛或畏光。分泌物多,先为黏液性,后呈脓性。睡眠后分泌物常将睫毛粘住,而使眼睑难以张开。③结膜充血,球结膜及眼睑水肿。除上述症状外,常有结膜下点状出血,渗出物可形成假膜。整个病程 5～10 天。

(2)治疗原则:①清除结膜囊内的分泌物,用生理盐水冲洗结膜囊。畏光者可戴太阳镜。②患眼频滴抗生素眼液,如 0.5％庆大霉素、0.25％氯霉素、0.1％利福平或氯地眼液,每 0.5～1 小时1 次。临睡前局部涂四环素可的松眼膏或 0.5％红霉素眼膏。症状消退后,巩固治疗 2～3 天。

(3)护理重点:①控制传染途径,患者用过的一切物品都应每天煮沸消毒 30 分钟以上,并在太阳下晒干。②患者的一切日常用品应与正常人分开,他人勿用患者的洗脸用品。③禁止患者进入游泳池或公共浴池。④禁止热敷和包扎。

2.流行性急性结膜炎

流行性急性结膜炎也称为“红眼病”,多发生于夏秋季节,由病毒引起,传染性极强,常呈爆发性流行。由于常伴结膜充血,故也称流行性出血性结膜炎。

(1)病情观察与判断:①起病急,感染后 2～24 小时发病,在一个家庭或集体内爆发性流行。

②临床症状较其他结膜炎要重,起初为一眼,很快传至另一眼。眼睑明显红肿,睑球结膜充血,分泌物多呈黏液水样,也可呈肉汤样,这是结膜下出血的缘故,严重患者结膜下大片出血。可见耳前淋巴结肿大和疼痛。③常有怕光、流泪及异物感,角膜上皮点状浸润。病程多为7～10天,角膜荧光素染色着色者,病程较长。

(2)治疗原则:①抗病毒治疗,可用0.1%阿昔洛韦眼液滴眼,每半小时或1小时1次,睡前涂3%阿昔洛韦眼膏,也可选用其他抗病毒眼膏。②预防继发性感染,选用抗生素眼液,如0.25%氯霉素眼液,与抗病毒眼液联合应用。

(3)护理重点:同急性卡他性结膜炎。

(四)急性视力下降

1.急性视网膜坏死

急性视网膜坏死也曾被命名为桐泽型葡萄膜炎,临床上比较少见,主要以广泛性急性葡萄膜炎症、视网膜动脉周围炎和视网膜坏死为临床特征。

(1)病情观察与判断:①起病急,病程进展较有规律,可发生于任何年龄。②眶周围疼痛,弥漫性巩膜浅层充血及虹膜睫状体炎,睫状充血。角膜后有细小灰白色沉着物或羊脂状沉着物。数天后,常发生视力减退,玻璃体炎性浑浊,视网膜动脉炎及坏死性网膜炎。视盘若发炎,视力则会突然下降。③后期出现视网膜脱离。葡萄膜炎及视网膜炎发生在2～3个月,尤其炎症高峰时可发生渗出性视网膜脱离,视网膜周边部出现多处裂孔。④荧光素眼底造影视盘可呈强荧光,视网膜动脉渗漏,小动脉、毛细血管及小静脉闭塞,有时见脉络膜呈不规则斑片状渗出。

(2)治疗原则:①用阿昔洛韦1 500 mg/(m^2·d),静脉注射,每天3次。γ干扰素肌内注射,每周2～3次。给予抗凝剂预防视网膜动脉阻塞,首选肝素,治疗10～15天。当视网膜炎开始消退时,可用地塞米松2.5～5 mg结膜下注射,每天或隔天1次,地塞米松10～15 mg,静脉滴注,每天1次(10天为1个疗程),以减少玻璃体炎症反应。②待炎症控制后,对视网膜脱离者应施行手术。

2.视神经炎

视神经炎的受累部位,可在眼内段或眶内段前端。其病因同球后视神经炎。

(1)病情观察与判断:①视力急剧减退,数天内可完全失明,多为单侧,偶为双侧。视力若完全丧失,瞳孔散大,直接对光反射消失,间接对光反射存在。如果视力部分存在,瞳孔对光反射迟钝或有不持久现象(即瞳孔震颤)。②眼底检查可见,急性期视盘充血、肿胀,边缘模糊。继而发展为视盘水肿,神经纤维间浆液性或成形性渗出。③视野检查出现中心暗点,生理盲点扩大。也可以出现象限性视野缺损。

(2)治疗原则:①抗感染,大剂量的青霉素静脉滴注,局部可用0.25%氯霉素眼液滴眼。②地塞米松5～15 mg溶于5%葡萄糖溶液500～1 000 mL中静脉滴注,每天1次。地塞米松5 mg球后注射,必要时酌情隔天或每周1次。③应用妥拉苏林、类酸、山莨菪碱及丹参等血管扩张药,除全身性应用外,也可予妥拉苏林25 mg球后注射。

3.前房积血

外伤或血液性疾病及血管病变引起虹膜、睫状体血管破裂,血液流入房水中而形成浑浊,房水弥漫性变红或出现血液平面,即称为前房积血。

(1)病情观察与判断:①有眼外伤史,尤其眼球挫伤或眼部手术史。②眼球刺痛,视力下降。③前房内出现积血液平面。出血量与受挫伤的程度有关,常分为三级:一级前房积血的积血液平面低于前房的1/3;二级前房积血的积血液平面占前房的1/3～1/2;三级前房积血的积血液平面超过前房1/2。④部分患者可伴随眼压升高。

(2)治疗原则:①双眼包扎,取半卧位休息,其目的是防止眼球运动,降低眶内静脉压,以促进血液吸收,防止再出血。②止血,常用酚磺乙胺 500 mg,肌内注射,每天1次,也可口服云南白药0.5 g,每天2次。③50%葡萄糖溶液 40 mL 与维生素 C 500 mg,静脉注射,每天1次,对促进前房积血的吸收有较好的效果。④前房积血持续3～5天无吸收好转者或前房积血量超过前房的1/2者,可行手术治疗,迅速排出前房积血,减少并发症的发生。

4.视网膜脱离

视网膜神经上皮层与色素上皮层之间存在一个由胚胎发育而来的潜在性间隙,视网膜脱离是指视网膜内外两层由于种种原因发生分离,多见于高度近视。

(1)病情观察与判断:①眼前突然有漂浮物或黑点、火花与闪光等感觉,这与玻璃体浑浊及视细胞受机械性刺激有关。视物变形或有水波样幻觉。与视网膜脱离部分相应的视野发生缺损,自觉黑幕遮挡一方视野,且逐渐加重。脱离累及黄斑区时视功能严重丧失。②查眼底可见玻璃体浑浊,脱离的视网膜呈灰色隆起,其上血管变暗且随着视网膜的起伏呈波纹状弯曲,在视网膜周边部常可发现视网膜裂孔。

(2)治疗原则:①卧床安静休息,限制剧烈活动及大声谈笑。②患眼滴散瞳剂,如5%新福林眼液每天1次,1%阿托品眼液每天3次。③手术治疗。

5.急性球后视神经炎

炎症开始于球后视神经段,眼底看不到明显变化的为球后视神经炎。若及时治疗,多可恢复一定视力,甚至视力完全恢复正常。否则,常导致视神经萎缩。

(1)病情观察与判断:①视力急剧下降,可在数小时或数天内成为全盲。②眼球转动和受压时有牵引性疼痛,急性期眼底大致正常。③视野检查出现中心暗点、环中心暗点或哑铃状暗点。严重者中央视野可完全丧失。④视力完全丧失,瞳孔直接对光反射减弱。

(2)治疗原则:①对可疑病灶及其病因进行相应治疗。②应用大量皮质激素类药物,如地塞米松5～15 mg溶于5%葡萄糖溶液500～1 000 mL中静脉滴注。地塞米松5 mg,球后注射。③应用妥拉苏林、烟酸、山莨菪碱及丹参等血管扩张药,除全身性应用外,也可予妥拉苏林25 mg,球后注射。④应用足量的维生素,补充大量的B族维生素。

6.视网膜中央静脉阻塞

视网膜中央静脉阻塞为一种急性血液回流受阻性病变,多由视网膜中央静脉的主干或分支的血栓引起。其临床特征为视网膜血流淤滞,导致出血、渗出与水肿,出现急性视力下降。

(1)病情观察与判断:①急性视力下降,大多数患者为较严重的视力下降。②有全身性血管病变,如高血压、动脉硬化、糖尿病及眼部外伤等。③眼底检查存在视神经盘淤血、水肿,视网膜静脉迂曲扩张,广泛性视网膜出血及水肿。

(2)治疗原则:①应用抗凝剂,以消除静脉内血栓梗阻。常用肝素1万U深部肌内注射,每8～12小时1次球结膜下注射,375 U/mL,每天1次,每次0.5 mL。用药期间,每天复查凝血时间,以免引起颅内及肠道内出血。②口服维生素 C 0.2～0.5 g,路丁 40 mg。妥拉苏林25 mg患眼球后注射,每天或隔天1次。丹参或丹川碘注射液2 mL肌内注射,每天1～2次,10天为1个疗程。③激光治疗,用激光治疗视网膜静脉分支阻塞,以减少视网膜出血及促进水肿吸收。

7.视网膜中央动脉阻塞

视网膜中央动脉阻塞为一种严重的急性视网膜缺血性病变。由于动脉痉挛,血栓形成或脂肪栓子、细菌栓子、空气栓子、肿瘤栓子、心瓣膜上赘生物脱落或其他原因,视网膜中央动脉发生阻塞。视网膜中央动脉一旦阻塞,视网膜立即缺氧、变性,甚至坏死,可导致视神经功能严重损害。

(1)病情观察与判断本病发病急,多见于单眼,偶可见于双眼,其特点如下:①视力突然下降,甚至无光感。若有视网膜睫状动脉者,可保持部分视力。②患眼瞳孔散大,直接对光反射消失。③视盘色泽苍白。④若是视网膜中央动脉分支阻塞,可有相应的视野缺损。⑤视盘色调变淡,视网膜呈广泛性白色水肿,有棉絮状渗出斑,动脉、静脉均变细。黄斑部出现特性的樱桃红区,或出现舌状红色区域。

(2)治疗原则:①立即吸入亚硝酸异戊酯 0.2 mL,舌下含化硝酸甘油酯 0.3～0.6 mg。②盐酸妥拉苏林 12.5～25.0 mg,球后注射。③盐酸罂粟碱 30～120 mg,静脉缓慢推注或肌内注射、静脉滴注。④反复间歇按摩患眼,以使视网膜动脉扩张,利于栓子向前移行。⑤95%O_2与 5%CO_2混合后吸入,每次 10 分钟,每 4 小时 1 次,48 小时后停止吸入。⑥10%右旋糖酐-40 溶液 500 mL,加入丹参注射液 30～40 mL 或 10%川芎注射液 30～40 mL 静脉滴注,每天 1 次,10 次为 1 个疗程。⑦高压氧治疗,每天 1 次,10 次为 1 个疗程。⑧烟酸 100 mg、维生素 C 500 mg、B 族维生素 20 mg 及维生素 E 100 mg,各每天 3 次。

8.急性虹膜睫状体炎

急性虹膜睫状体炎是由免疫反应、微生物感染或外伤所致,也称为前葡萄膜炎。

(1)病情观察与判断:①发病急。眼痛、睫状部压痛及反射性畏光,严重者伴同侧头痛。视力减退。②睫状充血或混合充血,色调暗红。睫状体表面明显压痛,患者往往拒绝按压眼球。③角膜后沉着物为灰白色小点或呈白色羊脂状,呈尖向上、底向下的三角形排列。有时前房可见絮状渗出物。④虹膜纹理不清,光泽消失。瞳孔缩小,对光反射迟钝或消失,虹膜粘连。

(2)治疗原则:①立即用 1%阿托品液滴患眼,每天 2～3 次;或用阿托品眼膏涂眼,每天 2 次。若对阿托品过敏可改用 0.5%东莨菪碱液滴眼,每天 3 次。如果用上述药无效,可用散瞳合剂 0.2～0.3 mL 做球结膜下注射,凡有严重心血管疾病者忌用。②用 0.5%可的松或氯地眼液滴眼,每天 4～6 次;临睡前涂四环素可的松眼膏。地塞米松 2.5 mg,球结膜下注射,隔天 1 次。③患眼可行湿热敷,每次 30 分钟,每天 2～4 次。

9.急性闭角青光眼

虹膜周边部堵塞前房角,房水的外流途径被阻断,导致眼压急骤升高及相应的临床征象,称为急性闭角青光眼。

(1)病情观察及判断:①本病多见于情绪易波动的中年人及老年人,女性多于男性。常有家族史。多为双侧性,可先后发病。②急性发作前常感头痛及眶周胀痛,恶心、呕吐,虹视、雾视及视力急剧下降,严重者视力降至眼前指数或仅存光感。③眼压骤然升高,常在 6.7 kPa(50 mmHg)以上,个别患者可超过 10.7 kPa(80 mmHg)。眼球坚硬如石。④角膜水肿,呈雾状浑浊。眼睑及球结膜水肿,睫状充血,巩膜表面血管曲张。⑤前房浅,前房角闭锁。虹膜充血、水肿。房水浑浊,严重者前房可有积血。瞳孔散大,对光反射消失。⑥可见视盘充血及边界模糊,视网膜中央动脉搏动及中央静脉曲张。

(2)治疗原则:本病属危急症。应立即缩小瞳孔,使前房角开放,降低眼压,解除症状,以保护视功能。待眼压降至正常及症状缓解后择期手术。①缩瞳,立即用1%～2%毛果芸香碱眼液,每5～10分钟1次,连续1～3小时,并用0.5%噻吗洛尔眼液,每天2次。待瞳孔缩小或眼压恢复正常后,1%～2%毛果芸香碱眼液改为每1～2小时滴眼1次。②抑制房水产生,使房水量减少从而降低眼压力,口服醋氮酰胺250 mg或双氯非那胺50 mg,首次加倍,6小时1次,同时口服氯化钾250 mg,6小时1次。快速静脉滴注20%甘露醇溶液2～4 g/kg,1次输入500 mL,30～45分钟滴完。经上述治疗后眼压仍高,可口服50%甘油生理盐水23 mL/kg,每天2次。

(3)护理重点:①安慰患者,讲明疾病与情绪的关系,生活上关心照顾,设法解除患者的忧虑、恐惧和担忧。②密切观察眼压的变化,发现异常及时报告医师。③在用药过程中应密切注意不同药物反应。严禁缩瞳药与阿托品混放,切不可用错要按时点药,确保抢救及时。

(五)眼外伤

眼外伤可分为机械性和非机械性两大类。机械性眼外伤是指由固体物刺入眼部组织或高压液体或气流造成的眼外伤。由于损伤情况不同,机械性眼外伤又分为挫伤或穿通伤。非机械性眼外伤是指眼化学伤、烫伤、热灼伤和辐射伤,多由职业原因所引起,故又称职业性眼病。

1.角膜异物

细小碎屑刺入并存留于角膜称为角膜异物。角膜受伤后大多有明显的痛苦,且会使角膜透明度减低、弯曲度失常或感染,故应及时治疗。

(1)病情观察与判断大多数异物存留在角膜浅层,也可刺入角膜深层。异物可为一个、数个或众多。其症状为眼异物感、刺痛、眼睑疼挛、畏光及流泪。异物遮挡瞳孔可引起视力障碍。含铁异物常引起角膜浸润及其周围锈环。烧灼碎屑常使角膜异物的周围烧伤和形成炭环。角膜异物可引起感染,致角膜溃疡。

(2)治疗原则:①患眼滴1%丁卡因液(或4%可卡因液)2～3次后,用异物剔除针(也可用消毒注射针头)将角膜异物剔除;若角膜异物细小,可借助放大镜或裂隙灯显微镜将其剔出;若为角膜深层异物,可借助电磁铁将其取出。剔除异物后涂0.5%红霉素眼膏(或0.5%金霉素眼膏)外敷纱布包扎。②必要时可在球结膜下注射庆大霉素2万U。角膜异物剔除术后,用0.5%庆大霉素(或其他抗生素)滴眼液滴眼,每1～2小时1次,并于翌日复诊。由异物或其他原因导致的角膜擦伤,治疗方法同异物剔除术。

2.眼球穿孔

眼球穿孔是由锐利的或高速飞溅的物体穿破眼球壁所致,可因眼内容物脱出、感染、眼内异物及愈合过程中瘢痕收缩而致失明。

(1)病情观察与判断:①有锐利器伤史。②视力突然减退,并有疼痛及刺激症状。③眼压低。④角膜或角膜缘处穿破者,该处有伤痕。前房可变浅或消失,裂口处可见眼内组织脱出,瞳孔变形或移位。巩膜创口小者体征不明显,较大者常伴有眼内出血,眼内容物脱出,球结膜出血或在球结膜下可见呈暗紫色的葡萄膜组织。⑤若伤及晶状体,可引起外伤性白内障,甚至晶状体囊膜破裂、皮质脱出。⑥X线摄片或B超检查,必要时CT检查,以明确眼内有无异物存留。

(2)治疗原则:①止血、止痛,封闭伤口及预防感染。尽量减少不必要的局部检查和治疗操作。当检查与治疗时,先让伤者自行睁眼,不能睁开时应小心轻轻地拉开眼睑。初步了解受伤部位及伤口情况之后,先以生理盐水棉球清洁眼睑及周围皮肤,不宜冲洗和涂眼膏,可滴抗生素眼药水或结膜下注射庆大霉素2万～4万U,每天或隔天1次。为预防眼内或伤口的感染,选用抗生素肌内注射或静脉注射,肌内注射破伤风抗毒素,以消毒纱布覆盖伤眼、包扎双眼。静卧,转送时避免头部震动,必要时两侧放沙袋固定头部。②伤口处理。伤口较小(一般不超过 3 mm),如无眼内组织嵌顿,则不必缝合。角膜和巩膜的伤口较大者,应尽早缝合。③眼内异物的处理。确定眼内异物存留者,应做好眼内异物定位,尽早取出异物。④预防并发症。给予止血剂,以防出血。局部用 1%阿托品眼液或眼膏扩瞳,防止虹膜睫状体炎,防止角膜边缘穿孔。应谨慎用扩瞳药物。密切观察以防交感性眼炎的发生。

3.眼酸碱性化学伤

眼酸碱性化学伤是指因酸性或碱性化学物质与眼接触所造成的组织损伤。其对眼部损害的程度,取决于化学物的毒性、浓度和量,以及与组织接触时间的长短、接触面积的大小等。酸性化学伤中,常见为无机酸损伤,如硫酸、盐酸、硝酸及冰醋酸等损伤。碱性化学伤中,常见为氢氧化钾、氢氧化钠、石灰和氨水等损伤。这些物质可为固体、液体和气体。酸性烧伤立即引起组织蛋白凝固坏死而形成膜状物。因此,有阻止酸性物质向深部组织渗透的作用。碱性物质对组织中的类脂质起溶解作用并继续向深部渗透和扩散,其破坏性强而持久。

(1)病情观察与判断:酸、碱性烧伤均可有眼部刺激症状和视力的损害,如畏光、流泪、疼痛、眼睑痉挛及视力减退等。①轻型:眼睑皮肤潮红,结膜充血及轻度水肿,角膜上皮脱落、轻度浑浊。②重型:眼睑高度肿胀,甚至糜烂坏死;结膜苍白凝结,有如煮熟的蛋白,或呈棕褐色坏死、结痂、脱落,血管消失;角膜白色浑浊,看不见瞳孔及虹膜,视力显著下降,甚至仅存光感。严重的碱性烧伤可引起角膜组织逐渐坏死甚至穿孔。

(2)治疗原则:①一旦发生眼化学烧伤,应争分夺秒抢救。立即充分冲洗,可用自来水、井水、清洁河水、凉开水等充分冲洗患眼约 15 分钟,检查上下穹隆部结膜有无存留的固体化学物质,如有应立即取出,彻底清除后涂抗生素眼膏。②中和冲洗:酸性化学伤用 2%～3%碳酸氢钠液冲洗。碱性化学伤用2%～3%硼酸液或 1%醋酸液冲洗;其中石灰烧伤,用 0.37%依他酸二钠液冲洗。③中和剂注射:酸性化学伤可用 20%磺胺嘧啶钠液 1 mL 做结膜下注射。碱性化学伤用维生素 C 1 mL 做结膜下注射,并应用 10%维生素 C 液滴眼,每小时 1 次;对伤情严重者,将维生素 C 2～4 g 加到 5%葡萄糖溶液 500 mL 中静脉注射,每天 1 次。④自血疗法:从患者自身静脉抽1.5 mL 血液,立即注入患眼球结膜下 0.5～1 mL,隔天 1 次。为防止虹膜后粘连,用0.5%～1%阿托品液或眼膏扩瞳。⑤预防感染和睑球粘连:局部用大量抗生素眼膏并全身性应用抗生素。凡化学伤有结膜坏死者,应用玻璃棒加抗生素眼膏机械分离睑球粘连处,每天 1～2 次,并嘱患者经常转动眼球。

4.光照性眼炎

光照性眼炎又称紫外线性眼炎,是由短波紫外线(波长 295～360 nm)照射引起的眼球表面组织反应。多发生于电焊工未戴防护面罩或由注视紫外线灭菌灯而引起。太阳灯照射或高原、雪地、沙漠行军及海洋工作者被反射也可发生。大量的紫外线被角膜吸收后产生光电性反应,抑制上皮细胞生长,并使上皮细胞坏死、脱落,一般不留永久性损伤。

(1)病情观察与判断:紫外线照射后一般潜伏期为 6～8 小时,最短为 1 小时内即可发病。①双眼突然发生烧灼感和剧痛,伴畏光、流泪、异物感,眼睑痉挛。②检查可见睑裂部位结膜充血、水肿,睑裂部角膜上皮层微细点状剥脱,荧光素染色阳性。有时眼睑及面部皮肤潮红有灼痛感。症状通常 1～2 天消失。③多次重复照射或照射时间较久,可引起慢性睑缘炎和结膜炎,甚至角膜变性,影响视力。暴露于雪地较久,可发生弱视及中心暗点。

(2)治疗原则:①电光灵(是由丁卡因加抗生素调配而成)眼液滴眼,每 2～4 小时 1 次,8 小时后停用。此药可解除疼痛和眼睑痉挛。②0.5％庆大霉素眼液（或 0.25％氯霉素眼液）10 mL 内加 3～4 滴0.1％肾上腺素滴眼,同时涂 0.5％红霉素或其他抗生素眼膏,每天 3 次。③为避免光线刺激,应戴墨镜或变色镜。

（庞志靖）

第六节　心理门诊的护理

一、情感性精神障碍

(一)疾病概述

情感性精神障碍又称心境障碍,既往称为情感性精神疾病,是以情感或心境异常改变为主要临床特征的一组精神障碍,伴有与异常心境相应的认知、行为、心理生理学及人际关系方面的改变或紊乱。过去称为情感障碍,现在更倾向于心境障碍,指的是一种持久的内在的情绪状态,而不仅仅是当前情绪状态的外在(情感)表现。心境障碍常表现为一组症状和体征、持续几周或几个月,导致患者生活和社会功能改变,容易呈周期性或循环性方式复发,因此目前倾向于将心境障碍看作是一种综合征(而非独立疾病)。心境异常在此仅指躁狂或抑郁的心境,典型表现为心境高涨、思维奔逸、行为增多的“三高”症状,或表现为心境低落、思维迟缓、行为减少的“三低”症状。在有心境异常表现的同时,躯体生理异常的症状也很常见,甚至可掩盖心境症状。情感障碍的表现具有很大程度上的变异,轻者可以是对某些负性事件的异常情绪反应,社会功能损害轻,重者则可以成为一种严重的复发性甚至慢性功能致残性的精神障碍。

1.概述

心境障碍是以显著而持久的情感或心境改变为主要特征的一组精神障碍,临床上主要表现为情感高涨或低落,伴有相应的认知和行为改变,可有精神疾病性症状,如幻觉、妄想。大部分患者有反复发作的倾向,间歇期完全缓解,部分可有残留症状或转为慢性。

近来由于调查方法和调查工具的不同,报道的患病率相差很大。据在国内 12 个地区开展的精神疾病的流行病学调查,情感障碍终身患病率为 0.76‰(29/38 136),时点患病率为 0.37‰ (14/38 136)。之后对上述的部分地区进行复查,发现情感障碍的终身患病率为 0.83‰ (16/19 223),时点患病率为 0.52‰(10/19 223),较十年前有所增长。Alonso 等使用 DSM-Ⅳ 中重型抑郁的诊断标准进行调查,结果显示重型抑郁的年发病率为 2％～5％,平均起病年龄约为 27 岁;不同文化背景下,女性发病率约为男性的 2 倍,低社会阶层比高社会阶层患重症抑郁的危险高2 倍;在失业和离异人群中患病率较高。也有学者发现经历可能危及生命的生活事件后6 个月内,抑郁症发病危险系数增加 6 倍,认为生活事件在抑郁症发病中起“扳机作用”,其中丧偶是与抑郁症关系最密切的应激源。重性抑郁与其他障碍的共病率很高,尤其是与焦虑障碍和物质滥用的共病。双相障碍在欧美 20 世纪 70～80 年代的流行病学调查显示,终身患病率为 3.0％～3.4％,20 世纪 90 年代上升到5.5％～7.8％(Angst),且有慢性化的特点;男性和女性的患病率相同;平均起病年龄为 21 岁;双相障碍与其他障碍也有很高的共病率,特别是与焦虑障碍和物质滥用。恶劣心境的终身患病风险约在 4％(Alonso 等);恶劣心境的患病率在女性和离异者中较高。

此类疾病往往被患者及家人所忽视,从而未能及时就医,采取措施进行干预或治疗,因而往往产生比较严重的后果。

2.临床常见类型

根据《中国精神疾病分类及诊断标准》(CCMD-3),情感性精神障碍包括躁狂发作、抑郁发作、双相情感障碍和持续性心境障碍等几种类型,持续性心境障碍包括环性心境和恶劣心境。双相情感障碍具有躁狂和抑郁交替发作的临床特征,既往称为躁狂抑郁性精神疾病。临床上单相躁狂较少见,现已不再使用单相躁狂这个名词,而是将所有躁狂患者归入双相障碍中,因为几乎所有有过躁狂发作的患者最终都会经历抑郁发作。美国精神障碍诊断与统计手册 DSM-IV 规定,只要有躁狂或轻躁狂发作就是双相障碍,根据是躁狂发作还是轻躁狂发作将双相障碍分为双相Ⅰ型和双相Ⅱ型。单相与双相抑郁时,症状表现几乎并无差异,被归入单相抑郁的患者以后可能会出现躁狂发作。换言之,单相患者中不可避免地包括一些尚未被发现的双相障碍患者。

3.临床表现

情感障碍的基本表现为抑郁发作和躁狂发作两种完全相反的临床状态。而抑郁发作和躁狂发作的症状学诊断也就构成了作出情感障碍疾病分类学诊断的主要依据。

(1)躁狂发作:躁狂发作是以出现心境显著而持久的高涨为基本临床表现,伴有相应的思维和行为改变,有反复发作的倾向,间歇期完全缓解。患者心境高涨,与所处的境遇不相称。严重者可出现与心境协调的妄想、幻觉等精神疾病性症状。躁狂发作的典型临床症状是情感高涨、思维奔逸和活动增多,即所谓“三高”症状。①情感高涨且易激惹:情感高涨且易激惹常表现轻松、乐观、洋洋自得、兴高采烈。情感反应生动鲜明,与内心体验和周围环境协调一致,具有一定的感染力。有的患者可以以易激惹情绪为主,尤其在有人指责他的狂妄自大或不切实际的想法时。表现为听不得一点反对意见,因些许小事而大怒,严重者甚至出现破坏或攻击行为,但常常很快转怒为喜或赔礼道歉。②思维奔逸:思维奔逸指思维联想速度的加快。患者感到自己的说话跟不上思维速度,口若悬河、高谈阔论,可出现音联或意联,如“敲木鱼,哚、哚、哚,多发财、财气冲天、才华出众”。注意力不集中,常随境转移。患者表现自负,言谈多是对自己评价过高,感到自己聪明异常、能力无比、自我感觉良好;可有夸大、关系或被害观念,甚至妄想。③活动增多:意志行为增强,即协调性精神运动性兴奋。忙碌不停,爱管闲事,好打抱不平,爱热闹,兴趣广泛但无定性。喜逗乐,主动与人交往,乐于助人但往往有始无终。行为轻率不顾后果,如有时狂购乱买,处事欠深思熟虑,行为具有冒险性。④伴随症状:由于活动增多,可明显影响睡眠。睡眠需要量减少,睡眠减少但精力充沛。体力消耗过多,饮食可明显增加,有的患者饮食无节,暴食或贪食,一般没有明显的体重增加。有时因活动过度,无法正常饮水、进食和睡眠而消瘦明显,甚至导致虚脱、衰竭。因患者性行为的兴趣和需求增加,导致性行为轻浮,有时则可在不适当的场合与人过分亲热、拥抱、接吻且不顾他人的感受。患者仪表常浓妆艳抹,尤喜色彩鲜明的服饰,打扮妖艳,招引周围人的注意。重症者却不整洁,不注意打扮。有的患者会出现精神疾病性症状,如夸大妄想、关系妄想、被害妄想、幻听等。妄想的内容与情绪状态一致,患者往往自我评价过高,一般为夸大妄想和关系妄想,有时可在夸大基础上产生被害体验或妄想,但其内容一般并不荒谬,持续时间也较短暂。听幻觉的内容常为对患者的肯定或让患者感到兴奋。⑤自知力:多数患者在疾病的早期即丧失了自知力。⑥其他症状:有的患者会出现自主神经功能紊乱的各种表现,个别患者也可出现短暂的情感抑郁或焦虑。在发作极为严重的患者,除精神运动性兴奋外,还可出现意识不清、定向障碍,同时有错觉、幻觉及思维不连贯,情绪紧张害怕,大汗淋漓,脉速,瞳孔散大,体温升高等症状,此时称为谵妄性躁狂,如不及时治疗可因衰竭而致命。

临床表现较轻者称为轻躁狂。患者可存在持续至少数天的情感高涨、精力充沛、活动增多、显著的自我感觉良好,注意力不集中,轻度挥霍,社交活动增多,性欲增强,睡眠需要减少,社会功能轻度受损。部分患者的病情有时达不到影响社会功能的程度,故一般常不易被觉察。但常自负、自傲,自我评价过高,指手画脚,行为鲁莽,易激惹。

老年躁狂患者出现心境高涨的较少,主要表现为易激惹,狂妄自大,有夸大观念及妄想,言语增多,可有攻击行为,但意念飘忽和性欲亢进等症状较为少见,病程较为迁延。

(2)抑郁发作:抑郁发作是以情感低落、思维迟缓、意志活动减退和躯体症状为主要表现。起病缓慢,往往先有失眠、乏力、食欲缺乏、工作效率低和内感性不适。①情绪低落、兴趣缺乏及乐趣丧失:抑郁情绪是核心症状。一般将抑郁情绪定义为悲伤、痛苦或沮丧。这种情绪非常痛苦和压抑,无明显原因所致。情绪的基调是低沉、灰暗的。常表现愁眉不展、忧心忡忡。对前途悲观失望,生活索然无味,甚至有强烈的自杀欲望。患者有时可表现心烦意乱、焦虑不安、惶惶不可终日,或紧张激越。患者缺乏兴趣和快感,失去享受快乐的能力。快感丧失的人即使是在有高兴的事情发生时仍然不能体验到快乐,他们不会为好天气、受到表扬、游戏获胜或意外的横财而高兴,也享受不到与朋友在一起和从事自己所爱好活动时的快乐。患者对平日喜爱的活动不再有兴趣,如体育、文娱活动,业余爱好等。典型患者对任何事物无论好坏都缺乏兴趣,对生活没有热情,无法从生活中体验到乐趣,会经常回避社交活动,离群索居,不愿见人。患者情绪的波动很常见。50%患者的情绪变化有节律性,其中大多数患者上午情绪最差,但也有的患者在下午三四点钟或晚上情绪最为低落,这种情绪的节律变化是抑郁发作的典型特征。女患者的情绪变化通常也与月经周期有关。②思维障碍:思维明显缓慢,对问话反应迟钝,注意力集中困难,记忆力减退,自感脑子迟钝,联想困难。语言少、声音低。患者常在悲观失望的基础上产生孤立无援的感觉,伴有自责自罪,严重时可出现无价值妄想、罪恶妄想。也可在躯体不适的基础上产生疑病妄想,怀疑自己身患绝症。还可能出现被害妄想、关系妄想等。部分患者也可出现幻觉,以幻听较常见,如嘲弄性、谴责性的幻听或没有情感色彩的幻听。但这些妄想、幻觉一般不具有精神分裂症的特征,如原发性、荒谬性等。③精神运动性迟滞或激越:精神运动性迟滞在抑郁发作者中很常见,患者活动减少,终日独坐一处不与他人交往,语言缓慢、犹豫,显得有气无力,回答问题之前有很长时间的延迟,每句话都很简短,谈话中的停顿可能长得让人难以忍受。在严重的患者中,患者走路做事都会很慢,往往疏于操持家务,连吃、喝、个人卫生都不顾,甚至不语、不食、不动,对周围环境没有任何反应,成为抑郁性木僵。也有患者表现为激越。患者感觉到不能放松,脑中反复思考一些没有目的的事情,大脑持续处于紧张状态。患者感到焦虑、烦躁不安,自述不能安静下来,但又不知道自己因何烦躁。他们可能不停地咬手指,或慌乱地找一件物品,或不断地变换位置,严重时完全不能坐下来,不停地踱步,或不断地扯自己的衣服。④躯体症状群:抑郁发作患者躯体症状很常见,主要有睡眠障碍、食欲减退、体重下降、性功能减退、便秘、乏力、非特异性躯体症状(如身体任何部位的疼痛、周身不适、自主神经功能紊乱等)。80%的抑郁障碍患者有不同形式的睡眠障碍,其中以早段失眠最为多见,而以末段失眠(早醒)最具有特征性。有时可出现睡眠时间增长(睡眠增多)或睡眠节律紊乱,即白天睡眠多。有些患者的主诉与观察到的睡眠障碍不一致,提示患者病情较重、过分夸大,或具有疑病、虚无等思维内容障碍。患者一般都对饮食缺乏兴趣,偶尔出现食欲增强或发作性的饥饿感和暴食。食欲可以很快的变化,食欲下降的程度也各有差异,轻者不想进食,严重者完全拒绝进食。体重下降最常见的原因是食欲减退,而非节食或躯体疾病所致。确定体重下降的标准是1个月内体重下降大于5％。典型抑郁症的体重下降特点是在急剧下降之后保持稳定不变。约10％的抑郁发作出现明显的体重增加,同时伴有睡眠增多的症状。抑郁症患者的性欲下降主要表现为性交频率的减少、男性阳痿、女性性乐缺乏等,严重抑郁症可并发闭经。也有极少数患者性欲增强。睡眠障碍、食欲改变、体重改变、性欲改变和抑郁情绪的昼重夜轻被称为抑郁障碍的生物学指标。便秘也是常见主诉,可能因肠道运动功能减退、进食减少或抗抑郁剂的不良反应所致,也可能是患者歪曲的疑病性认知的表现。精力丧失表现为无精打采,疲乏无力,懒惰,不愿见人。有时与精神运动性迟滞相伴。非特异性躯体症状为患者主诉。患者经常诉说这类症状,希望得到相应的治疗,但并未因此而产生牢固的疑病联想。这类非特异性症状包括头痛或全身疼痛,口干、恶心、呕吐、消化不良、胃肠功能紊乱,心悸、胸闷、憋气乃至胸前区痛,出汗,尿频等,可涉及各个脏器,常在综合医院被诊断为各种自主神经功能紊乱。⑤自知力:大部分这类患者自知力完整,但存在明显自杀倾向的患者自知力可能有所扭曲,甚至缺乏对自己当前状态的清醒认识。伴有精神疾病性症状者自知力不完整甚至完全丧失的比例较高。⑥其他症状:抑郁发作时也可出现人格解体、现实解体及强迫症状。人格解体虽然不是抑郁发作的常见症状,但一旦出现则往往较为严重。患者感到自己不真实,觉得自己在演戏或是一个机器人。现实解体是另外一种较少见但具有明显特征的症状。轻度的现实解体症状为患者感到周围环境缺乏色彩,感到周围的人和生物好像都在故意隐瞒他们的感情。较严重的现实解体症状表现为患者感到周围的任何事物均是人造的和不真实的,像演员的舞台布景一样。强迫症状通常是抑郁发作前的前驱症状,有的患者在抑郁发作过程中出现强迫症状,抑郁症状恢复后强迫症状仍不能缓解。

幻觉在抑郁发作患者中较为少见,一旦出现,则多为听幻觉,多是第二人称性的,通常是与抑郁情绪相关的诸如犯罪、死亡、个人缺陷、疾病、被否定或受惩罚等内容的幻觉。患者也可有视觉歪曲症状,所产生的视幻觉内容多与自杀有关。当患者看到一个清晰的套索影像,会认为这是暗示自己应该上吊自杀。嗅幻觉偶有出现,如闻到房中或自己的身体发出腐烂物质的恶臭。

老年抑郁患者除有抑郁心境外,多数患者有严重的焦虑、烦躁情绪,有时也可表现为易激惹和敌意。精神运动性迟缓和躯体不适主诉较年轻患者更为明显。因思维联想明显迟缓及记忆力减退,可出现较明显的类似痴呆(抑郁性假性痴呆)表现的认知功能损害症状,如计算力、记忆力、理解和判断能力下降。躯体不适主诉以消化道症状较为常见,如食欲减退、腹胀、便秘等。常常纠缠于某一躯体主诉,易使患者产生疑病观念,进而发展为疑病、虚无和罪恶妄想。老年抑郁患者的病程较冗长,易发展成为慢性。

(3)双相情感障碍:双相情感障碍又称双相障碍,其临床特点是反复(至少两次)出现心境和活动水平明显紊乱的发作,有时表现为心境高涨、精力充沛和活动增加(躁狂或轻躁狂),有时表现为心境低落、精力减退和活动减少(抑郁)。发作间期通常以完全缓解为特征。与其他心境障碍相比,本病在男女性中的发病率较为接近。

有些双相情感障碍有规律地间隔数周或数月发作1次。现在通常将频繁发生情绪障碍的双相障碍患者称为快速循环型障碍者。这反复发作可能是抑郁、躁狂或它们的混合状态。其主要特征是在过去一年内,至少有4次明显的发作,每两次发作之间有缓解期,或是一相转向另一相的发作,不管发作形式如何,但符合轻躁狂或躁狂发作、抑郁发作或混合性发作标准。快速循环型常见于女性,伴发甲状腺功能低下的现象很常见,可由抗抑郁药物治疗所诱发,相对而言锂盐治疗效果差。

混合性发作是双相障碍的亚型,是指躁狂症状和抑郁症状在一次发作中同时出现,临床上较为少见。通常是在躁狂与抑郁快速转相时发生,如一个躁狂发作的患者突然转为抑郁,几小时后又再复躁狂,使人得到"混合"的印象。患者既有躁狂,又有抑郁的表现,如一个活动明显增多,讲话滔滔不绝的患者,同时有严重的消极想法;又如有抑郁心境的患者可有言语和动作的增多。但这种混合状态一般持续时间较短,多数较快转入躁狂相或抑郁相。混合发作时临床上躁狂症状和抑郁症状均不典型,容易误诊为分裂情感障碍或精神分裂症。

某些患者反复在每年的同一时期出现抑郁发作,通常为秋季或冬季。季节性情感障碍被认为可能与季节的变化有关,如日照时间的长短。尽管季节性情感障碍的主要特点在于其发生的时间,但也发现它的某些症状比其他情感障碍更为多见,包括多睡、食欲增加和喜食碳水化合物。季节性情感障碍最常见的形式是起病于秋季或冬季,在春季或夏季缓解,故被称为"冬季抑郁"。有些患者在夏季有轻躁狂或躁狂的表现,提示他们患有季节性双相障碍。日照的缩短对冬季抑郁的病理生理学起着重要的作用,治疗方法包括在日照较少时让患者暴露于人工光照下数小时。

(4)持续性心境障碍:①恶劣心境障碍指一种以持久的心境低落状态为主的轻度抑郁,从不出现躁狂。常伴有焦虑、躯体不适感和睡眠障碍,患者有治疗要求,但无明显的精神运动性抑制或精神疾病性症状,生活不受严重影响。在世界卫生组织精神与行为障碍分类 ICD-10 和中国精神障碍分类与诊断标准 DSM-IV 中,称为 dysthymia,在中国精神障碍分类与诊断标准 CCMD-3 中,恶劣心境障碍已列为心境障碍的一个亚型。患者在大多数时间里,感到心情沉重、沮丧,看事物犹如戴了一副墨镜,周围一片暗淡;对工作无兴趣,无热情,缺乏信心,对未来悲观失望,常感到精神不振、疲乏、能力降低等。抑郁程度加重时也会有轻生念头。但患者的工作、学习和社会功能无明显受损,常有自知力,自己知道心情不好,主动要求治疗。患者抑郁常持续 2 年以上,期间无长时间的完全缓解,如有缓解,一般不超过 2 个月。此类抑郁发作与生活事件和性格都有较大关系,也有人称为"神经症性抑郁"。焦虑情绪是常伴随的症状,也可有强迫症状出现。躯体主诉也较常见。睡眠障碍以入睡困难、噩梦、睡眠较浅为特点,常伴有头痛、背痛、四肢痛等慢性疼痛症状,有自主神经功能失调症状,如胃部不适、腹泻或便秘等。但无明显早醒、昼夜节律改变及体重减轻等生物学方面改变的症状。恶劣心境多在青春期或成年早期起病,并导致患者出现明显的痛苦和功能损害,且常有其他类型的抑郁障碍的家族聚集性,女性发病率高于男性,离异者的发病率也较高。②环性心境障碍指情感高涨与低落反复交替出现,但程度较轻,且均不符合躁狂或抑郁发作时的诊断标准。轻度躁狂发作时表现为十分愉悦、活跃和积极,且在社会生活中会做出一些承诺;但转变为抑郁时,不再乐观自信,而成为痛苦的"失败者"。随后,可能回到情绪相对正常的时期,或者又转变为轻度的情绪高涨。一般心境相对正常的间歇期可长达数月,其主要特征是持续性心境不稳定。这种心境的波动与生活应激无明显关系,与患者的人格特征有密切关系,过去曾被称为"环性人格"。环性心境发病年龄较早,慢性病程,无性别差异,常有单相和双相障碍的家族聚集性,有的可能发展为双相障碍。患者还常伴有精神活性物质滥用。

4.实验室及其他检查

该类疾病的诊断主要依靠精神检查,运用心理学方法,通过观察和晤谈来发现精神状态的变化,尚不能通过理化等辅助检查方法来测定,故实验室检查及躯体和神经系统检查一般无阳性发现。脑影像学、脑电生理检查和神经生化检查结果可供参考。家族史调查可发现,家族中特别是一级亲属有较高的同类疾病的阳性家族史。

无论是精神科门诊或住院患者,一些常规的实验室检查都有必要进行,如血、尿、粪三大常规,血液生化指标(如肝功能、肾功能、电解质、血糖测定等),胸片、心电图和脑电图等功能检查也应列为常规检查,除此之外还应根据病史、查体情况给予针对性检查。这些检查有利于判断患者的一般躯体状况,为鉴别诊断提供依据,也为选择治疗方案、判断病情演变、排除药物不良反应等提供参考。

地塞米松抑制试验(DST)被认为有助于判断抑郁症的严重程度,有助于估计预后。正常人口服地塞米松可抑制可的松的分泌,而不少研究发现抑郁患者口服地塞米松后可的松的分泌未被抑制,即地塞米松抑制试验阳性。抑郁症患者中 DST 试验阳性率为40%~70%,症状好转而 DST 试验持续阳性者复发风险较高。

各种心理测验和评定量表的使用为辅助诊断、评估治疗效果和科学研究等提供了较好的方法。应用较广泛的量表有 Hamilton 抑郁量表(HAMD)、Hamilton 焦虑量表(HAMA)、自评抑郁量表(SDS)、自评焦虑量表(SAS)、明尼苏达多相个性调查表(MMPI)的"D"(抑郁)和"Ma"(躁狂症)分量表、贝克-拉范森躁狂量表(BRMS)。

5.诊断要点

情感障碍的诊断主要根据病史、临床症状、病程及体格检查和实验室检查,典型的患者一般诊断不困难。密切的临床观察,把握疾病横截面的主要症状及纵向病程的特点,进行科学分析是临床诊断的可靠基础。为了提高诊断的一致性,国内外都制定了诊断标准供参照,如世界卫生组织精神与行为障碍分类 ICD-10、中国精神障碍分类与诊断标准 CCMD-3、中国精神障碍分类与诊断标准 DSM-Ⅳ。

(1)躁狂发作:①临床特征躁狂发作时,在情感高涨的背景下,伴有思维奔逸及意志活动的增多。大多数患者的思维和行为异常与高涨的心境相协调。可伴有躯体不适症状。躁狂发作时常伴有食欲增加、性欲亢进、睡眠需要减少。②病程特点,大多都具有发作性病程,且至少已持续1周,在发作间歇期精神状态可恢复病前水平。可存在某些分裂性症状,若同时符合分裂症的症状标准,在分裂症状缓解后,满足躁狂发作标准至少1周。既往有类似发作,或病程中出现躁狂与抑郁的交替发作,对诊断均有参考价值。③常规检查,家族中特别是一级亲属有较高的同类疾病的阳性家族史,躯体和神经系统检查及实验室检查一般无阳性发现,脑影像学、脑电生理检查和神经生化检查结果可供参考。

(2)抑郁发作:①临床特征,抑郁症是以显著而持久的心境低落为主要表现。抑郁发作时,在情感低落的背景上,伴有思维迟缓和意志活动减少。大多数患者的思维和行为异常与低落的心境相协调。可伴有躯体不适症状。抑郁发作时,躯体症状多见,若出现早醒、食欲减退、体重下降、性欲减退及抑郁心境表现为晨重暮轻的节律改变,有助于诊断。②病程特点,大多都具有发作性病程,且至少已持续2周,在发作间歇期精神状态可恢复病前水平。可存在某些分裂性症状,若同时符合分裂症的症状标准,在分裂症状缓解后,满足抑郁发作标准至少2周。既往有类似发作,或病程中出现躁狂与抑郁的交替发作,对诊断均有参考价值。③常规检查,家族中特别是一级亲属有较高的同类疾病的阳性家族史,躯体和神经系统检查及实验室检查一般无阳性发现,脑影像学、脑电生理检查和神经生化检查结果可供参考。

(3)双相情感障碍:①临床特征,目前发作符合某一型躁狂或抑郁标准,以前有相反的临床相或混合性发作。躁狂发作和抑郁发作分别是以显著而持久的心境高涨或低落为主要表现。躁狂发作时,在情感高涨的背景下,伴有思维奔逸及意志活动的增多。抑郁发作时,在情感低落的背景上,伴有思维迟缓和意志活动减少。大多数患者的思维和行为异常与高涨或低落的心境相协调。可伴有躯体不适症状。躁狂发作时常伴有食欲增加、性欲亢进、睡眠需要减少;抑郁发作时,躯体症状更为多见,若出现早醒、食欲减退、体重下降、性欲减退及抑郁心境表现为晨重暮轻的节律改变,有助于诊断。②病程特点,出现躁狂与抑郁的交替发作,而在发作间歇期精神状态可恢复病前水平。③常规检查,家族中特别是一级亲属有较多同类疾病的阳性家族史,躯体和神经系统检查及实验室检查一般无阳性发现,脑影像学、脑电生理检查和神经生化检查结果可供参考。

(4)持续性心境障碍:①恶劣心境障碍,持续存在心境低落,但不符合任何一型抑郁的症状标准。无躁狂症状。病程至少已2年,其间很少有持续2个月的心境正常间歇期。社会功能受损较轻,自知力完整或较完整。心境变化并非躯体病(如甲状腺功能亢进症),或精神活性物质导致的直接后果,也非分裂症及其他精神疾病性障碍的附加症状。排除各型抑郁(包括慢性抑郁或环性情感障碍),一旦符合相应的其他类型情感障碍标准,则应做出相应的其他类型诊断。排除抑郁性人格障碍。②环性心境障碍,反复出现心境高涨或低落,但不符合躁狂或抑郁发作症状标准。社会功能受损较轻。病程至少已2年,但这2年中,可有数月心境正常间歇期。心境变化并非躯体病或精神活性物质导致的直接后果,也非分裂症及其他精神疾病性障碍的附加症状。排除躁狂或抑郁发作,一旦符合相应标准即诊断为其他类型情感障碍。

1.治疗要点

(1)治疗原则:①目前还无法根治情感性精神障碍,但治疗能减轻或缓解病症,并减少其他疾病的患病率及死亡率。治疗目标是降低发病的频率、严重性及心理社会性不良后果,并增强发作间歇期的心理社会功能。②加强对情感性精神障碍的心理社会因素的了解和调整。识别疾病的促发或延续因素,提倡早期发现,早期治疗。全面了解患者的需要、内在心理冲突、心理防御机制、应对方式及能力等,了解其生物、心理、社会等各方面的影响因素。恰当用药、心理治疗、心理社会康复等。需要指出,心理治疗和社会干预应贯穿整个治疗过程。目的在于减少应激性生活事件,使患者消除不必要的顾虑、恐惧及悲观情绪,主动配合治疗。③确定药物及其他治疗,制订全面的综合性治疗计划,既要考虑横截面(如目前临床状态)问题,也要考虑纵向性(如疾病发展情况、治疗方法及效果)问题,并根据病情不断调整综合性的治疗护理。④治疗应努力取得患者及其家属的配合,增强患者执行治疗计划的依从性。⑤建立和维持治疗性协作关系,精神科医护人员除直接治疗患者,还常作为合作伙伴或指导者,以团队工作方式与其他人员一起根据患者的需要,提供包括精神科、全科医疗、康复及社会的系列性服务,以最大程度地改善社会功能和提高生活质量。⑥以适合患者的方式提供健康教育,并应贯穿整个治疗过程。

(2)药物治疗:药物用于前驱期的早期治疗,急性发病的治疗,先兆发作的预防,以及改善发作间歇期的症状。抗躁狂药(如锂盐)是躁狂患者的主要治疗药;抗抑郁药(包括经典抗抑郁药,如阿米替林、氯米帕明、丙米嗪、马普替林等。新型抗抑郁药种类较多,如选择性5-羟色胺再摄取阻滞剂氟西汀、帕罗西汀、氯伏胺、舍曲林、西酞普兰;选择性去甲肾上腺素再摄取阻滞剂瑞波西汀;选择性去甲肾上腺素和5-羟色胺再摄取阻滞剂米氮平;单胺氧化酶抑制剂吗氯贝胺等)都是抑郁症的治疗药物。此外,抗焦虑药、抗精神疾病药和其他附加药也可用于若干亚型抑郁患者的治疗药。药物的近期效果一般指6~12周后的疗效;长期效果指治疗多年过程中的复发恶化率或再住院率。同时应注意药物不良反应及治疗中的其他问题,包括实验室或其他监测措施的评估等。

(3)电抽搐治疗:对抑郁症疗效较显著尤其适用于重症抑郁症、有顽固自杀企图和木僵状态患者,为首选疗法。也适用于高度兴奋的躁狂症。一般隔天一次,6~10次为1个疗程。电抽搐治疗后仍需用药物维持治疗。

（4）心理治疗：支持性心理治疗是躁狂发作治疗的重要部分，治疗对象包括患者的配偶和家庭，因为他们在患者躁狂发作期经常承受着巨大的压力。所有抑郁患者，不管他们接受了何种其他治疗，一般都需要心理治疗，不论在病期中或恢复期都要进行。对有明显心理社会因素作用的抑郁发作患者，心理治疗尤为重要。要随时注意有自杀企图的动向，以便做好预防措施。

（二）护理评估

对情感性精神障碍患者进行评估时，除了从现病史、既往史、个人发育史、家族史等方面进行评估外，更应从生理功能、心理功能和社会功能等多方面去了解和评估患者病前个性特点、病前生活事件、患者应对挫折和压力的心理行为方式和效果；患者所面临的困境和出现的问题，对治疗的态度；还应对患者的家庭、生活环境、可利用的社会支持系统等情况进行全面分析，特别是对患者的危险行为（如自杀、伤人等）要重点评估。对患者的精神状况进行评估时，除了要进行详细的精神检查外，还可以使用心理测量工具来评估躁狂、抑郁、焦虑等情绪的严重程度，如 HAMD、HAMA、BRMS 等。

1.躁狂发作的护理评估

（1）健康史：①个人史，母孕期是否正常，患者是否足月顺产，成长及发育情况，学习及智力状况等。②既往史，患者以往健康状况，有无慢性疾病史，患病的经过、诊断及治疗效果情况等。③疾病史，患者以往精神障碍病史，患病的经过、诊断及治疗效果情况等。④家族史，患者家族中有无患精神疾病的亲属，与患者的密切程度，具体发病情况等。⑤生活习惯，患者的饮食量，进餐次数，进餐时间，有无特殊饮食嗜好；生活自理能力情况，能否自行洗漱、进餐、整理个人卫生，按时起居等。

（2）生理功能方面：患者的意识状态、生命体征；患者的睡眠情况，有无入睡困难、早醒、多梦、睡眠减少等情况；患者的二便情况，有无便秘、尿潴留等情况；患者的营养状况，有无营养失调，食欲旺盛等情况；患者有无躯体外伤；患者个人卫生，衣着是否有奇装异服等情况。

（3）心理功能方面：①病前个性特点，患者病前性格特点如何，兴趣爱好有哪些，学习、工作、生活能力如何等。②病前生活事件，患者在近期（6个月内）有无重大生活事件发生，如至亲的死亡、工作变化、离婚及患者的反应程度怎样等。③应对悲伤/压力，患者是如何应对挫折和压力，具体的应对方式是什么，效果如何等。④对住院的态度，患者对住院、治疗的合作程度，是否配合治疗和检查，对医护人员的态度怎样等。

（4）社会功能方面：①社会参与能力，患者病前的社会参与情况如何，如积极、独处、退缩等。②人际关系，患者的人际关系如何，有无特别亲密或异常的关系，包括家属、男/女朋友、同事、同学、其他等。③支持系统，患者的社会支持系统怎样，患病后单位同事、同学、亲属与患者的关系有无改变，家庭成员对患者的关心程度、照顾的方式，婚姻状况有无改变等。

（5）精神状况：对患者的情感、认知及行为反应等方面进行全面评估。①情感情绪：患者有无情绪高涨、易激惹、兴奋、情绪不稳等表现。②认知：患者有无幻觉、错觉、注意力随境转移，患者思维障碍的表现形式怎样，如思维奔逸、夸大妄想等。③行为与活动：患者有无冲动；患者的行为与周围环境是否适切；患者语言有无增多、夸大、好提意见；患者活动有无增多、精力充沛、爱管闲事、行为鲁莽、有冒险性等情况；兴趣广泛而无定性等情况。④自知力：患者是否承认自己有病，是否有治疗的要求等。

（6）药物不良反应：患者有无手震颤、恶心呕吐、运动失调等表现，有无药物过敏史等。

2.抑郁发作的护理评估

(1)健康史同躁狂发作的评估。

(2)生理功能方面:①患者的意识状态、生命体征;②患者睡眠情况,有无入睡困难、早醒、多梦、醒后难于入睡等情况;③患者的二便情况,有无便秘、尿潴留等情况;④患者的营养状况,有无营养失调,食欲减退等情况;⑤患者有无躯体外伤;⑥患者个人卫生,衣着是否整洁,生活是否自理等情况。

(3)心理功能方面:同躁狂发作的护理评估。

(4)社会功能方面:同躁狂发作的护理评估。

(5)精神状况:对患者的情感、认知及行为反应等方面进行全面评估。①情感情绪:患者有无情绪不稳、情绪低落、焦虑、抑郁、无助、无用、罪恶感、沮丧,尤其是有无自杀意念等表现。②认知:患者有无认知范围变小,过分注意自己,忽视外界环境;患者有无幻觉、错觉;患者思维障碍的表现形式怎样,如缓慢、自责、自罪等情况。③行为与活动:患者有无自伤、自杀、哭泣等行为反应;患者的行为与周围环境是否适切;患者有无语言活动减少、不食不动,抑郁性木僵的表现。④自知力:患者是否承认自己有病,是否有治疗的要求。

(6)药物不良反应:患者有无直立性低血压、头晕、排尿困难及有无药物过敏史等。

(三)常用护理诊断/问题

1.躁狂发作的护理诊断

(1)有暴力行为的危险:与情感控制力下降、激惹状态、挑衅滋事、意识障碍所致谵妄和错乱等有关。

(2)有外走的危险:与情绪控制力下降、缺乏自知力有关。

(3)营养失调:低于机体需要量,与极度兴奋、活动过多,消耗增加、摄入不足等有关。

(4)睡眠形态紊乱:入睡困难、睡眠需求减少,与精神运动性兴奋有关。

(5)思维过程障碍:与躁狂所致的思维联想过程和思维内容障碍有关。

(6)个人应对不良:与好管闲事、情绪不稳定、易激惹有关。

(7)自知力不全或缺乏:与疾病所致精神症状有关。

2.抑郁发作的护理诊断

(1)有自伤(自杀)的危险:与抑郁、悲观情绪、自责自罪观念、自我评价低、无价值感等有关。

(2)焦虑:与情绪抑郁、无价值感、罪恶感、内疚、自责、疑病等因素有关。

(3)营养失调:低于机体需要量,与抑郁所致食欲下降,自罪、木僵状态等所致摄入量不足有关。

(4)睡眠形态紊乱:早醒、入睡困难,与情绪低落等因素有关。

(5)思维过程障碍:与认知障碍、思维联想受抑制有关。

(6)个人应对无效:与情绪抑郁、无助感、精力不足、疑病等因素有关。

(7)自知力不全或缺乏:与精神疾病症状有关。

(8)自我防护能力改变:与精神运动抑制、行为反应迟缓有关。

(四)其他护理诊断/问题

1.躁狂发作的护理诊断

(1)生活自理能力下降:与极度兴奋有关。

(2)便秘:与生活起居无规律、饮水量不足等有关。

(3)感知改变:与躁狂的感知改变有关。

(4)不合作:与自知力缺乏有关。

(5)社交障碍:与极度兴奋、易激惹有关。

(6)医护合作性问题:①药物不良反应,恶心、呕吐、疲乏、思睡、共济失调、震颤等。②电痉挛治疗的并发症,骨折、脱臼、误吸、呼吸暂停等。

2.抑郁发作的护理诊断

(1)生活自理能力下降(缺失):与精神运动迟滞、兴趣减低、无力照顾自己有关。

(2)便秘与尿潴留:与日常活动减少、胃肠蠕动减慢、药物不良反应有关。

(3)情境性自我贬低:与抑郁情绪、自我评价过低、无价值感等有关。

(4)不合作:与自知力缺乏有关。

(5)社交孤立:与抑郁悲观情绪、社会行为不被接受、社会价值不被接受等有关。

(6)绝望:与严重的抑郁情绪、认知功能障碍等有关。

(7)医护合作性问题:①药物不良反应,口干、恶心、视物模糊、步态不稳、运动失调、震颤、体重增加等。②电痉挛治疗的并发症,骨折、脱臼、误吸、呼吸暂停等。

(五)护理目标

1.躁狂发作的护理目标

(1)生活起居有规律,饮水充足,便秘缓解或消失,睡眠恢复正常。

(2)患者过多的活动量减少,机体消耗与营养供给达到基本平衡。

(3)情绪高涨、思维奔逸等症状得到基本控制。

(4)在护理人员的帮助下,患者能控制自己的情绪,学会用恰当的方式表达愤怒,不发生伤害他人或自杀的行为。

(5)建立良好的护患关系并协助患者建立良好的人际关系。

(6)患者了解躁狂发作的相关知识,能恰当表达自己的需求。

(7)在护理人员的协助下,患者的生活自理能力显著改善。

2.抑郁发作的护理目标

(1)患者摄入营养均衡的食物,体重未下降。

(2)患者在不服用药物时,每晚有6～8小时的睡眠时间,对睡眠有自我满足。

(3)尽早发现便秘与尿潴留的征兆,患者对腹胀、粪便干结、排尿困难等不适能及时叙说。

(4)患者抑郁情绪得到缓解,对治疗有信心。

(5)患者住院期间不伤害自己。

(6)患者能用语言表达对于自我、过去和未来的正向观点,出院前自我评价增强。

(7)患者个人日常生活能自理,能保持床单位的清洁。

(8)患者能愿意并适当与他人交往。

(9)患者能叙述疾病相关知识,用适当的方式宣泄内心的抑郁与愤怒,恰当地表达个人需要,有适当的应对方式。

(六)护理措施

情感性精神障碍患者都是独特的个体,尽管他们的医学诊断相同、护理诊断也可能相同,但每一个患者的护理措施却不尽相同。为了更有效地帮助患者,护理措施必须遵循个体化的原则。以下介绍的内容虽有普遍意义,但选用时应考虑患者的个体特点。

1.躁狂发作的护理措施

(1)生活护理:躁狂患者因过度忙碌于自认为有意义的"伟大"的事情,而忽视了最基本的生理需要,因此补充水和营养,加强个人卫生,保证充分休息是非常必要的。①病室环境:提供一个安静的病室环境,空间宽大,室内物品力求简单,注意室内物品颜色淡雅、整洁,可帮助患者安定情绪。冲动或易激惹的患者应分开活动与居住。②维持足够的营养和水分:因为躁狂患者活动多、话多,体力消耗大,容易造成水分和营养的不足。所以应提供患者高热量、高营养、易消化的食物,定时、定量提供水分和水果,保证水、电解质的平衡。进餐时最好在单独房间,以防止周围环境、人群对患者的影响。患者如果处于极度兴奋状态,可在数人协助或保护下耐心喂食。选择合适的时机向患者讲解饮食无规律、无节制的危害,引导患者能自行控制过度活动和正常进食饮水。③睡眠护理:提供良好睡眠环境;减少日间卧床时间;睡前提供热牛奶,用热水泡脚;教会患者2~3种应对失眠和早醒的方法,如深呼吸、听轻音乐等;遵医嘱运用药物,在药物的帮助下,保证患者足够的睡眠。④个人仪表与服饰:指导患者料理个人卫生和保持服饰整洁,婉转地指正患者异常的打扮和修饰,耐心教育患者,使其服饰符合个人的身份和年龄。

(2)患者的特殊护理:躁狂发作者往往有用不完的精力,加上活动增多,急躁不安,易出现破坏行为,不仅使自身体力衰竭,也可伤害到别人或周围的物品,因此做好安全的护理,引导患者朝建设性方向消耗过剩的精力是护理人员很重要的工作。①教育患者自觉遵守和执行安全管理和检查制度。门窗、门锁有损坏及时修理,凡是有患者活动的场所都应有护士看护。对患者及其家属进行安全知识的宣传和教育。②护士态度和蔼,不用刺激性的语言,对患者过激言论不辩论,但不轻易迁就,对其打抱不平的行为必须婉言谢绝。在沟通、治疗和护理中,与患者发生躯体接触时应谨慎,必要时要有他人陪同。③教给患者控制和发泄情绪的技巧,如焦虑时从1数到10,冲动时可做操、跑步、撕纸片等。④护理人员可根据患者病情及医院场地设施等,安排既需要体能又不需要竞争的活动项目,如健身运动、跑步等。引导患者参与他喜爱的活动,如打球、唱歌、跳舞、小手工制作、参与病室卫生的打扫等活动。也可鼓励患者把自己的生活经历"写"或"画"出来,这类静态活动既减少了活动量,又可发泄内心感受。护理人员对患者完成的每一项活动,应及时予以鼓励和肯定,以增加患者的自尊心和自信心,使过剩的精力得以发泄,避免破坏性事件的发生。⑤预防患者的兴奋冲动行为。部分躁狂症患者以愤怒、易激惹、敌意为特征,动辄暴跳如雷、怒不可遏,甚至可出现破坏和攻击行为。护理人员需及时了解每个患者既往发生兴奋冲动行为的原因,评估这些原因是否仍然存在;或是否有新的诱发因素出现,设法消除或减少这些因素。此外,护理人员还需善于早期发现冲动行为的先兆,如情绪激动、挑剔、质问、无理要求增多、有意违背正常秩序、出现辱骂性语言、动作多而快等,以便及时采取预防措施,设法稳定患者情绪,避免冲动行为的发生。对处在疾病急性阶段的患者,应尽可能地满足其大部分要求;对于不合理、无法满足的要求也应尽量避免采用简单、直接的方法拒绝,以避免激惹患者。鼓励患者以可控制和可接受的方式表达与宣泄激动及愤怒情绪。当确定患者有明显的冲动行为先兆时,应立刻按照冲动行为的防范措施处理。一旦患者出现兴奋冲动行为,应安置在安静的隔离房间,加强巡视,班班交接,禁止单人活动,必要时约束于床,认真执行保护约束护理常规。对周围人群做好有针对性的防范措施,对于易受冲动行为损害的人(如抑郁、木僵、痴呆等患者)加以保护。妥善处理受冲动损害的患者。⑥解除隔离或约束后,解释进行隔离或约束的必要性,鼓励患者评价约束前后的感觉,并做出行为约定,让其承诺用其他方式表达内心的冲动。

(3)心理护理:帮助患者正确认识自我,正确评价自己的能力,协助患者了解挑衅滋事、操纵行为、破坏行为在社会交往中带来的不良影响。为患者创造条件和机会,学习和训练社交技巧,如病区生活会、娱乐活动等场所,使患者建立新型的人际关系,学会关心其他患者,助人为乐。

(4)药物疗效的观察及护理:遵医嘱给予药物治疗,保证药物治疗的顺利实施,在用药的过程中,护理人员应密切观察患者的合作性、药物的耐受性,注意观察药物疗效与不良反应。护士应教育患者坚持服用药物,说明服药的重要性和必要性,强化服药意识。对药物不良反应应密切观察,特别是服用锂盐的患者,应注意血锂浓度的监测;早期发现不良反应,教会患者及家属如何识别不良反应的早期征象;鼓励患者多喝一些淡盐水,增加钠的摄入,有利于肾脏对锂的排泄,保证用药的安全。

2.抑郁发作的护理措施

(1)生活护理:满足患者的生理需求,维持适当的营养、排泄、睡眠、休息活动与个人生活上的照顾。①热情接待新患者:主动介绍病室的医护人员和生活环境,消除其陌生感;以亲切友善的态度关心患者,耐心帮助患者,使患者产生安全感和信任感。②病室环境:病室光线明亮,空气流通,整洁舒适,色彩明快,可提高患者的情绪,增强生活信心。③日常生活护理:协助患者制订和安排每天的生活卫生作息表,内容包括起居、梳理、洗漱、沐浴,鼓励患者在自己能力范围内独立完成每天的卫生洗漱及服饰整理。抑郁患者经常诉说疲劳、无力,最基本的穿衣、叠被等基本生活也感到吃力,整日卧床,生活懒散。护理人员应改变患者的消极态度,与患者共同制订计划并协助完成,绝对不能完全包办代替。取得进步及时给予肯定,对独立完成给予称赞,如"你做得很好""你的进步真大"等,通过语言和表情给患者予以支持,帮助患者逐步树立起生活的信心。对木僵患者必须做好基本的生活护理,包括皮肤护理、口腔护理、大小便护理等,防止出现并发症。④保证营养的供给:抑郁常导致食欲缺乏,自责、自罪常导致拒食,因此患者常常营养不良及消瘦。首先必须了解患者不愿进食或拒绝进食的原因,护理人员即可根据不同情况,制订出相应的对策,以保证患者的营养摄入。应选择患者平时较喜欢的食物,可陪伴患者用餐或少食多餐。若患者有负罪感,认为进食是浪费,可让患者从事一些为别人服务的活动而后进餐,或将饭菜搅拌在一起,让其认为是剩饭以促进患者接受食物等。若患者坚持不肯进食,则必须采取另外的措施,如喂食、鼻饲、静脉输液等。⑤解除便秘:食物应富含纤维素,鼓励其饮水,多活动,如仍未解决,可给予缓泻剂或灌肠。⑥改善睡眠:抑郁患者最值得关注的睡眠障碍为早醒,比平时至少提前1小时醒来,提前2小时以上醒来称为严重早醒。早醒会加剧患者的情绪低落,此时患者的情绪为一天中最悲观抑郁的时候,自杀的发生率最高。因此保证患者的睡眠是非常重要的。护理人员应鼓励并陪伴患者白天参加多次、短暂的文娱活动;晚上入睡前喝热牛奶、热水泡脚、热水洗澡、不会客、不谈病情等,创造安静的睡眠环境;对入睡困难和半夜醒来不能再入睡者,可报告医师,遵医嘱使用镇静催眠药物,帮助患者入睡,以减轻患者的紧张和焦虑;还可以教患者一些自我放松的技术,如深呼吸、肌肉的放松活动等;清晨应加强护理巡视,对早醒者应予以安抚,使其延长睡眠时间。或者督促患者起床,并做一些活动,避免患者陷入极度悲观失望之中。

(2)患者的特殊护理:自杀观念和行为是抑郁症患者最严重的情况,可出现在疾病的发展期,也可出现在早期和好转期。①能早期识别自杀的先兆:通过患者的情感变化、行为、语言和书写的内容等,早期辨认自杀的意图及可能采取的方式,及时采取有效的措施,防止意外发生。②病室设施安全:加强安全检查,谨慎地安排患者生活和居住的环境,使其不具有自伤的工具。严加管理危险品,如药品、器械、玻璃品、锐利品等,要定位、加锁、交接班,患者入院后、会客后、假出院返回等,均需做好安全检查,严防危险品进入病房。每天整理床铺时注意检查。③重点防护:有自杀、自伤危险的患者安置于重点房间,加强巡视,其活动范围不离开护士的视线,禁止单独活动,禁止在危险场所停留,外出一定有人陪同。④一旦出现自杀、自伤等危险,应立即隔离患者,与医师合作进行抢救。⑤对自杀后患者应做好心理护理,了解其心理变化,便于制订针对性防范措施。⑥对有罪恶妄想等思维障碍的患者,应在适当时机,对其病态提出合理解释,并注意反应。

（3）心理护理:①护理人员相对固定,尽可能固定一位护士照顾患者,以建立信任感,从一对一的人际关系开始。避免竞争性活动。为患者创造机会,改善患者被动消极的交往方式,让患者掌握交往技巧,建立正常的人际关系,主动在病房与病友和工作人员相处。②建立良好的护患关系,护理人员在照顾抑郁患者时,首先要具备温和、接受的态度,要有耐心和信心。抑郁患者往往情绪低落,对任何事物都失去兴趣,甚至有自责、自罪感,意志活动减退等症状,因此护理人员在与患者相处时会备感困难,甚至可能会为自己的无效交流而感到无能为力、沮丧、害怕、生气或愤怒。这就要求护理人员以平常心态接受患者,必须有耐心并相信患者有可能改变这些行为。由于抑郁患者消极被动,不愿意说话,沉默呆坐,护士很难与其交流,注意应用沟通技巧:热情接待新患者,主动介绍病室的医护人员和生活环境,消除其陌生感。以亲切友善的态度关心患者,耐心帮助患者,使患者产生安全感和信任感。加强心理疏导,每天同患者谈话不少于2次,每次不少于10分钟,即使患者不说话,也要陪他一会儿。说话尽量用简单、具体、形象的词语,但应避免使用简单生硬的语言,更要避免使用训斥性的语言,以免加重患者的自卑感。鼓励患者抒发自身的感受,专心倾听患者的述说。患者往往因思维迟钝而言语减少和语速缓慢,应允许患者有足够反应和思考的时间,并耐心倾听,使患者感到工作人员在关心和理解他。不要表现出不耐烦、不关心,甚至嫌弃的表情和行为。鼓励患者的情绪表达或疏泄其心理痛苦或逆境,分担患者的痛苦。也不要过分认同患者的悲观感受,避免强化患者的抑郁情绪。交谈中应选择患者感兴趣的或较为关心的话题,鼓励和引导他们回忆以往愉快的经历和体验,用讨论的方式抒发和激励他们对美好生活的向往。对患者的生活自理或某些功能的恢复,给予肯定和支持,促进患者认识到"知足者常乐"的道理。对缄默不语的患者,护理人员常只能静静地陪伴,以非语言的方式(如眼神、手势、轻轻地抚摸、沉默等)或简单、中性、缓慢的语言传递,表达对患者的关怀和支持,通过这些活动慢慢引导患者注意外界,逐渐表达其自身的感受。非语言沟通技巧可起到意想不到的安抚作用。③增加正性的思考,抑郁症患者常不自觉地对自己或事物保持否定的看法(负性思考),认为"自己不如别人""生活没有希望"等,护理人员必须协助患者确认这些负性思考,然后设法打断这种负性循环,使患者从负面情绪中摆脱出来。护理人员可同患者共同回顾他的优点、长处和成就,取代其负性思考,增加患者对自身或外界的正向认识,培养正性的认知方式;根据患者的兴趣爱好,鼓励其参与有益的活动,使其从负性情感中解脱出来,使其认识到自身存在的价值。教会患者放松技术。引导患者多关注周围及外界的事物。对患者的进步及时表扬鼓励。④建立新的应对技巧,护理人员要训练患者学习新的心理应对方式。在护理过程中,应积极地为患者营造和利用一切个人或团体的人际交往机会,帮助患者改善以往消极被动的交往方式,逐步建立积极健康的人际交往方式,增强社交技巧,逐步建立积极的交往能力。另外,还应改善患者处处需要别人关照和协助的心理,并通过学习和行为矫正训练的方式,改变患者的病态应对方式,建立新的应对技巧,为患者今后重新融入社会,独立处理各种事务创造良好基础。⑤运用正性的感染力,抑郁患者具有一定的"感染力",要防止抑郁患者之间的交往,医护人员应以饱满的精神去感染患者。

（4）保证有效的药物治疗及观察药物不良反应:护士应确保患者每次将药物全部服下,对发现有藏药、吐药意图的患者,应用合适的方法检查其口腔和药杯,服后注意观察其行为。治疗药物的不良反应是患者不能坚持服药的原因,护士应将常见的不良反应告诉患者,让其有心理准备,护士应采取适当措施最大限度地降低药物的不良反应对患者造成的不良影响。

(七)护理评价

对情感性精神障碍患者的护理评价应从以下几方面进行。

(1)患者的基本生理需要,如营养、水分、排泄和卫生等是否得到满足,是否能自行料理日常生活。

(2)患者的睡眠是否改善,能在 30 分钟内入睡。

(3)患者异常的情绪反应是否得到改善。

(4)患者是否发生了冲动、伤人、自伤、自杀等意外行为,是否造成自身或他人躯体或周围物品的损害。

(5)患者是否学会控制和疏泄自己高涨或抑郁的情绪。

(6)患者自知力恢复情况如何,是否能认识和分析自己的病态行为,对自己的行为负责。

(7)患者是否了解疾病的相关知识,能否正确面对今后的生活、学习和工作。

(8)患者能否正确评价自我,对新的应对方式的接受能力如何,人际交往方式,沟通交流能力是否得到改善。

(9)患者家属是否对疾病的相关知识及如何应对疾病有所了解,掌握一定的照顾患者的方法。

二、网络成瘾症

(一)疾病概述

网络成瘾症是由于反复使用网络,不断刺激中枢神经系统,引起神经内分泌紊乱,以精神症状、躯体症状、心理障碍为主要临床表现,从而导致社会功能活动受损的一组症候群,并产生耐受性和戒断反应。多发于青少年。男性多于女性,多发生在初次上网的 1 年以内,以聊天和网络游戏为主。网络成瘾对个体、家庭和社会产生一定负面影响。

1.危害

(1)生理方面的危害:①电磁辐射的危害,世界卫生组织通过大量的实证研究表明,电磁辐射有可能诱导细胞产生变异。生物体是细胞构成的,其遗传物质是 DNA。母细胞复制子细胞就是 DNA 的复制传递及表达过程。因而细胞变异会导致神经系统、内分泌系统、免疫系统的失调及各功能器官的损害。②对视力的危害,医学研究证实眼睛长时间的注视电脑屏幕,视网膜上的感光物质视红质消耗过多,若未能补充其合成物质维生素 A 和相关蛋白质,会导致视力下降、近视、眼睛疼痛、怕光、暗适应能力降低等眼疾病,过度疲劳还会引起房水运行受阻,导致青光眼。干眼症,甚至失明等。③对神经内分泌系统的损害,神经系统是人类思维、认知交流、情感传递的主要通道。网络成瘾不仅会对神经系统产生不良的刺激,而且会引起神经系统功能的异化。由于上网时间过长,会使大脑神经中枢持续处于高度兴奋状态,引起肾上腺素水平异常增高,交感神经过度兴奋,血压升高,体内神经递质分泌紊乱。这些改变可以引起一系列复杂的生理生化的变化,尤其是自主神经功能紊乱(如紧张、神经衰弱),体内激素水平失衡,机体免疫功能降低,可能导致个体生长发育迟缓,还可能引发心血管疾病、胃肠神经性疾病、紧张性头痛、焦虑症、抑郁症等,甚至可导致猝死。④对身体功能的损害,长时间的上网,而缺乏必要的锻炼会使人们进入一个亚健康状态。电脑操作时所累及的主要部位是腰、颈、肩、肘、腕等,长时间的操作电脑而缺乏锻炼,容易导致脊椎增生,出现脊椎畸形、颈椎病、腰椎间盘突出、腕关节综合征、关节无菌性炎症等慢性疾病。长时间的使用网络会引发依赖骨骼肌收缩,回流的下肢静脉的压力增高,而长时间的静脉管腔扩张会引起静脉瓣功能性关闭不全,最终发展为器质性功能不全。由于操作电脑时总是保持相对固定的身体姿势和重复、机械的运动,强迫体位的比重越来越大,极易突发肌肉和骨骼系统的疾病,出现重力性脂肪分布异常,产生肥胖症。有些甚至出现视屏晕厥现象,伴有恶心、呕吐、大脑兴奋过度,严重者还会造成睡眠节律紊乱。④电脑发出的气体可以危害人体的呼吸系统,导致肺部疾病的发生。

(2)心理方面的危害:①认知发展受阻,青春期时逻辑能力、空间能力及发散性创造思维能力高度发展的关键时期,青少年本来应该有着活跃的思维和丰富的想象力,但是过度使用网络却让他们失去了平衡和多元化发展思维的关键时期。由于网络活动信息交流途径的单一,认知方式的刻板导致神经系统突触链接的次数减少或停止,产生神经回路失用性现象,这将直接影响青少年认知思维的全面发展,更甚者会产生信息焦虑综合征和物理时间知觉错乱。②反应功能失调,网络成瘾的患者整天把自己的思想情感沉浸于媒介内容之中,视野狭窄,对未来漠不关心,极端自我内化。久而久之,会造成抑郁焦虑的心理,甚至发展成抑郁等各类神经症。使得情感反应功能发生严重倒错,甚至出现"零度情感"现象。③人格异化,患者长期生活在这种虚拟的环境中,必然使现实生活中形成的人格特质发生变化。他们会按照网络虚拟行为模式去组织生活方式,规范行为,最终导致心理层面的模式化和网络人格的变异,如分裂型、癔症型、强迫型、自恋型、偏执型、依赖型、反社会型、表演型等人格。④网络成瘾会导致患者学业荒废、工作无序、人际关系淡漠产生亲子冲突、情绪低落、思维迟缓、甚至产生自残和攻击的意念及行为,使人的社会性功能受到严重的损害。

(3)公共社会方面的危害:①网络成瘾引发信任危机,网络空间是一个虚拟的数字社会,它很难形成像现实世界那样的社会规范,有很多行为也难以受到法律的明确约束。他们都以化名的形式上网,放纵自己的言行,忘却自己的社会责任,有的甚至任意说谎,伤害他人,从而丧失了道德感和责任感。久而久之,会使他们在现实生活中缺失真诚性而造成现实社会人际交往的混乱。②网络成瘾引发网络犯罪,网络交往具有弱社会性和弱规范性的特征,他们自由自在、无所不为的网上行为特征使网络安全与犯罪问题凸显。③网络成瘾引发道德沦丧,如因"网恋"而引发的婚外情,导致的家庭破裂和重组,有些网恋的双方在网上互相调情,后来证实是父女或是母子等。④网络成瘾引发暴力犯罪,大多数网络成瘾的青少年没有经济来源,但因迷恋网络,又无法支付上网的费用,为弄钱上网而走上犯罪的道路。有关专家指出,目前网络成瘾症正在成为诱发青少年犯罪的重要因素。

据此,网络成瘾,或者网络病态,已成为一个世界性的社会问题,成千上万的人因此不能有正常的生活,成千上万的家庭也因此不能有正常的功能。因此,救治网络成瘾患者不仅是在拯救个人,也是在拯救社会。

2.临床类型

网络成瘾症的类型可分为网络游戏成瘾、网络关系成瘾、网络色情成瘾、网络信息成瘾、网络交易成瘾等。其临床表现形式也多种多样,初期患者只是表现为对网络的精神依赖,之后就很容易发展成为躯体依赖。羞耻和隐瞒、回避是网瘾的根本特征。主要表现如下。

(1)患者随着反复使用网络,感觉阈限增高,对原有的上网行为不敏感,为了获得满足不断增加上网的时间和投入程度,即表现为耐受性增强。

(2)上网占据了患者整个思想与行为,表现为强烈的心理渴求与依赖。

(3)患者一旦停止或减少上网就会产生消极的情绪,表现出坐立不安、情绪波动、失眠、焦虑、双手颤抖、烦躁、食欲下降、注意力不集中、神情呆滞等症状,体现了戒断反应。

(4)对他人隐瞒迷恋网络的程度或因使用网络而放弃其他活动和爱好。

(5)在生理症状上,由于患者上网时间过长,会使大脑神经中枢持续处于高度兴奋状态,引起肾上腺素水平异常增高,交感神经过度兴奋,血压升高,体内神经递质分紊乱。

(6)精神症状与心理障碍认知的改变,思维迟缓,注意力不集中,自知力不完整。情感反应及行为活动的异常;包括淡漠僵化和情绪极不稳定,表现冲动、毁物等行为,甚至萌生自杀或攻击性意念和行为。

(7)社会功能的缺失孤僻、不合群、胆小沉默、不爱交往,社会活动兴趣减弱、进取心缺乏、意志薄弱等,甚至引发亲子冲突、人际交往受阻等。

以上症状并不单一存在,病情严重者可以继发或伴有焦虑、抑郁、强迫、恐惧、人格改变及精神分裂症样的症状。

3.辅助检查

首先完善其他病因的检查,然后进一步完善实验室及其他检查,对网络成瘾症并发症的诊断有着重要意义,根据疾病诊断的需要,进行必要的检查,如血、尿、大便、脑脊液等的检查,心电图、脑电图、超声、核素及放射影像学等检查,心理测验和诊断量表也有一定的帮助。

4.诊断要点

如果根据患者病史提示诊断该疾病并不困难,但是也需要排除其他疾病所致相同症状。

(1)诊断标准:目前国际上没有明确统一的诊断标准,但是每个国家诊断的核心依据大致相同,国内较为认可的是师建国提出的网络瘾诊断标准如下。①自己诉说具有难以控制的强烈上网欲望,虽然努力自控,但还是欲罢不能。②戒断症状:如果有一段时间减少或停止上网后就会明显地焦躁不安。③每周上网至少5天以上,每次至少4小时以上。④专注于思考或想象上网行为或有关情景。⑤由于上网社会功能明显受损。⑥上网的时间越来越长。⑦企图缩短上网时间的努力总以失败告终。

如果在过去12个月内表现出以上3条相符就可以确诊为网络瘾。

(2)中国网瘾评测标准:①前提条件,上网给青少年的学习、工作或现实中的人际交往带来不良影响。②补充选项,总是想着去上网;每当网络的线路被掐断或由于其他原因不能上网时会感到烦躁不安、情绪低落或无所适从;觉得在网上比在现实生活中更快乐或更能实现自我。

在满足前提条件的基础上必须至少满足补充选项中的任意一个,才能判定属于网瘾,这是目前国内常用的网瘾测评标准。

(3)网瘾临床病症分级:①偶尔上网,对正常生活与学习基本没有什么负面影响。②时间比第一项稍长,但基本上自己可以控制。③自己有些控制不住,但在家长的提醒下可得以控制,对学习已经产生一定影响。④开始对家长的限制有反感,逐步对学习失去兴趣。⑤有时瞒着家属上网,并且用说谎的方式为自己掩饰,开始厌学。⑥已产生对网络的依赖,一天不上网就不舒服。⑦与父母有公开的冲突,亲子关系紧张,上网成了生活的主要目的。⑧对父母的强烈厌倦,经常逃学,连续上网,通宵不归。并有其他很不理智的行为;如开始在家有暴力行为,敲打或毁坏东西等。⑨不顾一切也要上网,若父母干涉,非打即骂,不但毫无亲情,甚至伤害亲人、逼父母分居或离婚。⑩为了上网不惜走上犯罪的道路。

（4）网瘾诊断量表：目前网络瘾的诊断也可以通过量表进行测量，常用的量表有网络成瘾倾向的检测量表、网络瘾的诊断量表、网络瘾严重程度的测定量表。

本病主要通过鉴别致瘾源与其他成瘾行为进行鉴别。

5.治疗要点

网络成瘾症的治疗是需要多种治疗相结合的系统治疗，包括药物治疗、饮食治疗、物理治疗、心理治疗等。

（1）药物治疗：在临床实践中，发现相当一部分网络成瘾的患者会伴有体内微量元素含量的异常及精神症状，如抑躁症状、焦虑症状、强迫症状、睡眠障碍等生理、心理问题。故患者可通过有效的药物使用来纠正患者神经内分泌紊乱和排出体内重金属物质的蓄积，改善所伴有的精神症状，中医补气、补血，调整体内的阴阳失衡，也可使患者恢复正常的身体状况。

（2）饮食治疗：经过对人类的大脑的深入研究，人的精神行为除了与遗传因素和环境因素有关外，饮食结构对精神行为也有一定的影响。如体内维生素 C 缺乏可引起抑郁症、孤僻、性格改变等精神障碍。因此针对网络成瘾患者调配适合他们营养状态的饮食，如牛奶、动物肝脏、玉米、绿叶蔬菜、鱼类、水果等。如香蕉可以更好地补充因上网带来的营养物质的缺乏及造成的精神行为的改变。此外多饮绿茶可以抵抗电脑的射线。

（3）物理治疗：利用物理治疗仪参照中医穴位针灸刺激治疗，以及运用中医理论给予经络针灸给氧疗法。提高血氧含量，调节大脑供血等来缓解患者的自主神经功能紊乱症状。

（4）心理治疗：心理治疗在网络成瘾症患者的治疗中很重要，但大多数患者是在家长的要求下，被迫接受治疗的。其对心理治疗的接受、顺从或抵触程度也各有不相同，缺乏治疗的积极动机，对治疗的过程和目标也缺乏认识；对言语性的治疗不感兴趣，部分存在的或完全不存在的自知力等是他们所共有的特性。因此，他们需要专业的心理治疗师根据他们各自不同的情况给予制定各自不同的治疗方案，并给予足够的耐心去解决他们各自的问题。

（5）其他治疗：①家庭治疗，孩子戒除网瘾，父母也得改错。必须打破原来一味地打骂埋怨或者放纵溺爱，应该学会转移孩子的兴趣。②内观疗法是日本吉本伊信先生提出的一种源于东方文化的独特心理疗法。内观疗法的三个主题："他人为我所做的""我给他人的回报"和"我给他人带来的麻烦"。内观者围绕这三个主题，把自己的一生分成若干年龄段进行回顾，对自己人生中的基本人际关系进行验证，从而彻底洞察自己的人际关系，改变自我中心意识。这种治疗方法有一定的效果。③此外，临床心理学家奥尔扎克认为：网瘾治疗方案与治疗赌博和酗酒的方法类似，但是网络瘾患者面临着一大挑战，就是电脑已经成为日常生活的一部分，诱惑依然存在。他们必须学会有节制地使用电脑，就像饮食失调症患者必须学会为了生存而进食一样。

（二）护理

网络成瘾患者的护理对护理人员的要求较高，它涉及多门学科，专业知识面广，患者心理依赖突出，应实行整体护理，另外还需配合医师和专业心理治疗师进行有针对性的护理干预，以提高网络成瘾患者在住院期间的康复护理质量。

1.护理评估

进行生理、心理和社会状态评估的主要方法是客观检查、心理测评、访谈及心理和行为观察。

（1）生理方面：①患者的营养发育是否正常，有无躯体疾病，以及健康史。②患者的生活习惯,有无特殊嗜好,生活自理能力,个人卫生等。③患者的生理功能方面,睡眠情况,二便情况等。④患者的自主神经功能状态。

(2)心理方面:①患者对住院的态度及合作程度。②患者以前的应激水平,正常的应激能力的高低。③患者对疾病的理解程度。④患者的精神状态焦虑、抑郁、认知状态、情感反应等。⑤患者对网络的认识程度。

(3)社会功能方面:①患者的一般社会情况与同伴、家人的关系及社会适应能力。②患者文化程度的高低、家属的文化程度,以及对患者的关心程度、教育方式等。③患者网络成瘾后主要的心理社会问题。

2.护理诊断

(1)幻觉妄想、焦虑抑郁、自卑:与网络依赖引起的认知改变、情感反应变化有关。

(2)潜在或现存的冲动行为:与网络依赖引起的认知改变、焦虑等情感反应有关。

(3)自知力不全或缺乏:与网络依赖引起的认知改变有关。

(4)潜在或现存的自伤自杀行为:与网络依赖引起羞耻和隐瞒、回避症状等有关。

(5)社会功能障碍:与网络依赖引起认知改变、情感反应变化、自知力不全或缺乏有关。

(6)有外走的危险:与网络依赖引起认知改变、情感反应变化有关。

(7)不合作:与网络依赖引起认知改变、自知力不全或缺乏有关。

(8)应激能力减退:与网络依赖引起的认知改变、焦虑等情感反应有关。

(9)网络依赖:与反复使用网络,所产生的精神依赖与躯体依赖有关。

3.护理问题

(1)患者潜在或现存的营养不足,少食、偏食。

(2)睡眠障碍,失眠。

(3)生活自理能力下降或丧失。

(4)知识缺乏。

4.护理目标

(1)患者能够摄入足够的营养,保证水、电解质的平衡。

(2)患者的睡眠状况改善。

(3)患者没有受伤,并能述说如何预防受伤。

(4)患者未因感知、思维过程改变出现意外,并能正确应对。

(5)患者能对疾病有恰当的认识和评价,适应环境的改变,焦虑和恐惧情绪减轻。

(6)患者生活应激能力逐步提高。

(7)患者维护健康的能力和信心得到提高。

(8)患者对网络的依赖程度下降。

5.护理措施

(1)生活安全护理:①提供良好的病房环境,安全、安静、卫生。②做好日常生活护理,注意态度,建立良好的护患关系。③注意对患者的安全教育,争取病友、家属的理解和支持。④遵医嘱给予相关的治疗,并观察药物的治疗作用与不良反应。

(2)心理护理:①患者心理依赖突出,应予以整体认知治疗护理。②年龄跨度大,护理措施应予以个性化实施。③大部分患者是被动入院,抵触情绪较大,环境的改变也会加重患者的焦虑程度,使心理活动复杂化,应积极与患者进行语言或非语言的沟通。④积极开展心理治疗与护理,协助患者根据个人能力和以往的经验培养其解决问题的能力。⑤重视非语言性的沟通,因其对思想,情感交流有重要作用。⑥经常深入地接触患者,了解病情的动态变化和心理活动。针对不同病情的患者采取不同的心理护理方法。

(3)特殊护理:①大多数患者思想活跃,反应灵敏,但自律能力差,缺乏自理能力,因此应予进行社会行为技能的训练,包括生活、学习、工作能力与社交能力等方面,主要培养患者生活自理能力,建立个人卫生技能量表,如洗漱,洗衣,饮食,整理内务等活动。要求整理房间规范、整齐、培养患者的自立、责任感。②通过工娱治疗和适当的健身训练,鼓励网瘾患者积极参与群体活动,扩大交往接触面,达到提高生活情趣、促进身心健康的目的。如听音乐、看电视、庆祝节日等,以及带有学习和竞技的参与性活动,如健身、绘画等,通过大量的体能训练过剩的能量得到宣泄释放,恢复健康的心理状态。③组织其观看优秀的青春励志影片,共同探讨积极的话题,引导患者从积极的方面去思考和解决生活中的实际问题。④网络成瘾的患者一旦脱离网络会产生不同程度的戒断反应,甚至伴有精神症状和冲动行为,必要时应予保护性约束和隔离,因病情具有突发性和爆发性。应避免强光、声音等刺激,经常巡视病房,预防自伤、自残、毁物等意外情况的发生。应避免患者接触可能产生伤害的刀叉,玻璃等锐利工具。外出活动应予患者适当的活动指导,防止肌肉拉伤。⑤尽可能地创造一个社会性的体验学习环境,提高其应对现实问题的能力。

6.护理评价

(1)患者的饮食生活规律。

(2)患者的独立生活能力增强。

(3)患者的精神状态,情感活动正常。

(4)患者未发生冲动行为。

(5)患者对网络的依赖性减弱或消失。

7.健康指导

(1)指导患者以理智的态度严格控制网络使用时间。网上娱乐一天不要超过 2 小时,通常连续操作电脑 1 小时应休息 5~10 分钟,父母与患者共同签订一个协议,并使他们懂得人生的任何游戏也像网络游戏一样,是有规则的,遵守规则才能继续,从而达到预防网络成瘾的目的。

(2)以健全的心态进入网络。强化自我防范意识,增强抵御网上不良诱惑的心理免疫力。随时提醒自己上网的目的,在面对网络上纷繁复杂的信息时,有一个清醒的辨识。

(3)鼓励患者积极参加社会活动,逐步建立信任的、和谐的、支持的人际关系。保持正常而规律的生活,娱乐有度,不过于痴迷。每天应抽出时间与同学、同事、家人交流,感受亲情、友情。

(4)如果发现自己无法控制上网的冲动,要尽快借助周围的力量监督自己,从而获得支持和帮助,培养自己对家庭和社会的责任心。

(5)应对家属和患者同时进行指导,对患者作出行为界定,并与家属和患者达成共识。

(三)预后及预防

1.预后

网络成瘾症经过一段时间的系统治疗后,一般可以完全康复,但是需要家庭、社会、学校对患者的关注,加强警戒教育,并指导其正确的使用网络,避免再次成瘾。

2.预防

青少年网络成瘾症的预防要以个人-家庭-社会总动员的模式:第一,自己要培养成熟的心理品质、积极自我的认知,培养自己的自尊、自信及有效的压力管理能力,培养自己的沟通技巧及有效的时间管理能力;第二,对于家庭来说,良好的亲子沟通对于预防网瘾有着举足轻重的作用,根据他们的身心特征调整教养方式,和孩子有效的沟通可帮助其规划人生,了解网络知识并言传身教,正确使用网络;第三,对于学校来说,应该构建多维的评价体系,丰富学校的主题活动,建立良好的师生关系,开展网络实践活动,正确的利用网络提高青少年的学习兴趣;而对于社会,也应该建立完善的网络法规和监管制度,努力净化网络环境。总之,建立科学有效的预防策略已是迫在眉睫的首要任务。

（庞志靖）

第六章

血液透析室护理

第一节 血液透析患者的健康教育

一、健康教育的目的

透析患者和其他慢性病患者一样需要在日常生活中进行自我管理,改变以往的生活方式以适应透析治疗。血液透析需要每周 2～3 次,9～15 小时的治疗时间。不仅是患者自身,也需要其家人的配合,共同改变以往的生活方式。因此,作为护理人员,对患者及其家属进行宣教,使他们获得透析治疗所需的知识及技术,是十分必要的。

二、健康教育前的评价

(一)对患者的评价

进行健康教育前应首先对患者的个人情况进行评价。通过把握患者目前的情况,以提供适用于不同患者进行自我管理所需要的知识。一般应评估患者的身体状况、情绪状况、心理社会状况及目前为止已掌握的知识,进而选择适合的宣教方法,具体见表 6-1。

(二)影响患者自我管理能力的因素

患者需要在透析治疗的同时不断调整自身状况以适应新的生活。有些因素影响着患者自我管理能否顺利进行,这些因素包括环境因素和个体因素,如患者的身体状况、对透析治疗的接受程度、包括家人在内的社会支持系统等。具体因素见表 6-2。

表 6-1 透析患者健康教育前的评价项目

评价项目	评价内容	收集信息
(1)身体状况	发病以来疾病的控制情况	现病史、既往史
	目前疾病的状况	症状、体征
	有无并发症及其程度	由并发症引发的身体障碍(如糖尿病、脑血管疾病等)
	机体功能障碍的程度	实验室检查结果
		视力、听力、语言、知觉、行动等

评价项目	评价内容	收集信息
		治疗方法及内容
		透析条件,透析中的状况(血压、症状、体重增加等)
		活动度,透析疗法,饮食,药物,内瘘,并发症(心血管疾病、糖尿病等)等处置
(2)情绪状况	接受治疗及学习的意愿	是否不安、抑郁,是否拒绝透析
	疾病的接受过程,目前所处阶段	对身体和疾病关心的内容
	健康观、自我观、疾病观	社会责任的变化
	人际关系	经济状况
(3)心理社会状况	患者的目标	年龄、性别
	理解力(阅读、书写、计算)	家庭构成、职业、地位、生活计划
		每天的行动计划
		阅读能力
(4)已掌握的知识	以往学习的知识、技能	目前为止对有关肾功能不全、透析治疗所了解的知识、技术
	正在实施的康复计划	患者陈述的康复经验
	新学习的知识、技术等	与专家的交流
	医学专业术语的理解程度	
	患者希望的宣教方法,视觉(电视、图片、阅读)、听觉(交流、听录音等)	

表 6-2　影响患者自我管理能力的因素及原因

评价项目	原因	内容
(1)充分透析	身体状况	
	肾功能	尿毒症引发的症状、并发症
	心功能	血红蛋白、尿素氮、血肌酐及血钾
	贫血	血压是否稳定
	骨关节疾病	内瘘的状况
	内瘘	血液透析次数、透析时间、透析器
	末梢血管障碍	体力
	透析中的状态	
	有无并发症	
(2)自我管理行为	透析接受情况	
	对疾病(透析疗法)的接受程度	接受程度,适应阶段(不安、抑郁、是否接受透析)
	饮食管理	有无活动的限制(听力、视力、知觉、步行)
	用药管理	透析过程是否顺利
	内瘘管理	饮食方式,血钙、血磷、血钾值
		水、盐的摄取方式,体重增加率

评价项目	原因	内容
		服药状况
		内瘘有无闭塞、出血、感染,内瘘的观察
(3)环境因素	家庭构成	家庭、高龄患者、独居
	居住环境	有无来自家庭的援助
	家庭及社会支持	经济保障(经济状况、保险的种类)
	信息源	住院方式(住院时间、有无陪护)
	社会资源	人际关系
(4)个人原因	宗教	年龄
	兴趣	职业、职位、对职业的责任及兴趣
	社会责任	对自身的接受
	自我管理知识	社会生活
		自我照顾能力
		宗派
		原有的知识、技能
		患者的康复经验
		宣教内容
		宣教后的生活规划

三、健康教育指导

血透患者只有具备良好的身心状态,进行有效的自我管理,才能保证良好的生活质量,护理人员对此担负着重要的责任。

(一)诱导期的自我管理指导

患者从保守治疗进入到透析治疗,护理人员首先应全面评价患者的身心状况,从而制订出具体的宣教计划。对于诱导期的患者,宣教的目标是让患者了解自我管理的重要性,改善患者的身体状况,通过心理护理使患者尽早接受透析治疗,改变原有的生活方式,适应透析生活。

1.健康教育指导的内容

(1)持续透析为使透析治疗顺利进行,在诱导期需要让患者了解肾功能不全的相关知识、血液透析原理及其必要性。为更好地提高透析治疗的效果,需要患者进行自我管理(充分透析、合理饮食、适当运动、预防感染、排便)等。同时应指导患者学会读取实验室检查结果、预防并发症(贫血、血钙的代谢异常、感染、糖尿病)的发生,一旦发现异常与医院进行联系,并指导患者日常生活中的注意事项。

(2)透析饮食的制定方法:透析饮食的制订原则是维持和促进健康、保证摄入平衡。具体要点如下:①营养平衡、优质的食物。②适当的热量。③必要的蛋白质(不要摄入过量)。④控制水分。⑤禁食含钾食物。⑥禁食含磷食物。

(3)告知患者如水、盐摄入过量易导致心功能不全、脑出血;热量摄入过多易出现高脂血症、动脉硬化;血钙、血磷摄入不平衡易引发甲状旁腺功能亢进症。①水盐的摄入方法:每次血液透析过程中,脱水量最好控制在体重的 5% 以内。告知患者如果透析期间体重增加过多,易增加心脏、血管的负担,体液过多导致高血压、心功能不全等并发症。此外,体重增加过多时,透析中可出现脱水困难、体力下降等问题。②钾的摄入方法:由于肾功能不全使钾不能在尿中排泄,因此如果钾摄取过量,易引发猝死等危险。指导患者每天钾的摄取量最好是 1 500～2 000 mg。③磷的摄入方法:蛋白质含量多的食物,磷的含量也比较高(1 g 蛋白质,含磷 12～14 mg)。指导患者不要过量摄取蛋白质含量多的食物,最好应用食品成分表选择食物。

(4)慢性肾衰竭患者因肾功能减退,药物排泄受阻,药物血浓度增高,半衰期延长,需调整用药剂量及用药间隔时间,尽量避免使用对肾脏有毒性作用的药物,如庆大霉素等。

(5)透析可丢失水溶性维生素,故需补充叶酸、B 族维生素、维生素 C,但不能过量。补钙药应含服或嚼服,同时适当补充维生素 D,并监测血钙浓度。

(6)大多数血液透析的患者常伴有高血压。高血压主要是由水、钠潴留引起的。通过透析清除多余的水分,纠正高钠后,血压会得到控制。但也会有部分患者虽然通过充分透析和超滤,但血压仍持续升高,透析期间需服用降压药来控制血压。指导患者正确有规律地服用降压药,不得随意增减、不可自行停药;教会患者自己测量血压,同时测量卧位、坐位和立位血压,防止直立性低血压;体位改变时动作尽量缓慢,防止直立性低血压的发生;透析前和透析中减少或停用降压药,以避免透析中低血压和透析后的直立性低血压;每天监测血压至少 2 次,做好记录;在服药过程中如出现不良反应,及时通知医师进行处理。

(7)有贫血者定期注射促红细胞生成素,并注意药物不良反应的观察,每月复查血常规,口服铁剂如硫酸亚铁等,宜饭后 30 分钟口服,以减少胃肠道反应。同时忌饮浓茶,以免影响药物吸收。服药过程中如出现不良反应,及时通知医师进行处理,避免不良反应发生。

(8)从肾脏排泄的药物(如 H_2 受体拮抗剂等抗溃疡药物等),因在体内停留时间较长,为防止药效过量,应减少药量。

(9)易被透析清除的药物(如头孢类药物),原则上应该在透析后服用或注射。

(10)患者应了解目前口服或注射药物的用途、作用、服用方法、不良反应及注意事项等。

(11)内瘘管理:内瘘是维持性血液透析患者的生命线,为了保持内瘘能长久的应用,应防止发生闭塞、狭窄、感染及出血。一旦出现问题,透析治疗就不能顺畅进行,进而导致透析不充分。因此,应指导患者了解内瘘对于患者的意义及其重要性,学习自我观察要点及透析后的止血方法等。

2.健康教育方法

(1)持续透析:①相对于说明书这类的文字说明,图片或照片、录像带、模型、实物等能更加贴近现实。为让患者更好地理解血液透析疗法,可以让其观看透析管路、透析器及透析膜断面的实物,以减少恐惧感,增进理解。②让患者熟悉各项实验室检查的正常值,便于自我管理。③为预防和及早发现并发症,可以应用各种宣传手册加深患者的认识,同时也可让一些自我管理较好的患者介绍经验。④对于刚刚开始透析治疗,身体状态调整不佳或对疾病尚未完全接受的患者,此时可能并不能马上进行自我管理。护理人员切忌向患者介绍过多的知识,以免增加负担,仅提供 1～2 个重要的信息即可。可以告诉患者所谓的自我管理是指患者能够对自身情况进行观察和判断。此外介绍一些患者感兴趣、关心的事情,注意在宣教的时候应注意与患者的个人情况相结合。

(2)水分和饮食管理:①对患者进行饮食指导,最好能连同营养师一起进行。②平衡的饮食应该是有效控制水和盐,不过量摄入钾和磷。③可以通过宣传手册、录像带等形式让患者了解食品种类及成分。④告知患者每摄入 1 g 盐能使 100 mL 的水贮存在体内。为加深印象,可以让患者观看血管内充满水时的照片,并比较正常时和心功能不全时胸部 X 线片,以增加患者的感官认识。

(3)药物管理:①应该让患者记住正在服用的口服药和透析中应用的注射药物的药品名、作用及不良反应,还应告诉患者为达到最佳药效必须按照规定的方法服药。②提醒患者把正在服用的其他科室的处方药和保健食品等告诉护理人员。③有些患者会根据以往的习惯进行服药,所掌握的知识可能是不完全正确的,因此护理人员应对患者了解的知识进行评估,对缺乏的部分进行补充说明,对错误的部分给予修正。

(4)内瘘管理:①可以让患者看内瘘的图片或照片,举例说明内瘘管理的重要性。②指导患者了解内瘘的部位、走行,用手触摸内瘘搏动,用耳倾听内瘘的范围和强度。③指导患者每天观察内瘘血管的紧张度、弹性等,防止发生闭塞、感染、出血等异常情况,一旦发现异常,应马上和医院取得联系。④宣教时应注意根据患者的实际情况来进行,避免使用专业术语,多用一些患者能理解的语言。

3.健康教育技术

(1)测量体重:向患者说明为达到水、盐管理的意义,做到每天测量体重,告知透析前后测量体重的意义,并强调如果测量错误可能出现透析不充分、脱水过量进而导致心功能不全和低血压。

(2)测量血压:测量血压是自我管理的项目之一。护理人员应向患者说明通过血压测量可及时观察到水盐管理的效果、降压药或升压药的药效。患者应该掌握血压的正常值和测量方法,护理人员在指导患者进行血压测量时,可让其反复练习,并提醒患者血压出现异常时一定和医院取得联系。

(3)观察内瘘:为预防内瘘出现闭塞等情况,应每天进行观察。教会患者沿着血管的走行进行触摸、利用听诊器听取血流声音。了解正常的声音及血管搏动的范围。

(4)做观察笔记:指导患者每天做观察笔记,记录的内容包括血压值、身体状态、自我感觉、身体调整状况、与医护人员交流后获得的信息、日常情况等。

(5)健康教育要点:①掌握正确的方法,护理人员进行指导的时候,先演示正确的方法,让患者进行观看,然后让患者来做,并对患者错误的地方进行纠正。通过反复的练习逐渐掌握正确的操作方法。②模仿正确的行为,模仿是提高学习效果的重要方法。为了使患者掌握正确的行为,指导者应注意每次进行演示时都应一致,不应有不同,这样才便于患者进行模仿。③减少操作错误,告知患者在测量血压和体重时,如操作不规范,可能出现错误的结果,应尽量减少操作失误。

4.心理、社会指导

(1)慢性肾衰竭患者因病难愈,需长期透析治疗并负有沉重的经济负担。患者易产生悲观、失望、焦虑、抑郁的情绪和逆反行为,对治疗信心不足。作为护理人员,首先对患者深表同情,充分认识了解患者的心理要求,对患者要态度和蔼、热情、认真,操作熟练准确,获得患者与家属的信赖。重视与患者家属沟通,取得家属的支持。根据患者不同的实际给予鼓励、帮助、提供相关忠告、咨询与支持,适当解释情绪对病情的影响,做好疏导工作,有计划地使患者了解透析的原理、疗效、血管通路的保护、控制导致疾病加重的危险因素及合适的生活方式和稳定的情绪对恢复健康的重要性等。鼓励患者树立乐观向上的思想,保持精神愉快,以最佳的身心状态接受治疗。

（2）当患者出现愤怒、悲伤的情绪时，护理人员应鼓励患者记录下自己的心理反应，或者与医护人员进行交流。护理人员应多创造与患者交流的机会，帮助患者度过心理危机。如果出现了不能解决的心理问题，应适当请教心理专家进行援助。

（3）如果是社会因素，如原有的社会义务无法履行，或由于住院给家属带来了麻烦，或者是由于住院环境、经济状况、医保手续等方面的问题而造成的困难，都可能给患者带来影响。针对具体原因提供相关的信息给患者，并注意为患者争取来自社会支持系统的援助。

（4）护理人员应特别关注高龄患者和由于并发症而影响日常生活的患者。

（5）有些患者因担心治疗无法继续履行自己的社会责任（工作、家庭和学业），体力无法从事重体力劳动而产生忧虑，这时可以适当向患者提供腹膜透析或肾移植等方面的信息，便于患者结合自身情况进行选择。

5.对患者家属的健康教育

作为透析患者的家属，应做好与患者治疗和疾病长期相处的精神准备。护理人员应指导家属正确的理解疾病和透析治疗，指导其作为协助者，多给予患者必要的、长期的援助。

（1）宣教内容和方法：在对家属进行宣教时，一般应和患者共同进行，护理人员应制订包括宣教次数、时间、内容和方法等内容的具体计划，便于操作。

（2）慢性肾功能不全和透析疗法：向患者的家属及周围人说明患者一旦出现慢性肾功能不全就应做好终身依靠血液透析维持生命的准备，家属应给予长期的援助。

（3）协助饮食管理：患者家属应该和患者共同学习透析饮食的原则。在饮食制作上多下功夫，因为只有家属的参与和支持才能保证饮食疗法的正确实施。

（4）协助用药管理：告知家属目前正在应用的药物的品名、作用、服用方法，当药物变化、停药及出现不良反应等情况时，能及时发现。如患者不能与医师进行有效沟通时，家属应积极与医院取得联系，进行详细说明。对于个别不能有效进行体重管理、血压管理和用药管理的患者，护理人员应向家属进行详细的介绍，提醒家属做好监督。

（5）协助内瘘管理：护理人员应指导家属了解内瘘的意义、重要性，出现异常时学会如何应对，必要时应与医院进行联系。

（6）观察日常生活行动：家属在日常生活中应注意观察患者的身体变化、体重、血压、实验室检查结果，并协助记录观察笔记，便于为医护人员提供相关信息。

（7）社会资源的利用：由于患者长期进行透析治疗，给家庭带来了一定的经济负担。护理人员应该向家属介绍医疗保险、商业保险等信息。长期透析治疗也会给家属带来影响，出现心理、社会等方面的问题，护理人员应给予关注，并给予必要的援助。

（二）维持期患者的健康教育

维持期是指患者在诱导期之后病情趋于稳定，能正确对待疾病和治疗、能进行自我管理的阶段。

1.健康教育内容和方法

（1）持续透析：①为使透析治疗顺利进行，指导患者了解充分透析的意义、体重和血压管理的重要性、如何根据实验室检查结果判断健康状态及如何预防并发症等。②有效利用透析记录、实验室检查结果、观察笔记的内容，制订出保证患者充分透析的计划。③医院方面，可以成立患者联谊会促进患者之间的经验交流，通过印制透析手册宣传相关知识。④提醒患者学会判断异常情况,以及出现时应尽早和医院取得联系。

(2)水分和饮食管理:饮食管理中,要特别留意患者的自我管理记录、实验室检查结果、透析中的状态。对于自我管理较为困难的患者,不能单纯地进行鼓励,应注意与患者多沟通,以了解具体的原因,给予有针对性的指导。

(3)药物管理:了解患者目前正在使用的药物并观察其服药的方法是否正确等。

(4)内瘘管理:指导患者了解有关内瘘的种类、血管的走行、长期使用者的观察要点等知识,并了解患者是否进行正确的自我观察。

(5)适当的体育锻炼:大多数维持性血透患者对运动知识缺乏了解,害怕运动会加重病情。为提高患者的日常生活活动能力(ADL),要注意调整适合自身的活动量。医护人员在为患者做透析治疗时,应向其宣传正确的体育运动方法及适当运动的益处。对于长期透析患者来说,除了规律透析、合理膳食外,加强运动锻炼不但可以增强肌力、改善心功能、改善全身机体状态,使透析更加充分,还可以转移患者的注意力,缓解抑郁、焦虑等不良情绪。患者由于贫血、营养不良、血管疾病等限制了疾病的耐受力,运动应在控制血压、纠正贫血及心力衰竭的情况下进行。锻炼的原则是早期、渐进、维持、综合,以有氧运动为主,每次运动30分钟左右,不可过长,4~6次/周。锻炼项目,如散步、跳绳、骑自行车、练气功、打太极拳等,以出现轻度气喘、疲乏及出汗为运动充分的标准,禁止剧烈运动。

2.心理-社会等因素的指导

透析治疗过程中,患者常由于透析并发症伴有的躯体不适、对预后的担心、对家庭关系的担忧、对经济的忧虑、需要不断往返于医院而带来的困难而出现各种心理、社会等方面的问题。为此,护理人员在不断改善患者躯体症状的同时,应留心观察患者日常生活中的烦恼,建立良好的护患关系,与患者进行有效的交流。

有关心理、社会方面的指导目标是使患者在接受透析治疗的同时还能担负工作和家庭的责任。

有些患者,由于运动功能、心功能及视力等方面的障碍而导致日常生活活动能力(ADL)下降;有些患者由于容貌的变化、依赖家人及原有社会责任的丧失等原因出现自卑等情绪。对于这些患者,作为护理人员,应对其经济能力、社会支持、患者心理等进行深入研究,充分了解患者目前所面临的困难,给予有效地援助,扩大患者的活动范围。

四、健康教育评价

对健康教育效果进行评价时,护理人员可以通过观察法、问卷调查法、陈述法、模拟练习等形式来了解患者对相关知识的掌握情况。此外,还可以通过患者的体重增加率、血压是否平稳、血钾和血磷是否正常等来了解其水分及饮食管理的情况。此外还应评价患者的用药管理、内瘘管理等方面的能力。

对血液透析患者的健康教育,是提高患者自我管理能力的途径,而建立一个以患者为主体的学习环境是十分重要的。它需要护理人员对患者已有知识、经验及实际生活等方面进行正确、全面的评价,在此基础上结合患者的具体情况,制定出合理的宣教计划,有步骤地进行。

(韩枚颖)

第二节　血液透析治疗技术与护理

一、对患者评估

(一)透析前评估

血液透析前对患者进行必要的评估,是防止透析中并发症的最重要的要素。透析前评估包括体重、血压和脉搏,对于静脉置管的患者还包括体温。

1.水负荷状况

查看患者前次透析记录,讨论以前透析中出现的问题,评估目前的水负荷状况并作出恰当的判断。需要记录患者的水肿、高血压、体重、中心静脉压、病史、尿量、液体入量等情况。

2.血管通路

应认真评估、检查通路是否有感染和肿胀。

3.感染征象

检查穿刺部位有无感染及局部敷料清洁度等。如有感染征象,应做拭子培养;如有发生,应进行静脉血培养。更换敷料时必须执行无菌操作。

(二)透析后评估

(1)根据透析后体重、透析前体重和干体重来确定预定的超滤量是否实现,并调整干体重。

(2)通过观察患者全身情况和血压评估患者对超滤量的耐受情况。

(3)如实际超滤量与预定量不符,最可能原因有体重下降值计算错误、超滤控制错误、患者在透析过程中额外丢失液体、透析过程中静脉补液或进食水、透析前后称体重时的着装不一致及体重秤故障等。

二、血液透析技术规范

(一)超滤

1.确定超滤

患者确定超滤必须考虑超滤率和患者的生理状况及心血管并发症。如果透析过程中始终保持过高超滤率、耐受性差、透析期间容量增加较多的患者和血管再充盈差的患者,需个体化的超滤曲线。透析时体液的清除率可以是阶梯式或恒定式。

2.钠曲线

钠曲线即为调钠血液透析,指透析液钠浓度从血液透析开始至结束呈从高到低或从低到高,或高低反复调整变化,而透析后血钠浓度恢复正常的透析方法。这可以帮助达到超滤目标,但应注意钠超负荷的风险。

3.容量监测

利用超声或光电方式通过计算机反映患者血细胞比容和血红蛋白浓度,计算出相对血容量,防止超滤过多、过快引起有效血容量减少,引发不良反应。这可协助医护人员为患者设定理想的干体重。

(二)透析液离子浓度的选择

应根据不同患者的个体差异或同一患者的病情变化选择合适的透析液成分。

(三)透析器的选择

(1)对慢性肾衰竭患者,透析器的选择应参考溶质分子清除、超滤率、透析时间、生物相容性、是否血液滤过和患者体重决定。

(2)对急性肾衰竭患者,透析器应根据患者的生化指标和体液平衡情况进行选择。

(四)血液透析机及管路的准备

(1)在治疗前彻底预冲透析器(按照不同透析器厂家说明进行预冲处理),并必须将所有的空气排出透析器,以避免治疗开始后回路中形成泡沫。

(2)预冲完毕后,透析机即进入重复循环模式。

(3)在透析机上设定好目标脱水量、治疗时间、肝素剂量及任何需修改的治疗内容。

(五)开始透析

主要包括以下方式和步骤。

(1)连接动脉管路和静脉管路,开启血泵至 100 mL/min;或只连接动脉管,开启血泵至 100 mL/min,当血流到静脉端时接通管路。

(2)逐渐增加泵速到预定速度。

(3)患者进入透析治疗阶段后应确保:①动脉和静脉管路安全;②患者舒适;③机器处于透析状态;④抗凝已经启动;⑤悬挂 500 mL 生理盐水与血管通路连接以备急需;⑥已经按照程序设定脱水量;⑦完成护理记录;⑧用过的敷料已经丢掉;⑨如果看不到护士,确定患者伸手即可触及呼叫器。

(4)在整个透析过程中,应巡视、观察、记录患者的一般情况、血压、脉搏、静脉压、动脉压、超滤量、超滤率、肝素剂量等,对首次透析和急诊透析的患者应予以监护。

(5)透析时工作人员应时刻注意个人卫生和无菌操作,每次进行操作都应确保洗手、手套和工作服清洁、戴防血液或化学物质的面罩,或对高危患者采取针对性预防措施等。

(六)结束透析

(1)透析结束时,透析机将发出听觉或视觉信号,提醒程序设定的治疗时间已经达到。为避免延迟下机,之前就应准备好下机所需物品,确定至少有 500 mL 的生理盐水可用于回输血液。

(2)血泵速度为 150 mL/min 时,要用 100～300 mL 的生理盐水才能使体外循环的血液回到患者循环中。

(3)测量患者血压,如血压无异常,当静脉管中的颜色呈现亮粉色时,即可以停止回输血液。因为有空气栓塞的风险,不推荐用空气回血。

(4)动静脉内瘘和人工血管瘘患者下机处理:①在患者带瘘上肢下垫一块治疗巾作为无菌区,暂停血泵。②拔除动脉针,封闭动脉管。③无菌操作将动脉管与回水管连接,开启血泵,回输血液。④当血液完全回输到患者体内后,关闭血泵。⑤拔除针头,纱布加压穿刺点止血。⑥当出血停止,用纱布和敷料覆盖过夜。

(5)静脉置管患者下机处理:①在患者的置管上肢下垫一块治疗巾作为无菌区,戴无菌手套,采用非接触技术断开血管通路。②提前消毒导管接头,断开后用至少 10 mL 生理盐水冲洗导管,肝素封管(1 000～5 000 U/mL,用量恰好充满而不溢出管腔),立即接上无菌帽。

(七)抗凝方法

(1)应个体化并且经常回顾性分析。其方法和剂量应参考活化凝血时间值、通路情况及透析后透析器和管路的清洁程度等。

(2)肝素是最常使用的抗凝剂,可以采取初始注射剂量、初始注射剂量+维持量、仅给维持量、间断给药等方式给药。还可以选择低分子肝素、局部用枸橼酸盐、前列环素或无肝素透析。

(3)急性肾衰竭患者肝素的用法应该参照患者整体状况和每次透析情况而定。

(4)尿毒症的患者可能有血小板功能异常和活动性出血,合并有创操作的患者应使用小剂量肝素或无肝素透析。

(5)在无肝素透析时,应保持较高血流速,每隔15~30分钟用盐水冲洗管路和透析器以防止血栓形成。冲洗盐水的量应在超滤量中去除。但目前很少使用无肝素透析,因为血栓形成将会引起整个管路血液损失。

(八)血标本采集方法

1.透析前

进针后立即从瘘管针采血样本,针不要预冲,如瘘管针预冲或通过留置导管先抽出10 mL血,再收集样本,以免污染。

2.透析后

考虑到电解质的反跳,样本再循环或回血生理盐水污染等,应在透析结束时,超滤量设置为零,减慢血流速至50~100 mL/min。约10秒后,从动脉瘘管处采血留取标本。通常电解质反跳发生在透析结束后2~30分钟。

三、透析机报警原因及处理

(一)血路部分

1.动脉压(血泵前)

通常动脉压(血泵前)为$-26.6 \sim -10.6$ kPa($-200 \sim -80$ mmHg),超过-33.3 kPa(-250 mmHg)将发生溶血。如果血管通路无法提供足够的血流,动脉负压会增大,进而报警,关闭血泵。血泵关闭后,动脉负压缓解,报警消除,血泵恢复运转直到再次产生负压报警,如此反复循环。

(1)负压过大的原因:①动脉针位置不当(针不在血管内或紧贴血管壁);②患者血压降低(累及通路血流);③通路血管痉挛(仅见于动静脉内瘘);④吻合口狭窄(动静脉内瘘吻合口或移植血管动脉吻合口);⑤动脉针或通路凝血;⑥动脉管道打结;⑦抬高手臂后通路塌陷(如怀疑,可让患者坐起,使通路低于心脏水平);⑧穿刺针口径太小,血流量太大;⑨深静脉导管尖端位置不当、活瓣栓子形成或纤维阻塞。

(2)处理:①减少血流量,动脉负压减低,使报警消除。②确认动脉针或通路无凝血,动脉管道无打结。③测定患者血压,如降低,给予补液、减少超滤率。④如压力不降低则松开动脉针胶布,稍做前后移动或转动。⑤提高血流量到原先水平,如动脉压仍低,重复前一步骤。⑥若仍未改善,在低血流量下继续透析,延长透析时间,或另外打开动脉针透析(原针保留,肝素盐水冲洗,透析结束时才拔除)。如血流量需要>350 mL/min,一般需用15G针。⑦如换针后动脉低负压仍持续存在,则血管通路可能有狭窄。用两手指短暂加压阻断动脉针和静脉针之间的血流,如泵前负压明显加大,说明动脉血流部分来自下游,而上游通道的血流量不足。⑧检查深静脉导管是否扭结;改变颈或臂位置,或稍微移动导管;转换导管口。如无效,注射尿激酶或组织血浆酶原激活剂;放射学检查导管位置。

2.静脉压监测

通常压力为 $6.7\sim33.3$ kPa($50\sim250$ mmHg),随针的大小、血流量和血细胞比容变化。

(1)静脉压增高的原因:①移植血管的静脉压可高达 26.7 kPa(200 mmHg),因移植血管的高动脉压会传到静脉血管;②小静脉针(16G),高血流量;③静脉血路上的滤器凝血,这是肝素化不充分的最早表现,也是透析器早期凝血的表现;④血管通路静脉端狭窄(或痉挛);⑤静脉针放置不当或静脉血路扭结;⑥静脉针或血管通路静脉端凝血。

(2)静脉压增高的处理:①用生理盐水冲洗透析器和静脉滤器。如果静脉滤器凝血,而透析器无凝血(冲洗时透析器纤维干净),立即更换凝血的静脉管道,调整肝素剂量后重新开始透析;②静脉针或血管通路静脉端是否阻塞可以采用关闭血泵,迅速夹闭静脉血路,与静脉针断开,用生理盐水注入静脉针,观察阻力大小的方法判定;③用两手指轻轻加压阻断动脉针和静脉针之间的血流,如为下流狭窄引起静脉流出道梗阻,静脉压会因上流受阻而进一步增高。

3.空气探测

最容易发生空气进入血液循环的部位在动脉针和血泵之间,因为这部分为负压。常见于动脉针周围(特别是负压很大时)、管道连接处、泵段血管破裂及输液管。透析结束时用空气回血操作不当也会引起空气进入体内。许多空气栓塞是在因假报警而关闭空气探测器后发生的,应注意避免。因为空气栓塞可能致命。

4.血管路扭结和溶血

血泵和透析器之间的血管路扭结会造成严重溶血,这一段的高压通常测不出,因为动脉压监测器通常设在泵前,即使泵后有动脉压力监测器,如果扭结发生在探测器之前,此处的高压也无法被测出。

(二)透析液路

1.电导度

电导度增高最常见的原因是净化水进入透析机的管道扭结或低水压造成供水不足;电导度降低最常见的原因是浓缩液桶空;比例泵故障也可导致电导度增高或降低。当电导度异常时,将透析液旁路阀打开,使异常透析液不经过透析器而直接排出。

2.温度

温度异常通常是由加热器故障引起,但旁路阀可以对患者进行保护。

3.漏血

气泡、黄疸患者的胆红素或污物进入透析液均会引起假漏血报警。当透析液可能不出现肉眼可见的颜色改变时,需用测定血红蛋白尿的试纸检测流出透析器的透析液来判断漏血报警的真假。如果确定漏血,透析液室压力应设置在 6.6 kPa 以下,以免细菌或细菌产物从透析液侧进入血液。空心纤维型透析器轻微漏血有时会自行封闭,可继续透析,但一般情况下应回血,更换透析器或停止透析。预防:①预冲时进行透析器漏血检测;②透析中避免跨膜压过高,如有凝血、静脉回路管弯曲打折等立即处理;③透析中跨膜压不能超过透析器的承受力。

四、血液透析治疗常见急性并发症及处理

(一)低血压

低血压最常见,发生率为 $50\%\sim70\%$。

1.原因

有效血容量减少、血管收缩力降低、心源性及透析膜生物相容性差、严重贫血及感染等。

2.临床表现

典型症状为出冷汗、恶心、呕吐；重者表现为面色苍白、呼吸困难、心率加快、一过性意识丧失，甚至昏迷。

3.处理

取头低足高位，停止超滤，给予吸氧，必要时快速补充生理盐水 100～200 mL 或葡萄糖溶液 20 mL，输血浆和清蛋白，并结合病因，及时处理。

4.预防

预防主要包括以下几方面：①用容量控制的透析机，使用血容量监测器；②教育指导患者限制盐的摄入，控制饮水量；③避免过度超滤；④透析前停用降压药，对症治疗纠正贫血；⑤改变透析方法如采用碳酸氢盐透析、血液透析滤过、钠曲线和超滤曲线、低温透析等；⑥有低血压倾向的患者避免透析期间进食。

(二)失衡综合征

失衡综合征发生率为 3.4%～20%。

1.原因

血液透析时血液中的毒素迅速下降，血浆渗透压下降，而由于血-脑屏障使脑脊液中的尿素等溶质下降较慢，以至脑脊液的渗透压大于血液渗透压，水分由血液进入脑脊液形成脑水肿。这也与透析后脑脊液及血液之间的 pH 梯度增大，即脑脊液中的 pH 相对较低有关。

2.临床表现

轻者头痛、恶心、呕吐、困倦、烦躁不安、肌肉痉挛、视力模糊、血压升高；重者表现为癫痫发作、惊厥、木僵，甚至昏迷。

3.处理

轻者不必处理；重者可减慢透析血流量，以降低溶质清除率和 pH 改变，但透析有时需终止。可给予 50%葡萄糖溶液或 3%氯化钠 10 mL 静脉推注，或静脉滴注清蛋白，必要时给予镇静剂及其他对症治疗。

4.预防

预防主要包括以下几方面：①开始血液透析时采用诱导透析方法，透析强度不能过大，避免使用大面积高效透析器，逐步增加透析时间，避免过快清除溶质；②长期透析患者则适当提高透析液钠浓度。

(三)肌肉痉挛

肌肉痉挛发生率为 10%～15%，主要部位为腓肠肌和足部。

1.原因

常与低血压同时发生，可能与透析时超滤过多、过快，低钠透析等有关。

2.临床表现

多发生在透析的中后期，老年人多见，以肌肉痉挛性疼痛为主，一般持续约 10 分钟。

3.处理

减慢超滤速度，静脉输注生理盐水 100～200 mL、高渗糖水或高渗盐水。

4.预防

预防主要包括以下几方面：①避免过度超滤；②改变透析方法，如采用钠曲线和超滤曲线等；③维生素E或奎宁睡前口服；④左旋卡尼汀透析后静脉注射。

(四)发热

常发生在透析中或透析后。

1.原因

感染、致热源反应及输血反应等。

2.临床表现

若为致热源反应通常发生在透析后1小时，主要症状有寒战、高热、肌痛、恶心、呕吐、痉挛和低血压。

3.处理

静脉注射地塞米松5mg，通常症状在几小时内自然消失，24小时内完全恢复；若有感染存在应及时与医师沟通，应用抗生素。

4.预防

预防主要包括以下几方面：①严格执行无菌操作；②严格消毒水处理设备和管道。

(五)空气栓塞

1.原因

血液透析过程中，各管路连接不紧密、血液管路破裂、透析器膜破损及透析液内空气弥散入血，回血时不慎等。

2.临床表现

少量无反应，如血液内进入空气5mL以上可出现呼吸困难、咳嗽、发绀、胸部紧迫感、烦躁、痉挛、意识丧失甚至死亡。

3.处理

一旦发生空气栓塞应立即夹闭静脉通路，并关闭血泵。患者取头低左侧位，通过面罩或气管吸入100%氧气，必要时做右心房穿刺抽气，同时注射地塞米松，严重者要立即送高压氧舱治疗。

4.预防

预防主要包括以下几方面：①透析前严格检查管道有无破损，连接是否紧密；②回血时注意力集中，气体近静脉端时要及时停止血泵转动；③避免在血液回路上输液，尤其泵前负压部分；④定期检修透析机，确保空气探测器工作正常。

(六)溶血

1.原因

透析液低渗、温度过高；透析用水中的氧化剂和还原剂(氯胺、酮、硝酸盐)含量过高；消毒剂残留；血泵和管道内红细胞的机械损伤及血液透析中异型输血等。

2.临床表现

急性溶血时，患者有胸部紧迫感、心悸、心绞痛、腹背痛、气急、烦躁，可伴有畏寒、血压下降、血红蛋白尿甚至昏迷等症状；大量溶血时患者可出现高钾血症，静脉回路血液呈淡红色。

3.处理

立即关闭血泵，停止透析，丢弃体外循环血液；给予高流量吸氧，明确溶血原因后应尽快开始透析；贫血严重者应输入新鲜全血。

4.预防

预防主要包括以下几方面：①透析中防止凝血；②保证透析液质量；③定期检修透析机和用水处理设备；④患者输血时，认真执行查对制度，严格遵守操作流程。

五、透析器首次使用综合征

在透析时因使用新的透析器发生的临床综合征，称为首次使用综合征。分为 A 型首次使用综合征和 B 型首次使用综合征。

(一)A 型首次使用综合征

A 型首次使用综合征又称超敏反应型。多发生于血液透析开始后 5～30 分钟。主要表现为呼吸困难、全身发热感、皮肤瘙痒、麻疹、咳嗽、流泪、流涕、打喷嚏、腹部绞痛、腹部痉挛，严重者可发生心搏骤停甚至死亡。

(1)原因：主要是患者对环氧乙烷、甲醛等消毒液过敏或透析器膜的生物相容性差或对透析器的黏合剂过敏等，使补体系统激活和白细胞介素释放。

(2)处理原则：①立即停止透析，勿将透析器内血液回输体内；②按抗变态反应常规处理，如应用肾上腺素、抗组胺药和激素等。

(3)预防措施：①透析前将透析器充分冲洗(不同的透析器有不同的冲洗要求)，使用新透析器前要仔细阅读操作说明书；②认真查看透析器环氧乙烷消毒日期；③部分透析器反应与合并应用 ACEI(血管紧张素转换酶抑制剂)有关，应停用；④对使用环氧乙烷消毒透析器过敏者，可改用 γ 射线或蒸气消毒的透析器。

(二)B 型首次使用综合征

B 型首次使用综合征又称非特异型。多发生于透析开始后数分钟至 1 小时，主要表现为胸痛，伴有或不伴有背部疼痛。

(1)原因：目前尚不清楚。

(2)处理原则：①加强观察，症状不明显者可继续透析；②症状明显者可予以吸氧和对症治疗。

(3)预防措施：①试用不同的透析器；②充分冲洗透析器。

六、血液透析突发事件应急预案

(一)透析中失血

1.原因

管路开裂、破损，接管松脱和静脉针脱落等。

2.症状

出血、血压下降，甚至发生休克。

3.应急预案

应急预案主要包括以下几方面：①停血泵，查找原因，尽快恢复透析通路；②必要时回血，给予输液或输血；③心电监护，对症处理。

4.预防

预防主要包括以下几方面：①透析前将透析器管路、管路针等各个接头连接好，预冲时要检查是否有渗漏；②固定管路时，应给患者留有活动的余地。

(二)电源中断

1.应急预案

应急预案主要包括以下几方面:①通知工程师检查稳压器和线路,电话通知医院供电部门;②配备后备电源的透析机,停电后还可运行 20～30 分钟;③若没有后备电源的透析机,停电后应立即将动静脉夹打开,手摇血泵,速度每分钟 100 mL 左右;④若 15～30 分钟恢复供电可不回血。若暂时仍不能恢复供电可回血结束透析,并尽可能记录机器上的各项参数。

2.预防

预防主要包括以下几方面:①保证透析中心为双向供电;②停电后 15 分钟内可用发电机供电;③给透析机配备后备电源,停电后可运行 20～30 分钟。

(三)水源中断

1.应急预案

应急预案主要包括以下几方面:①机器报警并自动改为旁路;②通知工程师检查水处理设备和管路。电话通知医院供水部门;③1～2 小时不能解除,终止透析,记录机器上的各项参数。

2.预防

预防主要包括以下几方面:①保证透析中心为专路供水;②在水处理设备前设水箱,并定期检修水处理设备。

(韩枚颖)

第三节　血浆置换治疗技术与护理

一、概述

(一)血浆置换

血浆置换是一种用来清除血液中大分子物质的体外血液净化疗法,是指将患者的血液引出体外,经离心法或膜分离法分离血浆和细胞成分,迅速地选择性地从循环血液中去除病理血浆或血浆中的病理成分(如自身抗体、免疫复合物、副蛋白、高黏度物质和蛋白质结合的毒物等),而将细胞成分及补充的等量的平衡液、血浆、清蛋白溶液回输入体内,达到清除致病物质的目的。此方法可治疗一般疗法无效的多种疾病。

(二)每次血浆交换量

每次血浆交换量尚未标准化。一般每次交换 2～4 L。一般来说,若该物质仅分布于血管内,则置换第 1 个血浆容量可清除总量的 55%,如继续置换第 2 个血浆容量,却只能使其浓度再下降 15%。因此每次血浆置换通常仅需要置换 1 个血浆容量,最多不超过 2 个。

(三)置换频率

置换频率要根据基础疾病和临床反应来决定。每次血浆交换后,未置换的蛋白浓度重新升高,通过从血管外返回血管内和再合成这 2 个途径。血浆置换后血管内外蛋白浓度达到平衡需 1～2 天。因此,绝大多数血浆置换疗法的频率是间隔 1～2 天,连续 3～5 次。

（四）置换液

为了保持机体内环境的稳定,需要维持有效血容量和胶体渗透压。

（1）置换液种类:①晶体液,如生理盐水、葡萄糖生理盐水、林格液,用于补充血浆中各种电解质的丢失;②胶体液,如血浆代用品,主要有中右旋糖酐-70、右旋糖酐-40、羟乙基淀粉,三者均为多糖,能短时有效的扩充和维持血容量;血浆制品,最常用的有 5% 清蛋白、新鲜冰冻血浆,后者是唯一含枸橼酸盐的置换液。

（2）置换液的补充原则:①等量置换;②保持血浆胶体渗透压正常;③维持水、电解质平衡;④适当补充凝血因子和免疫球蛋白;⑤减少病毒污染机会;⑥无毒性,没有组织蓄积。

二、血浆置换的并发症及应对

（一）变态反应

1.原因

在血浆置换治疗过程中,由于弃去了含有致病因子的血浆,为了保持血浆渗透压稳定和防止发生威胁生命的体液平衡紊乱,在分离血浆后要补充等容量液体。新鲜冰冻血浆含有凝血因子、补体和清蛋白,其成分复杂,常可诱发变态反应。据文献报道,变态反应的发生率<12%。

2.预防

在应用血浆前静脉给予地塞米松 5～10 mg 或 10% 葡萄糖酸钙 20 mL;应用血浆时减慢置换速度,逐渐增加置换量。同时应选择合适的置换液。

3.护理措施

治疗过程中要严密观察患者状况,如出现皮肤瘙痒、皮疹、寒战、高热时,不可让患者随意搔抓皮肤,应及时给予激素、抗组胺药或钙剂,可为患者摩擦皮肤缓解瘙痒。另外,治疗前认真执行三查七对,核对血型,血浆输注速度不宜过快。

（二）低血压

1.原因

置换与滤出速度不一,滤出过快、置换液补充过缓;体外循环血量多,有效血容量减少;疾病原因引起,如应用血制品引起变态反应;补充晶体液时,血渗透压下降。

2.预防

血浆置换术中血浆交换应等量,即血浆出量应与置换液入量保持平衡,当患者血压下降时可先置入胶体,血压稳定时再置入晶体,避免血容量的波动。其次,要维持水、电解质的平衡,保持血浆胶体渗透压稳定。

3.护理措施

密切观察患者生命体征,每 30 分钟监测 1 次生命体征。出现头晕、出汗、恶心、脉速、血压下降时,立即补充清蛋白,加快输液速度,减慢血浆出量,延长血浆置换时间。一般血流量应控制在 50～80 mL/min,血浆流速为 25～40 mL/min,平均置换血浆 1 000～1 500 mL/h,血浆出量与输入血浆和液体量平衡。

（三）低钙血症

1.原因

新鲜血浆含有枸橼酸钠,输入新鲜血过多、过快容易导致低钙血症,患者出现口麻、腿麻及小腿肌肉抽搐等低钙血症表现,严重时发生心律失常。

2.预防

治疗中常规静脉注射 10％葡萄糖酸钙 10 mL。

3.护理措施

严密观察患者有无低钙血症表现及血液生化改变,如出现低钙血症表现可给予热敷、按摩或补充钙剂等对症处理。

(四)出血

1.原因

血浆置换过程中血小板破坏、抗凝剂输入过多及疾病本身导致。

2.预防

治疗前常规检测患者的凝血功能,根据情况确定抗凝剂剂量及用法。

3.护理措施

治疗中严密观察皮肤及黏膜有无出血点;进行医疗护理操作时,动作轻柔、娴熟,熟练掌握静脉穿刺技巧,尽量避免反复穿刺;一旦发生出血,立即通知医师采取措施,治疗结束时用鱼精蛋白中和肝素,用无菌纱布加压包扎穿刺点,术后 6 小时注意观察穿刺部位有无渗血。

(五)感染

1.原因

置换液含有致热源;血管通路感染;疾病原因引起的感染。

2.预防

严格无菌操作。

3.护理措施

血浆置换是一种特殊的血液净化疗法,必须严格无菌操作;患者必须置于单间进行治疗,治疗室要求清洁,操作前紫外线照射 30 分钟,家属及无关人员不得进入治疗场所;操作人员必须认真洗手、戴口罩和帽子,配置置换液时需认真核对、检查、消毒,同时做到现配现用。

(六)破膜

血浆分离的滤器因为制作工艺而受到血流量及跨膜压的限制,如置换时血流量过大或置换量增大,往往会导致破膜,故血流量应为 100～150 mL/min,每小时分离血浆 1 000 mL 左右,跨膜压控制于 50.0 kPa(375 mmHg)。预冲分离器时注意不要用血管钳敲打排气,防止破膜的发生。

(韩枚颖)

第四节　小儿患者血液透析技术与护理

一、适应证

(一)急性肾衰竭

利尿剂难治的液体超负荷导致高血压或充血性心力衰竭,高分解状态或因为支持循环需要大量肠外补充液体,以上情况合并持续少尿状态时需要透析。

(二)慢性肾衰竭

小儿慢性肾衰竭的年发病率为(2.0～3.5)/100万人口,病因与第一次检出肾衰竭时小儿的年龄密切相关,5岁以下的慢性肾衰竭患者常是先天性泌尿系统解剖异常的结果;5岁以上的慢性肾衰竭患者以后天性肾小球疾病为主。对慢性肾衰竭来说生化指标的改变比临床症状更重要,当小儿肾小球滤过率为5.00 mL/(min·1.73 m²)时,相当于年长儿童血浆肌酐884 mmol/L。慢性肾衰竭患者透析指征见表6-3。

凡具备以上任何一项都应开始透析,有条件时尽量提前建立动静脉内瘘,早期、充分透析可以预防出现严重并发症(如左心衰竭、致死性高血钾、心包炎等),也有助于纠正营养不良及生长发育迟缓。

表 6-3　慢性肾衰竭小儿开始透析的指征

指征
1.血肌酐:年长儿童>884 mmol/L,婴儿>442 mmol/L
2.血清钾>6.0 mmol/L
3.CO_2CP<10 mmol/L 或血磷>3.23 mmol/L
4.药物治疗难以纠正的严重水肿、高血压、左心衰竭
5.保守治疗伴发严重肾性骨病、严重营养不良及生长发育迟缓者

二、小儿血液透析特点

近年来由于血液透析新技术的应用使小儿血透更加安全,如血管通路的建立、专用的小儿透析材料和设备等,但是在不同国家和地区之间,小儿透析的开展还是有很大的差距。

(一)血管通路

良好的血液通路是小儿血液透析的关键。由于小儿透析患者血管细,不好合作,建立有效的血管通路是血透成功的关键。

1.经皮穿刺中心静脉置管

目前小儿临时血透血管通路以经皮中心静脉穿刺插管为主,穿刺部位常用股静脉、颈内静脉及锁骨下静脉。婴幼儿多选用穿刺技术简便又安全的股静脉,但缺点是限制患儿活动,并易发生感染,因此导管留置时间不宜超过1个月;较大儿童如能够合作可选择颈内静脉或锁骨下静脉,此方法不影响患儿活动,导管留置时间较长,可达3个月,但穿刺技术要求高,要求患儿能够很好地配合,此时可考虑应用短效的静脉麻醉剂,并发症为误穿动脉、误穿腹膜等。

2.动静脉内瘘

动静脉内瘘用于需慢性血透的患儿,最常用的部位是上肢的桡动脉与头静脉。体重5～10 kg的小儿可利用大隐静脉远端和股动脉侧壁建立隐静脉袢内瘘,血管条件差者可行移植血管建立动静脉搭桥。由于小儿血管细,常需要应用显微外科技术建立动静脉内瘘,术后内瘘成熟期应足够长(1～6个月),在成熟期内患儿应在医护人员指导下做一些有助于扩张血管的锻炼。过早使用动静脉内瘘易发生血肿或假性动脉瘤。

(二)透析器及血液管道

选择透析器型号和血液管道容量依据患儿年龄和体重的不同而有所差异。透析器和血液管道总容量不应超过患者总血容量的10%,小儿血容量约为80 mL/kg,即透析器和血液管道总容量不应超过体重的 8％,最好选用小血室容量和低顺应性透析器,如中空纤维型、小平板型,而具有大血室容量和高顺应性的蠕管型就不适合。为防止透析后失衡综合征,首次透析选择透析器的尿素清除率不超过 3 mL/(min·kg),以后的规律透析尿素清除率应在 6～8 mL/(min·kg)。一般情况下体重<20 kg 者选 0.2～0.4 m² 膜面积的透析器,20～30 kg 者选 0.4～0.8 m² 膜面积的透析器,30～40 kg 者选 0.8～1.0 m² 膜面积的透析器,体重超过 40 kg 者可选用成人透析器和血液管道。

小儿的血液管道容量为 13～77 mL,用直径 1.5～3.0 mm 的管道可限制血流量在 30～75 mL/min,如用大流量透析可选用短和直径大的管道,以减少体外循环血容量。

(三)血透方案设计

血透初期应遵循频繁短时透析的原则,避免血浆渗透压剧烈改变。低蛋白血症患儿可在透析中输清蛋白 1～2 g/kg。

1.血流量

血流量 3～5 mL/(min·kg)。体重超过 40 kg 者可使血流量达 250 mL/min。

2.抗凝剂

常规应用肝素,首次用量 25～50 U/kg,维持量 10～25 U/(kg·h),透析结束前 30 分钟停用。低分子肝素平均剂量:体重低于 15 kg 者用 1 500 U,体重 15～30 kg 者用 2 500 U,体重 30～50 kg 者用 5 000 U。有出血倾向者应减少肝素用量或无肝素透析。

3.透析液

为避免醋酸盐不耐受,主张全部应用碳酸氢盐透析液,钠浓度 140～145 mmol/L,透析液流量500 mL/L,婴幼儿血流量小,则透析液流量应减少到 250 mL/L。

4.透析频率

一般每周 2～3 次,每次 3～4 小时,婴幼儿因高代谢率和对饮食适应性较差,有时需每周透析 4 次或隔天透析,透析充分性指标应高于成人透析患者,建议维持 Kt/V 在 1.2～1.6。

三、小儿透析组织机构和人员设置

建议专为肾衰竭儿童设置肾病中心,包括小儿透析中心、儿科病房。透析中心除了成人透析中心应该配备的工作人员外,还应配备专门培训过的相应专业人员,如营养师、教师及心理医师等,这才能很好地控制小儿饮食等,也有助于纠正患儿的心理障碍。

四、血液透析的护理

(一)一般护理

(1)做好透析患儿的心理护理:医护人员穿着白色服装,每次透析都由护士做血管穿刺等,血液透析的不舒适及透析中没有家长的陪伴,这些往往使患儿感到恐惧、紧张,作为医护人员可以通过与透析患儿交谈,努力成为他们的朋友,用温柔的言语和娴熟的技能缓解患儿的恐惧、紧张的心理。通过做好生活护理,及时发现和满足患儿的需求,拉近与患儿的距离,提高患儿在透析过程中的依从性。另外,要做好患儿家属及年龄较大患儿的宣教工作,告诉他们疾病的相关知识,透析间期血管通路的护理及饮食控制的知识,以及自我护理对疾病预后的重要性。

(2)小儿一般选择容量控制型的透析机,以调节血流量和透析液流量,控制超滤量,降低透析失衡综合征和低血压的发生。应根据患儿的情况采用不同的透析处方,包括透析方式、透析液的温度和浓度。了解患儿的一般情况,如体重、年龄、血压、体温、有无出血倾向、有无并发症等,确定使用抗凝剂的种类及剂量,决定选用的透析器型号、超滤量及透析时间。回血时控制生理盐水的入量,以不超过 100 mL 为宜。

(3)患儿的血管条件较成人差,穿刺技术不佳可以引起血肿,诱发动静脉内瘘闭塞,加重患儿对血液透析的恐惧,不利于治疗。因此要求护士操作技术规范、娴熟,可以由资深的护士进行血管穿刺,做到"一针见血",提高穿刺的成功率,有利于动静脉内瘘的成熟,并减轻患儿的恐惧心理。

(4)在透析过程中加强观察,包括以下几方面。①穿刺处有无渗血;管道安置是否妥当,有无扭曲或折叠;②透析机运转是否正常;③管路内血液的颜色是否正常;④血流量是否正常;⑤血液、脉搏和体温情况。应经常询问患者有无抽筋、头痛、头晕和胸闷等不适。患儿年龄小,往往对不良反应敏感度较低,不能做到出现不适时及时告知医护人员,因此应通过对生命体征的密切观察,及早发现一些不良反应的早期征象,及时处理。

(5)对于有低蛋白血症的患儿,可以采用以下措施:①在透析过程中通过使用人血清蛋白或输注血浆提高血浆胶体渗透压;②对于严重低血压或严重贫血的患儿,可以增加预冲液量或使用新鲜血预冲体外循环系统,或在透析中使用升压药;③对于因体重增长过多使心脏前负荷过重或伴有急性肺水肿的患儿,应减少预冲液量;④对急性左心衰竭但不伴有高钾血症的患儿可以先行单纯超滤;⑤对合并高钾血症的患儿可以先用降钾药物,使高钾血症有所缓解,再行透析。

(6)保持呼吸道通畅,防止窒息:指导和督促患儿按时服药,定期注射重组人红细胞生成素,定期检查血液分析等各项检查。

(二)营养管理

小儿处于生长发育期,其代谢速度较成人快,活动量大,营养要求也高,但因疾病等原因,患儿食欲较差,且由于饮食控制使食物过于单调,加之透析丢失营养物质,因此患儿容易发生营养不良。因此可选择患儿喜爱的食物,经常变换烹饪方法,以保证患儿的营养需求。血液透析的患儿营养需求如下:优质高蛋白饮食,蛋白质摄入量为 $1.0 \sim 1.2$ g/(kg·d),男性患儿热量摄入为 251 kJ/(kg·d),女性患儿为 201 kJ/(kg·d),要求其中 35% 来自碳水化合物。

(三)并发症及其护理

许多成人透析的远期并发症,如肾性骨营养不良、贫血、高血压、心包炎、周围神经病变等,也同样发生于慢性透析的小儿患者。因为小儿处于生长发育期,透析中低血压、失衡综合征、"干体重"的监测方面有其特殊性,且并发症中肾性骨营养不良和贫血的治疗尤其重要。此外慢性透析小儿还受生长发育迟缓、性成熟延迟、心理障碍的困扰等。

1."干体重"的监测

小儿自我管理能力较差,对水、盐不能很好限制,透析期间食欲不佳,常并发营养不良,加之处于生长发育时期,随年龄的增长或肌肉增长等,"干体重"都会随之变化,每次透析都应精确计算脱水量,防止容量负荷过高,在血透过程中实时监测血细胞比容可防止透析中血液下降,定期根据心胸比等有关指标确定"干体重",注意防止因脱水过多导致血压降低或脱水不足导致心力衰竭。

2.透析中低血压

小儿对血流动力学改变非常敏感,每次透析应遵循出水少于体重的 5%(婴幼儿<3%)或除水速度<10 mL/(kg·h)的原则。体重不足 30 kg 的患者,每周血透 3 次,每次 4 小时,65% 的

患者出现循环衰竭、腹痛、恶心、呕吐等因急速除水引起的症状。体重 30 kg 以上的患者,只有 20％的患者出现这些症状。发生这些症状主要与除水有关,还与选用大血容量透析器或血液管道有关。应非常仔细地观察透析当中生命体征,透析中最好配备血容量监控装置,回血时生理盐水不能过多(尽量不超过 100 mL)。当患儿血容量相对或绝对不足时,如重度贫血、低蛋白血症或较低体重(<25 kg),血透时没有相适应的小透析器而只能用较大透析器时,在透析前预冲血液或血制品(如血浆或清蛋白)于透析器和透析管道中可预防低血压的发生。透析中低血压的处理主要是输注生理盐水或清蛋白。

3.失衡综合征

若透析前尿素氮明显升高,超过 35.7 mmol/L(100 mg/dL)或使用大面积高效能透析器都易发生失衡综合征,常表现为头痛、恶心、呕吐或癫痫样发作,可静脉滴注甘露醇 1 g/kg,在透析开始 1 小时内滴入,其余在透析过程中均匀滴入,若频繁或大量使用,应注意其对残余肾功能的影响,也可提高透析液葡萄糖浓度。若透析前尿素氮超过 71.4 mmol/L 就应频繁短时间的透析。

4.心理和精神障碍

透析小儿不仅要接受长期依赖透析生存的现实,还要应付一些透析治疗带来的问题,如穿刺的疼痛、透析过程中的不适、饮食的限制、与同龄儿童的隔阂及死亡的恐惧等,这些常常导致小儿情绪低落、精神抑郁,加重畏食。鼓励这些儿童建立生活信心,需要心理医师、护士、家长及学校教师共同配合。对这类儿童更要强调生活质量,主张回归社会,尽可能参加体育运动,应帮助患儿合理安排透析时间,与同龄儿童一样入学校完成学业。

总之,在小儿透析过程中,早发现、早处理是防治血液透析急性并发症的关键。加强对患儿及家属的宣教工作,做好饮食管理及采用个体化透析,是防治远期并发症、提高透析患儿的存活率和生活质量的前提。医护人员高超的透析技术、穿刺技术在缓解小儿不良心理情绪方面起着至关重要的作用。

从长远观点看,终末期肾衰竭患儿长期血透并非上策,因为它对患儿生活质量影响较大,故在接受一段时间透析后最终应行肾移植。北美儿童肾移植协作组资料显示,12 岁以前肾移植有利于生长发育,13 岁以后肾移植未见预期的青春期加快生长,在青春期前进行肾移植有利于生长和性发育,与透析治疗比较,肾移植具有可以获得正常生活、较好职业的优点。

(韩枚颖)

第五节　老年患者血液透析技术与护理

血液透析疗法已成为治疗终末期肾脏病(ESRD)的有效措施。近年来透析人群中老年人比例显著增加,据欧洲肾脏病学会的报道,ESRD 进入透析治疗的患者平均年龄 56.8 岁,其中 >60 岁者占 52％。美国>65 岁的透析患者已从的 5％上升到 38％。由于这一人群存在着与年龄相关的脏器组织学、功能及代谢的特殊性,老年终末期肾衰竭的治疗问题越来越引起人们的关注。

一、疾病特点

老年尿毒症患者并发症多,透析中的急性并发症以低血压、抽搐和心律失常为主,慢性并发症以心血管系统疾病、感染、营养不良、脑血管意外、恶性肿瘤和肾性骨病较常见,死亡原因主要为心血管疾病。

老年尿毒症患者在透析前大多伴有高血压、糖尿病、骨质疏松、心血管系统疾病、呼吸系统及消化系统疾病,因此在透析过程中容易发生低血压、抽搐和心律失常,有部分患者在透析过程中会出现腹痛,要警惕有无小肠坏死或腹腔感染灶。

维持性血液透析患者在透析前往往已存在营养不良,进行血液透析后,营养不良则更为明显,其中老年患者更为突出。患者由于对透析不耐受导致透析不充分,伴有糖尿病、胃肠道等慢性病,或使用某些药物引起不良反应导致患者厌食,蛋白质摄入不足;特别是透析不充分、微炎症状态、透析过程中各种营养物质的丢失及透析的不良反应等,这些都是引起营养不良的主要原因。长期的营养不良会使机体的免疫力降低,引起呼吸系统、泌尿系统的感染率上升。维持性血液透析的老年患者若由于上呼吸道感染诱发肺炎、高热,会使病情加重,使营养不良的状况变得更加严重,导致患者对血液透析不耐受,如此恶性循环,使患者死亡的危险性大为增加。

二、透析时机及血管通路的建立

对老年患者透析时机目前尚无一致看法,一般认为内生肌酐清除率<0.17 mL/(s • 1.73 m²)[10.00 mL/(min • 1.73 m²)],或血肌酐浓度>707.2 μmol/L并有明显尿毒症症状(尤其有较明显的水、钠潴留,如明显水肿、高血压和充血性心力衰竭迹象),有较严重的电解质紊乱(如血钾>6.5 mmol/L),有较严重的代谢性酸中毒($CO_2CP\leqslant6.84$ mmol/L)者,均应开始透析。

慢性肾衰竭老年透析患者,在透析前4～6周应安排行动静脉内瘘吻合术,使动静脉内瘘有充分的成熟时间,如需紧急透析而动静脉内瘘未建立,可以通过建立临时血管通路进行透析,如经皮静脉插管或直接进行血管穿刺。

三、血液透析的特点

(一)透析器

老年患者因疾病的特殊性,在透析中极易引起低血压、抽搐等不适症状,应尽量安排超滤稳定、有可调钠功能的机型。伴有心功能不全、持续性低血压者,应避免选择大面积、高通量的透析器,一般使用面积为1.2 m²的透析器。

(二)血管通路

建立合适的血管通路是血液透析得以进行的前提,也是提供充分透析的必要条件。老年血透患者由于动脉粥样硬化、血管中层钙化、营养不良等因素,给自体动静脉内瘘的建立带来困难。常用的动静脉内瘘是在前臂进行桡动脉与头静脉的吻合。老年人由于桡动脉粥样硬化,造成桡动脉-头静脉瘘的失败率高达56%。老年患者特别是年龄>74岁者,内瘘存活时间明显低于年轻者。

近期研究表明,老年人行直接的肘部内瘘(肱动脉合并行静脉吻合)优于任何其他形式的血管通路,早期失败率仅1.8%,而前臂瘘$>20\%$,血管移植建立动静脉瘘为16.5%。当肘部瘘因流量不足而无法有效进行透析时,在相同血管通路改用移植血管建立动静脉内瘘可获得成功。

如果不能建立肘部自体动静脉内瘘,用同种移植静脉建立血管通路优于聚四氟乙烯人造血管,主要是并发症少,宿主血管的依从性好,技术容易等。最常见的并发症是血栓形成,常需要血管成形术或搭桥术。

部分老年透析患者无论自体或移植建立动静脉内瘘都有困难,可选用持久性双腔导管作为长期血管通路的有效补充形式。与普通双腔导管不同的是,持久性双腔导管长一些,柔韧性更好,对组织损害小,不易移动。此外,其在出皮肤处与穿刺点的平行距离至少有 2 cm,且皮下有一涤纶扣,被组织生长包绕,有利于导管在皮下的固定,并设置了自然抗感染屏障,延长了导管的使用时间。由于持久性双腔导管作为血管通路可立即使用,无动静脉分流,对心脏的血流动力学影响小,加之不需要忍受每次透析时穿刺的痛苦,使一些慢性肾衰竭患者容易接受,特别是无法建立有效血管通路时。

(三)血流量

不伴有慢性病的老年患者,血流量根据其年龄、性别、体重控制在 200～250 mL/min;伴有心血管系统疾病、肺心病、持续性低血压者,血流量应控制在 150～180 mL/min。流量过快可加重患者的心脏负担,引起心律失常及心动过速等。

(四)透析液浓度

根据患者在透析中存在的不同问题调节钠浓度。对于高血压的患者,可适当调低钠浓度,一般控制在 138～142 mmol/L;对于低血压、在透析中易出现抽筋的患者,可适当调高钠浓度,一般控制在 142～148 mmol/L。

(五)透析液温度

透析液温度一般控制在 36～37 ℃,对于持续性低血压的患者将透析液温度调到 35.5～36.5 ℃,因低温透析可使患者外周血管收缩,对血压有一定的调控作用。对发热患者也可适当降低透析液温度。对于血压正常或较高,但在透析中易引起抽搐的患者,可将透析液温度适当调高,控制在 37.0～37.5 ℃,以减少透析中肌肉抽搐的发生。

(六)超滤量

根据患者体重的增长情况设定超滤量。若患者透析期间体重的增长超过了干体重的 4%,则应根据患者以往的透析资料确定超滤量。一般超滤率控制在 500 mL 以内,并根据患者透析中的情况和透析结束前 1 小时的血压适当增减超滤量。

对个别水肿严重或伴有腹水、胸腔积液的患者,可以通过序贯透析来减缓透析对患者心血管系统造成的影响,促使水分排出。

(七)每周透析的次数和时间

年纪较大的患者,一般不能耐受长达 6 小时的透析,因此大都安排每周透析 3 次,每次4 小时。

四、护理

(一)一般护理

(1)病室环境应保持清洁,地面保持干燥,阳光充足,每天定时开窗通风,保持室内空气清新,保持室内温度在 18～20 ℃,湿度在 50%～60% 为宜。

(2)根据患者的病情及需求让其采取舒适的卧位,保持床单位清洁、干燥,床单位做到一人一用一更换。

（3）做好基础护理，满足患者的合理需求，对生活不能自理的患者，应帮助其进食和饮水。

（4）做好心理护理，仔细耐心地向患者及家属讲解关于血液透析的基础知识，让患者了解血液透析的意义及注意事项，消除患者紧张、恐惧的心理，使患者能配合治疗。生活上给予患者无微不至的关心，用温柔的言语、和蔼的微笑感染患者，对患者每一点微笑的进步都予以鼓励，使老年患者感受到医院的温暖，保持健康、乐观的心情，增强战胜疾病的信心和勇气。

（5）体重监测：老年患者的记忆力减退，往往在季节变换时由于衣物增减弄错自己的体重，护士应陪同患者测量体重，并做好详细记录，对透析期间体重增长过快的患者应提醒其注意控制饮食。

（6）透析前仔细询问患者有无出血倾向，合理选择抗凝剂；了解患者有无感染、发热，如有异常，先通知医师处理后再上机。根据患者体重增长情况及疾病的特点设定超滤模式、超滤量、血流量及透析液浓度等，给予患者个体化透析。

（7）加强永久性血管通路和临时性血管通路的护理：老年患者因某些慢性病，如糖尿病、肿瘤、慢性支气管炎等食欲下降，而分解代谢增加，消耗了体内蛋白质及脂肪的储备，引起营养不良，同时因尿毒症导致体内代谢和激素水平紊乱，故伤口不易愈合。老年患者大都伴有高血脂和肥胖，且疾病因素使患者血管条件较差，血管细、脆、易滑动，穿刺失败时易引起血肿，管壁修复较慢，这些给内瘘穿刺带来一定的难度。因此穿刺时应选择年资较长、技术较熟练的护士进行操作，有计划地选择动静脉内瘘穿刺点。老年人因精力不足、经济条件的限制、自身照顾不周而不能做好个人清洁卫生，容易引起动静脉内瘘感染。因此护士对其进行动静脉内瘘穿刺前应先做好皮肤清洁，观察有无血肿、内瘘是否通畅、周围皮肤是否完好；穿刺时应严格执行无菌操作技术，认真执行操作规程，防止并发症的发生。使用临时血管通路前，护士同样要做好皮肤的清洁消毒，观察伤口有无渗血、管道固定处有无缝线脱落、固定是否妥当。此外，还要做好患者动静脉内瘘及临时性血管通路的宣教工作，让其做好自我保护。

（8）给予吸氧：对伴有心肺疾病者，在透析开始时就可给予吸氧。

（9）保持呼吸道通畅：对于透析中出现恶心、呕吐者，应及时清理呼吸道，保持呼吸道通畅。

（10）透析过程中严格执行操作规程，避免发生不必要的医疗差错，造成患者身体上和心理上的痛苦。

（二）密切观察病情变化，做好记录

（1）在透析过程中加强观察：①穿刺处有无渗血；②管道安置是否妥当、有无扭曲或折叠；③透析机运转是否正常；④管路内血液的颜色是否正常；⑤血流量是否正常；⑥患者的血压、脉搏和体温情况。经常询问患者有无抽搐、头痛、头晕、胸闷等不适。有些老人对不良反应的敏感度较低，出现不适时不能及时告知医护人员，因此医护人员应通过对生命体征的密切观察，及早发现不良反应的早期征象，及时处理。

（2）在透析中，患者如需输血、输液，应严格掌握输液速度。为了使血液中的钾离子清除充分，输血应控制在透析结束前 2 小时结束；输液时根据不同的药物调节滴速，避免过快，一般控制在每分钟 30 滴为宜。用药时，密切观察患者有无输血反应、输液反应、药物变态反应等，以及用药后有何不适，如有异常应及时通知医师。

（3）透析结束后，对止血有困难的患者，应该帮助止血；告诉患者起床速度不要太快，避免发生直立性低血压；严密观察生命体征，待患者一切正常后才能护送出血液透析室。

(三)饮食护理

护士应关心患者透析期间的饮食、起居情况,加强与患者的沟通,讲解有关的营养知识,告诉患者饮食多元化的方法,把握机会和患者家属沟通,告知家庭支持的重要性。

对合并其他慢性病的老年患者,在饮食上要结合患者的不同情况,作出相应的调整。如患者伴有糖尿病,则应避免摄入含糖量过高的食物,主食以米、麦类碳水化合物为宜。

(四)并发症的护理

老年血液透析患者的急性并发症及远期并发症与常规透析患者的并发症基本相同,但由于疾病及年龄的特殊性,他们更易发生透析失衡综合征、心血管系统并发症、感染、营养不良、脑血管意外、肾性骨病及肿瘤等并发症。

1.透析失衡综合征

透析失衡综合征多见于首次进行血液透析的患者,指在透析过程中或透析后 24 小时内发生以神经系统症状为主的一系列综合征,如头痛、失眠、恶心、呕吐和血压升高等。初次血液透析的患者应缩短血液透析时间,以 3~4 小时为宜;血流量不易过快,一般控制在 150~180 mL/min。若患者在透析中出现上诉症状,在无糖尿病的情况下,可以静脉推注高渗糖水。

2.心血管系统并发症

心血管系统并发症是 60 岁以上的老年血液透析患者的常见并发症,也是最常见的致死原因之一。老年患者多患有缺血性心脏病、高血压和心脏传导系统疾病,导致心脏功能储备减弱;体外循环破坏了血流动力学的稳定性,增加了心脏的负担。透析中的低血压、体液及电解质的急剧变化、动静脉内瘘的形成均是构成老年血液透析患者心血管系统并发症的诱因。

(1)低血压:老年患者由于机体耐受力下降,多伴有心血管系统慢性病,在透析过程中极易发生低血压,应根据产生的原理认真分析,采取相应的防治措施。患者如在透析一开始就出现血压下降,可能与伴有心血管系统疾病或体外循环的建立、血流量过大致患者不能耐受有关。可通过减慢血流量、减慢超滤、增加预冲液量或使用新鲜血液预冲管道等减轻患者的不适,使患者顺利完成血液透析。如在透析过程中或透析结束前突然出现血压下降、打哈欠、恶心、呕吐、出冷汗、胸闷或伴有下肢肌肉痉挛,可能与患者透析间期体重增长过多,以致在透析时超滤量过多、速度过快有关,也可能是透析中进食过多所引起,应立即减慢血流量、减慢或停止超滤水分,补充生理盐水,待症状改善后继续透析。但要注重控制补液量,避免因补液过多造成透析结束后体内仍有过多水分潴留,诱发急性左心衰竭。对于在透析中经常出现低血压、抽搐的患者,通过适当调高透析液钠浓度能使患者顺利地完成透析治疗。做好饮食宣教工作,让患者知道因饮食控制不佳而导致透析过程中出现各种并发症的危险性,使患者自觉遵守饮食常规,同时告知患者在透析过程中避免过多进食。

(2)心绞痛:由于体外循环的建立,患者可出现暂时的冠状动脉供血不足,在透析过程中突然出现胸骨后疼痛、胸闷,心电图可见 ST 段压低、T 波平坦或倒置,应立即减慢血流量及超滤量,或停止超滤,吸氧,并通知医师,根据医嘱给予硝酸甘油舌下含服,待情况好转后继续透析。如症状不缓解,应立即停止透析治疗。

(3)心律失常:在透析过程中患者感觉心悸、胸闷,出现心动过速、心律不齐,严重者可以出现室性或房性心律失常,应立即减慢血流量及超滤量,或停止超滤,吸氧,针对病因给予抗心律失常的药物,严重者应停止透析治疗。

(4)高血压:多见于患者饮食上摄入过多钠、患者过于紧张、肾素依赖性高血压、透析液浓度过高、超滤不足、失衡综合征、降压药物被透出,药物因素如重组人红细胞生成素的使用等。加强宣教工作,使患者了解饮食控制的重要性,严格控制水、钠的摄入;每次透析都应完成透析处方;鼓励患者在透析期间按时服药,使高血压得到有效控制;或改变透析方式,如进行血液滤过治疗;检查透析液的浓度是否过高;对在透析中有严重高血压的患者可以使用药物加以控制。

(5)心力衰竭:患者突发呼吸困难、不能平卧、心率加快、血压升高,在排除高钾血症的情况下,可以先给患者行单纯超滤,然后改为血液透析,这样可以减轻心脏负担。给予患者半卧位,吸氧或必要时用50%乙醇湿化给氧。积极控制贫血,平时注意充分超滤,及时拍胸片以了解心胸比例,特别在发热或患其他疾病后,应警惕因体重减轻引起的水分超滤不足,预防透析后未达到干体重而诱发心力衰竭。

3.感染

老年患者由于疾病及年龄因素,免疫力低下,加上营养不良,易发生感染性疾病,特别是呼吸系统、泌尿系统感染及结核。上呼吸道感染易并发肺炎,老年血液透析患者感染的发生率仅次于心血管并发症。因此,应鼓励患者平时注意饮食的合理均衡,进行适度的锻炼,注意在季节变换时及时增减衣物,防止上呼吸道感染。一旦发生感染应立即去医院就医,按时服药,使感染得到有效控制。同时,在透析过程中,应注意严格执行无菌操作技术,防止医源性感染。

4.营养不良

长期血液透析的老年患者大多合并其他慢性病,由于消化吸收能力减弱,对蛋白质的吸收和利用能力降低,更易发生营养不良。很多患者独居,不愿给儿女带来负担,因此缺乏照顾,因疾病因素使其精力有限,不能做到饮食的多元化;因饮食需要控制,故饮食单一乏味;或由于缺乏营养知识,蛋白质及能量摄入减少,这些都会导致营养不良。

5.脑血管意外

老年患者由于高血压、高血脂、脑动脉硬化的发生率较高,反复使用肝素后,在动脉硬化的基础上,更易发生脑出血。患者往往表现为持续头痛、无法解释的痴呆、神志的改变,严重的出现偏瘫、死亡。有些患者因脑动脉硬化、降压幅度过大,诱发脑循环障碍,形成脑血栓,引起脑梗死。

因此,对高血压患者应鼓励其在透析期间严格做好自身防护,定期测量血压,按时按量服药,严格控制水分摄入,注意劳逸结合,避免过度疲劳。同时,对严重高血压的患者,应避免短时间内降压幅度过大。对已出现脑血管意外的患者,应避免搬动,在透析中严格控制血流量及超滤量,严密观察生命体征。因病情需要进行无肝素透析的患者应注意血流量、静脉压、跨膜压的变化,防止体外凝血。

6.肿瘤

老年血液透析患者因其免疫功能低下,恶性肿瘤的发生率是正常人的3～5倍,且预后差。对于患有恶性肿瘤的患者,做好心理护理极为重要。在透析过程中更要给予无微不至的关怀,密切观察病情,尽量减少急性并发症的发生。

7.老年血液透析胃肠道出血

老年人消化道憩室、毛细血管扩张、癌症的发生率高于年轻人,因而胃肠道出血的发生率也增高。出血原因以出血性胃炎占首位,其次为毛细血管扩张,可发生在任何部位,常为多发性,确诊依靠内镜检查。结肠憩室穿孔的症状不典型,以低热和模糊的腹痛为初发症状,须提高警惕。

8.精神心理问题

首先,慢性病的存在导致了患者对治疗的依赖性,维持性血液透析患者则更多依赖医师、护士、透析机。其次是由于疾病自身产生的依赖性,他们不得不进行调整,改变生活方式,并寻求在新的水平上的平衡,这常常是不舒服的,并由此产生一系列心理问题。国内统计资料表明,老年透析患者常存在着焦虑和抑郁,常有一些模棱两可的感情和行为,特别是那些集体活动受阻而致功能损害,不得不依赖他人者。国内资料显示,老年血透患者抑郁、焦虑自评量表总分明显高于中青年组,血液透析患者情感障碍严重者,可影响康复及预后,更加严重的可造成血液透析治疗中并发症的发生率增多,使血液透析中不稳定因素增加,治疗的风险性加大。尤其应注意的是老年患者血液透析时高血压的发生率较高,Kennedy 发现抑郁症增加冠心病患者心源性猝死的危险性。有研究发现,抑郁症状患者在血液透析中心律失常的发生率明显增加,中青年患者出现抑郁症状时,虽然心律失常增加,但更多则表现为胃肠反应。

临床上绝大多数疾病背景下的抑郁未获得及时诊断和治疗,因此对患者抑郁症状发作的再认识已是临床上不可忽视的问题。老年血透患者抑郁症状的产生使临床医师面临更为复杂的医疗问题。两种疾病的并存和相互影响使得对躯体疾病治疗的难度增加。

患者在透析过程中出现不适时会紧张、焦虑,医护人员若能准确、快速、沉稳地做出处理,缓解患者的不适,既能减轻患者的痛苦,又能增加患者的信任感,提高患者在治疗过程中的依从性,改善患者的透析质量和生活质量。

随着血液透析技术的不断成熟、更新和发展,年龄不再是血液透析考虑的首要因素,但如何提高老年患者的透析质量和生活质量,仍然是学者继续探讨的话题。

(韩枚颖)

第七章

重症护理

第一节 重症肺炎

肺炎是指终末气道、肺泡和肺间质的炎症,可由病原微生物、理化因素、免疫损伤、过敏及药物所致。细菌性肺炎是最常见的肺炎,也是最常见的感染性疾病之一。

目前肺炎按患病环境分成社区获得性肺炎(community-acquired pneumonia,CAP)和医院获得性肺炎(hospital-acquired pneumonia,HAP),CAP是指在医院外罹患的感染性肺实质炎症,包括具有明确潜伏期的病原体感染而在入院后平均潜伏期内发病的肺炎。HAP亦称医院内肺炎(nosocomial pneumonia,NP),是指患者入院时不存在,也不处于潜伏期,而于入院48小时后在医院(包括老年护理院、康复院等)内发生的肺炎。HAP还包括呼吸机相关性肺炎(ventilator associated pneumonia,VAP)和卫生保健相关性肺炎(healthcare associated pneumonia,HCAP)。CAP和HAP年发病率分别约为12/1 000人口和5/1 000～10/1 000住院患者,近年发病率有增长的趋势。肺炎病死率在门诊肺炎患者中为1%～5%,住院患者平均为12%,入住重症监护室(ICU)者约40%。发病率和病死率高的原因与社会人口老龄化、吸烟、伴有基础疾病和免疫功能低下有关,如慢性阻塞性肺疾病、心力衰竭、肿瘤、糖尿病、尿毒症、神经疾病、药瘾、嗜酒、艾滋病、久病体衰、大型手术、应用免疫抑制剂和器官移植等。此外,亦与病原体变迁、耐药菌增加、HAP发病率增加、病原学诊断困难、不合理使用抗生素和部分人群贫困化加剧等有关。

重症肺炎至今仍无普遍认同的定义,需入住ICU者可认为是重症肺炎。目前一般认为,如果肺炎患者的病情严重到需要通气支持(急性呼吸衰竭、严重气体交换障碍伴高碳酸血症或持续低氧血症)、循环支持(血流动力学障碍、外周低灌注)及加强监护治疗(肺炎引起的脓毒症或基础疾病所致的其他器官功能障碍)时可称为重症肺炎。

一、病因和发病机制

正常的呼吸道免疫防御机制(支气管内黏液-纤毛运载系统、肺泡巨噬细胞等细胞防御的完整性等)使气管隆凸以下的呼吸道保持无菌。是否发生肺炎决定于两个因素:病原体和宿主因素。如果病原体数量多,毒力强和(或)宿主呼吸道局部及全身免疫防御系统损害,即可发生肺炎。病原体可通过下列途径引起社区获得性肺炎:①空气吸入;②血行播散;③邻近感染部位蔓延;④上呼吸道定植菌的误吸。医院获得性肺炎还可通过误吸胃肠道的定植菌(胃食管反流)和通过人工气道吸入环境中的致病菌引起。病原体直接抵达下呼吸道后,滋生繁殖,引起肺泡毛细血管充血、水肿,肺泡内纤维蛋白渗出及细胞浸润。

二、诊断

(一)临床表现特点

1.社区获得性肺炎

(1)新近出现的咳嗽、咳痰或原有呼吸道疾病症状加重,并出现脓性痰,伴或不伴胸痛。

(2)发热。

(3)肺实变体征和(或)闻及湿啰音。

(4)白细胞计数$>10×10^9$/L 或$<4×10^9$/L,伴或不伴细胞核左移。

(5)胸部 X 线检查显示片状、斑片状浸润性阴影或间质性改变,伴或不伴胸腔积液。

以上 1~4 项中任何 1 项加第 5 项,除外非感染性疾病可做出诊断。CAP 常见病原体为肺炎链球菌、支原体、衣原体、流感嗜血杆菌和呼吸病毒(甲、乙型流感病毒、腺病毒、呼吸合胞病毒和副流感病毒)等。

2.医院获得性肺炎

住院患者 X 线检查出现新的或进展的肺部浸润影加上下列 3 个临床表现中的 2 个或以上可以诊断为肺炎:①发热超过 38 ℃;②血白细胞计数增多或减少;③脓性气道分泌物。

HAP 的临床表现、实验室和影像学检查特异性低,应注意与肺不张、心力衰竭和肺水肿、基础疾病肺侵犯、药物性肺损伤、肺栓塞和急性呼吸窘迫综合征等相鉴别。无感染高危因素患者的常见病原体依次为肺炎链球菌、流感嗜血杆菌、金黄色葡萄球菌、大肠埃希菌、肺炎克雷伯杆菌等;有感染高危因素患者为金黄色葡萄球菌、铜绿假单胞菌、肠杆菌属、肺炎克雷伯杆菌等。

(二)重症肺炎的诊断标准

不同国家制定的重症肺炎的诊断标准有所不同,各有优缺点,但一般均注重对客观生命体征、肺部病变范围、器官灌注和氧合状态的评估,临床医师可根据具体情况选用。以下列出目前常用的几项诊断标准。

1.中华医学会呼吸病学分会颁布的重症肺炎诊断标准

(1)意识障碍。

(2)呼吸频率≥30 次/分。

(3)PaO_2<8.0 kPa(60 mmHg)、氧合指数(PaO_2/FiO_2)<39.9 kPa(300 mmHg),需行机械通气治疗。

(4)动脉收缩压<12.0 kPa(90 mmHg)。

(5)并发脓毒性休克。

(6)X 线胸片显示双侧或多肺叶受累,或入院 48 小时内病变扩大≥50%。

(7)少尿:尿量<20 mL/h,或<80 mL/4 小时,或急性肾衰竭需要透析治疗。

符合 1 项或以上者可诊断为重症肺炎。

2.美国感染病学会(IDSA)和美国胸科学会(ATS)新修订的诊断标准

具有 1 项主要标准或 3 项或以上次要标准可认为是重症肺炎,需要入住 ICU。

(1)主要标准:①需要有创通气治疗。②脓毒性休克需要血管收缩剂。

（2）次要标准：①呼吸频率≥30次/分。②PaO_2/FiO_2≤250。③多叶肺浸润。④意识障碍/定向障碍。⑤尿毒症（BUN≥7.14 mmol/L）。⑥白细胞计数减少（白细胞计数<4×10^9/L）。⑦血小板计数减少（血小板计数<10×10^9/L）。⑧低体温（<36 ℃）。⑨低血压需要紧急的液体复苏。

说明：①其他指标也可认为是次要标准，包括低血糖（非糖尿病患者）、急性酒精中毒/酒精戒断、低钠血症、不能解释的代谢性酸中毒或乳酸升高、肝硬化。②需要无创通气也可等同于次要标准的①和②。③白细胞计数减少仅为感染引起。

3.英国胸科学会（BTS）制定的CURB（confusion，urea，respiratory rate and blood pressure，CURB）标准

（1）标准一：存在以下4项核心标准的2项或以上即可诊断为重症肺炎：①新出现的意识障碍。②尿素氮（BUN）>7 mmol/L。③呼吸频率≥30次/分。④收缩压<12.0 kPa（90 mmHg）或舒张压≤8.0 kPa（60 mmHg）。

CURB标准比较简单、实用，应用起来较为方便。

（2）标准二具体如下。

存在以上4项核心标准中的1项且存在以下2项附加标准时须考虑有重症倾向。附加标准如下：①PaO_2<8.0 kPa（60 mmHg）/SaO_2<92%（任何FiO_2）。②胸片提示双侧或多叶肺炎。

不存在核心标准但存在2项附加标准并同时存在以下2项基础情况时也须考虑有重症倾向。基础情况如下：①年龄≥50岁。②存在慢性基础疾病。

如存在标准二中两种有重症倾向的情况时需结合临床进行进一步评判。在第一种情况下需至少12小时后进行一次再评估。

CURB-65即改良的CURB标准，标准在符合下列5项诊断标准中的3项或以上时即考虑为重症肺炎，需考虑收入ICU治疗：①新出现的意识障碍。②BUN>7 mmol/L。③呼吸频率≥30次/分。④收缩压<12.0 kPa（90 mmHg）或舒张压≤8.0 kPa（60 mmHg）。⑤年龄≥65岁。

（三）严重度评价

评价肺炎病情的严重程度对于决定在门诊或入院治疗甚或ICU治疗至关重要。肺炎临床的严重性决定于三个主要因素：局部炎症程度，肺部炎症的播散和全身炎症反应。除此之外，患者如有下列其他危险因素会增加肺炎的严重度和死亡危险。

1.病史

年龄>65岁；存在基础疾病或相关因素，如慢性阻塞性肺疾病（COPD）、糖尿病、充血性心力衰竭、慢性肾功能不全、慢性肝病、一年内住过院、疑有误吸、神志异常、脾切除术后状态、长期嗜酒或营养不良。

2.体征

呼吸频率>30次/分；脉搏≥120次/分；血压<12.0/8.0 kPa（90/60 mmHg）；体温≥40 ℃或≤35 ℃；意识障碍；存在肺外感染病灶如败血症、脑膜炎。

3.实验室和影像学异常

白细胞计数>20×10^9/L或<4×10^9/L，或中性粒细胞计数<1×10^9/L；呼吸空气时PaO_2<8.0 kPa（60 mmHg）、PaO_2/FiO_2<40.0 kPa（300 mmHg），或$PaCO_2$>6.7 kPa（50 mmHg）；血肌酐>106 μmol/L或BUN>7.1 mmol/L；血红蛋白<90 g/L或血细胞比容<30%；血浆清蛋白<25 g/L；败血症或弥漫性血管内凝血（DIC）的证据，如血培养阳性、代谢性酸中毒、凝血酶

原时间和部分凝血活酶时间延长、血小板计数减少;胸部 X 线片病变累及一个肺叶以上、出现空洞、病灶迅速扩散或出现胸腔积液。

为使临床医师更精确地做出入院或门诊治疗的决策,近几年用评分方法作为定量的方法在临床上得到了广泛的应用。PORT(肺炎患者预后研究小组,pneumonia outcomes research team)评分系统(表 7-1)是目前常用的评价社区获得性肺炎(community acquired pneumonia,CAP)严重度以及判断是否必须住院的评价方法,其也可用于预测 CAP 患者的病死率。其预测死亡风险分级如下:1~2 级≤70 分,病死率 0.1%~0.6%;3 级 71~90 分,病死率 0.9%;4 级 91~130 分,病死率 9.3%;5 级>130 分,病死率27.0%。PORT 评分系统因可以避免过度评价肺炎的严重度而被推荐使用,即其可保证一些没必要住院的患者在院外治疗。

表 7-1　PORT 评分系统

患者特征	分值	患者特征	分值	患者特征
年龄		脑血管疾病	10	实验室和放射学检查
男性	－10	肾脏疾病	10	pH<7.35
女性	＋10	体格检查		BUN>11 mmol/L(>30 mg/dL)
住护理院		神志改变	20	Na$^+$<130 mmol/L
并存疾病		呼吸频率>30 次/分	20	葡萄糖>14 mmol/L(>250 mg/dL)
肿瘤性疾病	30	收缩血压<12.0 kPa(90 mmHg)	20	血细胞比容<30%
肝脏疾病	20	体温<35 ℃或>40 ℃	15	PaO$_2$<8.0 kPa(60 mmHg)
充血性心力衰竭	10	脉率>12 次/分	10	胸腔积液

临床肺部感染积分(clinical pulmonary infection score,CPIS)(表 7-2)则主要用于医院获得性肺炎(hospital acquired pneumonia,HAP)包括呼吸机相关性肺炎(ventilator-associated pneumonia,VAP)的诊断和严重度判断,也可用于监测治疗效果。此积分从 0~12 分,积分 6 分时一般认为有肺炎。

表 7-2　临床肺部感染积分评分表

参数	标准	分值
体温	≥36.5 ℃,≤38.4 ℃	0
	≥38.9 ℃	1
	≥39 ℃,或≤36 ℃	2
白细胞计数(×10^9)	≥4.0,≤11.0	0
	<4.0,>11.0	1
	杆状核白细胞	2
气管分泌物	<14＋吸引	0
	≥14＋吸引	1
	脓性分泌物	2
氧合指数(PaO$_2$/FiO$_2$)	>240 或急性呼吸窘迫综合征	0
	≤240	2

续表

参数	标准	分值
胸部 X 线	无渗出	0
	弥漫性渗出	1
	局部渗出	2
半定量气管吸出物培养（0,1＋,2＋,3＋）	病原菌≤1＋或无生长	0
	病原菌≥1＋	1
	革兰氏染色发现与培养相同的病原菌	2

为避免评价 CAP 肺炎患者的严重度不足，可使用改良的 BTS 重症肺炎标准：呼吸频率≥30 次/分，舒张压≤8.0 kPa(60 mmHg)，BUN＞6.8 mmol/L，意识障碍。四个因素中存在两个可确定患者的死亡风险更高。此标准因简单易用，且能较准确地确定 CAP 的预后而被广泛应用。

三、治疗

(一)临床监测

1.体征监测

监测重症肺炎的体征是一项简单、易行和有效的方法，患者往往有呼吸频率和心率加快、发绀、肺部病变部位湿啰音等。目前多数指南都把呼吸频率加快（≥30 次/分）作为重症肺炎诊断的主要或次要标准。意识状态也是监测的重点，神志模糊、意识不清或昏迷提示重症肺炎可能性。

2.氧合状态和代谢监测

PaO_2、PaO_2/FiO_2、pH、混合静脉血氧分压（PvO_2）、胃张力测定、血乳酸测定等都可对患者的氧合状态进行评估。单次的动脉血气分析一般仅反映患者瞬间的氧合情况；重症患者或有病情明显变化者应进行系列血气分析或持续动脉血气监测。

3.胸部影像学监测

重症肺炎患者应进行系列 X 线胸片监测，主要目的是及时了解患者的肺部病变是进展还是好转，是否合并有胸腔积液、气胸，是否发展为肺脓肿、急性呼吸窘迫综合征（acute respiratory distress syndrome，ARDS）等。检查的频度应根据患者的病情而定，如要了解病变短期内是否增大，一般每 48 小时进行一次检查评价；如患者临床情况突然恶化（呼吸窘迫、严重低氧血症等），在不能排除合并气胸或进展至 ARDS 时，应短期内复查；而当患者病情明显好转及稳定时，一般可 10～14 天后复查。

4.血流动力学监测

重症肺炎患者常伴有脓毒症，可引起血流动力学的改变，故应密切监测患者的血压和尿量。这 2 项指标比较简单、易行，且非常可靠，应作为常规监测的指标。中心静脉压的监测可用于指导临床补液量和补液速度。部分重症肺炎患者可并发中毒性心肌炎或 ARDS，如临床上难于区分时应考虑行漂浮导管检查。

5.器官功能监测

器官功能监测包括脑功能、心功能、肾功能、胃肠功能、血液系统功能等，进行相应的血液生化和功能检查。一旦发现异常,要积极处理,注意防止多器官功能障碍综合征(multiple organ dysfunction syndrome,MODS)的发生。

6.血液监测

血液监测包括外周血白细胞计数、C反应蛋白、降钙素原、血培养等。

(二)抗生素治疗

经验性联合应用抗生素治疗重症肺炎的理论依据是联合应用能够覆盖可能的微生物并预防耐药的发生。对于铜绿假单胞菌肺炎,联用β内酰胺类和氨基糖苷类具有潜在的协同作用,优于单药治疗;然而氨基糖苷类抗生素的抗菌谱窄,毒性大,特别是对于老年患者,其肾损害的发生率比较高。临床应用氨基糖苷类时要注意其为浓度依赖性抗生素,一般要用足够剂量、提高峰药浓度以提高疗效,同时也应避免与毒性相关的谷浓度的升高。在监测药物的峰浓度时,庆大霉素和妥布霉素>7 μg/mL,或阿米卡星>28 μg/mL的效果较好。氨基糖苷类的另一个不足是对支气管分泌物的渗透性较差,仅能达到血药浓度的40%。此外,肺炎患者的支气管分泌物pH较低,在这种环境下许多抗生素活性都降低。因此,有时联合应用氨基糖苷类抗生素并不能增加疗效,反而增加了肾毒性。

目前对于重症肺炎,抗生素的单药治疗也已得到临床医师的重视。新的头孢菌素、碳青霉烯类、其他β内酰胺类和氟喹诺酮类抗生素由于抗菌效力强、广谱,并且耐细菌β内酰胺酶,故可用于单药治疗。即使对于重症HAP,只要不是耐多药的病原体,如铜绿假单胞菌、不动杆菌和耐甲氧西林金黄色葡萄球菌(MRSA)等,仍可考虑抗生素的单药治疗。对重症VAP有效的抗生素一般包括亚胺培南、美罗培南、头孢吡肟和哌拉西林/他唑巴坦。对于重症肺炎患者来说,临床上的初始治疗常联用多种抗生素,在获得细菌培养结果后,如果没有高度耐药的病原体就可以考虑转为针对性的单药治疗。

临床上一般认为不适合单药治疗的情况如下:①可能感染革兰氏阳性、革兰氏阴性菌和非典型病原体的重症CAP。②怀疑铜绿假单胞菌或肺炎克雷伯杆菌的菌血症。③可能是金黄色葡萄球菌和铜绿假单胞菌感染的HAP。第三代头孢菌素不应用于单药治疗,因其在治疗中易诱导肠杆菌属细菌产生β内酰胺酶而导致耐药发生。

对于重症VAP患者,如果为高度耐药病原体所致的感染则联合治疗是必要的。目前有三种联合用药方案:①β内酰胺类联合氨基糖苷类,在抗铜绿假单胞菌上有协同作用,但也应注意前面提到的氨基糖苷类的毒性作用。②2个β内酰胺类联合使用,因这种用法会诱导出对两种药同时耐药的细菌,故虽然有过成功治疗的报道,仍不推荐使用。③β内酰胺类联合氟喹诺酮类,虽然没有抗菌协同作用,但也没有潜在的拮抗作用;氟喹诺酮类对呼吸道分泌物穿透性很好,对其疗效有潜在的正面影响。

对于铜绿假单胞菌所致的重症肺炎,联合治疗往往是必要的。抗假单胞菌的β内酰胺类抗生素包括青霉素类的哌拉西林、阿洛西林、氨苄西林、替卡西林、阿莫西林;第三代头孢菌素类的头孢他啶、头孢哌酮;第四代头孢菌素类的头孢吡肟;碳青霉烯类的亚胺培南、美罗培南;单酰胺类的氨曲南(可用于青霉素类过敏的患者);β内酰胺类/β内酰胺酶抑制剂复合剂替卡西林/克拉维酸钾、哌拉西林/他唑巴坦。其他的抗假单胞菌抗生素还有氟喹诺酮类和氨基糖苷类。

1.重症CAP的抗生素治疗

重症CAP患者的初始治疗应针对肺炎链球菌(包括耐药肺炎链球菌)、流感嗜血杆菌、军团菌和其他非典型病原体,在某些有危险因素的患者还有可能为肠道革兰氏阴性菌属包括铜绿假单胞菌的感染。无铜绿假单胞菌感染危险因素的 CAP 患者可使用 β 内酰胺类联合大环内酯类或氟喹诺酮类（如左氧氟沙星、加替沙星、莫西沙星等）。因目前为止还没有确立单药治疗重症 CAP 的方法，所以很难确定其安全性、有效性（特别是并发脑膜炎的肺炎）或用药剂量。可用于重症 CAP 并经验性覆盖耐药肺炎链球菌的 β 内酰胺类抗生素有头孢曲松、头孢噻肟、亚胺培南、美罗培南、头孢吡肟、氨苄西林/舒巴坦或哌拉西林/他唑巴坦。目前高达 40% 的肺炎链球菌对青霉素或其他抗生素耐药，其机制不是 β 内酰胺酶介导而是青霉素结合蛋白的改变。虽然不少 β 内酰胺类和氟喹诺酮类抗生素对这些病原体有效，但对耐药肺炎链球菌肺炎并发脑膜炎的患者应使用万古霉素治疗。如果患者有假单胞菌感染的危险因素（如支气管扩张、长期使用抗生素、长期使用糖皮质激素）应联合使用抗假单胞菌抗生素并应覆盖非典型病原体，如环丙沙星加抗假单胞菌 β 内酰胺类，或抗假胞菌 β 内酰胺类加氨基糖苷类加大环内酯类或氟喹诺酮类。

临床上选取任何治疗方案都应根据当地抗生素耐药的情况、流行病学和细菌培养及实验室结果进行调整。关于抗生素的治疗疗程目前也很少有资料可供参考，应考虑感染的严重程度，菌血症、多器官功能衰竭、持续性全身炎症反应和损伤等。一般来说，根据疾病的严重程度和宿主免疫抑制的状态，肺炎链球菌肺炎疗程为 7～10 天，军团菌肺炎的疗程需要 14～21 天。ICU 的大多数治疗都是通过静脉途径的，但近期的研究表明只要病情稳定、没有发热，即使是危重患者，3 天静脉给药后亦可转为口服治疗，即序贯或转换治疗。转换为口服治疗的药物可选择氟喹诺酮类，因其生物利用度高，口服治疗也可达到同静脉给药一样的血药浓度。

由于嗜肺军团菌在重症 CAP 的相对重要性，应特别注意它的治疗方案。虽然目前有很多体外抗军团菌活性的药物，但在治疗效果上仍缺少前瞻性、随机对照研究的资料。回顾性的资料和长期临床经验支持使用红霉素（4 g/d）治疗住院的军团菌肺炎患者。在多肺叶病变、器官功能衰竭或严重免疫抑制的患者，在治疗的前 3～5 天应加用利福平。其他大环内酯类（克拉霉素和阿奇霉素）也有效。除上述之外可供选择的药物有氟喹诺酮类（环丙沙星、左氧氟沙星、加替沙星、莫西沙星）或多西环素。氟喹诺酮类在治疗军团菌肺炎的动物模型中特别有效。

2.重症 HAP 的抗生素治疗

HAP 应根据患者的情况和最可能的病原体而采取个体化治疗。对于早发的（住院 4 天内起病者）重症肺炎患者而没有特殊病原体感染危险因素者，应针对"常见病原体"治疗。这些病原体包括肺炎链球菌、流感嗜血杆菌、甲氧西林敏感的金黄色葡萄球菌和非耐药的革兰氏阴性细菌。抗生素可选择第二、三、四代头孢菌素、β 内酰胺类/β 内酰胺酶抑制剂复合剂、氟喹诺酮类或联用克林霉素和氨曲南。

对于任何时间起病、有特殊病原体感染危险因素的轻中症肺炎患者，以及有感染"常见病原体"和其他病原体危险者应评估危险因素来指导治疗。如果有近期腹部手术或明确的误吸史，应注意厌氧菌，可在主要抗生素基础上加用克林霉素或单用 β 内酰胺类/β 内酰胺酶抑制剂复合剂；如果患者有昏迷或有头部创伤、肾衰竭或糖尿病史，应注意金黄色葡萄球菌感染，需针对性选择有效的抗生素；如果患者起病前使用过大剂量的糖皮质激素或近期有抗生素使用史或长期 ICU 住院史，即使患者的 HAP 并不严重，也应经验性治疗耐药病原体。治疗方法是联用两种抗假单胞菌抗生素，如果气管抽吸物革兰氏染色见阳性球菌还需加用万古霉素（或可使用利奈唑胺或奎奴普丁/达福普汀）。所有的患者，特别是气管插管的 ICU 患者，经验性用药必须持续到痰培养结果出来之后。如果无铜绿假单胞菌或其他耐药革兰氏阴性细菌感染，则可根据药敏情况使用单一药物治疗。非耐药病原体的重症 HAP 患者可用任何以下单一药物治疗：亚胺培南、美罗培南、哌拉西林/他唑巴坦或头孢吡肟。

ICU 中 HAP 的治疗也应根据当地抗生素敏感情况，以及当地经验和对某些抗生素的偏爱而调整。每个 ICU 都有它自己的微生物药敏情况，而且这种情况随时间而变化，因而有必要经常更新经验用药的策略。经验用药中另一个需要考虑的是"抗生素轮换"策略，它是指标准经验治疗过程中有意更改抗生素使细菌暴露于不同的抗生素从而减少抗生素耐药的选择性压力，达到减少耐药病原体感染发生率的目的。"抗生素轮换"策略目前仍在研究之中，还有不少问题未能明确，包括每个用药循环应该持续多久，应用什么药物进行循环，这种方法在内科和外科患者的有效性分别有多高，循环药物是否应该针对革兰氏阳性细菌同时也针对革兰氏阴性细菌等。

在某些患者中，雾化吸入这种局部治疗可用以弥补全身用药的不足。氨基糖苷类雾化吸入可能有一定的益处，但只用于革兰氏阴性细菌肺炎全身治疗无效者。多黏菌素雾化吸入也可用于耐药铜绿假单胞菌的感染。

对于初始经验治疗失败的患者，应该考虑其他感染性或非感染性的诊断，包括肺曲霉感染。对持续发热并有持续或进展性肺部浸润的患者可经验性使用两性霉素 B。虽然传统上应使用开放肺活检来确定其最终诊断，但临床上是否活检仍应个体化。临床上还应注意其他的非感染性肺部浸润的可能性。

（三）支持治疗

支持治疗主要包括液体补充、血流动力学、通气和营养支持，起到稳定患者状态的作用，而更直接的治疗仍需要针对患者的基础病因。流行病学证据显示，营养不良影响肺炎的发病和危重患者的预后。同样，临床资料也支持肠内营养可以预防肺炎的发生，特别是对于有创伤的患者。对于严重脓毒症和多器官功能衰竭的重症肺炎患者，在起病 48 小时后应开始经肠内途径进行营养支持，一般把导管插入到空肠进行喂养以避免误吸；如果使用胃内喂养，最好是使患者维持半卧位以减少误吸的风险。

（四）胸部理疗

拍背、体位引流和振动可以促进黏痰排出的效果尚未被证实。胸部理疗广泛应用的局限在于：①其有效性未被证实，特别是不能减少患者的住院时间。②费用昂贵，需要专人使用。③有时引起 PaO_2 的下降。目前的经验是胸部理疗对于脓痰过多（>30 mL/d）或严重呼吸肌疲劳不能有效咳嗽的患者是最有用的，如对囊性纤维化、COPD 和支气管扩张的患者。

使用自动化病床的侧翻疗法，有时加以振动叩击，是一种有效地预防外科创伤及内科患者肺炎的方法，但其地位仍不确切。

（五）促进痰液排出

雾化和湿化可降低痰的黏度，因而可改善不能有效咳出痰的患者，然而雾化产生的大多水蒸气都沉积在上呼吸道并引起咳嗽，一般并不影响痰的流体特性。目前很少有数据支持湿化能特异性地促进细菌清除或肺炎吸收的观点。乙酰半胱氨酸能破坏痰液的二硫键，有时也用于肺炎患者的治疗，但由于其刺激性，因而在临床应用上受到一定限制。痰中的 DNA 增加了痰液黏度，重组 DNA 酶能裂解 DNA，已证实在囊性纤维化患者中有助于改善症状和肺功能，但对肺炎患者其价值尚未被证实。支气管舒张药也能促进黏液排出和纤毛运动频率，对 COPD 合并肺炎的患者有效。

四、急救护理

(一)护理目标

(1)维持生命体征稳定,降低病死率。

(2)维持呼吸道通畅,促进有效咳嗽、排痰。

(3)维持正常体温,减轻高热伴随症状,增加患者舒适感。

(4)供给足够的营养和液体。

(5)预防传染和继发感染。

(二)护理措施

1.病情监护

重症肺炎患者病情危重、变化快,特别是高龄及合并严重基础疾病的患者,需要严密监护病情变化,包括持续监护心电、血压、呼吸、血氧饱和度;监测意识、尿量、血气分析结果、肾功能、电解质、血糖变化。任何异常变化均应及时报告医师,早期处理。同时床边备好吸引装置、吸氧装置、气管插管和气管切开等抢救用品及抢救药物等。

2.维持呼吸功能的护理

(1)密切观察患者的呼吸情况,监护呼吸频率、节律、呼吸音、血氧饱和度。出现呼吸急促、呼吸困难,口唇、指(趾)末梢发绀,低氧血症(血氧饱和度<80%),双肺呼吸音减弱,必须及时给予鼻导管或面罩有效吸氧,根据病情变化调节氧浓度和流量。面罩呼吸机加压吸氧时,注意保持密闭,对于面颊部极度消瘦的患者,在颊部与面罩之间用脱脂棉垫衬托,避免漏气影响氧疗效果和皮肤压迫。意识清楚的患者嘱其用鼻呼吸,脱面罩间歇时间不宜过长。鼓励患者多饮水,减少张口呼吸和说话。

(2)常规及无创呼吸机加压吸氧不能改善缺氧时,采取气管插管呼吸机辅助通气。机械通气需要患者的配合,事先向患者简明讲解呼吸机原理、保持自主呼吸与呼吸机同步的配合方法、注意事项等。指导患者使用简单的身体语言表达需要,如用动腿、眨眼、动手指表示口渴、翻身、不适等或写字表达。机械通气期间严格做好护理,每天更换呼吸管道,浸泡消毒后再用环氧乙烷灭菌;严格按无菌技术操作规程吸痰。护理操作特别是给患者翻身时,注意呼吸机管道水平面保持一定倾斜度,使其低于患者呼吸道,集水瓶应在呼吸环路的最低位,并及时检查倾倒在管道内和集水瓶内的冷凝水,避免反流入气道。根据症状、血气分析、血氧饱和度调整吸入氧浓度,力求在最低氧浓度下达到最佳的氧疗效果,争取尽快撤除呼吸机。

(3)保持呼吸道通畅,及时清除呼吸道分泌物。①遵医嘱给予雾化吸入,每天2次,有效湿化呼吸道。正确使用雾化吸入,雾化液用生理盐水配制,温度在35℃左右。使喷雾器保持竖直向上,并根据患者的姿势调整角度和位置,吸入过程中护士必须在场严密观察病情,如出现呼吸困难、口周发绀,应停止吸入,立即吸痰、吸氧,不能缓解时通知医师。症状缓解后继续吸入。每次雾化后,协助患者翻身、拍背。拍背时五指并拢成空心掌,由上而下,由外向内,有节律地轻拍背部。通过振动,使小气道分泌物松动易于进入较大气道,有利于排痰及改善肺换气功能。每次治疗结束后,雾化器内的剩余液应全部倾倒,重新更换灭菌蒸馏水;雾化器连接管及面罩用0.5%三氯异氰尿酸(健之素)消毒液浸泡30分钟,用清水冲净后晾干备用。②指导患者定时有效咳嗽,病情允许时使患者取坐位,先深呼吸,轻咳数次将痰液集中后,用力咳出,也可促使肺膨胀。协助患者勤翻身,改变体位,每2小时拍背体疗1次。对呼吸无力、衰竭的患者,用手指压在胸骨切迹上方刺激气管,促使患者咳嗽排痰。③老年人、衰弱的患者和咳嗽反射受抑制者,呼吸防御机制受损,不能有效地将呼吸道分泌物排出时,应按需要吸痰。用一次性吸痰管,检查导管通畅后,在无负压情况下将吸痰管轻轻插入 10～15 cm,退出 1～2 cm,以便游离导管尖端,然后打开负压,边旋转边退出。有黏液或分泌物处稍停。每次吸痰时间应少于 15 秒。吸痰时,同一根吸痰管应先吸气道内分泌物,再吸鼻腔内分泌物,不能重复进入气道。

(4)研究表明,患者俯卧位发生吸入性肺炎的概率比左侧卧位和仰卧位患者低,定时帮助患者取该体位。进食时抬高床头 30°～45°,减少胃液反流误吸机会。

3.合并感染性休克的护理

发生休克时,患者取去枕平卧位,下肢抬高 20°～30°,增加回心血量和脑部血流量。保持静脉通道畅通,积极补充血容量,根据心功能、皮肤弹性、血压、脉搏、尿量及中心静脉压情况调节输液速度,防止肺水肿。加强抗感染,使用血管活性药物时,用药浓度、单位时间用量,严格遵医嘱,动态观察病情,及时反馈,为治疗方案的调整提供依据。体温不升者给予棉被保暖,避免使用热水袋、电热毯等加温措施。

4.合并急性肾衰竭的护理

少尿期准确记录出入量,留置导尿管,记录每小时尿量,严密观察肾功能及电解质变化,根据医嘱严格控制补液量及补液速度。高血钾是急性肾衰竭患者常见死亡原因之一,此期避免摄入含钾高的食物;多尿期应注意补充水分,保持水、电解质平衡。尿量<20 mL/h 或<80 mL/24 h 的急性肾衰竭者需要血液透析治疗。

5.发热的护理

高热时帮助降低体温,减轻高热伴随症状,增加患者舒适感。每 2 小时监测体温 1 次。密切观察发热规律、特点及伴随症状,及时报告医师对症处理;寒战时注意保暖,高热时给予物理降温,即冷毛巾敷前额,冰袋置于腋下、腹股沟等处,或温水、酒精擦浴。物理降温效果差时,遵医嘱给予退热剂。降温期间要注意随时更换汗湿的衣被,防止受凉,鼓励患者多饮水,保证机体需要,防止肾血流灌注不足,诱发急性肾功能不全。

6.预防传染及继发感染

(1)采取呼吸道隔离措施,切断传播途径。单人单室,避免交叉感染。严格遵守各种消毒、隔离制度及无菌技术操作规程,医护人员操作前后应洗手,特别是接触呼吸道分泌物和护理气管切开、插管患者前后要彻底流水洗手,并采取戴口罩、手套等隔离手段。开窗通风保持病房空气流通,每天定时紫外线空气消毒 30～60 分钟,加强病房内物品的消毒,所有医疗器械和物品特别是呼吸治疗器械定时严格消毒、灭菌。控制陪护及探视人员流动,实行无陪护管理。对特殊感染、耐药菌株感染及易感人群应严格隔离,及时通报。

(2)加强呼吸道管理:气管切开患者更换内套管前,必须充分吸引气囊周围分泌物,以免含菌的渗出液漏入呼吸道诱发肺炎。患者取半坐位以减少误吸危险。尽可能缩短人工气道留置和机械通气时间。

(3)患者分泌物、痰液存放于黄色医疗垃圾袋中焚烧处理,定期将呼吸机集水瓶内液体倒入装有0.5%健之素消毒液的容器中集中消毒处理。

7.营养支持治疗的护理

营养支持是重要的辅助治疗。重症肺炎患者防御功能减退,体温升高使代谢率增加,机体需要增加免疫球蛋白、补体、内脏蛋白的合成,支持巨噬细胞、淋巴细胞活力及酶活性。提供重症肺炎患者高蛋白、高热量、富含维生素、易消化的流质或半流质饮食,尽量符合患者口味,少食多餐。有时需要鼻饲营养液,必要时胃肠外应用免疫调节剂,如免疫球蛋白、血浆、清蛋白和氨基酸等营养物质以提高抵抗力,增强抗感染效果。

8.舒适护理

为保证患者舒适,做好基础护理。重症肺炎急性期患者要卧床休息,安排好治疗时间、护理时间,尽量减少干扰,保证休息。帮助患者维持舒服的治疗体位。保持病室清洁、安静,空气新鲜。室温保持在22～24 ℃,使用空气湿化器保持空气相对湿度为60％～70％。保持床铺干燥、平整。保持口腔清洁。

9.采集痰标本的护理

痰标本是最常用的下呼吸道病原学标本,其检验结果是选择抗生素治疗的确切依据,正确采集痰标本非常重要。准确的采样是经气管采集法,但患者有一定痛苦,不易被接受。临床一般采用自然咳痰法。采集痰标本应注意必须在抗生素治疗前采集新鲜、深咳后的痰,迅速送检,避免标本受到口咽处正常细菌群的污染,影响细菌培养结果准确性。具体方法是嘱患者先将唾液吐出、漱口,并指导或辅助患者深吸气后咳嗽,咳出肺部深处痰液,留取标本。收集痰液后应在30分钟内送检。经气管插管收集痰标本时,可使用一次性痰液收集器。用无菌镊夹持吸痰管插入气管深部,注意勿污染吸痰管。留痰过程注意无菌操作。

10.心理护理

评估患者的心理状态,采取有针对性的护理。患者出现呼吸困难、发热、咳嗽等明显不适时,会导致患者烦躁和恐惧,特别是加压通气、气管插管、机械通气的患者。护士要鼓励患者倾诉,多与其交流,语言交流困难时,用文字或体态语言主动沟通,尽量消除其紧张、恐惧心理。了解患者的经济状况及家庭成员情况,帮助患者寻求更多支持和帮助。及时向患者及家属解释,介绍病情和治疗方案,使其信任和理解治疗、护理的作用,增加安全感,保持情绪稳定。

11.健康教育

出院前指导患者坚持呼吸功能锻炼,做深呼吸运动,增强体质。减少去公共场所的次数,预防感冒。上呼吸道感染急性期外出戴口罩。居室保持良好的通风,保持空气清新。均衡膳食,增加机体抵抗力,戒烟,避免劳累。

(赵清松)

第二节　重症肌无力

重症肌无力(MG)是乙酰胆碱受体抗体(AchR-Ab)介导的,细胞免疫依赖及补体参与者的神经-肌肉接头处传递障碍的自身免疫性疾病。病变主要累及神经-肌肉接头突触后膜上乙酰胆碱受体(AchR)。临床特征为部分或全身骨骼肌易疲劳,通常在活动后加重、休息后减轻,具有晨轻暮重等特点。MG在一般人群中发病率为8/10万～20/10万,患病率约为50/10万。

一、病因

(1)重症肌无力确切的发病机制目前仍不明确,但是有关该病的研究还是很多的,其中,研究最多的是有关重症肌无力与胸腺的关系,以及乙酰胆碱受体抗体在重症肌无力中的作用。大量的研究发现,重症肌无力患者神经-肌肉接头处突触后膜上的乙酰胆碱受体(AchR)数目减少,受体部位存在抗 AchR 抗体,且突触后膜上有 IgG 和 C_3 复合物的沉积。

(2)血清中的抗 AchR 抗体的增高和突触后膜上的沉积所引起的有效的 AchR 数目的减少,是本病发生的主要原因。胸腺是 AchR 抗体产生的主要场所,因此,本病的发生一般与胸腺有密切的关系。所以,调节人体 AchR,使之数目增多,化解突触后膜上的沉积,抑制抗 AchR 抗体的产生是治愈本病的关键。

(3)很多临床现象也提示本病和免疫机制紊乱有关。

二、诊断要点

(一)临床表现

本病根据临床特征诊断不难。起病隐袭,主要表现为受累肌肉病态疲劳,肌肉连续收缩后出现严重肌无力甚至瘫痪,经短暂休息后可见症状减轻或暂时好转。肌无力多于下午或傍晚劳累后加重,晨起或休息后减轻,称为"晨轻暮重"。首发症状常为眼外肌麻痹,出现非对称性眼肌麻痹和上睑下垂,斜视和复视;严重者眼球运动明显受限,甚至眼球固定,瞳孔光反应不受影响。面肌受累表现皱纹减少,表情困难,闭眼和示齿无力;咀嚼肌受累使连续咀嚼困难,进食经常中断;延髓肌受累导致饮水呛咳,吞咽困难,声音嘶哑或讲话鼻音;颈肌受损时抬头困难。严重时出现肢体无力,上肢重于下肢,近端重于远端。呼吸肌和膈肌受累,出现咳嗽无力、呼吸困难,重症可因呼吸肌麻痹继发吸入性肺炎可导致死亡。偶有心肌受累可突然死亡,平滑肌和膀胱括约肌一般不受累。感染、妊娠、月经前常导致病情恶化,精神创伤、过度疲劳等可为诱因。

(二)临床试验

肌疲劳试验,如反复睁闭眼、握拳或两上肢平举,可使肌无力更加明显,有助诊断。

(三)药物试验

1.新斯的明试验

以甲基硫酸新斯的明 0.5 mg 肌内注射或皮下注射。如肌力在半小时至 1 小时内明显改善时可以确诊,如无反应,可次日用 1.0 mg、1.5 mg,直至 2 mg 再试,如 2 mg 仍无反应,一般可排除本病。为防止新斯的明的毒碱样反应,需同时肌内注射阿托品 0.5～1.0 mg。

2.依酚氯铵试验

适用于病情危重、有延髓性麻痹或肌无力危象者。用 10 mg 溶于 10 mg 生理盐水中缓慢静脉注射,至 2 mg 后稍停 20 秒,若无反应可注射 8 mg,症状改善者可确诊。

(四)辅助检查

1.电生理检查

常用感应电持续刺激,受损肌反应迅速消失。此外,也可行肌电图重复频率刺激试验,低频刺激波幅递减超过 10%,高频刺激波幅递增超过 30% 为阳性。单纤维肌电图出现颤抖现象延长,延长超过 50 μs 者也属阳性。

2.其他

血清中抗 AchR 抗体测定时约 85% 患者增高。胸部 X 线摄片或胸腺 CT 检查,胸腺增生或伴有胸腺肿瘤,也有辅助诊断价值。

三、鉴别要点

(1)本病眼肌型需与癔症、动眼神经麻痹、甲状腺毒症、眼肌型营养不良症、眼睑痉挛鉴别。

(2)延髓肌型者需与真假延髓性麻痹鉴别。

(3)四肢无力者需与神经衰弱、周期性瘫痪、感染性多发性神经炎、进行性脊肌萎缩症、多发性肌炎和癌性肌无力等鉴别。特别由支气管小细胞肺癌所引起的 Lambert-Eaton 综合征与本病十分相似,但药物试验呈阴性。肌电图(EMG)有特征异常,静息电位低于正常,低频重复电刺激活动电位渐次减小,高频重复电刺激活动电位渐次增大。

四、规范化治疗

(一)胆碱酯酶抑制剂

主要药物是溴吡斯的明,剂量为 60 mg,每天 3 次,口服。可根据患者症状确定个体化剂量,若患者吞咽困难,可在餐前 30 分钟服药;如晨起行走无力,可起床前服长效溴吡斯的明 180 mg。

(二)皮质激素

皮质激素适用于抗胆碱酯酶药反应较差并已行胸腺切除的患者。由于用药早期肌无力症状可能加重,患者最初用药时应住院治疗,用药剂量及疗程应根据患者具体情况做个体化处理。

1.大剂量泼尼松

开始剂量为 60~80 mg/d,口服,当症状好转时可逐渐减量至相对低的维持量,隔天服 5~15 mg/d,隔天用药可减轻不良反应发生。通常1 个月内症状改善,常于数月后疗效达到高峰。

2.甲泼尼龙冲击疗法

反复发生危象或大剂量泼尼松不能缓解,住院危重病例、已用气管插管或呼吸机可用者,每天 1 g,口服,连用 3~5 天。如1 个疗程不能取得满意疗效,隔 2 周可再重复1 个疗程,共治疗2~3 个疗程。

(三)免疫抑制剂

严重的或进展型病例必须做胸腺切除术,并用抗胆碱酯酶药。症状改善不明显者可试用硫唑嘌呤;小剂量皮质激素未见持续疗效的患者也可用硫唑嘌呤替代大剂量皮质激素,常用剂量为 2~3 mg/(kg·d),自小剂量 1 mg/(kg·d) 开始,应定期检查血常规和肝、肾功能。白细胞计数低于 3×10^9/L 应停用;可选择性抑制 T 和 B 淋巴细胞增生,每次 1 g,每天 2 次,口服。

(四)血浆置换

血浆置换用于病情急骤恶化或肌无力危象患者,可暂时改善症状,或于胸腺切除术前处理,避免或改善术后呼吸危象,疗效持续数天或数月,该法安全,但费用昂贵。

(五)免疫球蛋白

通常剂量为 0.4 g/(kg·d),静脉滴注,连用 3~5 天,用于各种类型危象。

(六)胸腺切除

60 岁以下的 MG 患者可行胸腺切除术,适用于全身型 MG 包括老年患者,通常可使症状改善或缓解,但疗效常在数月或数年后显现。

(七)危象的处理

1.肌无力危象

肌无力危象最常见,常因抗胆碱酯药物剂量不足引起,应加大抗胆碱酯药的剂量。

2.胆碱能危象

抗胆碱酯酶药物过量可导致肌无力加重,出现肌束震颤及毒蕈碱样反应,依酚氯铵静脉注射无效或加重,应立即停用抗胆碱酯酶药,待药物排出后重新调整剂量或改用其他疗法。

3.反拗危象

由抗胆碱酯酶药不敏感所致。依酚氯铵试验无反应。应停用抗胆碱酯酶药,输液维持或改用其他疗法。

(八)慎用和禁用的药物

奎宁、吗啡及氨基糖苷类抗生素、新霉素、多黏菌素、巴龙霉素等应禁用,地西泮、苯巴比妥等应慎用。

五、护理

(一)护理诊断

1.活动无耐力

与神经-肌肉联结点传递障碍;肌肉萎缩、活动能力下降;呼吸困难、氧供需失衡有关。

2.失用综合征

与神经肌肉障碍导致活动减少有关。

3.吞咽障碍

与神经肌肉障碍(呕吐反射减弱或消失;咀嚼肌肌力减弱;感知障碍)有关。

4.生活自理缺陷

与眼外肌麻痹、眼睑下垂或四肢无力、运动障碍有关。

5.营养不足

与咀嚼无力、吞咽困难致摄入减少有关。

(二)护理措施

(1)轻症者适当休息,避免劳累、受凉、感染、创伤、激怒。病情进行性加重者须卧床休息。

(2)在急性期,鼓励患者充分卧床休息。将患者经常使用的日常生活用品(如便器、卫生纸、茶杯等)放在患者容易拿取的地方。根据病情或患者的需要协助其日常生活活动,以减少能量消耗。

(3)指导患者使用床挡、扶手、浴室椅等辅助设施,以节省体力和避免摔伤。鼓励患者在能耐受的活动范围内,坚持身体活动。患者活动时,注意保持周围环境安全,无障碍物,以防跌倒,路面防滑,防止滑倒。

(4)给患者和家属讲解活动的重要性,指导患者和家属对受累肌肉进行按摩和被动/主动运动,防止肌肉萎缩。

(5)选择软饭或半流质饮食,避免粗糙干硬、辛辣等刺激性食物。根据患者需要供给高蛋白、高热量、高维生素饮食。吃饭或饮水时保持端坐、头稍微前倾的姿势。给患者提供充足的进餐时间、喂饭速度要慢,少量多餐,交替喂液体和固体食物,让患者充分咀嚼、吞咽后再继续喂。把药片碾碎后制成糊状再喂药。

(6)注意保持进餐环境安静、舒适;进餐时,避免讲话或进行护理活动等干扰因素。进食宜在口服抗胆碱酯酶药物后 30～60 分钟,以防呛咳。如果有食物滞留,鼓励患者把头转向健侧,并控制舌头向受累的一侧清除残留的食物或喂食数口汤,让食物咽下。如果误吸液体,让患者上身稍前倾,头稍微低于胸口,便于分泌物引流,并擦去分泌物。在床旁备吸引器,必要时吸引。患者不能由口进食时,遵医嘱给予营养支持或鼻饲。

(7)注意观察抗胆碱酯酶药物的疗效和不良反应,严格执行用药时间和剂量,以防因用量不足或过量导致危象的发生。

(三)应急措施

(1)一旦出现重症肌无力危象,应迅速通知医师;立即给予吸痰、吸氧、简易呼吸器辅助呼吸,做好气管插管或切开,人工呼吸机的准备工作;备好新斯的明等药物,按医嘱给药,尽快解除危象。

(2)避免应用一切加重神经肌肉传导障碍的药物,如吗啡、利多卡因、链霉素、卡那霉素、庆大霉素和磺胺类药物。

(四)健康指导

1.入院教育

(1)给患者讲解疾病的名称,病情的现状、进展及转归。

(2)根据患者需要,给患者和家属讲解饮食营养的重要性,取得他们的积极配合。

2.住院教育

(1)仔细向患者解释治疗药物的名称、药物的用法、作用和不良反应。

(2)告知患者常用药治疗方法、不良反应、服药注意事项,避免因服药不当而诱发肌无力危象。

(3)肌无力症状明显时,协助做好患者的生活护理,保持口腔清洁防止外伤和感染等并发症。

3.出院指导

(1)保持乐观情绪、生活规律、饮食合理、睡眠充足,避免疲劳、感染、情绪抑郁和精神创伤等诱因。

(2)注意根据季节、气候,适当增减衣服,避免受凉、感冒。

(3)按医嘱正确服药,避免漏服、自行停服和更改药量。

(4)患者出院后应随身带有卡片,包括姓名、年龄、住址、诊断证明,目前所用药物及剂量,以便在抢救时参考。

(5)病情加重时及时就诊。

(赵清松)

第八章

急诊科护理

第一节 中 暑

一、中暑的病因、发病机制与分类

中暑广义上类似于热病,泛指高温高湿环境对人体的损伤。按严重程度递增顺序可细分为热昏厥、热痉挛、热衰竭和热射病(也就是狭义的中暑概念)。其他还有先兆中暑、轻症中暑等概念,因较含糊或与许多夏季感染性疾病的早期表现难以鉴别,仅用热昏厥、热痉挛、热衰竭和热射病等诊断已可描述各种中暑类型,故本节不做介绍。

人们喜欢将暑天发生的大部分疾病往中暑上套,事实上很多仅为病毒或细菌感染的早期表现(如感冒、胃肠炎等),需注意鉴别。同时民间还盛传中暑不能静脉补液的谬论,需注意与患者沟通解释。目前中暑已被列入了国家法定职业病目录。

(一)病因及发病机制

下丘脑通过调节渴感、肌张力、血管张力、汗腺来平衡产热与散热。

1.散热受限

散热机制有三种:出汗、传导对流、辐射。辐射是通过红外线散射,正常时占散热的65%,其与传导对流方式相比,优点在于基本不耗能,但在高温环境下失效。出汗正常时占散热的20%,在高温环境下则成为主要散热方式,但需消耗水、电解质与能量,并在高湿环境性能下降,100%相对湿度时完全失效。

(1)环境因素:高温、高湿环境,如日晒、锅炉房及厚重、不透气的衣物。一般温度>32 ℃或湿度>70%就有可能发生。

(2)自身体温调节功能下降:①自身出汗功能下降主要原因有肥胖、皮肤病如痂皮过厚、汗腺缺乏、皮肤血供不足、脱水、低血压、心排血量下降等。②抑制出汗。酗酒、抗胆碱药如阿托品等、抗精神疾病药物、三环抗抑郁药、抗组胺药、单胺氧化酶抑制剂、缩血管药和β受体阻滞剂等。③脱水。饮水不足、利尿剂、泻药等。④电解质补充不足。

2.产热过多

强体力活动时多见于青壮年或健康人,或药物(如苯环利定、麦角酸二乙酰胺、苯异丙胺、可卡因、麻黄素类和碳酸锂等)的使用。

3.脱水、电解质紊乱

中暑时因大量出汗、呼吸道水分蒸发和摄入水分不足造成大量失水,同时电解质丢失。丢水大于丢钠时会造成高渗性脱水。不同类型的脱水之间也可相互转化,如若患者单纯补充饮用淡水会导致低渗性脱水。

(二)不同的中暑类型

1.热昏厥

脑血供不足,皮肤血管扩张及血容量不足导致突然低血压,脑及全身血供不足而意识丧失,多为体力活动后。此时皮肤湿冷,脉弱。收缩压低于 13.3 kPa(100 mmHg)。

2.热痉挛

低钠血症,为大量出汗而脱水、电解质损失,血液浓缩,然后单纯饮淡水导致稀释性低钠血症,引起骨骼肌痛性痉挛、颤搐,一般持续 1~3 分钟。由于体温调节、口渴机制正常,此时血容量尚未明显不足,生命体征一般尚稳定,如体温多正常或稍升高,皮肤多湿冷。

3.热衰竭

脱水、电解质缺乏造成发热、头晕、恶心、头痛、极度乏力,但体温调节系统尚能工作,治疗不及时会转变为热射病。与热射病在表现上的主要区别在于没有严重的中枢神经系统紊乱。此时口渴明显,肛温>37.8 ℃,皮肤湿,大量出汗,脉细速,可有轻度的中枢神经症状(头痛、乏力、焦虑、感觉错乱、歇斯底里)。其他症状还有恶心、呕吐、头晕、眼花、低血压等及热晕厥、热痉挛的症状。治疗关键是补液。

4.热射病

热射病是在热衰竭基础上再进一步发展,因体温调节功能失调而引起的高热及中枢神经系统症状在内的一系列症状体征。在热衰竭的症状基础上会有典型的热射病症状:超高热、标志性特点、肛温>41 ℃。意识改变是标志性特点,神志恍惚并继发突发的癫痫、谵妄或昏迷;无汗,在早期可能有汗,但很快会进展到无汗。除以上 3 点外还有以下表现:血压先升后降,高通气导致呼吸性碱中毒,伴随心、肝、凝血、肾等损伤。热射病可分为两型:经典型是以上症状在数天时间内慢慢递增,多见于湿热环境或老年、慢性病患者,此型无汗。劳累型是以上症状可迅速发生,多为青壮年,伴有体力活动,但可能还会继续出汗。治疗关键是降温补液并处理并发症。

二、现场评估与救护

(一)病史、查体

了解发病原因:①环境包括环境温度与湿度、通风情况、持续时间、动作强度、身体状况及个体适应力等。②症状:口干、乏力、恶心、呕吐、头晕、眼花、神志恍惚等。③查体:测量生命体征,如肛温、脉搏和血压等。

(二)评估体温

接诊后首先评估中暑患者体温,看体温是否在 39 ℃以上。

(1)若否,考虑可能为热晕厥时。一般通过平卧位、降温、补充水分(肠内,必要时静脉)可恢复,必要时需观察监护以发现某些潜在的疾病。

(2)若否,考虑可能为热痉挛时。一般通过阴凉处休息、补充含电解质及糖分的饮料可恢复。在恢复工作前一般需休息 1~3 天并持续补充含钠饮料直到症状完全缓解。同时可通过被动伸展运动、冰敷或按摩来缓解痉挛。神志清时,饮用冷的含电解质及糖分的饮料(稀释的果汁、牛奶、市场上卖的运动饮料或稀盐汤等)来补充。

(3)若是,则可能为热衰竭或热射病。

(三)评估意识状态

若意识改变,可能为热射病,否则为热衰竭。

(四)热衰竭救护

若为热衰竭,马上开始静脉补液。

补液方法:严重时需要静脉输液来补充等张盐水,0.9%生理盐水、5%葡萄糖或林格液均可。2～4小时可补充1 000～2 000 mL液体;并根据病情判断脱水的类型,判断后续补液种类。严重的低钠血症可静脉滴注3%的高张盐水;有横纹肌溶解风险时可加用甘露醇或碱化尿液,监测出入量,留置导尿管,维持尿量50 mL/h以上,来预防肾衰竭,神志清时也可口服补液。

(五)热射病救护

若为热射病,在气道管理、维持呼吸、维持循环的基础上马上降温到39 ℃(蒸发降温),处理并发症。

1.评估气道、保持呼吸道通畅,维持呼吸

注意气道的开放,必要时气管插管;置鼻胃管,可用于神志不清时补液及预防误吸。给氧,高流量给氧,如100%氧气吸入直到体温降到39 ℃。

2.降温方法

脱离湿热环境,防止病情加重。置于凉快、通风的地点(室内、树荫下);去除衣物,尽量多的暴露皮肤。

(1)蒸发法降温:用冷水(15 ℃)喷到全身,并用大风量风扇对着患者吹。其他方法还有腋窝、颈部、腹股沟、腘窝等浅表动脉处放置降温物品(如冰袋等),以及冷水洗胃或灌肠,但效果不及蒸发法。有条件的使用降温毯。必要时可将身体下巴以下或仅四肢浸入冷水,直到体温降到39 ℃就停止浸泡,这对降温非常有效,但很可能会导致低血压及寒战,甚至可考虑使用肌肉松弛药来辅助降温。

(2)寒战的控制:氯丙嗪25～50 mg,静脉注射或静脉滴注;或地西泮5～10 mg,静脉注射,减少产热,注意血压呼吸监护。目标是迅速(1小时内)控制体温。

非甾体抗炎药(如阿司匹林、吲哚美辛、对乙酰氨基酚等)应禁用,因中暑时非甾体抗炎药已无法通过控制体温调节中枢来达到降温效果,反而会延误其他有效治疗措施的使用。但可考虑使用糖皮质激素。

3.补液方法

在神志障碍时口服补液要慎用,防止误吸。

三、进一步评估与救护

(一)辅助检查

辅助检查主要用来了解电解质及评估脏器损伤。血电解质(热痉挛:低钠。热射病:高钠、低钠、低钾、低钙、低磷均可能)、肾功能(肌酐、血尿素氮升高,高尿酸)、血气分析(呼吸性碱中毒、代谢性酸中毒、乳酸酸中毒)、尿常规(比重)、血常规(白细胞计数增多、血小板计数减少)、心肌酶学、转氨酶、出血时间和凝血时间(凝血酶原时间延长,弥散性血管内凝血)、心电图(心肌缺血,

ST-T 改变)，必要时血培养。评估肾衰竭、心力衰竭、呼吸窘迫、低血压、血液浓缩、电解质平衡、凝血异常的可能。

(二)评估脱水的类型

根据病情判断是等渗、高渗还是低渗性脱水。中暑时多为高渗性脱水，但若患者单纯饮用淡水会导致低渗性脱水。

(三)鉴别是否为药物或其他疾病引起

如恶性综合征，如抗精神疾病药物引起的高烧、强直及昏迷；恶性高热，如麻醉药引起的发热；血清素综合征，如 5-羟色胺选择性重摄取抑制剂与单胺氧化酶抑制剂合用引起的发热；抗胆碱药、三环抗抑郁药、抗组胺药、吸毒、甲状腺功能亢进毒症、持续长时间的癫痫、感染性疾病引起的发热。

(四)注意病情进展

热衰竭患者体温进一步升高并出汗，停止时会转为热射病。

(五)各种并发症的处理

低氧、气道阻力增加时若考虑 ARDS，则需呼吸机 PEEP 模式支持人工呼吸。持续的昏迷癫痫需进一步查头颅 CT、腰穿、气管插管、呼吸机支持。凝血异常(如紫癜、鼻出血、呕血或弥散性血管内凝血等)时监测出血和凝血血小板等，考虑输注血小板及凝血因子；若考虑弥散性血管内凝血早期给予肝素。少尿、无尿、肌酐升高、肌红蛋白尿等肾衰竭表现：补液维持足够尿量，必要时透析治疗。

若在急性期得到恰当及时治疗，没有意识障碍或血清酶学升高的患者多数能在 1~2 天恢复。

四、健康教育

最重要的是预防。教育公众，中暑是可预防的。避免长时间暴露于湿热环境，使用遮阳设备，多休息。在进入湿热环境前及期间多饮含电解质及有糖分的冷饮(如稀释的果汁、市场上卖的运动饮料或 1％稀盐汤、非碳酸饮料)来补充水分电解质。特别是告知一些老年人不要过分限制食盐摄入。避免含咖啡因的饮料，因其会兴奋导致产热增多。教育体力劳动者、运动员、老年人、幼儿、孕妇，肥胖、糖尿病、酗酒、心脏病人群等，以及使用吩噻嗪类、抗胆碱能类等药时的人，不要穿厚重紧身衣物，认识中暑的早期症状体征。告知中暑患者，曾经中暑过，以后也容易中暑，如对热过敏，起码 4 周内避免再暴露。暑天有条件地使用空调降温。在暑天不能把儿童单独留在车内。

（吴倩倩）

第二节 淹 溺

一、疾病概论

淹溺又称溺水，是指人淹没于水中，水和水中污泥、杂草堵塞呼吸道或反射性喉、支气管痉挛引起通气障碍而窒息。如跌入粪池、污水池和化学物品池中，可引起皮肤和黏膜损伤及全身中毒。

（一）病因及发病机制

1.病因

淹溺最常见的原因是溺水，造成淹溺的主要因素包括以下几点。

（1）游泳时或意外事件时落入水中，可发生淹溺。如游泳中换气过度，体内 CO_2 排出过多，引起呼吸性碱中毒，导致手足抽搐；疲劳过度、水温过低等原因可引起腓肠肌痉挛而发生淹溺。

（2）水下作业时潜水用具发生故障，发生潜水病，或潜水时间过长、过度疲劳，而使体内血氧饱和度过低，引起意识障碍而发生淹溺。

（3）人不慎跌入粪池、污水池、化学物质储存池中，造成淹溺，并引起皮肤和黏膜损伤及全身中毒。

2.发病机制

（1）人淹没于水中，多因紧张、惊恐、寒冷等因素的强烈刺激，反射性地引起喉头和支气管痉挛，声门紧闭，造成缺氧。

（2）由于缺氧，淹溺者被迫进行深呼吸。吸入的水越多，肺顺应下降越明显，最终出现呼吸衰竭，产生低氧血症、高碳酸血症及呼吸性酸中毒，并可伴有代谢性酸中毒。低氧血症及组织缺氧最终导致肺水肿甚至脑水肿。

（3）如呼吸道吸入淡水，水可迅速经肺泡被吸收入血液循环，使血容量增加，血液稀释而发生血、电解质平衡失常，红细胞破裂引起血管内溶血，血钾浓度增高，血钠、血钙、血氯浓度降低，血浆蛋白减少。如海水进入呼吸道和肺泡，引起血容量减少，造成血液浓缩，血钠、血氯、血钙、血镁浓度增加。高钙血症可引起心动过缓和传导阻滞，甚至心脏停搏；高镁血症可抑制中枢神经和周围神经、扩张血管，而血容量减少又使血压下降，动脉血氧分压降低，机体缺氧，引起脑水肿、代谢性酸中毒，最终导致心力衰竭、循环障碍。两者的病理特点比较见表8-1。

表 8-1　淡水淹溺与海水淹溺病理特点比较

项目	淡水淹溺	海水淹溺
血液总量	增加	减少
血液渗透压	降低	增加
电解质变化	钾离子增加、钠离子、钙离子、镁离子减少	钠离子、钙离子、镁离子、氯离子增加
心室颤动发生率	常见	少见
主要死因	急性肺水肿、脑水肿、心力衰竭、心室颤动	急性肺水肿、脑水肿、心力衰竭

（二）临床表现

患者从水中被救上岸后，主要表现如下：①神志不清。②皮肤发绀、四肢冰冷。③呼吸、心跳微弱或已停止，血压测不到。④口旁、鼻内充满泡沫状液体。⑤胃扩张。

（三）救治原则

（1）立即清理口、鼻中的污泥和水草等杂物，保持呼吸道畅通。若呼吸道被水阻塞，要立即取俯卧位，头偏向一侧，腹下垫高，救护者用手按压其背部；或救护者一腿跪地一腿屈膝，将淹溺者腹部置于救护者屈膝的腿上，头部向下并偏向一侧，救护者用手按压其背部，可使呼吸道和胃部的积水倒出；也可将淹溺者扛在救护者的肩上，肩顶住淹溺者的腹部，上下抖动以达到排水的目的。注意排水时间不可过长，倒出口、咽、气管内的水分即可，以免延误抢救的时机。如为海水淹溺,高渗性液体使血浆渗入肺部,此时应取低头仰卧位,以利于水分引流。

（2）呼吸、心脏停搏者应立即行心肺脑复苏。

（3）输氧:几乎所有的患者都存在低氧血症。可吸入高浓度氧或进行高压氧治疗,如有条件可使用人工呼吸机。

（4）复温:如患者体温过低,根据情况做好体外或体内复温措施。

（5）维持水、电解质平衡:淡水淹溺者,适当限制入水量,并积极补充氯化钠溶液;海水淹溺者,因血容量低,不宜过分限制入水量,并注意补液,纠正低血容量;根据患者病情,酌情补充碳酸氢钠。以纠正代谢性酸中毒。

（6）防治并发症:如肾上腺糖皮质激素可防治肺水肿、脑水肿、ARDS及溶血等。如合并急性肾功能不全、心律失常、心功能不全、弥散性血管内凝血等,应及时做出相应处理。

二、护理评估

（一）病史

淹溺最常见于儿童、青少年。临床医务人员应详细了解患者淹水的时间、水温、被救起的方式、现场处理情况等。

（二）身心状况

1.症状与体征

患者常有意识障碍,牙关紧闭,呼吸、心脏搏动微弱或停止。皮肤黏膜苍白或发绀,四肢发冷,口腔、鼻腔内可充满泡沫、泥沙、水草等,上腹部膨胀、隆起伴胃扩张。复苏过程中可出现各种心律失常、心力衰竭、ARDS、脑水肿、弥散性血管内凝血及急性肾衰竭等,病程中常合并肺部感染。淹溺发生在寒冷水中,可出现低温综合征。

2.心理与社会

患者苏醒后,常可出现焦虑、恐惧、失眠,甚至出现短时记忆丧失。

（三）辅助检查

1.血常规

淡水淹溺者可出现血红蛋白下降。

2.血气分析

可出现低氧血症、高碳酸血症、呼吸性酸中毒合并代谢性酸中毒。

3.电解质

淡水淹溺者可出现血清钠、血清氯降低,血清钾增高;海水淹溺者可出现血清钠、血清氯、血清镁、血清钙增高。

4.胸部 X 线片检查

可见肺不张或肺水肿,肺野可见大片絮状炎性渗出物。

三、护理诊断

（一）液体量过多

与淹溺者吸入的水可迅速经肺泡进入血液循环,使血容量增加有关。

（二）意识障碍

与低氧血症、脑组织缺氧、肺水肿、脑水肿有关。

（三）潜在并发症

与心肌严重缺氧、电解质紊乱、心律失常有关。

四、护理目标

（1）清除患者体内过多体液，恢复正常呼吸。

（2）患者意识清楚，反应正常，生活自理。

（3）患者未发生心脏停搏，或心脏停搏经心肺脑复苏后恢复正常。

五、护理措施

（一）一般护理

（1）迅速清除呼吸道异物。

（2）吸氧：对于心肺复苏有效者，给予高流量氧气吸入。

（3）迅速建立静脉通道，并保持输液畅通。

（4）加强基础护理：对昏迷患者要注意皮肤护理，定时翻身，以预防压疮；呼吸道分泌物较多者应吸痰、翻身、拍背，以利于排痰；可留置胃管，用于胃肠减压和防止呕吐。

（二）急救护理

（1）立即行心肺脑复苏，直至出现自主呼吸和心律。如心脏搏动、呼吸未恢复者，继续行人工呼吸和胸外心脏按压，边转运边抢救。

（2）注意患者的神志变化，昏迷患者要观察瞳孔的大小、对光反射，注意有无散大、固定。

（3）监测每小时尿量。出入量相差过多时应通知医师，便于及时发现肾脏损害和心力衰竭。

（4）严密观察生命体征的变化。随时采取应急措施，做好观察记录。

（5）对于神志已经清醒，肺部检查正常，但还存在缺氧、酸中毒或低温者应注意保温，并继续留在观察室，以防止病情反复和恶化。对于淹溺的危重患者，呼吸、心脏搏动没有恢复或已恢复但不稳定者应送重症监护室抢救。对于心电监护的心律、血压、血氧饱和度的变化，随时通知医师，及时处理。

（6）对复苏成功者，要观察24～48小时，防止患者出现病情反复。

（三）心理护理

患者清醒后，精神可能受到极大刺激和创伤，甚至留下遗忘症、惊恐等精神症状。针对患者的具体情况，护士应针对患者的具体情况，给予患者精心的心理护理。培养患者的自理能力，使心理重新康复。

六、护理评价

（1）患者肺水肿消退，呼吸频率、节律正常，低氧血症被纠正。

（2）患者神志清楚，思维敏捷，恐怖心理消除。

（3）未发生心脏停搏，或经复苏术后心律恢复正常，生命体征平稳。

（吴倩倩）

第三节 休 克

休克是人体在各种病因打击下引起的以有效循环血量急剧减少、组织器官的氧和血液灌流不足、末梢循环障碍为特点的一种病理综合征。

目前休克分为失血性休克、感染性休克、创伤性休克、心源性休克、神经源性休克和过敏性休克。在外科中常见的是失血性休克、感染性休克和创伤性休克。

一、特级护理

对休克患者24小时专人护理,制订护理计划,在实施过程中根据患者休克的不同阶段和病情变化,及时修改护理计划。随时做好重症护理记录。

二、严密观察病情变化

除每15~30分钟为患者测量脉搏、呼吸、血压外,还应观察以下变化。

(一)意识和表情

休克患者的神态改变(如烦躁、淡漠、恐惧,昏迷是全身组织器官血液灌注不足的一种表现)应将患者仰卧位,头及躯干部抬高20°~30°,下肢抬高15°~20°,防止膈肌及腹腔脏器上移,影响心肺功能,并可增加回心血量,改善脑血流灌注量。

(二)皮肤色泽及温度

休克时患者面色及口唇苍白,皮肤湿冷,四肢发凉,皮肤出现出血点或瘀斑,可能是休克已进入弥散性血管内凝血阶段。

(三)血压、脉压及中心静脉压

休克时一般血压常低于10.6/6.6 kPa(80/50 mmHg),脉压<4.0 kPa(<30 mmHg)。因其是反应血容量最可靠的方法,对心功能差的患者,可放置Swan-Ganz导管,监测右心房压、肺动脉压、肺毛细血管嵌压及心排血量,以了解患者的血容量及心功能情况。

(四)脉搏及心率

休克患者脉搏增快,随着病情发展,脉搏减速或出现心律不齐,甚至脉搏摸不到。

(五)呼吸频率和深度

注意呼吸的次数和节律,如呼吸增快、变浅,不规则为病情恶化,当呼吸每分钟增至30次以上或下降至8次以下,为病情危重。

(六)体温

休克患者体温一般偏低,感染性休克的患者的体温可突然升高至40 ℃以上,或骤降至常温以下,均反映病情危重。

(七)瞳孔

观察双侧瞳孔的大小、对光反射情况。若双侧瞳孔散大、对光反射消失,说明脑缺氧和患者病情严重。

（八）尿量及尿比重

休克患者应留置导尿管，每小时测尿量 1 次，如尿量每小时少于 30 mL，尿比重增高，说明血容量不足；每小时尿量在 30 mL 以上，说明休克有好转。若输入一定量的液体后尿量仍不足平均每小时 30 mL，则应监测尿比重和血肌酐，同时注意尿沉渣的血细胞、球型等。怀疑有急性肾小球坏死者，更应监测血钠、尿钠和尿肌酐，以便了解肾脏的损害情况。

三、补充血容量注意输液速度

休克主要是由全身组织、器官血液灌注不足引起。护士应在血压及血流动力学监测下调节输液速度。当中心静脉压低于正常值时，应加快输液速度；高于正常值时，说明液体输入过多、过快，应减慢输液速度，防止肺水肿及心、肺功能衰竭。

四、保持呼吸道通畅

休克（尤其是创伤性休克）有呼吸反常现象，应随时注意清除患者口腔及鼻腔的分泌物，以保持呼吸道通畅，同时给予氧吸入。昏迷患者口腔内应放置通气管，并注意听诊肺部，监测动脉血气分析，以便及时发现缺氧或通气不足。吸氧浓度一般为 40%～50%，每分钟 6～8 L 的流量。

五、应用血管活性药物的护理

（一）从低浓度慢速开始

休克患者应用血管活性药，应从低浓度慢速开始，每 5 分钟监测血压 1 次，待血压平稳后改为每 15～30 分钟监测 1 次。并按等量浓度严格掌握输液滴数，使血压维持在稳定状态。

（二）严防液体外渗

静脉滴入升压药时，严防液体外渗，造成局部组织坏死。出现液体外渗时，应立即更换输液部位，外渗部位应用 0.25% 普鲁卡因做血管周围组织封闭。

六、预防并发症的护理

（一）防止坠床

对神志不清、烦躁不安的患者，应固定输液肢体，并加床挡防止坠床，必要时将四肢用约束带固定于床旁。

（二）口腔感染

休克、神志不清的患者，由于唾液分泌少容易发生口腔感染，床旁应备口腔护理包。根据口腔 pH 选择口腔护理液，每天做 4 次口腔护理，保持口腔清洁。在对神志不清的患者做口腔护理时，要认真检查黏膜有无异常。

（三）肺部感染

休克、神志不清的患者由于平卧位，活动受限，易发生坠积性肺炎。因此，应每天 4 次雾化吸入，定时听诊双肺部以了解肺部情况，必要时给予吸痰。

（四）压疮

休克患者由于血液在组织灌注不足，加之受压部位循环不良，极易发生压疮。因此，应保持皮肤护理，保持皮肤清洁、干燥、卧位舒适，定时翻身，按摩受压部位及骨突处，检查皮肤有无损伤，并严格接班。

（吴倩倩）

第四节 昏 迷

昏迷是一种严重的意识障碍,对体内外(如语言、声音、光、疼痛等)一切刺激均无反应并出现病理反射活动的一种临床表现。在临床上,可由多种原因引起,并且是病情危重的表现之一。因此,如遇到昏迷的患者,应及时判断其原因,选择正确的措施,争分夺秒地抢救,以挽救患者生命。

昏迷的原因分为颅内、颅外因素。①颅内因素:中枢神经系统炎症(脑膜炎、脑脓肿、脑炎等),脑血管意外(脑出血、脑梗死、蛛网膜下腔出血),占位性病变(脑肿瘤、颅内血肿),脑外伤、癫痫。②颅外病因素:严重感染(败血症、伤寒、中毒性肺炎等),心血管疾病(休克、高血压脑病、阿-斯综合征等),内分泌与代谢性疾病(糖尿病酮症酸中毒、低血糖、高渗性昏迷、肝昏迷、尿毒症等),药物及化学物品中毒(有机磷农药、一氧化碳、安眠药、麻醉剂、乙醚等),物理因素(中暑、触电)。

一、昏迷的临床表现

昏迷是病情危重的标志,病因不同其临床表现也各异。

(1)伴有抽搐者,见于癫痫、高血压脑病、脑水肿、尿毒症、脑缺氧、脑缺血等。

(2)伴有颅内压增高者,见于脑水肿、脑炎、脑肿瘤、蛛网膜下腔出血等。

(3)伴有高血压者,见于高血压脑病、脑卒中、嗜铬细胞瘤危象。

(4)伴有浅弱呼吸者,见于肺功能不全、药物中毒、中枢神经损害。

(5)患者呼出气体的气味对诊断很有帮助,如尿毒症患者呼出气体有氨气味,酮症酸中毒有烂苹果味,肝昏迷有肝臭味。

二、护理评估

(一)健康史

应向患者家属或有关人员详细询问患者以往有无癫痫发作、高血压病、糖尿病及严重的心、肝、肾和肺部等疾病。了解患者发作现场情况,发病之前有无外伤或其他意外事故(如服用毒物、高热环境下长期工作、接触剧毒化学药物和煤气中毒等),最近患者的精神状态及与周围人的关系。

(二)身体状况

1.主要表现

应向患者家属或有关人员详细询问患者的发病过程、起病时有无诱因、发病的急缓、持续的时间、演变经过;昏迷是首发症状还是由其他疾病缓慢发展而来的,昏迷前有无其他表现(如有无剧烈头痛、喷射样呕吐;有无心前区疼痛;有无剧烈的咳嗽、咳粉红色痰液、严重的呼吸困难、发绀;有无烦躁不安、胡言乱语;有无全身抽搐;有无烦渴、多尿、烦躁、呼吸深大、呼气呈烂苹果味等),以往有无类似发作史,昏迷后有无其他的表现。

2.体格检查

(1)观察检查生命体征:①体温,高热提示有感染性或炎症性疾病。过高可能为中暑或中枢性高热(脑干或下丘脑损害)。过低提示为休克、甲状腺功能低下、低血糖、冻伤或镇静安眠药过量。②脉搏不齐可能为心脏病。微弱无力提示休克或内出血等。过速可能为休克、心力衰竭、高热或甲状腺功能亢进危象。过缓可能为房室传导阻滞或阿-斯综合征。缓慢而有力提示颅内压增高。③深而快的规律性呼吸常见于糖尿病酸中毒,称为 Kussmual 呼吸;浅而快速的规律性呼吸见于休克、心肺疾病或安眠药中毒引起的呼吸衰竭;脑的不同部位损害可出现特殊的呼吸类型,如潮式呼吸提示大脑半球广泛损害,中枢性过度呼吸提示病变位于中脑被盖部,长吸式呼吸为脑桥上部损害所致,丛集式呼吸系脑桥下部病变所致,失调式呼吸是延髓特别是其下部损害的特征性表现。④血压过高提示颅内压增高、高血压脑病或脑出血。过低可能为脱水、休克、心肌梗死、镇静安眠药中毒、深昏迷状态等。昏迷时不同水平脑组织受损的表现见表8-2。

表 8-2　昏迷对不同水平脑组织受损的表现

脑受损部位	意识	呼吸	瞳孔	眼球运动	运动功能
大脑	嗜睡、昏睡、昏迷、去皮质状态	潮式呼吸	正常	游动、向病灶侧凝视	偏瘫、去皮质强直
间脑	昏睡、昏迷、无动性缄默	潮式呼吸	小	游动、向病灶侧凝视	偏瘫、去皮质强直
中脑	昏睡、昏迷、无动性缄默	过度换气	大、光反应消失	向上或向下偏斜	交叉偏、去大脑强直
脑桥	昏睡、昏迷、无动性缄默	吸气性、喘息性	小如针尖样	浮动向病灶对侧凝视	交叉偏、去大脑强直较轻
延髓	昏睡、昏迷、无动性缄默	失调性、丛集性呼吸	小或大	眼-脑反射消失	交叉性瘫呈迟缓状态

(2)神经系统检查:①瞳孔,正常瞳孔直径为 2.5～4 mm,小于 2 mm 为瞳孔缩小,大于5 mm为瞳孔散大。双侧瞳孔缩小见于吗啡中毒、有机磷杀虫药中毒、巴比妥类药物中毒、中枢神经系统病变等。如瞳孔针尖样缩小(小于 1 mm),常为脑桥病变的特征;1.5～2.0 mm 常为丘脑或其下部病变。双侧瞳孔散大见于阿托品、山莨菪碱、多巴胺等药物中毒,中枢神经病变见于中脑功能受损;双侧瞳孔散大且对光反射消失表示病情危重。两侧瞳孔大小若相差 0.5 mm 以上,常见于小脑天幕病及霍纳综合征。②肢体瘫痪,可通过自发活动的减少及病理征的出现来判断昏迷患者的瘫痪肢体。昏迷程度深的患者可重压其眶上缘,疼痛可刺激健侧上肢出现防御反应,患侧则无;可观察患者面部疼痛的表情判断有无面瘫;也可将患者双上肢同时托举后突然放开任其坠落,瘫痪侧上肢坠落较快,即坠落试验阳性;偏瘫侧下肢常呈外旋位,且足底的疼痛刺激下肢回缩反应差或消失,病理征可为阳性。③脑膜刺激征,伴有发热者常提示中枢神经系统感染;不伴发热者多为蛛网膜下腔出血。如有颈项强直应考虑有无中枢神经系统感染、颅内血肿或其他造成颅内压升高的原因。④神经反射,昏迷患者若没有局限性的脑部病变,各种生理反射均呈对称性减弱或消失,但深反射也可亢进。昏迷伴有偏瘫时,急性期患侧肢体的深、浅反射减退。单侧病理反射阳性,常提示对侧脑组织存在局灶性病变,如果同时出现双侧的病理反射阳性,表明存在弥漫性颅内损害或脑干病变。⑤姿势反射,观察昏迷患者全身的姿势也很重要,临床上常见两种类型:一种为去大脑强直,表现为肘、腕关节伸直,上臂内旋和下肢处于伸展内旋位,提示两大脑半球受损且中脑及间脑末端受损。另一种为去皮质强直,表现为肘、腕处于屈曲位,前臂外翻和下肢呈伸展内旋位,提示中脑以上大脑半球受到严重损害。这两种姿势反射可为全身性,也可为一侧性。

(3)检查患者有无原发病的体征:有无大小便失禁,呼气有无特殊气味,皮肤颜色有无异常,肢端是否厥冷,肺部听诊有无湿啰音,听诊心脏的心音有无低钝,有无心脏杂音,腹肌有无紧张,四肢肌肉有无松弛,四肢肌力有无减退,眼球偏向哪侧,眼底检查有无视盘水肿。

(三)心理状况

由于患者病情发展快、病情危重,以及抢救中紧张的气氛、繁多的抢救设施,常引起患者家属的焦虑,而病情的缓解需要时间,家属常因关心患者而产生对治疗效果不满意。

(四)实验室检查

(1)CT 或 MRI 检查:怀疑脑血管意外的患者可选择本项目,可及时诊断病变的性质、部位和范围。

(2)脑脊液检查:怀疑脑膜炎、脑炎、蛛网膜下腔出血的患者可选择本项目,可及时提出病变的原因。

(3)血糖、尿酮测定:怀疑糖尿病酮症酸中毒、高渗性昏迷、低血糖的患者可选择本项目,能及时诊断,并在治疗中监测病情变化。此外,根据昏迷患者的其他病因选择相应的检查项目,以尽快作出诊断,为挽救患者生命争取时间。

(五)判断昏迷程度

由于昏迷患者无法沟通,导致询问病史困难,因此,护士能够正确地进行病情观察和判断就显得非常重要,首先应确认呼吸和循环系统是否稳定,而详细完整的护理体检应等到对患者昏迷的性质和程度判断后再进行。

1.临床分级法

主要是给予言语和各种刺激,观察患者反应情况,加以判断,如呼叫姓名、推摇肩臂、压迫眶上切迹、针刺皮肤、与之对话和嘱其执行有目的的动作等。注意区别意识障碍的不同程度:①嗜睡是程度最浅的一种意识障碍,患者经常处于睡眠状态,唤醒后定向力基本完整,但注意力不集中,记忆稍差,如不继续对答,很快又入睡。②昏睡,处于较深睡眠状态,不易唤醒,醒时睁眼,但缺乏表情,对反复问话仅能做简单回答,回答时含混不清,常答非所问,各种反射活动存在。③昏迷,意识活动丧失,对外界各种刺激或自身内部的需要不能感知。按刺激反应及反射活动等可分三度(表 8-3)。

表 8-3 昏迷的临床分级

昏迷分级	疼痛刺激反应	无意识自发动作	腱反射	瞳孔对光反射	生命体征
浅昏迷	有反应	可有	存在	存在	无反应
中昏迷	重刺激可有	很少	减弱或消失	迟钝	轻度变化
深昏迷	无反应	无	消失	消失	明显变化

2.昏迷量表评估法

(1)格拉斯哥昏迷量表(GCS):是由英国 Teasdale 和 Jennett 制定的。以睁眼(觉醒水平)、言语(意识内容)和运动反应(病损平面)三项指标的 15 项检查结果来判断患者昏迷和意识障碍的程度。以上三项检查共计 15 分,凡积分低于 8 分,预后不良;5~7 分预后恶劣;积分小于 4 分者罕有存活。即以 GCS 分值越低,脑损害的程度越重,预后也越差。而意识状态正常者应为满分(15 分)。

此评分简单易行,比较实用。但临床发现:3 岁以下小孩不能合作;老年人反应迟钝,评分偏低;语言不通、聋哑人、精神障碍患者等使用受到限制;眼外伤影响判断;有偏瘫的患者应根据健侧作为判断依据。此外,有人提出,GCS用于评估患者意识障碍的程度,不能反映出极为重要的脑干功能状态(表8-4)。

表8-4 GCS 计分法

记分项目	反应	计分
Ⅰ.睁眼反应	自动睁眼	4
	呼唤睁眼	3
	刺激睁眼	2
	任何刺激不睁眼	1
Ⅱ.语言反应	对人物、时间、地点定向准确	5
	不能准确回答以上问题	4
	胡言乱语、用词不当	3
	散发出无法理解的声音	2
	无语言能力	1
Ⅲ.运动反应	能按指令动作	6
	对刺痛能定位	5
	对刺痛能躲避	4
	刺痛时肢体屈曲(去皮质强直)	3
	刺痛时肢体过伸(去大脑强直)	2
	对刺痛无任何反应	1
总分		

(2)Glasgow-Pittsburgh 昏迷观察表:在 GCS 的临床应用过程中,有人提出尚需综合临床检查结果进行全面分析,同时又强调脑干反射检查的重要性。为此,Pittsburgh 又加以改进补充了另外四个昏迷观察项目,即对光反射、脑干反射、抽搐情况和呼吸状态,称为 Glasgow-Pittsburgh 昏迷观察表,见表8-5。合计为七项35级,最高为35分,最低为7分。在颅脑损伤中,35～28分为轻型,27～21分为中型,20～15分为重型,14～7分为特重型颅脑损伤。该观察表即可判定昏迷程度,也反映了脑功能受损水平。

表8-5 Glasgow-Pittsburgh 昏迷观察表

项目		评分	项目		评分
Ⅰ.睁眼反应	自动睁眼	4		大小不等	2
	呼之睁眼	3		无反应	1
	疼痛引起睁眼	2	Ⅴ.脑干反射	全部存在	5
	不睁眼	1		睫毛反射消失	4

	项目	评分		项目	评分
Ⅱ.语言反应	言语正常(回答正确)	5		角膜反射消失	3
	言语不当(回答错误)	4		眼脑及眼前庭反射消失	2
	言语错乱	3		上述反射皆消失	1
	言语难辨	2	Ⅵ.抽搐情况	无抽搐	5
	不语	1		局限性抽搐	4
Ⅲ.运动反应	能按吩咐动作	6		阵发性大发作	3
	对刺激能定位	5		连续大发作	2
	对刺痛能躲避	4		松弛状态	1
	刺痛肢体屈曲反应	3	Ⅶ.呼吸状态	正常	5
	刺痛肢体过伸反应	2		周期性	4
	无反应(不能运动)	1		中枢过度换气	3
Ⅳ.对光反应	正常	5		不规则或低换气	2
	迟钝	4		呼吸停止	1
	两侧反应不同	3			

三、护理诊断

(一)意识障碍

与各种原因引起的大脑皮质和中脑的网状结构发生抑制有关。

(二)清理呼吸道无效

与患者意识丧失不能正常咳嗽有关。

(三)有感染的危险

与昏迷患者的机体抵抗力下降、呼吸道分泌物排出不畅有关。

(四)有皮肤完整性受损的危险

与患者意识丧失而不能自主调节体位、长期卧床有关。

四、护理目标

(1)患者的昏迷减轻或消失。

(2)患者的皮肤保持完整,无压疮发生。

(3)患者无感染的发生。

五、昏迷的救治原则

昏迷患者的处理原则是维持基本生命体征,避免脏器功能的进一步损害,积极寻找和治疗病因。具体包括以下内容。

(1)积极寻找病因并治疗。

(2)维持呼吸道通畅,保证充足氧供,应用呼吸兴奋剂,必要时进行插管行辅助呼吸。

（3）维持循环功能，强心、升压、抗休克。

（4）维持水、电解质和酸碱平衡。对颅内压升高者，应迅速给予脱水治疗。每天补液量1 500～2 000 mL。

（5）补充葡萄糖，减轻脑水肿，纠正低血糖。用法是每次50％葡萄糖溶液60～100 mL，静脉滴注，每4～6小时1次。但怀疑为糖尿病高渗性非酮症昏迷者，最好等血糖结果回报后再给葡萄糖。

（6）对症处理：防治感染，控制高血压、高热和抽搐，注意补充营养。注意口腔呼吸道、泌尿道和皮肤护理。

（7）给予脑代谢促进剂。

六、护理措施

(一)急救护理

（1）迅速使患者平卧，下颌抬高以使呼吸通畅。

（2）松解腰带、领扣，随时清除口咽中的分泌物。

（3）呼吸暂停者立即给氧或口对口人工呼吸。

（4）注意保暖，尽量少搬动患者。

（5）血压低者注意抗休克。

（6）有条件者尽快输液。

（7）尽快呼叫急救站或送医院救治。

(二)密切观察病情

（1）密切观察患者的生命指征，神志、瞳孔的变化，神经生理反射有无异常，注意患者的抽搐、肺部的啰音、心音、四肢肢端温度、尿量、眼底视神经、脑膜刺激征、病理反射等；及时、详细记录，随时对病情作出正确的判断，以便及时通知医师进行相应的护理；预测病情变化的趋势，采取措施预防病情的恶化。

（2）如患者出现呼吸不规则（潮式呼吸或间停呼吸）、脉搏减慢变弱、血压明显波动（迅速升高或下降）、体温骤然升高、瞳孔散大、对光反射消失时，提示患者病情恶化，须及时通知医师，并配合医师进行抢救。

(三)呼吸道护理

协助昏迷患者取平卧位，头偏向一侧，防止呕吐物误吸造成窒息（图8-1）。帮助患者肩下垫高，使颈部舒展，防止舌后坠阻塞呼吸道，保持呼吸道通畅。立即检查口腔、喉部和气管有无梗阻，及时吸引口、鼻内分泌物，痰黏稠时给予雾化吸入。用鼻管或面罩吸氧，必要时需插入气管套管，机械通气。一般应使 PaO_2 至少高于 10.7 kPa（80 mmHg），$PaCO_2$ 在4.0～4.7 kPa（30～35 mmHg）。

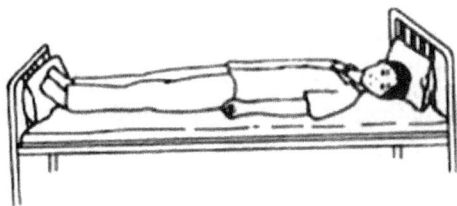

图 8-1　昏迷患者的卧位

(四)基础护理

1.预防感染

每2～3小时翻身拍背1次,并刺激患者咳嗽,及时吸痰。口腔护理3～4次/天,为防止口鼻干燥,可用0.9%氯化钠溶液纱布覆盖口鼻。患者眼睑不能闭合时,涂抗生素眼膏加盖纱布。

2.预防压疮

昏迷患者由于不能自主调整体位,肢体长期受压容易发生压疮,护理人员应每天观察患者的骶尾部、股骨大转子、肩背部、足跟、外踝等部位,保持床单柔软、清洁、平整,勤翻身,勤擦洗,骨突处做定时按摩,协助患者被动活动肢体,并保持功能位,有条件者可使用气垫床。

3.控制抽搐

可镇静止痉,目前首选药物是地西泮,10～20 mg,静脉滴注;抽搐停止后再静脉滴注苯妥英钠0.5～1.0 g,可在4～6小时重复给药。

4.营养支持

给昏迷患者插胃管,采取管喂补充营养,应保证患者每天摄入高热量、高蛋白、高维生素、易消化的流质饮食,如牛奶、豆浆或混合奶、菜汤、肉汤等。B族维生素有营养神经的作用,应予以补充。鼻饲管应每周清洗、消毒1次。

5.清洁卫生

(1)每天帮患者清洁皮肤,及时更换衣服,保持床铺的清洁干燥;如患者出现大小便失禁,应及时清除脏衣服,用清水清洁皮肤,迅速更换干净的衣服,长期尿失禁或尿潴留的患者,可留置导尿管,定期开放(每4小时1次),每天更换1次尿袋,每周更换1次导尿管,每天记录尿量和观察尿液颜色,如患者意识转清醒后,应及时拔出导尿管,鼓励和锻炼患者自主排尿;如患者出汗,应及时抹干净,防止患者受凉。

(2)每天对患者进行口腔清洁,观察口腔和咽部有无痰液或其他分泌物、呕吐物积聚,如发现有,应及时清理口咽部和气管,防止患者误吸造成窒息。

(五)协助医师查明和去除病因

(1)遵医嘱采取血液、尿液、脑脊液、呕吐物等标本进行相应的检查,以查明患者昏迷的病因。

(2)及时建立静脉通道,为临床静脉用药提供方便。

(3)针对不同病因,遵照医嘱采取相应的医疗措施进行抢救。如有开放性伤口应及时止血、缝合、包扎;如消化道中毒者应及时进行催吐、洗胃、注射解毒剂;如糖尿病酮症酸中毒患者应及时用胰岛素治疗并迅速补充液体;如癫痫持续状态患者应及时用苯妥英钠等药物。

(4)遵照医嘱维持患者的循环和脑灌注压,对直接病因已经去除的患者,可行脑复苏治疗(应用营养脑细胞的药物)以促进神经功能的恢复。

(六)健康教育

应向患者家属介绍如何照顾昏迷的患者,应注意哪些事项,如病情恶化,应保持镇静,及时与医师和护士联系。患者意识清醒后,应向患者和家属宣传疾病的知识,指导他们如何避免诱发原发病病情恶化的因素,并指导患者学会观察病情,及时发现恶化征象,及时就诊,以防止昏迷的再次发生。

七、护理评价

(1)患者的意识是否转清醒。

（2）患者的痰液是否有效排出。

（3）呼吸道是否保持通畅。

（4）皮肤是否保持完整,有无压疮,肺部有无感染发生。

（吴倩倩）

第五节　高血压急症

高血压急症是指短时间内(数小时或数天)血压明显升高,舒张压＞16.0 kPa(120 mmHg)和(或)收缩压＞24.0 kPa(180 mmHg),伴有重要器官组织,如心脏、脑、肾、眼底、大动脉的严重功能障碍或不可逆性损害。高血压急症可以发生在高血压患者中,表现为高血压危象或高血压脑病;也可发生在其他许多疾病过程中,主要在心、脑血管病急性阶段,如脑出血、蛛网膜下腔出血、缺血性脑卒中、急性左心衰竭伴肺水肿、不稳定型心绞痛、急性主动脉夹层和急、慢性肾衰竭等情况时。

单纯的血压升高并不构成高血压急症,血压的高低也不代表患者的危重程度;是否出现靶器官损害及哪个靶器官受累不仅是高血压急症诊断的关键,也直接决定治疗方案的选择。及时正确处理高血压急症,可在短时间内使病情缓解,预防进行性或不可逆性靶器官损害,降低死亡率。根据降压治疗的紧迫程度,高血压急症可分为紧急和次急两类。前者需要采用静脉途径给药,在几分钟到 1 小时内迅速降低血压;后者需要在几小时到 24 小时内降低血压,可使用快速起效的口服降压药。

一、发病机制

长期高血压及伴随的危险因素引起小动脉中层平滑肌细胞增生和纤维化,中动脉、大动脉粥样硬化,管壁增厚和管腔狭窄,导致重要靶器官,如心、脑、肾缺血。在此基础上或在其他许多疾病过程中,因紧张、疲劳、情绪激动、突然停服降压药、嗜铬细胞瘤阵发性高血压发作等诱因,小动脉发生强烈痉挛,血压急剧上升,使重要靶器官缺血加重而产生严重功能障碍或不可逆性损害;或由于过高的血压突破了脑血流自动调节范围,脑组织血流灌注过多引起脑水肿、脑功能障碍。

妊娠时子宫胎盘血流灌注减少,使前列腺素在子宫合成减少,从而促使肾素分泌增加,通过血管紧张素系统使血压升高。

二、临床表现

(一)高血压脑病

高血压脑病常见于急性肾小球肾炎,也可见于其他原因的高血压,但醛固酮增多症和嗜铬细胞瘤者少见。患者常表现为剧烈头痛、烦躁、恶心、呕吐、抽搐、昏迷、暂时局部神经体征;舒张压≥18.7 kPa(130 mmHg),眼底几乎均能见到视网膜动脉强烈痉挛,脑脊液压力可高达 3.9 kPa(400 mmH$_2$O),蛋白增加。经有效的降压治疗,症状可迅速缓解,否则将导致不可逆脑损害。

(二)急进性或恶性高血压

此类多见于中青年,血压显著升高,舒张压持续≥18.7 kPa(130 mmHg),并有头痛、视力减退、眼底出血、渗出和视盘水肿;肾损害突出,持续蛋白尿、血尿与管型尿。若不积极降压治疗,预后很差,常死于肾衰竭、脑卒中、心力衰竭。病理上以肾小球纤维样坏死为特征。

(三)急性脑血管病

急性脑血管病包括脑出血、脑血栓形成和蛛网膜下腔出血。

(四)慢性肾疾病合并严重高血压

原发性高血压可以导致肾小球硬化、肾功能损害,在各种原发性或继发性肾实质疾病中,包括各种肾小球肾炎、糖尿病肾病、红斑狼疮肾炎、梗阻性肾病等,出现肾性高血压者可为80%~90%,是继发性高血压的主要原因。随着肾功能损害加重,高血压的发生率、严重程度和难治程度也加重。

(五)急性左心衰竭

高血压是急性心力衰竭最常见的病因之一。

(六)急性冠状动脉综合征

血压升高引起内膜受损而诱发血栓形成致急性冠状动脉综合征。

(七)主动脉夹层

主动脉内的血液经内膜撕裂口流入囊样变性的中层,形成血肿,随血流压力的驱动,逐渐在主动脉中层内扩展。临床特点为急性起病,突发剧烈胸痛、背部疼痛,休克和血肿压迫相应的主动脉分支血管时出现的脏器缺血症状。多见于中老年患者,约3/4的患者有高血压。超高速CT和MRI能明确诊断,必要时行主动脉造影。一旦诊断明确,立即进行解除疼痛、降低血压、减慢心率的治疗。

(八)子痫

先兆子痫是指以下三项中有两项者:血压≥21.3/14.7 kPa(160/110 mmHg);尿蛋白≥3 g/24 h;伴水肿、头痛、头晕、视物不清、恶心、呕吐等自觉症状。子痫是指妊娠高血压综合征的孕产妇发生抽搐。辅助检查时血液浓缩、血黏度升高;重者肌酐升高、凝血机制异常,眼底可见视网膜痉挛、水肿、出血。

(九)嗜铬细胞瘤

嗜铬细胞瘤可产生和释放大量去甲肾上腺素和肾上腺素,常见的肿瘤部位在肾上腺髓质,也可在其他具有嗜铬组织的部位,如主动脉分叉处、胸腹部交感神经节等。临床表现为血压急剧升高,伴心动过速、头痛、苍白、大汗、麻木、手足发冷。发作持续数分钟至数小时。通过测定发作时尿儿茶酚胺代谢的香草基杏仁酸和血儿茶酚胺可以确诊。

高血压次急症也称为高血压紧迫状态,是指血压急剧升高而尚无靶器官损害。允许在数小时内将血压降低,不一定需要静脉用药。其包括急进性或恶性高血压无心、肾和眼底损害,以及先兆子痫、围术期高血压等。

三、诊断与评估

(一)诊断依据

(1)原发性高血压病史。

(2)血压突然急剧升高。

(3)伴有心功能不全、高血压脑病、肾功能不全、视盘水肿、渗出、出血等靶器官严重损害。

(二)评估

发生高血压急症的患者因基础条件不同,临床表现形式也会各异,要决定合适的治疗方案,有必要早期对患者进行评估,作出危险分层,针对患者的具体情况制订个体化的血压控制目标和用药方案。

在病情诊断及评估中,简洁且完整的病史收集有助于了解高血压的持续时间和严重性、并发症情况及药物使用情况;需要明确患者是否有心血管、肾、神经系统疾病病史,检查是否有靶器官损害的相关征象;进行必要的辅助检查,如血电解质、尿常规、心电图、检眼镜等。根据早期评估选择适当的急诊检查,如胸部 X 线片、脑 CT 等。一旦发现患者有靶器官急性受损的迹象,就应该进行紧急治疗,绝不能一味等待检查结果。

四、治疗原则

(一)迅速降低血压

选择适宜有效的降压药物进行静脉滴注,将血压迅速降至安全水平,以预防进行性或不可逆性靶器官损害,同时避免使血压下降过快或过低,导致局部或全身灌注不足。

(二)降压目标

高血压急症降压治疗的第一个目标是在 30～60 分钟将血压降到一个安全水平。由于患者基础血压水平各异,合并的靶器官损害不一,这一安全水平必须根据患者的具体情况决定。指南建议:①1 小时内使平均动脉血压迅速下降但不超过 25%。一般掌握在近期血压升高值的 2/3 左右。但注意对于临床的一些特殊情况,如主动脉夹层和急性脑血管病患者等,血压控制另有要求。②在达到第一个目标后,应放慢降压速度,加用口服降压药,逐步减慢静脉给药的速度,逐渐将血压降低到第二个目标。在以后的 2～6 小时将血压降至 21.3/(13.3～14.7 kPa)[160/(100～110)mmHg],根据患者的具体病情适当调整。③如果这样的血压水平可耐受和临床情况稳定,在以后 24～48 小时逐步降低血压达到正常水平,即高血压急症血压控制的第三步。

五、常见高血压急症的急诊处理

(一)高血压脑病

高血压脑病临床处理的关键是一方面要考虑将血压降低到目标范围内,另一方面要保证脑血流灌注,尽量减少颅内压的波动。脑动脉阻力在一定范围内直接随血压变化而变化,慢性高血压时,该设定点也相应升高,迅速、过度降低血压可能降低脑血流量,造成不利影响。因而降压治疗以静脉给药为主,1 小时内将收缩压降低 20%～25%,血压下降幅度不可超过 50%,舒张压一般不低于 14.7 kPa(110 mmHg)。在治疗时要同时兼顾减轻脑水肿、降低颅内压,避免使用降低脑血流量的药物。迅速降压过去首选硝普钠,起始量为 20 μg/min,视血压和病情可逐渐增至 200～300 μg/min。但硝普钠可能引起颅内压增高,并影响脑血流灌注,以及可能产生蓄积中毒,在用药时需对患者进行密切监护。因此现多用尼卡地平、拉贝洛尔等。其中尼卡地平不仅能够安全平稳地控制血压,同时还能较好的保证脑部、心脏、肾等重要脏器的血供。尼卡地平应用于高血压急症时,以静脉泵入为主,剂量为每分钟 0.5～6.0 μg/kg,起始量为每分钟 0.5 μg/kg,达到目标血压后,根据血压调节滴注速度。拉贝洛尔 50 mg 缓慢静脉注射,以后每隔 15 分钟重复注射,总剂量不超过 300 mg,或给予初始量后以 0.5～2.0 mg/min 的速度静脉滴注。合并有冠心病、心功能不全者,可选用硝酸甘油。颅内压明显升高者应加用甘露醇、利尿剂。一般禁用单纯的受体阻滞剂、可乐定和甲基多巴等。二氮嗪可反射性地使心率增快，并可增加每搏输出量和升高血糖，故有冠心病、心绞痛、糖尿病者慎用。

（二）急性脑血管病

高血压患者在出现急性脑血管病时，脑部血流的调节机制进一步紊乱，特别是急性缺血性脑卒中患者，几乎完全依靠平均动脉血压的增高来维持脑组织的血液灌注。因而在严重高血压合并急性脑血管病的治疗中，需首先把握的一个原则就是"无害原则"，避免血流灌注不足。急性卒中期间迅速降低血压的风险和好处并不清楚，因此，一般不主张对急性脑卒中患者采用积极的降压治疗，在病情尚未稳定或改善的情况下，宜将血压控制在中等水平［21.3/13.3 kPa（160/100 mmHg）］，血压下降不要超过20%。治疗时避免使用减少脑血流灌注的药物，可选用尼卡地平、拉贝洛尔、卡托普利等。联合使用血管紧张素转化酶抑制剂和噻嗪类利尿剂有利于降低卒中发生率。

1.脑梗死

许多脑梗死患者在发病早期，其血压均有不同程度的升高，且其升高的程度与脑梗死病灶大小及是否患有高血压有关。脑梗死早期的高血压处理取决于血压升高的程度及患者的整体情况和基础血压。如收缩压在24.0～29.3 kPa（180～220 mmHg）或舒张压在14.7～16.0 kPa（110～120 mmHg），一般不急于降压治疗，但应严密观察血压变化；如血压＞29.3/16.0 kPa（220/120 mmHg），或伴有心肌缺血、心力衰竭、肾功能不全及主动脉夹层等，或考虑溶栓治疗的患者，则应给予降压治疗。根据患者的具体情况选择合适的药物及合适剂量：如尼卡地平5 mg/h作为起始量静脉滴注，每5分钟增加2.5 mg/h至满意效果，最大15 mg/h。拉贝洛尔50 mg缓慢静脉注射，以后每隔15分钟重复注射，总剂量不超过300 mg，或给初始量后以0.5～2.0 mg/min的速度静脉滴注。效果不满意者可谨慎使用硝普钠。β受体阻滞剂可使脑血流量降低，急性期不宜用。

2.脑出血

脑出血时血压升高是颅内压增高情况下保持正常脑血流的脑血管自动调节机制，脑出血患者合并严重高血压的治疗方案目前仍有争论，降压可能影响脑血流量，导致低灌注或脑梗死，但持续高血压可使脑水肿恶化。一般认为，在保持呼吸道通畅、纠正缺氧、降低颅内压后，如血压≥26.7/14.7 kPa（200/110 mmHg）时，才考虑在严密血压监测下使用经静脉降压药物进行治疗，使血压维持在略高于发病前水平或24.0/14.0 kPa（180/105 mmHg）左右；收缩压在22.7～26.7 kPa（170～200 mmHg）或舒张压在13.3～14.7 kPa（100～110 mmHg），暂不必使用降压药，先脱水降颅内压，并严密观察血压情况，必要时再用降压药，可选择血管紧张素转化酶抑制剂、利尿剂、拉贝洛尔等。钙通道阻滞剂能扩张脑血管、增加脑血流，但可能增高颅内压，应慎重使用。α受体阻滞剂往往出现明显的降压作用及明显的直立性低血压，应避免使用。在调整血压的同时，防止继续出血，保护脑组织，防治并发症，需要时采取手术治疗。

（三）急性冠状动脉综合征

急性冠状动脉综合征包括不稳定型心绞痛和心肌梗死，其治疗目标在于降低血压、减少心肌耗氧量，但不可影响到冠状动脉灌注压，从而减少冠状动脉血流量。血压控制的目标是使其收缩压下降10%～15%。治疗时首选硝酸酯类药物，如硝酸甘油开始时以5～10 μg/min速度静脉滴注，逐渐增加剂量，即每5～10分钟增加5～10 μg/min。早期联合使用其他降血压药物治疗，如β受体阻滞剂、血管紧张素转化酶抑制剂、$α_1$受体阻滞剂，必要时还可配合使用利尿剂和钙通道阻滞剂。另外,配合使用镇痛、镇静药等。特别是尼卡地平能增加冠状动脉血流、保护缺血心肌,静脉滴注能发挥降压和保护心脏的双重效果。拉贝洛尔能同时阻断 α₁ 受体和 β 受体,在降压的同时能减少心肌耗氧量,也可选用。心肌梗死后的患者可选用血管紧张素转化酶抑制剂、β 受体阻滞剂和醛固酮拮抗剂。此外,原发病的治疗,如溶栓、抗凝、血管再通等也非常重要,对 ST 段抬高的患者溶栓前应将血压控制在 20.0/12.0 kPa(150/90 mmHg)以下。

(四)急性左心衰竭

急性左心衰竭主要是由收缩期高血压和缺血性心脏病导致的。严重高血压伴急性左心衰竭治疗的主要手段是通过静脉用药,迅速降低心脏的前、后负荷。在应用血管扩张药迅速降低血压的同时,配合使用强效利尿剂,尽快缓解患者的缺氧和高度呼吸困难。就心脏功能而言,应力求将血压降到正常水平,使血压被控制的同时,心力衰竭也常得到控制。血管扩张药可选用硝普钠、硝酸甘油、酚妥拉明等,广泛心肌缺血引起的急性左心衰竭,首选硝酸甘油。在降压的同时以吗啡 3～5 mg 静脉缓注,必要时每隔 15 分钟重复 1 次,共 2～3 次,老年患者酌减剂量或改为肌内注射;呋塞米 20～40 mg 静脉注射,2 分钟内推完,4 小时后可重复 1 次;并给予吸氧、氨茶碱等。洋地黄仅在心脏扩大或心房颤动伴快速心室率时应用。

(五)急性主动脉夹层

3/4 的主动脉夹层患者有高血压,血压增高是病情进展的重要诱因。治疗目标为通过扩张血管、减缓心动过速、抑制心脏收缩、降低血压及左心室射血速度、降低血流对动脉的剪切力,从而阻止夹层血肿的扩展。主动脉夹层在升主动脉及有并发症者应尽快手术治疗;主动脉夹层病变局限在降主动脉者应积极内科治疗。患者应绝对卧床休息,严密监测生命体征和血管受累征象,给予有效止痛、迅速降压、镇静和吸氧,忌用抗凝或溶栓治疗。疼痛剧烈的患者应立即静脉使用较大剂量的吗啡或哌替啶。不论患者有无收缩期高血压,都应首先静脉应用 β 受体阻滞剂来减弱心肌收缩力、减慢心率、降低左心室射血速度,如普萘洛尔 0.5 mg,静脉注射,随后每 3～5 分钟注射 1～2 mg,直至心率降至 60～70 次/分。心率控制后,如血压仍然很高,应加用血管扩张药。降压的原则是在保证脏器足够灌注的前提下,迅速将血压降低并维持在尽可能低的水平。一般要求在 30 分钟内将收缩压降至 13.3 kPa(100 mmHg)左右。如果患者不能耐受或有心、脑、肾缺血情况,也应尽量将血压维持在 16.0/10.7 kPa(120/80 mmHg)以下。治疗应首选硝普钠或尼卡地平静脉滴注,其他常用药物有乌拉地尔、艾司洛尔、拉贝洛尔等。必要时加用血管紧张素 Ⅱ 受体阻滞剂、血管紧张素转化酶抑制剂或小剂量利尿剂,但要注意血管紧张素转化酶抑制剂可引起刺激性咳嗽,可能加重病情。肼苯达嗪和二氮嗪因有反射性增快心率、增加心排血量作用,不宜应用。主动脉大分支阻塞患者,因降压后使缺血加重,不宜采用降压治疗。

(六)子痫和先兆子痫

妊娠急诊患者的处理需非常小心,因为要同时顾及母亲和胎儿的安全。在加强母儿监测的同时,治疗时需把握三项原则:镇静防抽搐、止抽搐;积极降压;终止妊娠。①镇静防抽搐、止抽搐:常用药物为硫酸镁,肌内注射或静脉给药,用药时监测患者血压、尿量、腱反射、呼吸,避免发生中毒反应。镇静药可选用冬眠 1 号或地西泮。②积极降压:当血压升高＞22.7/14.7 kPa(170/110 mmHg)时,宜静脉给予降压药物,控制血压,以防脑卒中及子痫发生。究竟血压应降至多少合适,目前尚无一致意见。注意避免血压下降过快、幅度过大,影响胎儿血供。保证分娩前舒张压在 12.0 kPa(90 mmHg)以上,否则会增加胎儿死亡风险。紧急降压时可静脉滴注尼卡地平、拉贝洛尔或肼苯达嗪。尼卡地平是欧洲妊娠血压综合征治疗的首选药,它的胎盘转移率低,长时间使用对胎儿也无不良影响,能在有效降压的同时,延长妊娠,有利于改善胎儿结局,尤其适用于先兆子痫患者。另外,尼卡地平有针剂和口服制剂两种剂型,适合孕产妇灵活应用,但应注意其可能抑制子宫收缩而影响分娩,在与硫酸镁合用时应小心产生协同作用。肼苯达嗪常用剂量为 40 mg 加于 5%葡萄糖溶液 500 mL 静脉滴注,0.5～10.0 mg/h。血压稳定后改为口服药物维持。血管紧张素转化酶抑制剂、血管紧张素 Ⅱ 受体阻滞剂可能对胎儿产生不利影响,禁用;利尿剂可进一步减少血容量,加重胎儿缺氧,除非存在少尿情况,否则不宜使用利尿剂;硝普钠可致胎儿氰化物中毒,也为禁忌。③结合患者病情和产科情况,适时终止妊娠。

(七)特殊人群高血压急症的处理

1.老年性高血压急症

老年人患高血压比例较高,容易出现靶器官损害,甚至是多个靶器官损害,高血压急症的发展速度较快,危险度更高,降压治疗可减少老年患者的心脑血管病的发生率及死亡率。但是老年高血压患者血压波动大,控制效果差。另外,老年患者多有危险因素和复杂的基础疾病,因而在遵循一般处理原则的同时,需格外注意以下几点:①降压不要太快,尤其是对于体质较弱者。②脏器的低灌注对老年患者的危害更大,建议血压控制目标为收缩压降至 20.0 kPa(150 mmHg),如能耐受可进一步降低。若舒张压<9.3 kPa(70 mmHg)可能产生不利影响。③大多数患者的药物初始剂量应降低,注意药物不良反应。④常需要两种或更多药物控制血压。由于尼卡地平具有脏器保护功能的优势,对于老年人高血压急症,建议优先使用。⑤注意原有的和药物治疗后出现的直立性低血压。

2.肾功能不全患者

治疗原则为在强效控制血压的同时,避免对肾功能的进一步损害,通常需要联合用药,根据患者的具体情况选择合适的降压药物。血压一般以降至 20.0～21.3/12.0～13.3 kPa(150～160/90～100 mmHg)为宜,第 1 小时使平均动脉压下降 10%,第 2 小时下降 10%～15%,在12小时内使平均动脉压下降约 25%。选用增加或不减少肾血流量的降压药,首选血管紧张素转化酶抑制剂和血管紧张素Ⅱ受体阻滞剂,常与钙通道阻滞剂、小剂量利尿剂、β受体阻滞剂联合应用;避免使用有肾毒性的药物;经肾排泄或代谢的降压药,剂量应控制在常规用量的 1/3～1/2。病情稳定后建议长期联合使用降压药,将血压控制在<17.3/10.7 kPa(130/80 mmHg)。

六、常用于高血压急症的药物评价

高血压急症的降压治疗除了选择起效迅速、作用持续时间短、停药后作用消失较快、不良反应小的静脉用药外,为增强降压作用、减少不良反应、保护重要脏器血流,以及出于特殊人群的需要,常需联合使用口服降压药,并且在血压控制后逐步减少静脉用药,转而用口服降压药物长期维持治疗。选择药物时应充分权衡血压与组织灌注、心脏负荷、血管损害、出血、凝血等的关系,合理控制降压的幅度与速度,考虑各种降压药物的作用和不良反应。

临床上用于降低血压的药物主要分为钙通道阻滞剂、血管紧张素转化酶抑制剂、血管紧张素Ⅱ受体阻滞剂、α受体阻滞剂、β受体阻滞剂、利尿剂及其他降压药,其中,常用于高血压急症的静脉注射药物为硝普钠、尼卡地平、乌拉地尔、二氮嗪、肼苯达嗪、拉贝洛尔、艾司洛尔、酚妥拉明等。其他药物则根据患者的具体情况酌情配合使用,如紧急处理时可选用硝酸甘油、卡托普利等舌下含服;血管紧张素转化酶抑制剂、血管紧张素Ⅱ受体阻滞剂对肾功能不全的患者有很好的肾保护作用;α受体阻滞剂可用于前列腺增生的患者;在预防卒中和改善左心室肥厚方面,血管紧张素

Ⅱ受体阻滞剂优于β受体阻滞剂;心力衰竭时需采用利尿剂联合使用血管紧张素转化酶抑制剂、β受体阻滞剂、血管紧张素Ⅱ受体阻滞剂等药物。部分常用药物比较如下。

(一)硝普钠

硝普钠能直接扩张动脉和静脉,降压作用迅速,停药后效果持续时间短,可用于各种高血压急症。但是由于快速降低血压的同时也带来一系列不良反应,从而使硝普钠在临床的应用具有一定的局限性。如其控制血压呈剂量依赖性,同时还可以降低脑血流量,增加颅内压;对心肌供血的影响可引起冠状动脉缺血,增加急性心肌梗死早期的死亡率。静脉滴注时需密切观察血压,以免过度降压,造成器官组织血流灌注不足。长期或大剂量应用时可导致血中氰化物蓄积中毒,引起急性精神疾病和甲状腺功能低下等。小儿、冠状动脉或脑血管供血不足、肝和肾或甲状腺功能不全者禁用;代偿性高血压、动静脉并联、主动脉狭窄者和孕妇禁用。高血压急症伴急性冠状动脉综合征、高血压脑病、急性脑血管病或严重肾功能不全者使用时应谨慎。

(二)尼卡地平

尼卡地平为二氢吡啶类钙通道阻滞剂,是世界上第一个取得抗高血压适应证的钙通道阻滞剂。尼卡地平主要扩张动脉,降低心脏后负荷,对椎动脉、冠状动脉、肾动脉和末梢小动脉的选择性远高于心肌,在降低血压的同时,能改善脑、心脏、肾的血流量,并对缺血心肌具有保护作用。另外,它还具有利尿作用,也不影响肺部的气体交换。基于以上机制,尼卡地平在治疗高血压急症时具有以下特点:降压作用起效迅速、效果显著、血压控制过程平稳、血压波动性小;能有效保护靶器官;不易引起血压的过度降低,用量调节简单、方便;不良反应少且症状轻微,停药后不易出现反跳,长期用药也不会产生耐药性,安全性很好。与硝普钠相比降压效果上近似,而其安全性及对靶器官的保护作用明显优于硝普钠,因而尼卡地平不仅是治疗高血压的一线药物,也是急诊科在处理大多数高血压急症的理想选择。

(三)乌拉地尔

乌拉地尔为选择性α$_1$受体阻滞剂,具有外周和中枢双重降压作用,起效快,效果显著,不影响心率,无反跳现象,对嗜铬细胞瘤引起的高血压危象有特效。但暂不提倡与血管紧张素转化酶抑制剂合用。主动脉峡部狭窄者、哺乳期妇女禁用;妊娠妇女仅在绝对必要的情况下方可使用;老年患者需慎用,初始剂量宜小,在脏器供血维持方面欠佳。

(四)拉贝洛尔

拉贝洛尔对α$_1$受体和β受体均有阻断作用,能减慢心率,减少心排血量,减小外周血管阻力。其降压作用温和,效果持续时间较长。特别适用于妊娠高血压患者。充血性心力衰竭、房室传导阻滞、心率过缓或心源性休克、肺气肿、支气管哮喘、脑出血患者禁用;肝、肾功能不全及甲状腺功能低下等患者慎用。

(五)艾司洛尔

艾司洛尔为选择性β$_1$受体阻滞剂,起效快,作用时间短。能减慢心率、减少心排血量、降低血压,特别是收缩压。支气管哮喘、严重慢性阻塞性肺疾病、窦性心动过缓、二度至三度房室传导阻滞、难治性心功能不全、心源性休克及对本品过敏者禁用。

七、急救护理

(一)保持安静

绝对卧床休息,半卧位。减少患者活动,教会患者缓慢改变体位。避免一切不良刺激和不必要的活动。消除紧张、恐惧心理,稳定情绪,必要时按医嘱使用镇静药。

(二)保持呼吸道通畅

吸氧 4~5 L/min,如呼吸道分泌物较多,患者呼吸功能较差,应用吸引器吸出。呕吐时头偏向一侧,防止误吸导致窒息。

(三)建立有效静脉通路

立即建立静脉通路,迅速按医嘱使用降压药及时降低血压。降低血管阻力,解除血管的痉挛状态。一般首选硝普钠,应避光静脉注射,以微量泵控制注入速度,缓慢降压。4~6 小时更换 1 次,持续静脉注射一般不超过 72 小时,以免发生硫氰酸盐中毒,严重肝、肾疾病患者应慎用。

(四)密切监测病情变化

严密观察血压变化,尤其在更换药物或改变给药速度时;降压不宜过快或过低,应在短时间内把血压降至安全范围,并不要将血压降至完全正常水平,以免造成脑供血不足和肾血流量下降,如出现出汗、不安、头痛、心悸、胸骨后疼痛等血管过度扩张现象,应立即停止用药。也可选用硝酸甘油、硝苯地平舌下含服;制止抽搐用地西泮肌内注射或静脉注射;降低颅内压、减轻脑水肿用呋塞米或甘露醇快速静脉滴注。

严密观察脉搏、呼吸、心率、血压、神志、瞳孔、尿量变化,如发现异常,随时与医师联系。准确记录 24 小时出入量。

(五)提供保护性护理

患者意识不清时应加床栏以防止坠床;发生抽搐时用牙垫置于上、下磨牙间防止唇舌咬伤;避免屏气用力呼气或用力排便;保持周围安静,减少噪声的刺激。

(六)饮食护理

合理饮食,给予低盐、低脂、低胆固醇、清淡饮食,少量多餐,避免过饱及食用刺激性食物。适当控制总热量,多食含维生素和蛋白质食物,增加蔬菜、水果、高膳食纤维食物的摄入,限烟酒,达到减轻心脏负荷、防止水钠潴留、预防便秘、降低血压的效果。

(七)心理护理

长期的抑郁或情绪激动、急剧而强烈的精神创伤可使交感-肾上腺素活性增强、血压升高,因此,保持良好的心理状态非常重要。可通过了解患者性格特征及有关心理社会因素进行心理疏导,说明本病需长期甚至终身治疗,取得患者的充分理解和配合,教会患者训练自我控制能力,消除紧张恐惧心理、安定情绪,保持最佳的心理状态。

(八)康复护理

指导并鼓励患者坚持非药物治疗,如给予低盐、低脂、低胆固醇和富含维生素的食物,少量多餐,适当控制总热量;减肥、控制体重;合理安排休息和活动,保证充足的睡眠,参加适当的体育锻炼和劳动,避免重体力劳动、精神过度紧张和情绪激动等诱发因素。帮助患者建立长期治疗的思想准备,按时遵医嘱服药。定期门诊随访,教会患者及家属测量血压,病情变化时随时就医。

(吴倩倩)

第六节　心源性猝死

一、疾病概述

(一)概念和特点

心源性猝死是指由心脏原因引起的急性症状发作后以意识突然丧失为特征的自然死亡。世界卫生组织将发病后立即或 24 小时以内的死亡定为猝死,美国心脏病学会会议上将发病 1 小时内死亡定为猝死。

据统计,全世界每年有数百万人因心源性猝死丧生,占死亡人数的 15%~20%。美国每年约有 30 万人发生心源性猝死,占全部心血管病死亡人数的 50%以上,而且是 20~60 岁男性的首位死因。在我国,心源性猝死也居死亡原因的首位,虽然没有大规模的临床流行病学资料报道,但心源性猝死比例在逐年增高,且随年龄增长发病率也逐渐增高,老年人心源性猝死的概率为 80%~90%。

心源性猝死的发病率男性较女性高,冠心病猝死发病率男性为女性的 3.8 倍;北京市的流行病学资料显示,心源性猝死的男性年平均发病率为 10.5/10.0 万,女性为 3.6/10.0 万。

(二)相关病理生理

冠状动脉粥样硬化是最常见的病理表现,病理研究显示心源性猝死患者急性冠状动脉内血栓形成的发生率为 15%~64%。陈旧性心梗也是心源性猝死的病理表现,这类患者也可见心肌肥厚、冠状动脉痉挛、心电不稳与传导障碍等病理改变。

心律失常是导致心源性猝死的重要原因,通常包括致命性快速心律失常、严重缓慢性心律失常和心室停顿。致命性快速心律失常导致冠状动脉血管事件、心肌损伤、心肌代谢异常和(或)自主神经张力改变等因素相互作用,从而引起的一系列病理生理变化,引发心源性猝死,但其最终作用机制仍无定论。严重缓慢性心律失常和心室停顿的电生理机制是当窦房结和(或)房室结功能异常时,次级自律细胞不能承担起心脏的起搏功能,常见于病变弥漫累及心内膜下浦肯野纤维的严重心脏疾病。

非心律失常导致的心源性猝死较少,常由心脏破裂、心脏流入道和流出道的急性阻塞、急性心脏压塞等原因导致。心肌电-机械分离是指心肌细胞有电兴奋的节律活动,而无心肌细胞的机械收缩,是心源性猝死较少见的原因之一。

(三)病因与危险因素

1.基本病因

绝大多数心源性猝死发生在有器质性心脏病的患者。Braunward 认为心源性猝死的病因有10 类:①冠状动脉疾病;②心肌肥厚;③心肌病和心力衰竭;④心肌炎症、浸润、肿瘤及退行性变;⑤瓣膜疾病;⑥先天性心脏病;⑦心电生理异常;⑧中枢神经及神经体液影响的心电不稳;⑨婴儿猝死及儿童猝死;⑩其他。

(1)冠状动脉疾病:主要包括冠心病及其引起的冠状动脉栓塞或痉挛等。另一些较少见的病因,如先天性冠状动脉异常、冠状动脉栓塞、冠状动脉炎、冠状动脉机械性阻塞等都是引起心源性猝死的原因。

（2）心肌问题和心力衰竭：心肌的问题引起的心源性猝死常在剧烈运动时发生，其机制认为是心肌电生理异常的作用。慢性心力衰竭患者由于其射血分数较低常常引发猝死。

（3）瓣膜疾病：在瓣膜疾病中最易引发猝死的是主动脉瓣狭窄，瓣膜狭窄引起心肌突发性、大面积的缺血而导致猝死。梅毒性主动脉炎、主动脉扩张引起主动脉瓣关闭不全时引起的猝死也不少见。

（4）电生理异常及传导系统的障碍：心传导系统异常、Q-T间期延长、不明或未确定原因的心室颤动等都是引起心源性猝死的病因。

2.主要危险因素

（1）年龄：从年龄关系而言，心源性猝死有两个高峰期，即出生后至6个月内及45～75岁人群。成年人心源性猝死的发病率随着年龄增长而增加，而老年人是成年人心源性猝死的主要人群。随着年龄的增长，高血压、高血脂、心律失常、糖尿病、冠心病和肥胖的发生率增加，这些危险因素促进了心源性猝死的发生。

（2）冠心病和高血压：在西方国家，心源性猝死约80%是由冠心病及其并发症引起。冠心病患者发生心肌梗死后，左心室射血分数降低是心源性猝死的主要因素。高血压是冠心病的主要危险因素，且在临床上两种疾病常常并存。高血压患者左心室肥厚，维持血压应激能力受损，交感神经控制能力下降易出现快速心律失常而导致猝死。

（3）急性心功能不全和心律失常：急性心功能不全患者心脏机械功能恶化时，可出现心肌电活动紊乱，导致心力衰竭患者发生猝死。临床上多种心脏病理类型几乎都是由心律失常恶化引发心源性猝死的。

（4）抑郁：其机制可能是抑郁患者交感或副交感神经调节失衡，导致心脏的电调节失调所致。

（5）时间：根据相关随访资料显示，猝死发生以7:00～10:00和16:00～20:00为两个高峰期，这可能与此时生活、工作紧张，交感神经兴奋，诱发冠状动脉痉挛，导致心律失常有关。

（四）临床表现

心源性猝死可分为四个临床时期：前驱期、终末事件期、心搏骤停期与生物学死亡期。

1.前驱期

前驱症状表现形式多样，具有突发性和不可测性，如在猝死前数天或数月，有些患者可出现胸痛、气促、疲乏、心悸等非特异性症状，但也可无任何前驱症状，瞬间发生心搏骤停。

2.终末事件期

终末事件期是指心血管状态出现急剧变化到心搏骤停发生前的一段时间，时间从瞬间到1小时不等。心源性猝死所定义时间多指该时期持续的时间。其典型表现包括严重胸痛、急性呼吸困难、突发心悸或眩晕等。在猝死前常有心电活动改变，其中以致命性快速心律失常和室性异位搏动为主因的心室颤动猝死者，常先有室性心动过速，少部分患者以循环衰竭为死亡原因。

3.心搏骤停期

心搏骤停后脑血流急剧减少，患者出现意识丧失，伴有局部或全身的抽搐。心搏骤停刚发生时可出现叹息样或短促痉挛性呼吸，随后呼吸停止，皮肤苍白或发绀，瞳孔散大，脉搏消失，大小便失禁。

4.生物学死亡期

从心搏骤停至生物学死亡的时间长短取决于原发病的性质和复苏开始时间。心搏骤停后

4～6分钟脑部出现不可逆性损害,随后经数分钟发展至生物学死亡。心搏骤停后立即实施心肺复苏和除颤是避免发生生物学死亡的关键。

(五)急救方法

1.识别心搏骤停

在最短时间内判断患者是否发生心搏骤停。

2.呼救

在不影响实施救治的同时,设法通知急救医疗系统。

3.初级心肺复苏

初级心肺复苏即基础生命活动支持,包括人工胸外按压、开放气道和人工呼吸。如果具备自动电除颤仪,应联合应用心肺复苏和电除颤。

4.高级心肺复苏

高级心肺复苏即高级生命支持,是在基础生命支持的基础上,应用辅助设备、特殊技术等建立更为有效的通气和血运循环,主要措施包括气管插管、电除颤转复心律、建立静脉通道并给药维护循环等。在这一救治阶段应给予心电、血压、血氧饱和度及呼气末二氧化碳分压监测,必要时还需进行有创血流动力学监测,如动脉血气分析、动脉压、中心动脉压、肺动脉压、肺动脉楔压等。早期电除颤对于救治心搏骤停至关重要,如有条件越早进行越好。心肺复苏的首选药物是肾上腺素,每3～5分钟重复静脉推注1 mg,可逐渐增加剂量到5 mg。低血压时可使用去甲肾上腺素、多巴胺、多巴酚丁胺等,抗心律失常药物常用胺碘酮、利多卡因、β受体阻滞剂等。

5.复苏后处理

处理原则是维护有效循环和呼吸功能,特别是维持脑灌注,预防再次发生心搏骤停,维护水、电解质和酸碱平衡,防治脑水肿、急性肾衰竭和继发感染等,其中重点是脑复苏提高营养补充。

(六)预防

1.识别高危人群、采用相应预防措施

对高危人群,针对其心脏基础疾病采用相应的预防措施能降低心源性猝死的发生率,如对冠心病患者采用减轻心肌缺血、预防心梗或缩小梗死范围等措施;对急性心梗、心梗后充血性心力衰竭的患者应用β受体阻滞剂;对充血性心力衰竭患者应用血管紧张素转化酶抑制剂。

2.抗心律失常

胺碘酮在心源性猝死的二级预防中优于传统的Ⅰ类抗心律失常药物。抗心律失常的外科手术治疗对部分药物治疗效果欠佳的患者有一定的预防心源性猝死的作用。近年来研究证明,埋藏式心脏复律除颤器能改善一些高危患者的预后。

3.健康知识和心肺复苏技能的普及

高危人群尽量避免独居,对患者及家属进行相关健康知识和心肺复苏技能普及。

二、护理评估

(一)一般评估

(1)识别心搏骤停:当发现无反应或突然倒地的患者时,首先观察其对刺激的反应,并判断有无呼吸和大动脉搏动。判断心搏骤停的指标为意识突然丧失或伴有短阵抽搐;呼吸断续,喘息,随后呼吸停止;皮肤苍白或明显发绀,瞳孔散大,大小便失禁;颈、股动脉搏动消失;心音消失。

(2)患者主诉:胸痛、气促、疲乏、心悸等前驱症状。

（3）相关记录：记录心搏骤停和复苏成功的时间。

（4）复苏过程中须持续监测血压、血氧饱和度，必要时进行有创血流动力学监测。

（二）身体评估

1.头颈部

轻拍肩部呼叫，观察患者反应、瞳孔变化情况，气道内是否有异物。手指于胸锁乳突肌内侧沟中检测颈总动脉搏动（耗时不超过 10 秒）。

2.胸部

视诊患者胸廓起伏，感受呼吸情况，听诊呼吸音判断自主呼吸恢复情况。

3.其他

观察全身皮肤颜色及肢体活动情况，触诊全身皮肤温、湿度等。

（三）心理-社会评估

复苏后应评估患者的心理反应与需求，家庭及社会支持情况，引导患者正确配合疾病的治疗与护理。

（四）辅助检查结果评估

（1）心电图检查：显示心室颤动或心电停止。

（2）各项生化检查情况和动脉血气分析结果。

（五）常用药物治疗效果的评估

1.血管升压药的评估要点

（1）用药剂量和速度、用药的方法（静脉滴注、注射泵/输液泵泵入）的评估与记录。

（2）血压的评估：患者意识是否恢复，血压是否上升到目标值，尿量、肤色和肢端温度的改变等。

2.抗心律失常药的评估要点

（1）持续监测心电，观察心律和心率的变化，评估药物疗效。

（2）不良反应的评估：应观察用药后是否发生不良反应，如使用胺碘酮可能引起窦性心动过缓、低血压等现象，使用利多卡因可能引起感觉异常、窦房结抑制、房室传导阻滞等。

三、主要护理诊断/问题

（一）循环障碍

与心脏收缩障碍有关。

（二）清理呼吸道无效

与微循环障碍、缺氧和呼吸形态改变有关。

（三）潜在并发症

脑水肿、感染、胸骨骨折等。

四、护理措施

（一）快速识别心搏骤停，正确及时进行心肺复苏和除颤

心源性猝死抢救成功的关键是快速识别心搏骤停和启动急救系统，尽早进行心肺复苏和复律治疗。快速识别是进行心肺复苏的基础，而及时行心肺复苏和尽早除颤是避免发生生物学死亡的关键。

(二)合理饮食

多摄入水果、蔬菜和黑鱼等易消化的清淡食物,可通过改善心律变异性预防心源性猝死。

(三)用药护理

应严格按医嘱用药,并注意观察常用药的疗效和毒副作用,发现问题及时处理等。

(四)心理护理

复苏后部分患者会对曾发生的猝死产生明显的恐惧和焦虑心情,应帮助患者正确评估所面对情况,鼓励患者积极参与治疗和护理计划的制订,使其了解心源性猝死的高危因素和救治方法。帮助患者建立良好、有效的社会支持系统,帮助患者克服恐惧和焦虑的情绪。

(五)健康教育

1.高危人群

对高危人群(如冠心病患者),应教会其及家属了解心源性猝死早期出现的症状和体征,做到早发现、早诊断、早干预。教会家属基本救治方法和技能,患者外出时随身携带急救物品和救助电话,以方便得到及时救助。

2.用药原则

按时、正确服用相关药物,让患者了解常用药物不良反应及自我观察要点。

五、急救效果的评估

(1)患者意识清醒。

(2)患者恢复自主呼吸和心跳。

(3)患者瞳孔缩小。

(4)患者大动脉搏动恢复。

(吴倩倩)

第九章

神经内科护理

第一节 癫　痫

癫痫是多种原因导致的脑部神经元高度同步化异常放电所引起的临床综合征,临床表现具有发作性、短暂性、重复性和刻板性的特点。临床上每次发作或每种发作的过程称为痫性发作。

一、病因与发病机制

(一)病因

癫痫不是独立的疾病,而是一组疾病或综合征。引起癫痫的病因非常复杂,根据病因学不同,癫痫可分为三大类。

1.症状性癫痫

由各种明确的中枢神经系统结构损伤和功能异常引起,如脑肿瘤、脑外伤、脑血管病、中枢神经系统感染、寄生虫、遗传代谢性疾病、神经系统变性疾病等。

2.特发性癫痫

病因不明,未发现脑部有足以引起癫痫发作的结构性损伤或功能异常,可能与遗传因素密切相关。

3.隐源性癫痫

病因不明,但临床表现提示为症状性癫痫,现有的检查手段不能发现明确的病因。其占全部癫痫的 $60\%\sim70\%$。

(二)发病机制

癫痫的发病机制非常复杂,至今尚未能完全了解其全部机制,但发病的一些重要环节已被探知。

1.痫性放电的起始

神经元异常放电是癫痫发病的电生理基础。

2.痫性放电的传播

异常高频放电反复通过突触联系和强化后的易化作用诱发周边及远处的神经元的同步放电,从而引起异常电位的连续传播。

3.痫性放电的终止

目前机制尚未完全明了。

二、临床表现

(一)痫性发作

1.部分性发作

部分性发作包括以下几种。①单纯部分性发作:常以发作性一侧肢体、局部肌肉节律性抽动或感觉障碍为特征,发作时程短。②复杂部分性发作:表现为意识障碍,多有精神症状和自动症。③部分性发作继发全面性发作:上述部分性发作后出现全身性发作。

2.全面性发作

这类发作起源于双侧脑部,发作初期即有意识丧失,根据其临床表现的不同,可分为以下几种。

(1)全面强直-阵挛发作:以意识丧失、全身抽搐为主要临床特征。早期出现意识丧失、跌倒,随后的发作过程分为三期:强直期、阵挛期和发作后期。发作过程可有喉部痉挛、尖叫、心率增快、血压升高、瞳孔散大、呼吸暂停等症状,发作后各项体征逐渐恢复正常。

(2)失神发作:典型表现为正常活动中突然发生短暂的意识丧失,两眼凝视且呼之不应,发作停止后立即清醒,继续原来的活动,对发作没有丝毫记忆。

(3)强直性发作:多在睡眠中发作,表现为全身骨骼肌强直性阵挛,常伴有面色潮红或苍白、瞳孔散大等症状。

(4)阵挛性发作:表现为全身骨骼肌阵挛伴意识丧失,见于婴幼儿。

(5)肌阵挛发作:表现为短暂、快速、触电样肌肉收缩,一般无意识障碍。

(6)失张力发作:表现为全身或部分肌肉张力突然下降,造成张口、垂颈、肢体下垂甚至跌倒。

3.癫痫持续状态

癫痫持续状态指一次癫痫发作持续 30 分钟以上,或连续多次发作致发作间期意识或神经功能未恢复至通常水平。可见于各种类型的癫痫,但通常是指全面强直-阵挛发作持续状态。可因不适当地停用抗癫痫药物或治疗不规范、感染、精神刺激、过度劳累、饮酒等诱发。

(二)癫痫综合征

特定病因引发的由特定症状和体征组成的癫痫。

三、辅助检查

(1)脑电图检查:脑电图检查是诊断癫痫最有价值的辅助检查方法,典型表现是尖波、棘波、棘-慢或尖-慢复合波。

(2)血液检查:通过血糖、血常规、血寄生虫等检查,可了解有无低血糖、贫血、寄生虫病。

(3)影像学检查:应用数字减影血管造影、CT、MRI 等检查可发现脑部器质性病变,为癫痫的诊断提供依据。

四、治疗要点

目前癫痫治疗仍以药物治疗为主,药物治疗应达到 3 个目的:①控制发作或最大限度地减少发作次数;②长期治疗无明显变态反应;③使患者保持或恢复其原有的生理、心理和社会功能状态。

(一)病因治疗

去除病因,避免诱因。如全身代谢性疾病导致癫痫的应先纠正代谢紊乱,睡眠不足诱发癫痫的要保证充足的睡眠,对于颅内占位性病变引起者首先考虑手术治疗,对于脑寄生虫病行驱虫治疗。

(二)发作时治疗

立即让患者就地平卧,保持呼吸道通畅,及时给氧;防止外伤,预防并发症;应用药物预防再次发作,如地西泮、苯妥英钠等。

(三)发作间歇期治疗

合理应用抗癫痫药物,常用的抗癫痫药物有地西泮、氯硝西泮、卡马西平、丙戊酸、苯妥英钠、苯巴比妥、扑痫酮、拉莫三嗪、奥卡西平、左乙拉西坦、加巴喷丁等。强直性发作、部分性发作和部分性发作继发全面性发作首选卡马西平;全面强直-阵挛发作、典型失神、肌阵挛发作、阵挛性发作首选丙戊酸。

(四)癫痫持续状态的治疗

保持稳定的生命体征和进行性心肺功能支持;终止呈持续状态的癫痫发作,减少癫痫发作对脑部神经元的损害;寻找并尽可能根除病因及诱因;处理并发症。可依次选用地西泮、异戊巴比妥钠、苯妥英钠和水合氯醛等药物。及时纠正血酸碱度和电解质失衡,发生脑水肿时给予甘露醇和呋塞米注射,注意预防和控制感染。

(五)其他治疗

对于药物难治性、有确定癫痫灶的癫痫可采用手术治疗,中医学针灸治疗对某些癫痫也有一定疗效。

五、护理措施

(一)一般护理

(1)饮食:为患者提供充足的营养,癫痫持续状态的患者可给予鼻饲,嘱发作间歇期的患者进食清淡、无刺激、富于营养的食物。

(2)休息与运动:癫痫发作后患者宜卧床休息,平时应劳逸结合,保证充足的睡眠,生活规律,避免不良刺激。

(3)纠正患者体内水、电解质及酸碱平衡紊乱,预防并发症。

(二)病情观察

密切观察患者生命体征、意识状态、瞳孔变化、大小便等情况;观察并记录发作的类型、频率和持续时间;观察发作停止后意识恢复的时间,有无疲乏、头痛及行为异常。

(三)安全护理

告知患者有发作先兆时立即平卧。活动中发作时,立即将患者置于平卧位,避免摔伤。摘下眼镜、手表、义齿等硬物,用软垫保护患者关节及头部,必要时用约束带适当约束,避免外伤。用牙垫或厚纱布置于患者口腔一侧上下磨牙间,防止口、舌咬伤。发作间歇期,应为患者创造安静、安全的休养环境,避免或减少诱因,防止意外的发生。

(四)保持呼吸道通畅

发作时立即解开患者领扣、腰带以减少呼吸道受压,及时清除口腔内食物、呕吐物和分泌物,防止呼吸道阻塞。让患者平卧、头偏向一侧,必要时用舌钳拉出舌头,避免舌后坠阻塞呼吸道。必要时可行床旁吸引和气管切开。

(五)用药护理

有效的抗癫痫药物治疗可使80％的患者发作得到控制。告诉患者抗癫痫药物治疗的原则及药物疗效与变态反应的观察,指导患者遵医嘱坚持长期正确服药。

1.服药注意事项

服药注意事项如下:①根据发作类型选择药物。②药物一般从小剂量开始,逐渐加量,以尽可能控制发作、又不致引起毒性反应的最小有效剂量为宜。③坚持长期有规律服药,完全不发作后还需根据发作类型、频率,再继续服药2～3年,然后逐渐减量至停药,切忌服药控制发作后就自行停药。④间断不规则服药不利于癫痫控制,易导致癫痫持续状态发生。

2.常用抗癫痫药物变态反应

每种抗癫痫药物均有多种变态反应。变态反应轻者一般不需停药,从小剂量开始逐渐加量或与食物同服可以减轻,严重反应时应减量或停药、换药。服药前应做血、尿常规和肝、肾功能检查,服药期间定期监测血药浓度,复查血常规和生化检查。

(六)避免促发因素

1.癫痫的诱因

疲劳、饥饿、睡眠不足、便秘、经期、饮酒、感情冲动、一过性代谢紊乱和变态反应。过度换气对于失神发作、过度饮水对于强直性阵挛发作、闪光对于肌阵挛发作也有诱发作用。有些反射性癫痫还应避免特定因素如声光刺激、惊吓、心算、阅读、书写、下棋、玩牌、刷牙、起步、外耳道刺激等。

2.癫痫持续状态的诱发因素

常为突然停药、减药、漏服药及换药不当;其次为发热、感冒、劳累、饮酒、妊娠与分娩;使用异烟肼、利多卡因、氨茶碱或抗抑郁药也可诱发。

(七)手术的护理

对于手术治疗癫痫的患者,术前应做好心理护理以减少恐惧和紧张。密切观察患者的意识、瞳孔、肢体活动和生命体征等情况,并按医嘱做好术前检查和准备;术后麻醉清醒后应采取头高脚低位,以减轻脑水肿的发生。严密监测患者病情,做好术后常规护理、用药护理和安全护理。

(八)心理护理

病情反复发作、长期服药常会给患者带来沉重的精神负担,易产生焦虑、恐惧、抑郁等不良心理状态。护士应多关心患者,随时关注其心理状态并给予安慰和疏导,缓解患者的心理负担,使其更好地配合治疗。

(九)健康指导

(1)向患者及家属介绍疾病治疗和预防的相关知识,教会其癫痫的基本护理方法,安静的环境、规律的生活、合理的饮食、充足的睡眠、远离不良刺激等均有利于患者的康复。

(2)告知患者及家属遵医嘱长期、规律用药,不可突然减药甚至停药,定期复查,病情变化立即就诊。

(3)应尽量避免患者单独外出,不参与蹦极、游泳等可能危及生命的活动,避免紧张、劳累。

(4)特发性癫痫且有家族史的女性患者,婚后不宜生育;双方均有癫痫,或一方患病,另一方有家族史者不宜婚配。

(牛　佳)

第二节 面神经炎

一、疾病概述

(一)概念和特点

面神经炎是由茎乳孔内面神经非特异性炎症所致的周围性面瘫,又称为特发性面神经麻痹,或称贝尔麻痹,是一种最常见的面神经瘫痪疾病。

(二)相关病理生理

其早期病理改变主要为神经水肿和脱髓鞘,严重者可出现轴突变性,以茎乳孔和面神经管内部分尤为显著。

(三)病因与诱因

面神经炎的病因尚未完全阐明。受凉、感染、中耳炎、茎乳孔周围水肿及面神经在面神经管出口处受压、缺血、水肿等均可引起发病。

(四)临床表现

(1)本病任何年龄、任何季节均可发病,男性比女性略多。一般为急性发病,常于数小时或1~3天症状达到高峰。

(2)主要表现为一侧面部表情肌瘫痪,额纹消失,不能皱额蹙眉;眼裂闭合不能或闭合不完全;病侧鼻唇沟变浅,口角歪向健侧(露齿时更明显);不能吹口哨及鼓腮等。

(3)病初可有侧耳后麻痹或下颌角后疼痛。少数人可有茎乳孔附近及乳突压痛。面神经病变在中耳鼓室段者可出现说话时回响过度和病侧舌前 2/3 味觉缺失。影响膝状神经节者,除上述表现外,还出现病侧乳突部疼痛,耳郭与外耳道感觉减退,外耳道或鼓膜出现疱疹,称为 Hunt 综合征。

(五)辅助检查

面神经传导检查对早期(起病 5~7 天)完全瘫痪者的预后判断是一项有用的检查方法,EMG 检查表现为病侧诱发的肌电动作电位 M 波波幅明显减低,如为对侧正常的 30% 或以上者,则有望在 2 个月内完全恢复。如为 10%~29% 者则需要 2~8 个月才能恢复,且有一定程度的并发症;如仅为 10% 以下者则需要 6~12 个月才有可能恢复,并常伴有并发症(面肌痉挛等);如病后 10 天内出现失神经电位,恢复时间将延长。

(六)治疗原则

改善局部血液循环,减轻面部神经水肿,促使功能恢复。治疗要点如下。

(1)急性期应尽早使用糖皮质激素,可用泼尼松 30 mg 口服,1 次/天,或地塞米松静脉滴注 10 mg/d,疗程 1 周左右,并用大剂量维生素 B_1、维生素 B_{12} 肌内注射,还可以采用红外线照射或超短波透热疗法。若为带状疱疹引起者,可口服阿昔洛韦 7~10 天。眼裂不能闭合,可根据情况使用眼膏、眼罩,或缝合眼睑以保护角膜。

(2)恢复期可进行面肌的被动或主动运动训练,也可采用碘离子透入理疗、针灸、高压氧等治疗。

（3）2~3个月后,对自愈较差的高危患者可行面神经减压手术,以争取恢复的机会。发病后1年以上仍未恢复者,可考虑整容手术或面-舌下神经或面-副神经吻合术。

二、护理评估

(一)一般评估

1.生命体征

一般无特殊。体温升高常见于感染。

2.患者的主诉

（1）诱因:发病前有无受凉、感染、中耳炎。

（2）发作症状:发作时有无侧耳后麻痹或下颌角后疼痛,一侧面部表情肌瘫痪,额纹消失,不能皱额蹙眉;眼裂闭合不能或闭合不完全;病侧鼻唇沟变浅,口角歪向健侧(露齿时更明显);不能吹口哨及鼓腮。

（3）发病形式:是否急性发病,持续时间,症状的部位、范围、性质、严重程度等。

（4）既往检查、治疗经过及效果,是否有遵医嘱治疗。目前情况包括使用药物的名称、剂量、用法和有无变态反应。

3.其他

体重与身高、体位、皮肤黏膜、饮食状况及排便情况的评估和(或)记录结果。评估患者的口腔卫生清洁程度,患侧脸颊是否留有食物残渣。使用口诉言词评分法、数字等级评定量表、面部表情测量图对疼痛程度、疼痛控制及疼痛不良作用的评估。

(二)身体评估

1.头颈部

（1）外观评估:患侧额皱纹是否浅,眼裂是否增宽。鼻唇沟是否浅,口角是否低,口是否向健侧㖞斜。

（2）运动评估:让患者做皱额、闭眼、吹哨、露齿、鼓气动作,比较两侧是否相等。

（3）味觉评估:让患者伸舌,检查者用棉签或毛笔蘸少许试液(醋、盐、糖等),轻擦于舌前部,如有味觉可以手指预定符号表示,不能伸舌和讲话。先试可疑一侧再试健侧。每种味觉试验完毕时,需用温水漱口,一般舌尖对甜、咸味最敏感,舌后边对酸味最敏感。

2.胸部

无特殊。

3.腹部

无特殊。

4.四肢

无特殊。

(三)心理-社会评估

（1）了解患者对疾病知识特别是预后的了解。

（2）观察患者有无心理异常的表现,患者面部肌肉出现瘫痪,自身形象改变,容易导致其焦虑和急躁的情绪。

（3）了解其患者家庭经济状况,家属及社会支持程度。

（四）辅助检查结果的评估

1.常规检查

一般无特殊，注意监测体温、血常规有无异常。

2.面神经传导检查

有无异常。

（五）常用药物治疗效果的评估

常用药物主要是糖皮质激素。

（1）服用药物的具体情况：是否餐后服用，主要剂型、剂量与持续用药时间。

（2）胃肠道反应评估：这是口服糖皮质激素最常见的变态反应，主要表现为上腹痛、恶心及呕吐等。

（3）出血评估：糖皮质激素可致诱发或加剧胃和十二指肠溃疡的发生，严重时引起出血甚至穿孔。患者服药期间，应定期检测血常规和异常出血的情况。

（4）体温变化及其相关感染灶的表现：皮质激素对机体免疫反应有多个环节的抑制作用，削弱机体的抵抗力。容易诱发各种感染的发生有关，尤其是上呼吸道、尿道、皮肤（含肛周）的感染。

（5）神经精神症状的评估：小剂量皮质激素可引起精神欣快感，而大剂量则出现兴奋、多语、烦躁不安、失眠、注意力不集中和易激动等精神症状，少数患者还可出现幻觉、幻想谵妄、昏睡等症状，也有企图自杀者，这种精神失常可迅速恶化。

三、主要护理诊断/问题

（一）身体意象紊乱

与面神经麻痹所致口角㖞斜等有关。

（二）疼痛：下颌角或乳突部疼痛

与面神经病变累及膝状神经节有关。

四、护理措施

（一）心理护理

患者突然出现面部肌肉瘫痪，自身形象改变，害怕遇见熟人，不敢出现在公共场所。容易导致焦虑、急躁情绪。应观察患者有无心理异常的表现，鼓励患者表达对面部形象改变后的心理感受和对疾病预后担心的真实想法；告诉患者本病大多预后良好，并介绍治愈患者，指导克服焦躁情绪和害羞心理，正确对待疾病，积极配合治疗；同时护士在与患者谈话时应语言柔和、态度和蔼亲切，避免任何伤害患者自尊的言行。

（二）休息与修饰指导

急性期注意休息，防风、防寒，尤其患侧耳后茎乳孔周围应给予保护，预防诱发。外出时可戴口罩，系围巾，或使用其他改善自身形象的恰当修饰。

（三）饮食护理

饮食应选择清淡饮食，避免粗糙、干硬、辛辣食物，有味觉障碍的患者应注意食物的冷热度，以防烫伤口腔黏膜；指导患者饭后及时漱口，清除口腔患侧滞留食物，保持口腔清洁，预防口腔感染。

（四）预防眼部并发症

眼睑不能闭合或闭合不全者予以眼罩、眼镜遮挡及点眼药等保护，防止角膜炎、溃疡。

（五）功能训练

指导患者尽早开始面肌的主动与被动运动。只要患侧面部能运动，就应进行面肌功能训练，可对着镜子做皱眉、抬额、闭眼、露齿、鼓腮和吹口哨等运动，每天数次，每次5～15分钟，并辅以面肌按摩，以促进早日康复。

（六）就诊指标

受凉、感染、中耳炎后出现一侧面部表情肌瘫痪，额纹消失，不能皱额蹙眉；眼裂闭合不能或闭合不完全，病侧鼻唇沟变浅，口角歪向健侧（露齿时更明显）；不能吹口哨及鼓腮和侧耳后麻痹或下颌角后疼痛，及时就医。

五、护理效果评价

（1）患者能够正确对待疾病，积极配合治疗。

（2）患者能够掌握相关疾病知识，做好外出的自我防护。

（3）患者口腔清洁舒适，无口腔异物、异味及口臭，无烫伤。

（4）患者无角膜炎、溃疡的发生。

（5）患者积极参与康复锻炼，坚持自我面肌功能训练。

（6）患者对治疗效果满意。

（余　曼）

第三节　偏　头　痛

偏头痛是一类发作性且常为单侧的搏动性头痛。发病率各家报告不一，Solomon描述约6％的男性，18％的女性患有偏头痛，男女之比为1∶3；Wilkinson的报告为约10％的英国人口患有偏头痛；Saper报告在美国约有2 300万人患有偏头痛，其中男性占6％，女性占17％。偏头痛多开始于青春期或成年早期，约25％的患者于10岁以前发病，55％的患者发生在20岁以前，90％以上的患者发生于40岁以前。在美国，偏头痛造成的社会经济负担为10亿～17亿美元。在我国也有大量患者因偏头痛而影响工作、学习和生活。多数患者有家庭史。

一、病因与发病机制

偏头痛的确切病因及发病机制仍处于讨论之中。很多因素可诱发、加重或缓解偏头痛的发作。通过物理或化学的方法，学者们也提出了一些学说。

（一）激发或加重因素

对于某些个体而言，很多外部或内部环境的变化可激发或加重偏头痛发作。

（1）激素变化：口服避孕药可增加偏头痛发作的频度；月经是偏头痛常见的触发或加重因素（"周期性头痛"）；妊娠、性交可触发偏头痛发作（"性交性头痛"）。

（2）某些药物：某些易感个体服用硝苯地平、异山梨酯或硝酸甘油后可出现典型的偏头痛发作。

（3）天气变化：特别是天气转热、多云或天气潮湿。

（4）某些食物添加剂和饮料：最常见的是酒精性饮料，如某些红葡萄酒；奶制品，奶酪，特别是硬奶酪；咖啡；含亚硝酸盐的食物，如汤、热狗；某些水果，如柑橘类水果；巧克力（"巧克力性头痛"）；某些蔬菜；酵母；人工甜食；发酵的腌制品，如泡菜；味精。

（5）运动：头部的微小运动可诱发偏头痛发作或使之加重，有些患者因惧怕乘车引起偏头痛发作而不敢乘车；踢足球的人以头顶球可诱发头痛（"足球运动员偏头痛"）；爬楼梯上楼可出现偏头痛。

（6）睡眠过多或过少。

（7）一顿饭漏吃或延后。

（8）抽烟或置身于有烟的环境中。

（9）闪光、灯光过强。

（10）紧张、生气、情绪低落、哭泣（"哭泣性头痛"）：很多女性逛商场或到人多的场合可致偏头痛发作；国外有人骑马时尽管拥挤不到一分钟，也可使偏头痛加重。

在激发因素中，剂量、联合作用及个体差异也应考虑。如对于敏感个体，吃一个橘子可能不引起头痛，而吃数个橘子则可引起头痛。有些情况下，吃数个橘子也不引起头痛发作，但如果同时有月经的影响，这种联合作用就可引起偏头痛发作。有的个体在商场中待一会儿即出现发作，而有的个体仅于商场中久待才出现偏头痛发作。

偏头痛还有很多改善因素。有人在偏头痛发作时静躺片刻，即可使头痛缓解。有人在光线较暗淡的房间闭目而使头痛缓解。有人在头痛发作时喜以双手压迫双颞侧，以期使头痛缓解。有人通过冷水洗头使头痛得以缓解。妇女绝经后及妊娠3个月后偏头痛趋于缓解。

（二）有关发病机制的几个学说

1.血管活性物质

在所有血管活性物质中，5-HT学说是学者们提及最多的一个。人们发现偏头痛发作期血小板中5-HT浓度下降，而尿中5-HT代谢物5-HT羟吲哚乙酸增加。脑干中5-HT能神经元及去甲肾上腺素能神经元可调节颅内血管舒缩。很多5-HT受体拮抗剂治疗偏头痛有效。

2.三叉神经血管脑膜反应

刺激啮齿动物的三叉神经，可使其脑膜产生炎性反应，而治疗偏头痛药物麦角胺，双氢麦角碱、舒马普坦等可阻止这种神经源性炎症。在偏头痛患者体内可检测到由三叉神经所释放的降钙素基因相关肽，而降钙素基因相关肽为强烈的血管扩张剂。双氢麦角碱、舒马普坦既能缓解头痛，又能降低降钙素基因相关肽含量。因此，偏头痛的疼痛是由神经血管性炎症产生的无菌性脑膜炎。Wilkinson认为三叉神经分布于涉及区域，偏头痛可能就是一种神经源性炎症。Solomon在复习儿童偏头痛的研究文献后指出，儿童眼肌瘫痪型偏头痛的复视源于海绵窦内颈内动脉的肿胀伴第Ⅲ对脑神经的损害。另一种解释是小脑上动脉和大脑后动脉肿胀造成的第Ⅲ对脑神经的损害，也可能为神经的炎症。

3.内源性疼痛控制系统障碍

中脑水管周围及第四脑室的室底灰质含有大量与镇痛有关的内源性阿片肽类物质，如脑啡肽、β-内啡肽等。正常情况下，这些物质通过对疼痛传入的调节而起镇痛作用。虽然报告的结果不一，但多数报告显示偏头痛患者脑脊液或血浆中β-内啡肽或其类似物降低，提示偏头痛患者存在内源性疼痛控制系统障碍。这种障碍导致患者疼痛阈值降低,对疼痛感受性增强,易于发生疼痛。鲑钙紧张素治疗偏头痛的同时可引起患者血浆 β-内啡肽水平升高。

4.自主功能障碍

自主功能障碍很早就引起了学者们的重视。瞬时心率变异及心血管反射研究显示,偏头痛患者存在交感功能低下。24 小时动态心率变异研究提示,偏头痛患者存在交感、副交感功能平衡障碍。也有学者报道偏头痛患者存在瞳孔直径不均,提示这部分患者存在自主功能异常。有人认为在偏头痛患者中的猝死现象可能与自主功能障碍有关。

5.偏头痛的家族聚集性及基因研究

偏头痛患者具有明确的家族聚集性倾向。遗传因素最明显,研究较多的是家族性偏瘫型偏头痛及基底型偏头痛。有先兆偏头痛比无先兆偏头痛具有更高的家族聚集性。有先兆头痛和偏瘫发作可在同一个体交替出现,并可同时出现于家族中,基于此,学者们认为家族性偏瘫型偏头痛和非复杂性偏头痛可能具有相同的病理生理和病因。Baloh 等报告了数个家族,其家族中多个成员出现偏头痛性质的头痛,并有眩晕发作或原发性眼震,有的晚年继发进行性周围性前庭功能丧失,有的家族成员发病年龄趋于一致,如均于 25 岁前出现症状发作。

有报告,偏瘫型偏头痛家族基因缺陷与 19 号染色体标志点有关,但也有发现提示有的偏瘫型偏头痛家族与 19 号染色体无关,提示家族性偏瘫型偏头痛存在基因的变异。与 19 号染色体有关的家族性偏瘫型偏头痛患者出现发作性意识障碍的频度较高,这提示在各种与 19 号染色体有关的偏头痛发作的外部诱发阈值较低是由遗传决定的。Ophoff 报告 34 例与 19 号染色体有关的家族性偏瘫型偏头痛家族,在电压闸门性钙通道 α_1 亚单位基因代码功能区域存在 4 种不同的错义突变。

有一种伴有发作间期眼震的家族性发作性共济失调,其特征是共济失调。眩晕伴以发作间期眼震,为显性遗传性神经功能障碍,这类患者约有 50% 出现无先兆偏头痛,临床症状与家族性偏瘫型偏头痛有重叠,二者也均与基底型偏头痛的典型状态有关,且均可有原发性眼震及进行性共济失调。Ophoff 报告了 2 例伴有发作间期眼震的家族性共济失调家族,存在 19 号染色体电压依赖性钙通道基因的突变,这与在家族性偏瘫型偏头痛所探测到的一样。所不同的是其阅读框架被打断,并产生一种截断的 α_1 亚单位,这导致正常情况下可在小脑内大量表达的钙通道密度的减少,由此可能解释其发作性及进行性加重的共济失调。同样的错义突变如何导致家族性偏瘫型偏头痛中的偏瘫发作尚不明了。

Baloh 报告了三个伴有双侧前庭病变的家族性偏头痛家族。家族中多个成员经历偏头痛性头痛、眩晕发作(数分钟),晚年继发前庭功能丧失,晚期,当眩晕发作停止,由于双侧前庭功能丧失导致平衡障碍及走路摆动。

6.血管痉挛学说

颅外血管扩张可伴有典型的偏头痛性头痛发作。偏头痛患者是否存在颅内血管的痉挛尚有争议。以往认为偏头痛的视觉先兆是由血管痉挛引起的,现在有确切的证据表明,这种先兆是由于皮质神经元活动由枕叶向额叶的扩布抑制(3 mm/min)造成的。血管痉挛更像是视网膜性偏头痛的始动原因,一些患者经历短暂的单眼失明,于发作期检查,可发现视网膜动脉的痉挛。另外,这些患者对抗血管痉挛剂有反应。与偏头痛相关的听力丧失和(或)眩晕可基于内听动脉耳蜗和(或)前庭分支的血管痉挛来解释。血管痉挛可导致内淋巴管或囊的缺血性损害,引起淋巴液循环损害,并最终发展成为水肿。经颅多普勒超声(TCD)脑血流速度测定发现,不论是在偏头痛发作期还是发作间期,均存在血流速度的加快,提示这部分患者颅内血管紧张度升高。

7.离子通道障碍

很多偏头痛综合征所共有的临床特征与遗传性离子通道障碍有关。偏头痛患者内耳存在局部细胞外钾的积聚。当钙进入神经元时钾退出。因为内耳的离子通道在维持富含钾的内淋巴和神经元兴奋功能方面是至关重要的,脑和内耳离子通道的缺陷可导致可逆性毛细胞除极及听觉和前庭症状。偏头痛中的头痛则是继发现象,这是细胞外钾浓度增加的结果。偏头痛综合征的很多诱发因素(包括紧张、月经),可能是激素对有缺陷的钙通道影响的结果。

8.其他学说

有人发现偏头痛于发作期存在血小板自发聚集和黏度增加。另有人发现偏头痛患者存在TXA_2、PGI_2平衡障碍、P物质及神经激肽的改变。

二、临床表现

(一)偏头痛发作

Saper在描述偏头痛发作时将其分为五期来叙述。需要指出的是,这五期并非每次发作所必备的,有的患者可能只表现其中的数期,大多数患者的发作表现为两期或两期以上,有的仅表现其中的一期。另外,每期特征可以存在很大不同,同一个体的发作也可不同。

1.前驱期

60%的偏头痛患者在头痛开始前数小时至数天出现前驱症状。前驱症状并非先兆,不论是有先兆偏头痛还是无先兆偏头痛均可出现前驱症状。可表现为精神、心理改变,如精神抑郁、疲乏无力、懒散、昏昏欲睡,也可情绪激动、易激惹、焦虑、心烦或欣快感等。还可表现为自主神经症状,如面色苍白、发冷、厌食或明显的饥饿感、口渴、尿少、尿频、排尿费力、打哈欠、颈项发硬、恶心、肠蠕动增加、腹痛、腹泻、心慌、气短、心率加快,对气味过度敏感等。不同患者前驱症状具有很大的差异,但每例患者每次发作的前驱症状具有相对稳定性。这些前驱症状可在前驱期出现,也可于头痛发作中、甚至持续到头痛发作后成为后续症状。

2.先兆

约有20%的偏头痛患者出现先兆症状。先兆多为局灶性神经症状,偶为全面性神经功能障碍。典型的先兆应符合下列4条特征中的3条,即重复出现、逐渐发展、持续时间不多于1小时、并跟随出现头痛。大多数患者先兆持续5~20分钟。极少数情况下先兆可突然发作,也有的患者于头痛期间出现先兆症状,尚有伴迁延性先兆的偏头痛,其先兆不仅始于头痛之前,还可持续到头痛后数小时至7天。

先兆可为视觉性的、运动性的、感觉性的,也可表现为脑干或小脑性功能障碍。最常见的先兆为视觉性先兆,约占先兆的90%。如闪电、暗点、单眼黑朦、双眼黑朦、视物变形、视野外空白等。闪光可为锯齿样或闪电样闪光、城垛样闪光。视网膜动脉型偏头痛患者眼底可见视网膜水肿,偶可见樱红色黄斑。仅次于视觉现象的常见先兆为麻痹。典型的是影响一侧手和面部,也可出现偏瘫。如果优势半球受累,可出现失语。数十分钟后出现对侧或同侧头痛,多在儿童期发病。这称为偏瘫型偏头痛。偏瘫型偏头痛患者的局灶性体征可持续7天以上,甚至在影像学上发现脑梗死。偏头痛伴迁延性先兆和偏头痛性偏瘫以前曾被划入"复杂性偏头痛"。偏头痛反复发作后出现眼球运动障碍称为眼肌瘫痪型偏头痛。多为动眼神经麻痹所致,其次为滑车神经和外展神经麻痹。多有无先兆偏头痛病史,反复发作者麻痹可经久不愈。如果先兆涉及脑干或小脑,则这种状况被称为基底型偏头痛,又称基底动脉型偏头痛。可出现头昏、眩晕、耳鸣、听力障碍、共济失调、复视,视觉症状包括闪光、暗点、黑蒙、视野缺损、视物变形。双侧损害可出现意识抑制,后者尤见于儿童。尚可出现感觉迟钝,偏侧感觉障碍等。

偏头痛先兆可不伴头痛出现,称为偏头痛等位症。多见于儿童偏头痛。有时见于中年以后,先兆可为偏头痛发作的主要临床表现而头痛很轻或无头痛。也可与头痛发作交替出现,可表现为闪光、暗点、腹痛、腹泻、恶心、呕吐、复发性眩晕、偏瘫、偏身麻木及精神心理改变。如儿童良性发作性眩晕、前庭性梅尼埃病、成人良性复发性眩晕。有跟踪研究显示,为数不少的以往诊断为梅尼埃病的患者,其症状大多数与偏头痛有关。有报告描述了一组成人良性复发性眩晕患者,年龄在7~55岁,晨起发病症状表现为反复发作的头晕、恶心、呕吐及大汗,持续数分钟至4天不等。发作开始及末期表现为位置性眩晕,发作期间无听觉症状。发作间期几乎所有患者均无症状,这些患者眩晕发作与偏头痛有着几个共同的特征,包括可因乙醇、睡眠不足、情绪紧张造成及加重,女性多发,常见于经期。

3.头痛

头痛可出现于围绕头或颈部的任何部位,可位于颞侧、额部、眶部。多为单侧痛,也可为双侧痛,甚至发展为全头痛,其中单侧痛者约占2/3。头痛性质往往为搏动性痛,但也有患者描述为钻痛。疼痛程度往往为中度、重度,甚至难以忍受。往往是晨起后发病,逐渐发展,达高峰后逐渐缓解。也有患者于下午或晚上起病,成人头痛大多历时4小时至3天,而儿童头痛多历时2小时至2天。还有持续时间更长者,可持续数周。有人将发作持续3天以上的偏头痛称为偏头痛持续状态。

头痛期间不少患者伴随出现恶心、呕吐、视物不清、畏光、畏声等,喜独居。恶心为最常见伴随症状,且常为中、重度恶心。恶心可先于头痛发作,也可于头痛发作中或发作后出现。近一半的患者出现呕吐,有些患者的经验是呕吐后发作即明显缓解。其他自主功能障碍也可出现,如尿频、排尿障碍、鼻塞、心慌、高血压、低血压,甚至可出现心律失常。发作累及脑干或小脑者可出现眩晕、共济失调、复视、听力下降、耳鸣、意识障碍。

4.头痛终末期

此期为头痛开始减轻至最终停止的阶段。

5.后续症状期

为数不少的患者于头痛缓解后出现一系列后续症状。表现怠倦、昏昏欲睡。有的感到精疲力竭、有饥饿感或厌食、多尿、头皮压痛、肌肉酸痛。也可出现精神心理改变,如烦躁、易怒、心境高涨或情绪低落、少语、少动等。

(二)儿童偏头痛

儿童偏头痛是儿童期头痛的常见类型。儿童偏头痛与成人偏头痛在一些方面有所不同。性别方面,发生于青春期以前的偏头痛,男女患者比例大致相等,而成人期偏头痛,女性比例大大增加,约为男性的3倍。

儿童偏头痛的诱发及加重因素有很多与成人偏头痛一致,如劳累和情绪紧张可诱发或加重头痛,为数不少的儿童可因运动而诱发头痛,儿童偏头痛患者可有睡眠障碍,而上呼吸道感染及其他发热性疾病儿童比成人更易使头痛加重。

在症状方面,儿童偏头痛与成人偏头痛也有区别。儿童偏头痛持续时间常较成人短。偏瘫型偏头痛多在儿童期发病,成年期停止,偏瘫发作可从一侧到另一侧,这种类型的偏头痛常较难控制。反复的偏瘫发作可造成永久性神经功能缺损，并可出现病理征，也可造成认知障碍。基底动脉型偏头痛，儿童也比成人常见，表现为闪光、暗点、视物模糊、视野缺损，也可出现脑干、小脑及耳症状，如眩晕、耳鸣、耳聋、眼球震颤。儿童出现意识恍惚者比成人多，还可出现跌倒发作。有些偏头痛儿童还可仅出现反复发作性眩晕，而无头痛发作。一个平时表现完全正常的儿童可突然恐惧、大叫、面色苍白、大汗、步态蹒跚、眩晕、旋转感，并出现眼球震颤，数分钟后可完全缓解，恢复如常，称为儿童良性发作性眩晕，属于一种偏头痛等位症。这种眩晕发作开始于4岁以前，可每天数次发作，其后发作次数逐渐减少，多数于8岁以后不再发作。与成人不同，儿童偏头痛的前驱症状常为腹痛，有时可无偏头痛发作而代以腹痛、恶心、呕吐、腹泻，称为腹型偏头痛等位症。在偏头痛的伴随症状中，儿童偏头痛出现呕吐较成人更加常见。

儿童偏头痛的预后较成人偏头痛好。6年后约有一半儿童不再经历偏头痛，约1/3的偏头痛得到改善。而开始于青春期以后的成人偏头痛常持续几十年。

三、诊断与鉴别诊断

(一)诊断

偏头痛的诊断应根据详细的病史作出，特别是头痛的性质及相关的症状非常重要。如头痛的部位、性质、持续时间、疼痛严重程度、伴随症状及体征、既往发作的病史、诱发或加重因素等。

对于偏头痛患者应进行细致的一般内科查体及神经科检查，以排除症状与偏头痛有重叠、类似或同时存在的情况。诊断偏头痛虽然没有特异性的实验室指标，但有时给予患者必要的实验室检查非常重要，如血、尿、脑脊液及影像学检查，以排除器质性病变。特别是中年或老年期出现的头痛，更应排除器质性病变。当出现严重的先兆或先兆时间延长时，有学者建议行颅脑CT或MRI检查。也有学者提议当偏头痛发作每月超过2次时，应警惕偏头痛的原因。

国际头痛协会头痛分类委员会制定了一套头痛分类和诊断标准，这个旧的分类与诊断标准在世界范围内应用了二十余年，至今我国还有部分学术专著仍在沿用或参考这个分类。目前国际头痛协会头痛分类委员会制定了新的关于头痛、脑神经痛及面部痛的分类和诊断标准。目前临床及科研多采用这个标准。本标准将头痛分为13个主要类型，包括了总数129个头痛亚型。其中常见的头痛类型为偏头痛、紧张型头痛、丛集性头痛和慢性发作性偏头痛，而偏头痛又被分为七个亚型(表9-1～表9-4)。这七个亚型中，最主要的两个亚型是无先兆偏头痛和有先兆偏头痛，其中最常见的是无先兆偏头痛。

国际头痛协会的诊断标准为偏头痛的诊断提供了一个可靠的、可量化的诊断标准，对于临床和科研的意义是显而易见的，有学者特别提到其对于临床试验及流行病学调查有重要意义。但临床上有时遇到患者并不能完全符合这个标准，对这种情况学者们建议随访及复查，以确定诊断。

由于国际头痛协会的诊断标准掌握起来比较复杂，为了便于临床应用，国际上一些知名的学者一直在探讨一种简单化的诊断标准。其中Solomon介绍了一套简单标准，符合这个标准的患者99%符合国际头痛协会关于无先兆偏头痛的诊断标准。

表 9-1　**偏头痛分类**

分类
无先兆偏头痛
有先兆偏头痛
偏头痛伴典型先兆
偏头痛伴迁延性先兆
家族性偏瘫型偏头痛
基底动脉型偏头痛
偏头痛伴急性先兆发作
眼肌瘫痪型偏头痛
视网膜型偏头痛
可能为偏头痛前驱或与偏头痛相关联的儿童期综合征
儿童良性发作性眩晕
儿童交替性偏瘫
偏头痛并发症
偏头痛持续状态
偏头痛性偏瘫
不符合上述标准的偏头痛性障碍

表 9-2　**国际头痛协会关于无先兆偏头痛的诊断标准**

诊断标准
1.至少 5 次发作符合第 2～4 项标准
2.头痛持续 4～72 小时(未治疗或没有成功治疗)
3.头痛至少具备下列特征中的 2 条
(1)位于单侧
(2)搏动性痛
(3)中度或重度(妨碍或不敢从事每天活动)
(4)因上楼梯或类似的日常体力活动而加重
4.头痛期间至少具备下列 1 条
(1)恶心和(或)呕吐
(2)畏光和畏声
5.至少具备下列 1 条
(1)病史、体格检查和神经科检查不提示器质性障碍
(2)病史和(或)体格检查和(或)神经检查确实提示这种障碍(器质性障碍),但被适当的观察排除
(3)这种障碍存在,但偏头痛发作并非在与这种障碍有密切的时间关系上首次出现

表 9-3　国际头痛协会关于有先兆偏头痛的诊断标准

诊断标准
1.至少 2 次发作符合第 2 项标准
2.至少符合下列 4 条特征中的 3 条
(1)一个或一个以上提示局灶大脑皮质或脑干功能障碍的完全可逆性先兆症状
(2)至少一个先兆症状逐渐发展超过 4 分钟,或 2 个或 2 个以上的症状接着发生
(3)先兆症状持续时间不超过 60 分钟,如果出现 1 个以上先兆症状,持续时间可相应增加
(4)继先兆出现的头痛间隔期在 60 分钟之内(头痛尚可在先兆前或与先兆同时开始)
3.至少具备下列 1 条
(1)病史:体格检查及神经科检查不提示器质性障碍
(2)病史和(或)体格检查和(或)神经科检查确实提示这障碍,但通过适当的观察被排除
(3)这种障碍存在,但偏头痛发作并非在与这种障碍有密切的时间关系上首次出现
4.有典型先兆的偏头痛应符合有先兆偏头痛诊断标准,包括第 2 项全部 4 条标准
5.有典型先兆的偏头痛应有一条或一条以上下列类型的先兆症状
(1)视觉障碍
(2)单侧偏身感觉障碍和(或)麻木
(3)单侧力弱
(4)失语或非典型言语困难

表 9-4　国际头痛协会关于儿童偏头痛的诊断标准

诊断标准
1.至少 5 次发作符合第(1)、(2)项标准
(1)每次头痛发作持续 2~48 小时
(2)头痛至少具备下列特征中的 2 条
①位于单侧
②搏动性痛
③中度或重度
④可因常规的体育活动而加重
2.头痛期间内至少具备下列 1 条
(1)恶心和(或)呕吐
(2)畏光和畏声

(1)具备下列 4 条特征中的任何 2 条,即可诊断无先兆偏头痛:①疼痛位于单侧。②搏动性痛。③恶心。④畏光或畏声。

(2)另有 2 条附加说明:①首次发作者不应诊断。②应无器质性疾病的证据。

在临床工作中尚能遇到患者有时表现为紧张型头痛,有时表现为偏头痛性质的头痛,为此有学者查阅了国际上一些临床研究文献后得到的答案是,紧张型头痛和偏头痛并非是截然分开的,其临床上确实存在着重叠,故有学者提出二者可能是一个连续的统一体。有时遇到有先兆偏头痛患者可表现为无先兆偏头痛,同样,学者们认为二型之间既可能有不同的病理生理,又可能是一个连续的统一体。

(二)鉴别诊断

偏头痛应与下列疼痛相鉴别。

1.紧张型头痛

紧张型头痛又称肌收缩型头痛。其临床特点是头痛部位较弥散,可位于前额、双颞、顶、枕及颈部。头痛性质常呈钝痛,头部压迫感、紧箍感,患者常述犹如戴着一个帽子。头痛常呈持续性,可时轻时重。多有头皮、颈部压痛点,按摩头颈部可使头痛缓解,多有额、颈部肌肉紧张。多少伴有恶心、呕吐。

2.丛集性头痛

丛集性头痛又称组胺性头痛,Horton综合征。表现为一系列密集的、短暂的、严重的单侧钻痛。与偏头痛不同,头痛部位多局限并固定于一侧眶部、球后和额颞部。发病时间常在夜间,并使患者痛醒。发病时间固定,起病突然而无先兆,开始可为一侧鼻部烧灼感或球后压迫感,继之出现特定部位的疼痛,常疼痛难忍,并出现面部潮红、结膜充血、流泪、流涕、鼻塞。为数不少的患者出现Horner征,可出现畏光,不伴恶心、呕吐。诱因可为发作群集期饮酒、兴奋或服用扩血管药。发病年龄常较偏头痛晚,平均25岁,男女之比约4∶1。罕见家族史。治疗包括非甾体抗炎药治疗;激素治疗;睾丸素治疗;吸氧疗法(国外介绍为100％氧,8～10 L/min,共 10～15 分钟,仅供参考);麦角胺咖啡因或双氢麦角碱睡前应用,对夜间头痛特别有效;碳酸锂疗效尚有争议,但多数介绍其有效,中毒剂量有时与治疗剂量很接近,曾有老年患者(精神疾病患者)服一片致昏迷,建议有条件者监测血锂水平,变态反应有胃肠道症状、肾功能改变、内分泌改变、震颤、眼球震颤、抽搐等;其他药物还有钙通道阻滞剂、舒马普坦等。

3.痛性眼肌麻痹

痛性眼肌麻痹又称Tolosa-Hunt综合征,是一种以头痛和眼肌麻痹为特征,涉及特发性眼眶和海绵窦的炎性疾病。病因可为颅内颈内动脉的非特异性炎症,也可能涉及海绵窦。常表现为球后及眶周的顽固性胀痛、刺痛,数天或数周后出现复视,并可有第Ⅲ、Ⅳ、Ⅵ对脑神经受累表现,间隔数月或数年后复发,需行血管造影以排除颈内动脉瘤。类固醇激素治疗有效。

4.颅内占位所致头痛

占位早期,头痛可为间断性或晨起为重,但随着病情的发展,多成为持续性头痛,进行性加重,可出现颅内高压的症状与体征(如头痛、恶心、呕吐、视盘水肿)并可出现局灶症状与体征(如精神改变、偏瘫、失语、偏身感觉障碍、抽搐、偏盲、共济失调、眼球震颤等),典型者鉴别不难。但需注意,也有表现为十几年的偏头痛,最后被确诊为巨大血管瘤者。

四、防治

(一)一般原则

偏头痛的治疗策略包括两个方面:对症治疗及预防性治疗。对症治疗的目的在于消除、抑制或减轻疼痛及伴随症状。预防性治疗用来减少头痛发作的频度及减轻头痛严重性。对偏头痛患者是单用对症治疗还是同时采取对症治疗及预防性治疗,要具体分析。一般说来,如果头痛发作频度较小,疼痛程度较轻,持续时间较短,可考虑单纯选用对症治疗。如果头痛发作频度较大,疼痛程度较重,持续时间较长,对工作、学习、生活影响较明显,则在给予对症治疗的同时,给予适当的预防性治疗。总之,既要考虑到疼痛对患者的影响,又要考虑到药物变态反应对患者的影响,有时还要参考患者个人的意见。Saper 的建议是每周发作 2 次以下者单独给予药物性对症治疗,而发作频繁者应给予预防性治疗。

不论是对症治疗还是预防性治疗均包括两个方面,即药物干预及非药物干预。

非药物干预方面,强调患者自助。嘱患者详细记录前驱症状、头痛发作与持续时间及伴随症状,找出头痛诱发及缓解的因素,并尽可能避免。如避免某些食物,保持规律的作息时间、规律饮食。不论是在工作日,还是周末抑或假期,坚持这些方案对于减轻头痛发作非常重要,接受这些建议对 30% 患者有帮助。另有人倡导有规律的锻炼,如长跑等,可能有效地减少头痛发作。认知和行为治疗,如生物反馈治疗等,已被证明有效,另有患者于头痛时进行痛点压迫,于凉爽、安静、暗淡的环境中独处,或以冰块冷敷均有一定效果。

(二)药物对症治疗

偏头痛对症治疗可选用非特异性药物治疗,包括简单的止痛药,非甾体抗炎药及麻醉剂。对于轻、中度头痛,简单的镇痛药及非甾体抗炎药常可缓解头痛的发作。常用的药物有脑清片、对乙酰氨基酚、阿司匹林、萘普生、吲哚美辛、布洛芬、罗痛定等。麻醉药的应用是严格限制的,Saper 提议主要用于严重发作,其他治疗不能缓解,或对偏头痛特异性治疗有禁忌或不能忍受的情况下应用。偏头痛特异性 5-羟色胺(5-HT)受体拮抗剂主要用于中、重度偏头痛。偏头痛特异性 5-HT 受体拮抗剂结合简单的止痛剂,大多数头痛可得到有效的治疗。

5-HT 受体拮抗剂治疗偏头痛的疗效是肯定的。麦角胺咖啡因既能抑制去甲肾上腺素的再摄取,又能拮抗其与 β 肾上腺素受体的结合,于先兆期或头痛开始后服用 1 片,常可使头痛发作终止或减轻。如效果不明显,于数小时后加服 1 片,每天不超过 4 片,每周用量不超过 10 片。该药缺点是变态反应较多,并且有成瘾性,有时剂量会越来越大。常见变态反应为消化道症状、心血管症状,如恶心、呕吐、胸闷、气短等。孕妇及心肌缺血、高血压、肝肾疾病患者等忌用。

麦角碱衍生物酒石酸麦角胺,舒马普坦和双氢麦角碱为偏头痛特异性药物,均为 5-HT 受体拮抗剂。这些药物作用于中枢神经系统和三叉神经中受体介导的神经通路,通过阻断神经源性炎症而起到抗偏头痛作用。

酒石酸麦角胺主要用于中、重度偏头痛,特别是当简单的镇痛治疗效果不足或不能耐受时。其有多项作用:既是 $5-HT_{1A}$、$5-HT_{1B}$、$5-HT_{1D}$ 和 $5-HT_{1F}$ 受体拮抗剂,又是 α 肾上腺素受体拮抗剂,通过刺激动脉平滑肌细胞 5-HT 受体而产生血管收缩作用;它可收缩静脉容量性血管、抑制交感神经末端去甲肾上腺素再摄取。作为 $5-HT_1$ 受体拮抗剂,它可抑制三叉神经血管系统神经源性炎症,其抗偏头痛活性中最基础的机制可能在此,而非其血管收缩作用。其对中枢神经递质的作用对缓解偏头痛发作也是重要的。给药途径有口服、舌下及直肠给药。生物利用度与给药途径关系密切。口服及舌下含化吸收不稳定,直肠给药起效快,吸收可靠。为了减少过多应用导致麦角胺依赖性或反跳性头痛,一般每周应用不超过 2 次,应避免大剂量连续用药。

Saper 总结酒石酸麦角胺在下列情况下慎用或禁用:年龄 55～60 岁(相对禁忌);妊娠或哺乳;心动过缓(中至重度);心室疾病(中至重度);胶原-肌肉病;心肌炎;冠心病,包括血管痉挛性心绞痛;高血压(中至重度);肝、肾损害(中至重度);感染或高热/败血症;消化性溃疡性疾病;周围血管病;严重瘙痒。另外,该药可加重偏头痛造成的恶心、呕吐。

舒马普坦也适用于中、重度偏头痛发作。作用于神经血管系统和中枢神经系统,通过抑制或减轻神经源性炎症而发挥作用。曾有人称舒马普坦为偏头痛治疗的里程碑。皮下用药 2 小时,约 80% 的急性偏头痛有效。尽管 24～48 小时 40% 的患者重新出现头痛,这时给予第 2 剂仍可达到同样的有效率。口服制剂的疗效稍低于皮下给药,起效也稍慢,通常在 4 小时内起效。皮下用药后 4 小时给予口服制剂不能预防再出现头痛,但对皮下用药后 24 小时内出现的头痛有效。

舒马普坦具有良好的耐受性,其变态反应通常较轻和短暂,持续时间常在 45 分钟以内。包括注射部位的疼痛、耳鸣、面红、烧灼感、热感、头昏、体重增加、颈痛及发音困难。少数患者于首剂时出现非心源性胸部压迫感,仅有很少的患者于后续用药时再出现这些症状。罕见引起与其相关的心肌缺血。

Saper 总结应用舒马普坦注意事项及禁忌证为年龄超过 55 岁(相对禁忌证);妊娠或哺乳;缺血性心肌病(心绞痛、心肌梗死病史、记录到的无症状性缺血);不稳定型心绞痛;高血压(未控制);基底型或偏瘫型偏头痛;未识别的冠心病[绝经期妇女,男性>40 岁,心脏病危险因素(如高血压、高脂血症、肥胖、糖尿病、严重吸烟及强阳性家族史)];肝肾功能损害(重度);同时应用单胺氧化酶抑制剂或单胺氧化酶抑制剂治疗终止后 2 周内;同时应用含麦角胺或麦角类制剂(24 小时内),首次剂量可能需要在医师监护下应用。

酒石酸双氢麦角碱的效果超过酒石酸麦角胺。大多数患者起效迅速,对中、重度发作的患者特别有用,也可用于难治性偏头痛。与酒石酸麦角胺有共同的机制,但其动脉血管收缩作用较弱,有选择性收缩静脉血管的特性,可静脉注射、肌内注射及鼻腔吸入。静脉注射途径给药起效迅速。肌内注射生物利用度达 100%。鼻腔吸入的绝对生物利用度 40%,应用酒石酸双氢麦角碱后再出现头痛的频率较其他现有的抗偏头痛剂小,这可能与其半衰期长有关。

酒石酸双氢麦角碱较酒石酸麦角胺具有较好的耐受性、恶心和呕吐的发生率及程度非常低,静脉注射最高,肌内注射及鼻吸入给药低。极少成瘾和引起反跳性头痛。通常的变态反应包括胸痛、轻度肌痛、短暂的血压上升。不应给予有血管痉挛反应倾向的患者,包括已知的周围性动脉疾病、冠状动脉疾病(特别是不稳定性心绞痛或血管痉挛性心绞痛)或未控制的高血压。注意事项和禁忌证同酒石酸麦角胺。

(三)药物预防性治疗

偏头痛的预防性治疗应个体化,特别是剂量的个体化。可根据患者体重,一般身体情况、既往用药体验等选择初始剂量,逐渐加量,如无明显变态反应,可连续用药 2～3 天,无效时再使用其他药物。

1.抗组胺药

苯噻啶为一种有效的偏头痛预防性药物。可每天 2 次,每次 0.5 mg 起,逐渐加量,一般可增加至每天3 次,每次 1.0 mg,最大量不超过 6.0 mg/d。变态反应为嗜睡、头昏、体重增加等。

2.钙通道阻滞剂

氟桂利嗪,每晚 1 次,每次 5～10 mg,变态反应有嗜睡、锥体外系反应、体重增加、抑郁等。

3.β 受体阻滞剂

普萘洛尔开始剂量是每天 3 次,每次 10 mg,逐渐增加至 60 mg/d,也有介绍 120 mg/d,心率<60 次/分者停用。哮喘、严重房室传导阻滞者禁用。

4.抗抑郁剂

阿米替林每天 3 次,每次 25 mg,逐渐加量。可有嗜睡等变态反应,加量后变态反应明显。氟西汀(我国商品名百优解)每片 20 mg,每晨 1 片,饭后服,该药初始剂量及有效剂量相同,服用方便,变态反应有睡眠障碍、胃肠道症状等,常较轻。

5.其他

非甾体抗炎药(如萘普生);抗惊厥药(如卡马西平、丙戊酸钠等);舒必剂、硫必利;中医中药(辨证施治、辨经施治、成方加减、中成药)等皆可试用。

(四)关于特殊类型偏头痛

与偏头痛相关的先兆是否需要治疗及如何治疗,目前尚无定论。通常先兆为自限性的、短暂的,大多数患者于治疗尚未发挥作用时可自行缓解。如果患者经历复发性、严重的、明显的先兆,考虑舌下含化尼非地平,但头痛有可能加重,且疗效也不肯定。给予舒马普坦及酒石酸麦角胺的疗效也尚处观察之中。

(五)关于难治性、严重偏头痛性头痛

这类头痛主要涉及偏头痛持续状态,一般的门诊治疗常不能缓解头痛。患者除持续的进展性头痛外还有一系列生理及情感症状,如恶心、呕吐、腹泻、脱水、抑郁、绝望,甚至自杀倾向。用药过度及反跳性依赖、戒断症状常促发这些障碍。这类患者常需收入急症室观察或住院,以纠正患者存在的生理障碍(如脱水等);排除伴随偏头痛出现的严重的神经内科或内科疾病;治疗纠正药物依赖;预防患者于家中自杀等。应注意患者的生命体征,可做心电图检查。药物可选用酒石酸双氢麦角碱、舒马普坦、鸦片类及止吐药,必要时也可谨慎给予氯丙嗪等。可选用非肠道途径给药,如静脉或肌内注射给药。一旦发作控制,可逐渐加入预防性药物治疗。

(六)关于妊娠妇女的治疗

Schulman建议给予地美罗注射剂或片剂,并应限制剂量。还可应用泼尼松,其不易穿过胎盘,在妊娠早期不损害胎儿,但不宜频繁应用。如欲怀孕,最好尽最大可能不用预防性药物并避免应用麦角类制剂。

(七)关于儿童偏头痛

儿童偏头痛用药的选择与成人有很多重叠,如止痛药物、钙通道阻滞剂、抗组胺药物等,但也有人质疑酒石酸麦角胺药物的疗效。如能确诊,重要的是对儿童及其家长进行安慰,使其对本病有一个全面的认识,以缓解由此带来的焦虑,对治疗当属有益。

五、护理

(一)护理评估

1.健康史

(1)了解头痛的部位、性质和程度;询问是全头疼还是局部头疼;是搏动性头疼还是胀痛、钻痛;是轻微痛、剧烈痛还是无法忍受的疼痛。偏头疼常描述为双侧颞部的搏动性疼痛。

(2)头疼的规律:询问头疼发病的急缓,是持续性还是发作性,起始与持续时间,发作频率,激发或缓解的因素,与季节、气候、体位、饮食、情绪、睡眠、疲劳等的关系。

(3)有无先兆及伴发症状:如头晕、恶心、呕吐、面色苍白、潮红、视物不清、闪光、畏光、复视、耳鸣、失语、偏瘫、嗜睡、发热、晕厥等。典型偏头疼发作常有视觉先兆和伴有恶心、呕吐、畏光。

(4)既往史与心理社会状况:询问患者的情绪、睡眠、职业情况及服药史,了解头疼对日常生活、工作和社交的影响,患者是否因长期反复头疼而出现恐惧、忧郁或焦虑心理。大部分偏头疼患者有家族史。

2.身体状况

检查意识是否清楚、瞳孔是否等大等圆、对光反射是否灵敏;体温、脉搏、呼吸、血压是否正常;面部表情是否痛苦,精神状态怎样;眼睑是否下垂、有无脑膜刺激征。

3.主要护理问题及相关因素

(1)偏头痛:与发作性神经血管功能障碍有关。

(2)焦虑:与偏头痛长期、反复发作有关。

(3)睡眠形态紊乱:与头痛长期反复发作和(或)焦虑等情绪改变有关。

(二)护理措施

1.避免诱因

告知患者可能诱发或加重头疼的因素(如情绪紧张、进食某些食物、饮酒、月经来潮、用力性动作等);保持环境安静、舒适、光线柔和。

2.指导减轻头疼的方法

如指导患者缓慢深呼吸,听音乐、练气功、生物反馈治疗,引导式想象,冷、热敷及理疗、按摩、指压止痛法等。

3.用药护理

告知止痛药物的作用与变态反应,让患者了解药物依赖性或成瘾性的特点,如大量使用止痛剂,滥用麦角胺咖啡因可致药物依赖。指导患者遵医嘱正确服药。

（余　曼）

第十章

消化内科护理

第一节　反流性食管炎

反流性食管炎(reflux esophagitis,RE)是指胃、十二指肠内容物反流入食管所引起的食管黏膜炎症、糜烂、溃疡和纤维化等病变,甚至引起咽喉、气道等食管以外的组织损害。其发病男性多于女性,男女比例为(2～3)∶1,发病率为1.92%。随着年龄的增长,食管下段括约肌收缩力下降,胃、十二指肠内容物自发性反流,而使老年人反流性食管炎的发病率有所增加。

一、病因与发病机制

(一)抗反流屏障削弱

食管下括约肌是指食管末端3～4 cm长的环形肌束。正常人静息时压力为1.3～4.0 kPa (10～30 mmHg),为一高压带,防止胃内容物反流入食管。由于年龄的增长,机体老化导致食管下括约肌的收缩力下降引起食物反流。一过性食管下括约肌松弛也是反流性食管炎的主要发病机制。

(二)食管清除作用减弱

正常情况下,一旦发生食物的反流,大部分反流物通过1～2次食管自发和继发性的蠕动性收缩将食管内容物排入胃内,即容量清除,剩余的部分则由唾液缓慢地中和。老年人食管蠕动缓慢和唾液产生减少,影响了食管的清除作用。

(三)食管黏膜屏障作用下降

反流物进入食管后,可以凭借食管上皮表面黏液、不移动水层和表面 HCO_3^-、复层鳞状上皮等构成上皮屏障,以及黏膜下丰富的血液供应构成的后上皮屏障,发挥其抗反流物对食管黏膜损伤的作用。随着机体老化,食管黏膜逐渐萎缩,黏膜屏障作用下降。

二、护理评估

(一)健康史

询问患者的饮食结构及习惯、有无长期服用药物史。

（二）身体评估

1.反流症状

反酸、反食、反胃(指胃内容物在无恶心和不用力的情况下涌入口腔)、嗳气等，多在餐后明显或加重，平卧或躯体前屈时易出现。

2.反流物引起的刺激症状

胸骨后或剑突下烧灼感、胸痛、吞咽困难等。常由胸骨下段向上伸延，常在餐后1小时出现，平卧、弯腰或腹压增高时可加重。反流物刺激食管痉挛导致胸痛，常发生在胸骨后或剑突下。严重时可为剧烈刺痛，可放射到后背、胸部、肩部、颈部、耳后，有的酷似心绞痛的特点。

3.其他症状

咽部不适，有异物感、棉团感或堵塞感，可能与胃酸反流引起食管上段括约肌压力升高有关。

4.并发症

(1)上消化道出血：因食管黏膜炎症、糜烂及溃疡可以导致上消化道出血。

(2)食管狭窄：食管炎反复发作致使纤维组织增生，最终导致瘢痕性狭窄。

(3)Barrett食管：在食管黏膜的修复过程中，食管-贲门交界处2 cm以上的食管鳞状上皮被特殊的柱状上皮取代，称为Barrett食管。Barrett食管发生溃疡时，又称为Barrett溃疡。Barrett食管是食管癌的主要癌前病变，其腺癌的发生率较正常人高30～50倍。

（三）辅助检查

1.内镜检查

内镜检查是反流性食管炎最准确、最可靠的诊断方法，能判断其严重程度和有无并发症，结合活检可与其他疾病相鉴别。

2.24小时食管pH监测

应用便携式pH记录仪在生理状态下对患者进行24小时食管pH连续监测，可提供食管是否存在过度酸反流的客观依据。在进行该项检查前3天，应停用抑酸药与促胃肠动力的药物。

3.食管吞钡X线检查

对不愿意接受或不能耐受内镜检查者行该检查。严重患者可发现阳性X线征。

（四）心理-社会状况

反流性食管炎长期持续存在，病情反复、病程迁延，因此患者会出现食欲缺乏，体重下降，导致患者心情烦躁、焦虑；合并消化道出血时会使患者紧张、恐惧。应注意评估患者的情绪状态及对本病的认知程度。

三、常见护理诊断及问题

（一）疼痛

与胃食管黏膜炎性病变有关。

（二）营养失调

与害怕进食、消化吸收不良等有关。

（三）有体液不足的危险

与合并消化道出血引起活动性体液丢失、呕吐及液体摄入量不足有关。

（四）焦虑

与病情反复、病程迁延有关。

(五)知识缺乏

缺乏对反流性食管炎病因和预防知识的了解。

四、诊断要点与治疗原则

(一)诊断要点

临床上有明显的反流症状;内镜下有反流性食管炎的表现,食管过度胃酸反流的客观依据即可做出诊断。

(二)治疗原则

以药物治疗为主,对药物治疗无效或发生并发症者可做手术治疗。

1.药物治疗

目前多主张采用递减法,即开始使用质子泵抑制剂加促胃肠动力药,迅速控制症状,待症状控制后再减量维持。

(1)促胃肠动力药:目前主要常用的药物是西沙必利。常用量为每次 5~15 mg,每天 3~4 次,疗程8~12周。

(2)抑酸药:①H$_2$ 受体拮抗剂(H$_2$RA),西咪替丁 400 mg、雷尼替丁 150 mg、法莫替丁 20 mg,每天2 次,疗程 8~12 周;②质子泵抑制剂(PPI),奥美拉唑 20 mg、兰索拉唑 30 mg、泮托拉唑 40 mg、雷贝拉唑 10 mg 和埃索美拉唑 20 mg,每天 1 次,疗程 4~8 周;③抗酸药,仅用于症状轻、间歇发作的患者作为临时缓解症状用。反流性食管炎有并发症或停药后很快复发者,需要长期维持治疗。H$_2$RA、西沙必利、PPI 均可用于维持治疗,其中以 PPI 效果最好。维持治疗的剂量因患者而异,以调整至患者无症状的最低剂量为合适剂量。

2.手术治疗

手术为不同术式的胃底折叠术。手术指征如下:①严格内科治疗无效;②虽经内科治疗有效,但患者不能忍受长期服药;③经反复扩张治疗后仍反复发作的食管狭窄;④确诊由反流性食管炎引起的严重呼吸道疾病。

3.并发症的治疗

(1)食管狭窄:大部分狭窄可行内镜下食管扩张术治疗。扩张后予以长程 PPI 维持治疗可防止狭窄复发。少数严重瘢痕性狭窄需行手术切除。

(2)Barrett 食管:药物治疗是预防 Barrett 食管发生和发展的重要措施,必须使用 PPI 治疗及长期维持。

五、护理措施

(一)一般护理

为减少平卧时及夜间反流可将床头抬高 15~20 cm。避免睡前 2 小时内进食,白天进餐后亦不宜立即卧床。应避免食用使食管下括约肌压力降低的食物和药物,如高脂肪、巧克力、咖啡、浓茶及硝酸甘油、钙通道阻滞剂等。应戒烟及禁酒。减少一切影响腹压增高的因素,如肥胖、便秘、紧束腰带等。

(二)用药护理

遵医嘱给予药物治疗,注意观察药物的疗效及不良反应。

1.H₂ 受体拮抗剂

药物应在餐中或餐后即刻服用,若需同时服用抗酸药,则两药应间隔 1 小时以上。若静脉给药应注意控制速度,过快可引起低血压和心律失常。西咪替丁对雄性激素受体有亲和力,可导致男性乳腺发育、阳痿及性功能紊乱,应对患者做好解释工作。该药物主要通过肾排泄,用药期间应监测肾功能。

2.质子泵抑制剂

奥美拉唑可引起头晕,应嘱患者用药期间避免开车或做其他必须高度集中注意力的工作。兰索拉唑的不良反应包括荨麻疹、皮疹、瘙痒、头痛、口苦、肝功能异常等,轻度不良反应不影响继续用药,较严重时应及时停药。泮托拉唑的不良反应较少,偶可引起头痛和腹泻。

3.抗酸药

该药在饭后 1 小时和睡前服用。服用片剂时应嚼服,乳剂给药前应充分摇匀。

抗酸剂应避免与奶制品、酸性饮料及食物同时服用。

(三)饮食护理

(1)指导患者有规律地定时进餐,饮食不宜过饱,选择营养丰富、易消化的食物。避免摄入过咸、过甜、过辣的刺激性食物。

(2)制订饮食计划:与患者共同制订饮食计划,指导患者及家属改进烹饪技巧,增加食物的色、香、味,刺激患者食欲。

(3)观察并记录患者每天进餐次数、量、种类,以了解其摄入营养素的情况。

六、健康指导

(一)疾病知识的指导

向患者及家属介绍本病的有关病因,避免诱发因素。保持良好的心理状态,平时生活要有规律,合理安排工作和休息时间,注意劳逸结合,积极配合治疗。

(二)饮食指导

指导患者加强饮食卫生和饮食营养,养成有规律的饮食习惯;避免过冷、过热、辛辣等刺激性食物及浓茶、咖啡等饮料;嗜酒者应戒酒。

(三)用药指导

根据病因及病情进行指导,嘱患者长期维持治疗,介绍药物的不良反应,如有异常及时复诊。

(丁永华)

第二节 上消化道大出血

一、疾病概述

(一)概念和特点

上消化道出血是指屈氏韧带以上的消化道,包括食管、胃、十二指肠、胰腺、胆管等病变引起的出血,以及胃空肠吻合术的空肠病变引起的出血。上消化道大出血是指数小时内失血量超过

1 000 mL 或循环血容量的 20%,主要表现为呕血和(或)黑便,常伴有血容量减少而引起急性周围循环衰竭,是临床的急症,严重者可导致失血性休克而危及生命。

近年来,本病的诊断和治疗水平有很大的提高,临床资料统计显示,80%~85%急性上消化道大出血患者短期内能自行停止,仅 15%~20%患者出血不止或反复出血,最终死于出血并发症,其中急性非静脉曲张性上消化道出血的发病率在我国仍居高不下,严重威胁人民的生命健康。

(二)相关病理生理

上消化道出血多起因于消化性溃疡侵蚀胃基底血管导致其破裂而引发出血。出血后逐渐影响周围血液循环量,如因出血量多引起有效循环血量减少,进而引发血液循环系统代偿,以致血压降低、心悸、出汗时应即刻处理。出血处可能因血块形成而自动止血,但也可能再次出血。

(三)上消化道出血的病因

上消化道出血的病因包括溃疡性疾病、炎症、门脉高压、肿瘤、全身性疾病等。临床上最常见的病因是消化性溃疡,其他依次为急性糜烂出血性胃炎、食管胃底静脉曲张破裂和胃癌。现将病因归纳列述如下。

1.上消化道疾病

(1)食管疾病:食管物理性损伤、食管化学性损伤。

(2)胃、十二指肠疾病:消化性溃疡、Zollinger-Ellison 综合征、胃癌等。

(3)空肠疾病:胃肠吻合术后空肠溃疡、空肠克罗恩病。

2.门静脉高压引起的食管胃底静脉曲张破裂出血

(1)各种病因引起的肝硬化。

(2)门静脉阻塞:门静脉炎、门静脉血栓形成、门静脉受邻近肿块压迫。

(3)肝静脉阻塞:如 Budd-Chiari 综合征。

3.上消化道邻近器官或组织的疾病

(1)胆管出血:胆囊或胆管结石、胆管蛔虫、胆管癌、肝癌、肝脓肿或肝血管瘤破入胆管等。

(2)胰腺疾病:急慢性胰腺炎、胰腺癌、胰腺假性囊肿、胰腺脓肿等。

(3)其他:纵隔肿瘤或囊肿破入食管、主动脉瘤、肝或脾动脉瘤破入食管等。

4.全身性疾病

(1)血液病:白血病、血友病、再生障碍性贫血、DIC 等。

(2)急性感染:脓毒症、肾综合征出血热、钩端螺旋体病、重症肝炎等。

(3)脏器衰竭:尿毒症、呼吸衰竭、肝衰竭等。

(4)结缔组织病:系统性红斑狼疮、结节性多动脉炎、皮肌炎等。

5.诱因

(1)服用水杨酸类或其他非甾体抗炎药或大量饮酒。

(2)应激相关胃黏膜损伤:严重感染、休克、大面积烧伤、大手术、脑血管意外等应激状态下,会引起应激相关胃黏膜损伤。应激性溃疡可引起大出血。

(四)临床表现

上消化道大量出血的临床表现主要取决于出血量及出血速度。

1.呕血与黑便

呕血与黑便是上消化道出血的特征性表现。上消化道出血之后,均有黑便。出血部位在幽门以上者常有呕血。若出血量较少、速度慢亦可无呕血。反之,幽门以下出血如出血量大,速度快,可因血反流入胃腔引起恶心、呕吐而表现为呕血。

呕血多为棕褐色呈咖啡渣样,如出血量大,未经胃酸充分混合即呕出,则为鲜红色或有血块。黑便呈柏油样,黏稠而发亮,当出血量大,血液在肠内推进快,粪便可呈暗色红甚至鲜红色。

2.失血性周围循环衰竭

急性大量失血由于循环血容量迅速减少而导致周围循环衰竭。一般表现为头昏、心慌、乏力,突然起立发生晕厥、肢体冷感、心率加快、血压偏低等。严重者呈休克状态。

3.发热

大量出血后,多数患者在 24 小时内出现低热,持续 3～5 天后降至正常。发热原因可能与循环血量减少和周围循环衰竭导致体温调节中枢功能紊乱等因素有关。

4.氮质血症

上消化道大量出血后,由于大量血液蛋白质的消化产物在肠道被吸收,血中尿素氮浓度可暂时增高,称为肠源性氮质血症。一般于一次出血后数小时血尿素氮开始上升,24～48 小时达到高峰,一般不超过 14.3 mmol/L(40 mg/dL),3～4 天后降至正常。

5.贫血和血常规

急性大量出血后均有失血性贫血。但在出血的早期,血红蛋白浓度、红细胞计数与血细胞比容可无明显变化。在出血后,组织液渗入血管内,使血液稀释,一般经 3～4 小时才出现贫血,出血后 24～72 小时血液稀释到最大限度。贫血程度除取决于失血量外,还和出血前有无贫血、出血后液体平衡状态等因素相关。

急性出血患者为正细胞正色素性贫血,在出血后骨髓有明显代偿性增生,可暂时出现大细胞性贫血,慢性失血则呈小细胞低色素性贫血。出血 24 小时内网织红细胞即见增高,出血停止后逐渐降至正常。白细胞计数在出血后 2～5 小时轻至中度升高,血止后 2～3 天才恢复正常。但在肝硬化患者中,如同时有脾功能亢进,则白细胞计数可不升高。

(五)辅助检查

1.实验室检查

测定红细胞、白细胞和血小板计数,血红蛋白浓度、血细胞比容、肝肾功能检查、粪便隐血试验等(以了解其病因、诱因及潜在的护理问题)。

2.内镜检查

出血后 24～48 小时行急诊内镜检查,可以直接观察出血部位,明确出血的病因,同时对出血灶进行止血治疗,是上消化道出血病因诊断的首选检查方法。

3.X 线钡餐检查

对明确病因亦有价值。主要适用于不宜或不愿进行内镜检查者或胃镜检查未能发现出血原因,需排除十二指肠降段以下的小肠段有无出血病灶者。

4.其他检查

放射性核素扫描或选择性动脉造影如腹腔动脉、肠系膜上动脉造影帮助确定出血部位,适用于内镜及 X 线钡剂造影未能确诊而又反复出血者。不能耐受 X 线、内镜或动脉造影检查的患者,可作吞线试验,根据棉线有无沾染血迹及其部位,可以估计活动性出血部位。

(六)治疗原则

上消化道大量出血为临床急症,应采取积极措施进行抢救。迅速补充血容量,纠正水电解质失衡,预防和治疗失血性休克,给予止血治疗,同时积极进行病因诊断和治疗。

药物治疗包括局部用药和全身用药两部分。

1.局部用药

经口或胃管注入消化道内,对病灶局部进行止血,主要如下。

(1)8～16 mg 去甲肾上腺素溶于100～200 mL 冰盐水口服,强烈收缩出血的小动脉从而止血,适用于胃、十二指肠出血。

(2)口服凝血酶,经接触性止血,促使纤维蛋白原转变为纤维蛋白,加速血液凝固,近年来被广泛应用于局部止血。

2.全身用药

经静脉进入体内,发挥止血作用。

(1)抑制胃酸分泌药:对消化性溃疡和急性胃黏膜损伤引起的出血,常规给予 H_2 受体拮抗剂或质子泵抑制剂,以提高和保持胃内较高的 pH,有利于血小板聚集及血浆凝血功能所诱导的止血过程。常用药物:西咪替丁200～400 mg,每6小时1次;雷尼替丁50 mg,每6小时1次;法莫替丁20 mg,每12小时1次;奥美拉唑40 mg,每12小时1次。急性出血期均为静脉用药。

(2)降低门静脉压力药:①血管升压素及其拟似物为常用药物,其机制是收缩内脏血管,从而减少门静脉血流量,降低门静脉及其侧支循环的压力。用法为血管升压素0.2 U/min持续静脉滴注,根据治疗反应,可逐渐加至0.4 U/min。同时用硝酸甘油静脉滴注或含服,以减轻大剂量用血管升压素的不良反应,并且硝酸甘油有协同降低门静脉压力的作用。②生长抑素及其拟似物止血效果好,可明显减少内脏血流量,并减少奇静脉血流量,而奇静脉血流量是食管静脉血流量的标志。14肽天然生长抑素,用法为首剂250 μg 缓慢静脉注射,继以250 $\mu g/h$持续静脉滴注。人工合成剂奥曲肽,常用首剂100 μg 缓慢静脉注射,继以25～50 $\mu g/h$持续静脉滴注。

(3)促进凝血和抗纤溶药物:补充凝血因子如静脉注入纤维蛋白原和凝血酶原复合物对凝血功能异常引起出血者有明显疗效。抗血纤溶芳酸和6-氨基己酸有对抗或抑制纤维蛋白溶解的作用。

二、护理评估

(一)一般评估

1.生命体征

大量出血患者因血容量不足,外周血管收缩,体温可能偏低,出血后2天内多有发热,一般不超过38.5 ℃,持续3～5天;脉搏增快(>120 次/分)或细速;呼吸急促、浅快;血压降低,收缩压降至10.7 kPa(80 mmHg)以下,甚至可持续下降至测不出,脉压减少,小于4.0 kPa(30 mmHg)。

2.患者主诉

有无头晕、乏力、心慌、气促、怕冷、口干口渴等症状。

3.相关记录

呕血颜色、量,皮肤、尿量、黑便颜色和量等记录结果。

(二)身体评估

1.头颈部

上消化道大量出血,有效循环血容量急剧减少,患者可出现精神萎靡、嗜睡、表情淡漠、烦躁不安、意识模糊,甚至昏迷。

2.腹部

(1)有无肝、脾大,如果脾大,蜘蛛痣、腹壁静脉曲张或有腹水者,提示肝硬化门脉高压食管静脉破裂出血;肝大、质地硬、表面凹凸不平或有结节,提示肝癌。

(2)腹部肿块的质地软硬度、如果质地硬、表面凹凸不平或有结节应考虑胃、胰腺、肝胆肿瘤。

(3)中等量以上的腹水可有移动性浊音。

(4)肠鸣音活跃,肠蠕动增强,肠鸣音达10次/分,但音调不特别高调,提示有活动性出血。

(5)直肠和肛门有无结节、触痛和肿块、狭窄等异常情况。

3.其他

(1)出血部位与出血性质的评估:上消化道出血不包括口、鼻、咽喉等部位出血及咯血,应注意鉴别。出血部位在幽门以上,呕血及黑便可同时发生,而幽门以下部位出血,多以黑便为主。下消化道出血较少时,易被误认为是上消化道出血。下消化道出血仅有便血,无呕血,粪便鲜红、暗红或有血块,患者常感下腹部疼痛等不适感。进食动物血、肝,服用骨炭、铁剂、铋剂或中药也可使粪便发黑,但黑而无光泽。

(2)出血量的评估:粪便隐血试验阳性,表示每天出血量大于5 mL;出现黑便时表示每天出血量在50~70 mL,胃内积血量为250~300 mL,可引起呕血;急性出血量<400 mL时,组织液及脾脏贮血补充失血量,可无临床表现,若大量出血数小时内失血量超过1 000 mL或循环血容量的20%,引起急性周围循环衰竭,导致急性失血性休克而危及患者生命。

(3)失血程度的评估:失血程度除按出血量评估外,还应根据全身状况来判断。失血的表现多伴有全身症状,表现为:①轻度失血,失血量达全身总血量10%~15%,患者表现为皮肤苍白、头晕、怕冷,血压可正常但有波动,脉搏稍快,尿量减少;②中度失血,失血量达全身总血量20%以上,患者表现为口干、眩晕、心悸,血压波动、脉压变小,脉搏细速,尿量减少;③重度失血,失血量达全身总血量30%,患者表现为烦躁不安、意识模糊、出冷汗、四肢厥冷、血压显著下降、脉搏细速超过120次/分、尿少或尿闭,重者失血性休克。

(4)出血是否停止的评估:①反复呕血,呕吐物由咖啡色转为鲜红色,黑便次数增多且粪便稀薄色泽转为暗红色,伴肠鸣音亢进;②周围循环衰竭的表现经充分补液、输血仍未见明显改善,或暂时好转后又恶化,血压不稳,中心静脉压不稳定;③红细胞计数、血细胞比容、血红蛋白测定不断下降,网织红细胞计数持续增高;④在补液足够、尿量正常时,血尿素氮升高;⑤门脉高压患者的脾大,因出血而暂时缩小,如不见脾脏恢复肿大,提示出血未止。

(三)心理-社会评估

患者发生呕血与黑便时都可导致患者出现紧张、烦躁不安、恐惧、焦虑等反应。病情危重者,患者可出现濒死感,而此时其家属表现伤心状态,使患者出现较强烈的紧张及恐惧感。慢性疾病或全身性疾病致反复呕血与黑便者,易使患者对治疗和护理失去信心,表现为护理工作上不合作。患者及其家庭对疾病的认识态度影响患者的生活质量,影响其工作、学习、社交等活动。

(四)辅助检查结果评估

1.血常规

上消化道出血后均有急性失血性贫血;出血后6~12小时红细胞计数、血红蛋白浓度及血细胞比容下降;在出血后2~5小时白细胞计数开始增高,血止后2~3天降至正常。

2.血尿素氮测定

呕血的同时因部分血液进入肠道,血红蛋白的分解产物在肠道被吸收,故在出血数小时后尿素氮开始不升,24~48小时可达高峰,持续时间不等,与出血时间长短有关。

3.粪便检查

粪便隐血试验阳性,但检查前需禁止食动物血、肝及绿色蔬菜等3~4天。

4.内镜检查

直接观察出血的原因和部位,黏膜皱襞迂曲可提示胃底静脉曲张。

(五)常用药物治疗效果的评估

1.输血

输血前评估患者的肝功能,肝功能受损宜输新鲜血,因库存血含氨量高易诱发肝性脑病。同时要评估患者年龄、病情、周围循环动力学及贫血状况,注意避免输液、输血过快、过多导致肺水肿,原有心脏病或老年患者必要时可根据中心静脉压调节输液量。

2.血管升压素

滴注速度应准确,并严密观察有无出现腹痛、血压升高、心律失常、心肌缺血,甚至发生心肌梗死等不良反应。评估是否药液外溢,一旦外溢用50%硫酸镁湿敷,因该药有抗利尿作用,突然停用血管升压素会引起反射性尿液增多,故应观察尿量并向家属做好解释工作。同时,孕妇、冠心病、高血压禁用血管升压素。

3.凝血酶

口服凝血酶时评估有无有恶心、头昏等不良反应,并指导患者更换体位。此药不能与酸碱及重金属等药物配伍,应现用现配,若出现变态反应应立即停药。

4.镇静剂

评估患者的肝功能,肝病患者忌用吗啡、巴比妥类等强镇静药物。

三、主要护理诊断/问题

(一)体液不足

与上消化道大量出血有关。

(二)活动无耐力

与上消化道出血所致周围循环衰竭有关。

(三)营养失调

与急性期禁食及贫血有关。

(四)恐惧

与急性上消化道大量出血有关。

(五)知识缺乏

缺乏有关出血的知识及防治的知识。

(六)潜在并发症

休克、急性肾衰竭。

四、护理措施

(一)一般护理

1.休息与体位

少量出血者应卧床休息,大出血时绝对卧床休息,取平卧位并将下肢略抬高,以保证脑部供血。呕吐时头偏向一侧,防止窒息或误吸。指导患者坐起、站起时动作要缓慢,出现头晕、心慌、出汗时立即卧床休息并告知护士。病情稳定后,逐渐增加活动量。

2.饮食护理

急性大出血伴恶心、呕吐者应禁食。少量出血无呕吐者,可进食温凉、清淡流质食物。出血停止后改为营养丰富、易消化、无刺激性半流质、软食,少量多餐逐渐过渡到正常饮食。食管胃底静脉曲张破裂出血者避免粗糙、坚硬、刺激性食物,且应细嚼慢咽。防止损伤曲张静脉而再次出血。

3.安全护理

轻症患者可起身稍作活动,可上厕所大小便。但应注意有活动性出血时,患者常因有便意而至厕所,在排便时或便后起立时晕厥,因此必要时由护士陪同如厕或暂时改为在床上排泄。重症患者应多巡视,用床栏加以保护。

(二)病情观察

上消化道大量出血时,有效循环血容量急剧减少,可导致休克或死亡,所以要严密监测。①精神和意识状态:是否精神萎靡、嗜睡、表情淡漠、烦躁不安、意识模糊甚至昏迷;②生命体征:体温不升或发热,呼吸急促,脉搏细弱,血压降低、脉压变小、必要时行心电监护;③周围循环状况:观察皮肤和甲床色泽,肢体温暖或是湿冷,周围静脉特别是颈静脉充盈情况;④准确记录24小时出入量,测每小时尿量,应保持尿量大于30 mL/h,并记录呕吐物和粪便的性质、颜色及量;⑤定期复查红细胞计数、血细胞比容、血红蛋白、网织红细胞计数、血尿素氮、粪便隐血,以了解贫血程度、出血是否停止。

(三)用药护理

立即建立静脉通道,遵医嘱迅速、准确地实施输血、输液、各种止血治疗及用药等抢救措施,并观察治疗效果及不良反应。血管升压素可引起腹痛、血压升高、心律失常、心肌缺血,甚至发生心肌梗死,故滴注速度应准确,并严密观察不良反应。同时,孕妇及冠心病、高血压患者禁用血管升压素。肝病患者忌用吗啡、巴比妥类药物,宜输新鲜血,因库存血含氨量高,易诱发肝性脑病。

(四)三腔两囊管护理

插管前应仔细检查,确保三腔气囊管通畅,无漏气,并分别做好标记,以防混淆,备用。插管后检查管道是否在胃内,抽取胃液,确定管道在胃内分别向胃囊和食管囊注气,将食管引流管、胃管连接负压吸引器,定时抽吸,观察出血是否停止,并记录引流液的性状及量。并做好留置于腔气囊管期间的护理和拔管出血停止后的观察及拔管。

(五)心理护理

护理人员应关心、安慰患者尤其是反复出血者。解释各项检查、治疗措施,耐心细致地解答患者或家属的提问,消除他们的疑虑。同时,经常巡视,大出血时陪伴患者,以减轻患者的紧张情绪。抢救工作应迅速而不忙乱,使其产生安全感、信任感,保持稳定情绪,帮助患者消除紧张恐惧心理,更好地配合治疗及护理。

(六)健康教育

1.疾病知识指导

应帮助患者和家属掌握有关疾病的病因与诱因,以及预防、治疗和护理知识,以减少再度出血的危险。并且指导患者及家属学会早期识别出血征象及应急措施。

2.饮食指导

合理饮食是避免诱发上消化道出血的重要措施。注意饮食卫生和规律饮食;进食营养丰富、易消化的食物,避免粗糙、刺激性食物,或过冷、过热、产气多的食物、饮料,禁烟、浓茶、咖啡等对胃有刺激的食物。

3.生活指导

生活起居要有规律,劳逸结合,情绪乐观,保证身心愉悦,避免长期精神紧张。应在医师指导下用药,同时,慢性病者应定期门诊随访。

4.自我观察

教会患者出院后早期识别出血征象及应急措施:出现头晕、心悸等不适,或呕血、黑便时,立即卧床休息,保持安静,减少身体活动;呕吐时取侧卧位以免误吸;立即送医院治疗。

5.及时就诊的指标

(1)有呕血和黑便。

(2)出现血压降低、头晕、心悸等不适。

五、护理效果评估

(1)患者呕血和黑便停止,生命体征正常。

(2)患者活动耐受力增加,活动时无晕厥、跌倒危险。

(3)患者置管期间患者无窒息、意外吸入、食管胃底黏膜无溃烂、坏死。

(4)患者体重逐渐恢复正常,营养状态良好。

（丁永华）

第三节　消化性溃疡

消化性溃疡主要指发生于胃和十二指肠的慢性溃疡,即胃溃疡和十二指肠溃疡,因溃疡的形成与胃酸/胃蛋白酶的消化作用有关而得名。临床以慢性病程、周期性发作和节律性上腹部疼痛为主要特点。消化性溃疡是消化系统的常见病,我国总发病率为10％～12％,秋冬和冬春之交好发。临床上十二指肠溃疡较胃溃疡多见,两者之比约为3∶1。男性患病较女性多见,男女之比为(3～4)∶1。十二指肠溃疡好发于青壮年,胃溃疡的发病年龄高峰比十二指肠溃疡约晚10年。

一、病因及诊断检查

(一)致病因素

1.幽门螺杆菌感染

大量研究表明幽门螺杆菌感染是消化性溃疡的主要病因,尤其是十二指肠溃疡。其机制尚未完全阐明,可能是幽门螺杆菌感染通过直接或间接作用于胃、十二指肠黏膜,使黏膜屏障作用削弱,胃酸分泌增加,引起局部炎症和免疫反应,导致胃、十二指肠黏膜损害和溃疡形成。

2.胃酸和胃蛋白酶

消化性溃疡的最终形成是由于胃酸/胃蛋白酶对黏膜的自身消化所致。胃酸分泌增多不仅破坏胃黏膜屏障,还能激活胃蛋白酶,从而降解蛋白质分子,损伤黏膜,故胃酸在溃疡的形成过程中起关键作用,是溃疡形成的直接原因。

3.非甾体抗炎药

如阿司匹林、吲哚美辛、糖皮质激素等可直接作用于胃、十二指肠黏膜,损害黏膜屏障,还可抑制前列腺素合成,削弱其对黏膜的保护作用。

4.其他因素

(1)遗传:O 型血人群的十二指肠溃疡发病率高于其他血型。

(2)吸烟:烟草中的尼古丁成分可引起胃酸分泌增加、幽门括约肌张力降低、胆汁及胰液反流增多,从而削弱胃肠黏膜屏障。

(3)胃十二指肠运动异常:胃排空增快,可使十二指肠壶腹部酸负荷增大;胃排空延缓,可引起十二指肠液反流入胃,增加胃黏膜侵袭因素。

总之,胃酸/胃蛋白酶的损害作用增强和(或)胃、十二指肠黏膜防御/修复机制减弱是本病发生的根本环节。但胃和十二指肠溃疡发病机制也有所不同,胃溃疡的发病主要是防御/修复机制减弱,十二指肠溃疡的发病主要是损害作用增强。

(二)身体状况

临床表现轻重不一,部分患者可无症状或症状较轻,或以出血、穿孔等并发症为首发表现。典型的消化性溃疡有如下临床特点。①慢性病程:病史可达数年至数十年;②周期性发作:发作与缓解交替出现,发作常有季节性,多在秋冬和冬春之交好发;③节律性上腹部疼痛:腹痛与进食之间有明显的相关性和节律性。

1.症状

(1)上腹部疼痛:为本病的主要症状,疼痛部位多位于中上腹,可偏右或偏左。疼痛性质可为钝痛、胀痛、灼痛、剧痛或饥饿不适感。多数患者疼痛有典型的节律性,胃溃疡疼痛常在餐后 1 小时内发生,至下次餐前消失,即进食→疼痛→缓解,故又称饱食痛;十二指肠溃疡疼痛常在两餐之间发生,至下次进餐后缓解,即疼痛→进食→缓解,故又称空腹痛或饥饿痛,部分患者也可出现午夜痛。

(2)其他:可有反酸、嗳气、恶心、呕吐、腹胀、食欲缺乏等消化不良的症状,或有失眠、多汗等自主神经功能失调的表现,病程长者可出现消瘦、体重下降和贫血。

2.体征

溃疡发作期上腹部可有局限性轻压痛,胃溃疡压痛点常位于剑突下稍偏左,十二指肠溃疡压痛点多在剑突下稍偏右。缓解期无明显体征。

3.并发症

(1)出血:是最常见的并发症。出血引起的临床表现取决于出血的量和速度,轻者仅表现为呕血与黑便,重者可出现休克征象。

(2)穿孔:急性穿孔是最严重的并发症,常见诱因有饮食过饱、饮酒、劳累、服用非甾体抗炎药等。表现为突发的剧烈腹痛,迅速蔓延至全腹,并出现腹肌紧张、弥漫性腹部压痛、反跳痛,肝浊音界缩小或消失,肠鸣音减弱或消失等体征,部分患者出现休克。慢性穿孔的症状不如急性穿孔剧烈,往往表现为腹痛节律的改变,常放射至背部。

(3)幽门梗阻:多由十二指肠溃疡或幽门管溃疡引起。溃疡急性发作时炎症水肿可引起暂时性梗阻,慢性溃疡愈合后形成瘢痕可致永久性梗阻。主要表现为上腹胀痛,餐后明显,频繁大量呕吐,呕吐物含酸性发酵宿食。严重呕吐可致脱水和低氯低钾性碱中毒,常继发营养不良和体重减轻。上腹部空腹振水音、胃蠕动波及插胃管抽液量超过 200 mL 是幽门梗阻的特征性表现。

(4)癌变:少数胃溃疡可发生癌变。对有长期胃溃疡病史、年龄在 45 岁以上、胃溃疡上腹痛的节律性消失、症状顽固且经严格内科治疗无效、粪便隐血试验持续阳性者,应考虑癌变,需进一步检查和定期随访。

(三)心理-社会状况

由于本病病程长、周期性发作和节律性腹痛,会使患者产生紧张、焦虑或抑郁等情绪,当并发出血、穿孔或癌变时,易产生恐惧心理。

(四)实验室及其他检查

1.胃镜及胃黏膜活组织检查

胃镜及胃黏膜活组织检查是确诊消化性溃疡首选的检查方法。胃镜检查可直接观察溃疡部位、病变大小和性质,还可在直视下取活组织做病理学检查及幽门螺杆菌检测。

2.X 线钡剂检查

龛影是溃疡的 X 线检查直接征象,对溃疡有确诊价值;激惹和变形等间接征象,提示可能有溃疡的发生。

3.幽门螺杆菌检测

幽门螺杆菌检测是消化性溃疡诊断的常规检查项目,因为有无幽门螺杆菌感染决定治疗方案的选择。

4.粪便隐血试验

隐血试验阳性提示溃疡活动期,胃溃疡患者如隐血试验持续阳性,提示癌变的可能。

二、护理诊断及医护合作性问题

(1)疼痛:腹痛与胃酸刺激溃疡面、引起化学性炎症或并发穿孔等有关。

(2)营养失调:与疼痛所致摄食减少或频繁呕吐有关。

(3)焦虑:与溃疡反复发作、迁延不愈或出现并发症使病情加重有关。

(4)潜在并发症:出血、穿孔、幽门梗阻、癌变。

(5)缺乏溃疡病防治知识。

三、治疗及护理措施

(一)治疗要点

本病的治疗目的是消除病因、控制症状、促进溃疡愈合、防止复发和防治并发症。

1.一般治疗

注意休息,劳逸结合,饮食规律,戒烟、酒,消除紧张、焦虑情绪,停用或慎用非甾体抗炎药等。

2.药物治疗

(1)降低胃酸药物:有碱性抗酸药和抑制胃酸分泌药两大类。①碱性抗酸药:如氢氧化铝、铝碳酸镁及其复方制剂等,能中和胃酸,缓解疼痛,因其疗效差,不良反应较多,现很少应用。②抑制胃酸分泌的药物:H_2 受体拮抗剂是目前临床使用最为广泛的抑制胃酸分泌、治疗消化性溃疡的药物。常用药物有西咪替丁、雷尼替丁和法莫替丁等,4～6 周为 1 个疗程。质子泵抑制药是目前最强的抑制胃酸分泌药物,其解除溃疡疼痛,促进溃疡愈合的效果优于 H_2 受体拮抗剂,且能抑制幽门螺杆菌的生长。常用药物有奥美拉唑、兰索拉唑和泮托拉唑等,疗程一般为6～8周。

(2)保护胃黏膜药物:常用硫糖铝、枸橼酸铋钾和米索前列醇。

(3)根除幽门螺杆菌药物:对于有幽门螺杆菌感染的消化性溃疡,无论初发或复发、活动或静止、有无并发症,均应予以根除幽门螺杆菌治疗。

3.手术治疗

对于大量出血经内科治疗无效、急性穿孔、瘢痕性幽门梗阻、胃溃疡疑有癌变、正规内科治疗无效的顽固性溃疡者可选择手术治疗。

(二)护理措施

1.病情观察

密切观察患者腹痛的规律和特点,与进食、服药的关系,呕吐物及粪便的颜色和性状;监测生命体征及腹部体征的变化。观察患者有无出血、穿孔、幽门梗阻和癌变征象,一旦发现及时通知医师,并配合做好各项护理工作。

2.生活护理

(1)适当休息:溃疡活动期且症状较重或有并发症者,应适当休息。

(2)饮食护理:基本要求同慢性胃炎。指导患者进餐定时定量、少食多餐、细嚼慢咽。选择营养丰富、易消化,低脂、适量蛋白质的食物,如脱脂牛奶、鸡蛋和鱼等;主食以面食为主,因其柔软、含碱且易消化,不习惯于面食则以软米饭或米粥代替;避免辛辣、油炸、过酸、过咸食物及浓茶、咖啡等刺激食物和饮料,以减少胃酸分泌。

3.药物治疗的护理

严格遵医嘱用药,注意观察药物的疗效及不良反应,并告知患者用药的注意事项。

(1)碱性抗酸药:应在饭后1小时和睡前服用,避免与奶制品、酸性食物及饮料同服。氢氧化铝凝胶能阻碍磷的吸收,引起磷缺乏症,长期大量服用还可引起严重便秘;服用镁制剂可引起腹泻。

(2)H_2受体拮抗剂:应在餐中或餐后即刻服用,也可将一天的剂量在睡前顿服,若与抗酸药联用时,两药间隔1小时以上。静脉给药时要注意控制速度,避免低血压和心律失常的发生。长期大量应用西咪替丁可出现男性乳房肿胀、性欲减退、腹泻、眩晕、头痛、肌肉痉挛或肌痛、皮疹、脱发,偶见粒细胞减少、精神错乱等。

(3)质子泵抑制药:奥美拉唑可引起头晕,告知患者服药期间避免从事注意力高度集中的工作;兰索拉唑的主要不良反应有荨麻疹、皮疹、瘙痒、头痛、口干、肝功能异常等,不良反应严重时应及时停药;泮托拉唑的不良反应较少,偶有头痛和腹泻。

(4)保护胃黏膜药物:硫糖铝片应在餐前1小时服用,可有便秘、口干、皮疹、眩晕、嗜睡等不良反应;米索前列醇可引起子宫收缩,孕妇禁用。

(5)根除幽门螺杆菌药物:应在餐后服用抗生素,尽量减少对胃黏膜的刺激,服药要定时定量,以达到根除幽门螺杆菌的目的。

4.并发症的护理

(1)穿孔:急性穿孔时,禁食并胃肠减压,做好术前准备工作;慢性穿孔时,密切观察疼痛的性质,指导患者遵医嘱用药。

(2)幽门梗阻:观察患者呕吐物的性状,准确记录出入液量,重者禁食禁水、胃肠减压,及时纠正水、电解质、酸碱平衡紊乱。

（3）出血：出血患者按出血护理常规护理。

5.心理护理

正确评估患者及家属的心理反应，告知患者及家属，经过正规治疗和积极预防，溃疡是可以痊愈的，并说明不良情绪会诱发和加重病情，使患者树立信心，消除紧张、恐惧心理。指导患者心理放松，转移注意力，保持乐观的情绪。

6.健康指导

（1）疾病知识指导：向患者及家属介绍导致溃疡发生及加重的相关因素；指导患者生活规律，保持乐观的心态，保证充足的睡眠和休息，适当锻炼，提高机体抵抗力；建立合理的饮食习惯和结构，戒除烟酒，避免摄入刺激性食物。

（2）用药指导：指导患者严格遵医嘱正确服药，学会观察药物疗效和不良反应，不可自行停药和减量，以避免溃疡复发；忌用或慎用对胃黏膜有损害的药物，如阿司匹林、咖啡因、糖皮质激素等；若用药后腹痛节律改变或出现并发症应及时就医。

（丁永华）

第四节　慢　性　胃　炎

慢性胃炎是指由多种原因引起的胃黏膜慢性炎症。其发病率在各种胃病中居首位，男性多于女性，各个年龄段均可发病，且随年龄增长发病率逐渐增高。慢性胃炎的分类方法很多，全国慢性胃炎研讨会共识意见中采纳了国际上新悉尼系统的分类方法，将慢性胃炎分为浅表性（又称非萎缩性）、萎缩性和特殊类型三大类。慢性浅表性胃炎是指不伴有胃黏膜萎缩性改变的慢性炎症，幽门螺杆菌感染是其主要病因；慢性萎缩性胃炎是指胃黏膜已经发生了萎缩性改变，常伴有肠上皮化生，又分为多灶萎缩性胃炎和自身免疫性胃炎两大类；特殊类型胃炎种类很多，临床上较少见。

一、病因及诊断检查

（一）致病因素

1.幽门螺杆菌感染

幽门螺杆菌感染是慢性浅表性胃炎最主要的病因。幽门螺杆菌具有鞭毛，其分泌的黏液素可直接侵袭胃黏膜，释放的尿素酶可分解尿素产生 NH_3 中和胃酸，使幽门螺杆菌在胃黏膜定居和繁殖，同时可损伤上皮细胞膜；幽门螺杆菌产生的细胞毒素还可引起炎症反应和菌体壁诱导自身免疫反应的发生，导致胃黏膜慢性炎症。

2.饮食因素

高盐饮食，长期饮烈酒、浓茶、咖啡，摄取过热、过冷、过于粗糙的食物等，均易引起慢性胃炎。

3.自身免疫

患者血液中存在自身抗体，如抗壁细胞抗体和抗内因子抗体，可使壁细胞数目减少，胃酸分泌减少或缺失，还可使维生素 B_{12} 吸收障碍导致恶性贫血。

4.其他因素

各种原因引起的十二指肠液反流入胃，削弱或破坏胃黏膜的屏障功能；老年胃黏膜退行性变;胃黏膜营养因子缺乏,如胃泌素缺乏;服用非甾体抗炎药等,均可引起慢性胃炎。

(二)身体状况

慢性胃炎起病缓慢,病程迁延,常反复发作,缺乏特异性症状。由幽门螺杆菌感染引起的慢性胃炎患者多数无症状;部分患者有上腹不适、腹部隐痛、腹胀、食欲缺乏、恶心和呕吐等消化不良的表现;少数患者可有少量上消化道出血;自身免疫性胃炎患者可出现明显厌食、体重减轻和贫血。体格检查可有上腹部轻压痛。

(三)心理-社会状况

病情反复、病程迁延不愈可使患者出现烦躁、焦虑等不良情绪。

(四)实验室及其他检查

1.胃镜及活组织检查

胃镜及活组织检查是诊断慢性胃炎最可靠的方法。慢性浅表性胃炎可见红斑(点、片状或条状)、黏膜粗糙不平、出血点或出血斑;慢性萎缩性胃炎可见黏膜呈颗粒状、黏膜血管显露、色泽灰暗、皱襞细小。

2.幽门螺杆菌检测

可通过侵入性(如快速尿素酶试验、组织学检查和幽门螺杆菌培养等)和非侵入性(如^{13}C或^{14}C尿素呼气试验、粪便幽门螺杆菌抗原检测和血清学检查等)方法检测幽门螺杆菌。

3.胃液分析

自身免疫性胃炎时,胃酸缺乏;多灶萎缩性胃炎时,胃酸分泌正常或偏低。

4.血清学检查

自身免疫性胃炎时,血清抗壁细胞抗体和抗内因子抗体可呈阳性,血清胃泌素水平明显升高;多灶萎缩性胃炎时,血清胃泌素水平正常或偏低。

二、护理诊断及医护合作性问题

(一)疼痛

与胃黏膜炎性病变有关。

(二)营养失调

与厌食、消化吸收不良等有关。

(三)焦虑

与病情反复、病程迁延有关。

(四)潜在并发症

癌变。

(五)知识缺乏

缺乏对慢性胃炎病因和预防知识的了解。

三、治疗及护理措施

(一)治疗要点

治疗原则是积极去除病因,根除幽门螺杆菌感染,对症处理,防治癌前病变。

1.病因治疗

根除幽门螺杆菌感染:目前多采用的治疗方案是以胶体铋剂或质子泵抑制药为基础加上两

种抗生素的三联治疗方案。如常用奥美拉唑或枸橼酸铋钾,与阿莫西林及甲硝唑或克拉霉素3种药物联用,2周为1个疗程。治疗失败后再治疗比较困难,可换用两种抗生素,或采用胶体铋剂和质子泵抑制药合用的四联疗法。

其他病因治疗:因非甾体抗炎药引起者,应立即停药并给予制酸药或硫糖铝;因十二指肠液反流引起者,应用硫糖铝或氢氧化铝凝胶吸附胆汁;因胃动力学改变引起者,应给予多潘立酮或莫沙必利等。

2.对症处理

有胃酸缺乏和贫血者,可用胃蛋白酶合剂等以助消化;对于上腹胀满者,可选用胃动力药、理气类中药;有恶性贫血时可肌内注射维生素 B_{12}。

3.胃黏膜异型增生的治疗

异型增生是癌前病变,应定期随访,给予高度重视。对不典型增生者可给予维生素 C、维生素 E、β-胡萝卜素、叶酸和微量元素硒预防胃癌的发生;对已经明确的重度异型增生可手术治疗,目前多采用内镜下胃黏膜切除术。

(二)护理措施

1.病情观察

主要观察有无上腹不适、腹胀、食欲缺乏等消化不良的表现;观察腹痛的部位、性质,呕吐物与大便的颜色、量及性状;评估实验室及胃镜检查结果。

2.饮食护理

(1)营养状况评估:观察并记录患者每天进餐次数、量和品种,以了解机体的营养摄入状况。定期监测体重,监测血红蛋白浓度、血清蛋白等有关营养指标的变化。

(2)制订饮食计划:①与患者及其家属共同制订饮食计划,以营养丰富、易消化、少刺激为原则;②胃酸低者可适当食用刺激胃酸分泌或酸性的食物,如浓肉汤、鸡汤、山楂、食醋等;胃酸高者应指导患者避免食用酸性和多脂肪食物,可进食牛奶、菜泥、面包等;③鼓励患者养成良好的饮食习惯,进食应规律,少食多餐,细嚼慢咽;④避免摄入过冷、过热、过咸、过甜、辛辣和粗糙的食物,戒除烟酒;⑤提供舒适的进餐环境,改进烹饪技巧,保持口腔清洁卫生,以促进患者的食欲。

3.药物治疗的护理

(1)严格遵医嘱用药,注意观察药物的疗效及不良反应。

(2)枸橼酸铋钾:宜在餐前半小时服用,因其在酸性环境中方起作用;服药时要用吸管直接吸入,防止将牙齿、舌染黑;部分患者服药后出现便秘或黑便,少数患者有恶心、一过性血清转氨酶升高,停药后可自行消失,极少数患者可能出现急性肾衰竭。

(3)抗菌药物:服用阿莫西林前应详细询问患者有无青霉素过敏史,用药过程中要注意观察有无变态反应的发生;服用甲硝唑可引起恶心、呕吐等胃肠道反应及口腔金属味、舌炎、排尿困难等不良反应,宜在餐后半小时服用。

(4)多潘立酮及西沙必利:应在餐前服用,不宜与阿托品等解痉药合用。

4.心理护理

护理人员应主动安慰、关心患者,向患者说明不良情绪会诱发和加重病情,经过正规的治疗和护理慢性胃炎可以康复。

5.健康指导

向患者及家属介绍本病的有关知识、预防措施等;指导患者避免诱发因素,保持愉快的心情,养成良好的饮食习惯,戒除烟酒;向患者介绍服用药物后可能出现的不良反应,指导患者按医嘱坚持用药,定期复查,如有异常及时复诊。

(丁永华)

第五节　病毒性肝炎

一、甲型病毒性肝炎

甲型病毒性肝炎旧称流行性黄疸或传染性肝炎。目前全世界有 40 亿人口受到该病的威胁。后经对其病原学和诊断技术等方面的研究进展较大,并已成功研制出甲型肝炎病毒减毒活疫苗和灭活疫苗,已有效控制甲型肝炎的流行。

(一)病因

甲型肝炎传染源是患者和亚临床感染者。潜伏期后期及黄疸出现前数天传染性最强,黄疸出现后2周粪便仍可能排出病毒,但传染性已明显减弱。本病无慢性甲肝病毒(HAV)携带者。

(二)诊断要点

甲型病毒性肝炎主要依据流行病学资料、临床特点、常规实验室检查和特异性血清学诊断。流行病学资料应参考当地甲型肝炎流行疫情,病前有无肝炎患者密切接触史及个人、集体饮食卫生状况。急性黄疸型病例黄疸期诊断不难。在黄疸前期获得诊断称为早期诊断,此期表现似“感冒”或“急性胃肠炎”,如尿色变为深黄色应疑及本病。急性无黄疸型及亚临床型病例不易早期发现,诊断主要依赖肝功能检查。根据特异性血清学检查可做出病因学诊断。凡慢性肝炎和重型肝炎,一般不考虑甲型肝炎的诊断。

1.分型

甲型肝炎潜伏期为 2～6 周,平均为 4 周,临床分为急性黄疸型(AIH)、急性无黄疸型和亚临床型。

(1)急性黄疸型:①黄疸前期,急性起病,多有畏寒发热,体温 38 ℃左右,全身乏力,食欲缺乏,厌油、恶心、呕吐,上腹部饱胀不适或腹泻。少数患者以上呼吸道感染症状为主要表现,偶见荨麻疹,继之尿色加深。本期一般持续 5～7 天。②黄疸期,热退后出现黄疸,可见皮肤巩膜不同程度黄染。肝区隐痛,肝大,触之有充实感,伴有叩痛和压痛,尿色进一步加深。黄疸出现后全身及消化道症状减轻,否则可能发生重症化,但重症化者罕见。本期持续 2～6 周。③恢复期,黄疸逐渐消退,症状逐渐消失,肝脏逐渐回缩至正常,肝功能逐渐恢复。本期持续 2～4 周。

(2)急性无黄疸型:起病较缓慢,除无黄疸外,其他临床表现与黄疸型相似,症状一般较轻。多在 3 个月内恢复。

(3)亚临床型:部分患者无明显临床症状,但肝功能有轻度异常。

(4)急性淤胆型:本型实为黄疸型肝炎的一种特殊形式,特点是肝内胆汁淤积性黄疸持续较久,消化道症状轻,肝实质损害不明显。而黄疸很深,多有皮肤瘙痒及粪色变浅,预后良好。

2.实验室检查

(1)常规检查:外周血白细胞总数正常或偏低,淋巴细胞相对增多,偶见异型淋巴细胞,一般不超过10%,这可能是淋巴细胞受病毒抗原刺激后发生的母细胞转化现象。黄疸前期末尿胆原及尿胆红素开始呈阳性反应,是早期诊断的重要依据。血清丙氨酸氨基转移酶(ALT)于黄疸前期早期开始升高,血清胆红素在黄疸前期末开始升高。血清ALT高峰在血清胆红素高峰之前,一般在黄疸消退后一至数周恢复正常。急性黄疸型血浆球蛋白常见轻度升高,但随病情恢复而逐渐恢复。急性无黄疸型和亚临床型病例肝功能改变以单项ALT轻中度升高为特点。急性淤胆型病例血清胆红素显著升高而ALT仅轻度升高,两者形成明显反差,同时伴有血清ALP及GGT明显升高。

(2)特异性血清学检查:特异性血清学检查是确诊甲型肝炎的主要指标。血清IgM型甲型肝炎病毒抗体(抗-HAV-IgM)于发病数天即可检出,黄疸期达到高峰,一般持续2～4个月,以后逐渐下降乃至消失。目前临床上主要用酶联免疫吸附法(ELISA)检查血清抗-HAV-IgM,以作为早期诊断甲型肝炎的特异性指标。血清抗-HAV-IgM出现于病程恢复期,较持久,甚至终身阳性,是获得免疫力的标志,一般用于流行病学调查。新近报道应用线性多抗原肽包被进行ELISA检测HAV感染,其敏感性和特异性分别高于90%和95%。

(三)鉴别要点

本病需与药物性肝炎、传染性单核细胞增多症、钩端螺旋体病、急性结石性胆管炎、原发性胆汁性肝硬化、妊娠期肝内胆汁淤积症、胆总管梗阻、妊娠急性脂肪肝等鉴别。其他如血吸虫病、肝吸虫病、肝结核、脂肪肝、肝淤血及原发性肝癌等均可有肝大或ALT升高,鉴别诊断时应加以考虑。与乙型、丙型、丁型及戊型病毒型肝炎急性期鉴别除参考流行病学特点及输血史等资料外,主要依据血清抗-HAV-IgM的检测。

(四)规范化治疗

急性期应强调卧床休息,给予清淡而营养丰富的饮食,外加充足的B族维生素及维生素C。进食过少及呕吐者,应每天静脉滴注10%的葡萄糖液1 000～1 500 mL,酌情加入能量合剂及10%氯化钾。热重者可服用茵陈蒿汤、栀子柏皮汤加减;湿重者可服用茵陈胃苓汤加减;湿热并重者宜用茵陈蒿汤和胃苓汤合方加减;肝气郁结者可用逍遥散;脾虚湿困者可用平胃散。

二、乙型病毒性肝炎

慢性乙型病毒性肝炎是由乙型肝炎病毒感染致肝脏发生炎症及肝细胞坏死,持续6个月以上而病毒仍未被清除的疾病。我国是慢性乙型病毒性肝炎的高发区,人群中约有9.09%为乙型肝炎病毒携带者。该疾病呈慢性进行性发展,间有反复急性发作,可演变为肝硬化、肝癌或肝衰竭等,严重危害人民健康,故对该疾病的早发现、早诊断、早治疗很重要。

(一)病因

1.传染源

传染源主要是有HBV DNA复制的急、慢性患者和无症状慢性HBV携带者。

2.传播途径

主要通过血清及日常密切接触而传播。血液传播途径除输血及血制品外,可通过注射,刺伤,共用牙刷、剃刀及外科器械等方式传播,经微量血液也可传播。由于患者唾液、精液、初乳、汗液、血性分泌物均可检出HBsAg,故密切的生活接触可能是重要传播途径。所谓"密切生活接触"可能是由于微小创伤所致的一种特殊经血传播形式,而非消化道或呼吸道传播。另一种重要的传播方式是母婴传播(垂直传播)。HBsAg/HBeAg阳性母亲生的婴儿,HBV感染率高达

95%,大部分在分娩过程中感染,低于20%可能为宫内感染。因此,医源性或非医源性经血液传播,是本病的传播途径。

3.易感人群

感染后患者对同一 HBsAg 亚型 HBV 可获得持久免疫力。但对其他亚型免疫力不完全,偶可再感染其他亚型,故极少数患者血清抗-HBs(某一亚型感染后)和 HBsAg(另一亚型再感染)可同时阳性。

(二)诊断要点

急性肝炎病程超过半年,或原有乙型病毒性肝炎或 HBsAg 携带史,本次又因同一病原再次出现肝炎症状、体征及肝功能异常者可以诊断为慢性乙型病毒性肝炎。发病日期不明或虽无肝炎病史,但肝组织病理学检查符合慢性乙型病毒性肝炎,或根据症状、体征、化验及 B 超检查综合分析,亦可做出相应诊断。

1.分型

据 HBeAg 可分为两型。

(1)HBeAg 阳性慢性乙型病毒性肝炎:血清 HBsAg、HBV DNA 和 HBeAg 阳性,抗-HBe 阴性,血清 ALT 持续或反复升高,或肝组织学检查有肝炎病变。

(2)HBeAg 阴性慢性乙型病毒性肝炎:血清 HBsAg 和 HBV DNA 阳性,HBeAg 持续阴性,抗-HBe 阳性或阴性,血清 ALT 持续或反复异常,或肝组织学检查有肝炎病变。

2.分度

根据生化学试验及其他临床和辅助检查结果,可进一步分 3 度。

(1)轻度:临床症状、体征轻微或缺如,肝功能指标仅 1 项或 2 项轻度异常。

(2)中度:症状、体征、实验室检查居于轻度和重度之间。

(3)重度:有明显或持续的肝炎症状,如乏力、食欲缺乏、尿黄、便溏等,伴有肝病面容、肝掌、蜘蛛痣、脾大,并排除其他原因,且无门静脉高压症者。实验室检查血清 ALT 和(或)AST 反复或持续升高,清蛋白降低或 A/G 比值异常,球蛋白明显升高。除前述条件外,凡清蛋白不超过 32 g/L,胆红素大于 5 倍正常值上限,凝血酶原活动度为 40%～60%,胆碱酯酶低于 2 500 U/L,4 项检测中有 1 项达上述程度者即可诊断为重度慢性肝炎。

3.B 超检查结果可供慢性乙型病毒性肝炎诊断参考

(1)轻度:B 超检查肝脾无明显异常改变。

(2)中度:B 超检查可见肝内回声增粗,肝脏和(或)脾脏轻度肿大,肝内管道(主要指肝静脉)走行多清晰,门静脉和脾静脉内径无增宽。

(3)重度:B 超检查可见肝内回声明显增粗,分布不均匀;肝表面欠光滑,边缘变钝;肝内管道走行欠清晰或轻度狭窄、扭曲;门静脉和脾静脉内径增宽;脾大;胆囊有时可见"双层征"。

4.组织病理学诊断

组织病理学诊断包括病因(根据血清或肝组织的肝炎病毒学检测结果确定病因)、病变程度及分级分期结果。

(三)鉴别要点

本病应与慢性丙型病毒性肝炎、嗜肝病毒感染所致肝损害、酒精性及非酒精性肝炎、药物性肝炎、自身免疫性肝炎、肝硬化、肝癌等鉴别。

(四)规范化治疗

1.治疗目标

最大限度地长期抑制或消除乙肝病毒,减轻肝细胞炎症坏死及肝纤维化,延缓和阻止疾病进展,减少和防止肝脏失代偿、肝硬化、肝癌及其并发症的发生,从而改善生活质量和延长存活时间。主要包括抗病毒、免疫调节、抗炎保肝、抗纤维化和对症治疗,其中抗病毒治疗是关键,只要有适应证,且条件允许。就应进行规范的抗病毒治疗。

2.适应证

适应证如下:① HBV DNA $\geq 2 \times 10^4$ U/mL(HBeAg 阴性者为不低于 2×10^3 U/mL);②ALT$\geq 2 \times$ULN;如用干扰素治疗,ALT 应不高于 $10 \times$ULN,血总胆红素水平应低于 $2 \times$ULN;③如 ALT$< 2 \times$ULN,但肝组织学显示 Knodell HAI≥ 4,或$\geq G_2$。

具有①并有②或③的患者应进行抗病毒治疗;对达不到上述治疗标准者,应监测病情变化,如持续 HBV DNA 阳性,且 ALT 异常,也应考虑抗病毒治疗。ULN 为正常参考值上限。

3.HBeAg 阳性慢性乙型肝炎患者

对于 HBV DNA 定量不低于 2×10^4 U/mL,ALT 水平不低于 $2 \times$ULN 者,或 ALT$< 2 \times$ULN,但肝组织学显示 Knodell HAI≥ 4,或$\geq G_2$ 炎症坏死者,应进行抗病毒治疗。可根据具体情况和患者的意愿,选用IFN-α,ALT 水平应低于 $10 \times$ULN,或核苷(酸)类似物治疗。对 HBV DNA 阳性但低于2×10^4 U/mL者,经监测病情 3 个月,HBV DNA 仍未转阴,且 ALT 异常,则应抗病毒治疗。

(1)普通 IFN-α:5 MU(可根据患者的耐受情况适当调整剂量),每周 3 次或隔天 1 次,皮下或肌内注射,一般疗程为 6 个月。如有应答,为提高疗效亦可延长疗程至 1 年或更长。应注意剂量及疗程的个体化。如治疗 6 个月无应答者,可改用其他抗病毒药物。

(2)聚乙二醇干扰素 α-2a:180 μg,每周 1 次,皮下注射,疗程 1 年。剂量应根据患者耐受性等因素决定。

(3)拉米夫定:100 mg,每天 1 次,口服。治疗 1 年时,如 HBV DNA 检测不到(PCR 法)或低于检测下限、ALT 复常、HBeAg 转阴但未出现抗-HBeAg 者,建议继续用药直至 HBeAg 血清学转归,经监测 2 次(每次至少间隔 6 个月)仍保持不变者可以停药,但停药后需密切监测肝脏生化学和病毒学指标。

(4)阿德福韦酯:10 mg,每天 1 次,口服。疗程可参照拉米夫定。

(5)恩替卡韦:0.5 mg(对拉米夫定耐药患者 1 mg),每天 1 次,口服。疗程可参照拉米夫定。

4.HBeAg 阴性慢性乙型肝炎患者

HBV DNA 定量不低于 2×10^3 U/mL,ALT 水平不低于 $2 \times$ULN 者,或 ALT< 2 ULN,但肝组织学检查显示 Knodell HAI≥ 4,或 G_2 炎症坏死者,应进行抗病毒治疗。由于难以确定治疗终点,因此,应治疗至检测不出 HBVDNA(PCR 法),ALT 复常。此类患者复发率高,疗程宜长,至少为 1 年。

因需要较长期治疗,最好选用 IFN-α(ALT 水平应低于 $10 \times$ULN)或阿德福韦酯或恩替卡韦等耐药发生率低的核苷(酸)类似物治疗。对达不到上述推荐治疗标准者,则应监测病情变化,如持续 HBV DNA 阳性,且 ALT 异常,也应考虑抗病毒治疗。

(1)普通 IFN-α:5 MU,每周 3 次或隔天 1 次,皮下或肌内注射,疗程至少 1 年。

(2)聚乙二醇干扰素 α-2a:180 μg,每周 1 次,皮下注射,疗程至少 1 年。

（3）阿德福韦酯：10 mg，每天 1 次，口服，疗程至少 1 年。当监测 3 次（每次至少间隔 6 个月）HBV DNA检测不到（PCR 法）或低于检测下限和 ALT 正常时可以停药。

（4）拉米夫定：100 mg，每天 1 次，口服，疗程至少 1 年。治疗终点同阿德福韦酯。

（5）恩替卡韦：0.5 mg（对拉米夫定耐药患者 1 mg），每天 1 次，口服。疗程可参照阿德福韦酯。

5.应用化疗和免疫抑制剂治疗的患者

对于因其他疾病而接受化疗、免疫抑制剂（特别是肾上腺糖皮质激素）治疗的 HBsAg 阳性者，即使 HBV DNA 阴性和 ALT 正常，也应在治疗前 1 周开始服用拉米夫定，每天 100 mg，化疗和免疫抑制剂治疗停止后，应根据患者病情决定拉米夫定停药时间。对拉米夫定耐药者，可改用其他已批准的能治疗耐药变异的核苷（酸）类似物。核苷（酸）类似物停用后可出现复发，甚至病情恶化，应十分注意。

6.其他特殊情况的处理

（1）经过规范的普通 IFN-α 治疗无应答患者，再次应用普通 IFN-α 治疗的疗效很低。可试用聚乙二醇干扰素 α-2a 或核苷（酸）类似物治疗。

（2）强化治疗指在治疗初始阶段每天应用普通 IFN-α，连续 2～3 周后改为隔天 1 次或每周 3 次的治疗。目前对此疗法意见不一，因此不予推荐。

（3）应用核苷（酸）类似物发生耐药突变后的治疗，拉米夫定治疗期间可发生耐药突变，出现"反弹"，建议加用其他已批准的能治疗耐药变异的核苷（酸）类似物，并重叠 1～3 个月或根据HBV DNA 检测阴性后撤换拉米夫定，也可使用 IFN-α（建议重叠用药 1～3 个月）。

（4）停用核苷（酸）类似物后复发者的治疗，如停药前无拉米夫定耐药，可再用拉米夫定治疗，或其他核苷（酸）类似物治疗。如无禁忌证，亦可用 IFN-α 治疗。

7.儿童患者间隔

12 岁以上慢性乙型病毒性肝炎患儿，其普通 IFN-α 治疗的适应证、疗效及安全性与成人相似，剂量为 $3～6\ \mu U/m^2$，最大剂量不超过 $10\ \mu U/m^2$。在知情同意的基础上，也可按成人的剂量和疗程用拉米夫定治疗。

三、丙型病毒性肝炎

慢性丙型病毒性肝炎是一种主要经血液传播的疾病，是由丙型肝炎病毒（HCV）感染导致的慢性传染病。慢性 HCV 感染可导致肝脏慢性炎症坏死，部分患者可发展为肝硬化甚至肝细胞癌（HCC），严重危害人民健康，已成为严重的社会和公共卫生问题。

（一）病因

1.传染源

主要为急、慢性患者和慢性 HCV 携带者。

2.传播途径

与乙型肝炎相同，主要有以下 3 种。

（1）通过输血或血制品传播：由于 HCV 感染者病毒血症水平低，所以输血和血制品（输HCV 数量较多）是最主要的传播途径。经初步调查，输血后非甲非乙型肝炎患者血清丙型肝炎抗体（抗-HCV）阳性率高达 80%，已成为大多数（80%～90%）输血后肝炎的原因。但供血员血清抗-HCV 阳性率较低，欧美各国为 0.35%～1.4%，故目前公认，反复输入多个供血员血液或血制品者更易发生丙型肝炎,输血3次以上者感染 HCV 的危险性增高 2～6 倍。国内曾因单采血浆回输血细胞时污染,造成丙型肝炎爆发流行,经 2 年以上随访,血清抗-HCV 阳性率达到100％。国外综合资料表明,抗-HCV 阳性率在输血后非甲非乙型肝炎患者为 85％,血源性凝血因子治疗的血友病患者为 60％～70％,静脉药瘾患者为 50％～70％。

(2)通过非输血途径传播:丙型肝炎亦多见于非输血人群,主要通过反复注射、针刺、含 HCV血液反复污染皮肤黏膜隐性伤口及性接触等其他密切接触方式而传播。这是世界各国广泛存在的散发性丙型肝炎的传播途径。

(3)母婴传播:要准确评估 HCV 垂直传播很困难,因为在新生儿中所检测到的抗-HCV 实际可能来源于母体(被动传递)。检测 HCV RNA 提示,HGV 有可能由母体传播给新生儿。

3.易感人群

对 HCV 无免疫力者普遍易感。在西方国家,除反复输血者外,静脉药瘾者、同性恋等混乱性接触者及血液透析患者丙型肝炎发病率较高。本病可发生于任何年龄,一般儿童和青少年HCV 感染率较低,中青年次之。男性 HCV 感染率大于女性。HCV 多见于 16 岁以上人群。HCV 感染恢复后血清抗体水平低,免疫保护能力弱,有再次感染 HCV 的可能性。

(二)诊断要点

1.诊断依据

HCV 感染超过 6 个月,或发病日期不明、无肝炎史,但肝脏组织病理学检查符合慢性肝炎,或根据症状、体征、实验室及影像学检查结果综合分析,做出诊断。

2.病变程度判定

慢性肝炎按炎症活动度(G)可分为轻、中、重 3 度,并应标明分期(S)。

(1)轻度慢性肝炎(包括原慢性迁延性肝炎及轻型慢性活动性肝炎):$G_{1\sim2}$,$S_{0\sim2}$。①肝细胞变性,点、灶状坏死或凋亡小体;②汇管区有(无)炎症细胞浸润、扩大,有或无局限性碎屑坏死(界面肝炎);③小叶结构完整。

(2)中度慢性肝炎(相当于原中型慢性活动性肝炎):G_3,$S_{1\sim3}$。①汇管区炎症明显,伴中度碎屑坏死;②小叶内炎症严重,融合坏死或伴少数桥接坏死;③纤维间隔形成,小叶结构大部分保存。

(3)重度慢性肝炎(相当于原重型慢性活动性肝炎):G_4,$S_{2\sim4}$。①汇管区炎症严重或伴重度碎屑坏死;②桥接坏死累及多数小叶;③大量纤维间隔,小叶结构紊乱,或形成早期肝硬化。

3.组织病理学诊断

组织病理学诊断包括病因(根据血清或肝组织的肝炎病毒学检测结果确定病因)、病变程度及分级分期结果,如病毒性肝炎,丙型,慢性,中度,G_3/S_4。

(三)鉴别要点

本病应与慢性乙型病毒性肝炎、药物性肝炎、酒精性肝炎、非酒精性肝炎、自身免疫性肝炎、病毒感染所致肝损害、肝硬化、肝癌等鉴别。

(四)规范化治疗

1.抗病毒治疗的目的

清除或持续抑制体内的 HCV,以改善或减轻肝损害,阻止进展为肝硬化、肝衰竭或 HCC,并提高患者的生活质量。治疗前应进行 HCV RNA 基因分型(1 型和非 1 型)和血中 HCV RNA定量,以决定抗病毒治疗的疗程和利巴韦林的剂量。

2.HCV RNA 基因为 1 型或(和)HCV RNA 定量不低于 $4×10^5$ U/mL 者

可选用下列方案之一。

(1)聚乙二醇干扰素 α 联合利巴韦林治疗方案:聚乙二醇干扰素 α-2a 180 μg,每周 1 次,皮下注射,联合口服利巴韦林 1 000 mg/d,至 12 周时检测 HCV RNA。①如 HCV RNA 下降幅度少于 2 个对数级,则考虑停药。②如 HCV RNA 定性检测为阴转,或低于定量法的最低检测限。继续治疗至 48 周。③如 HCV RNA 未转阴,但下降超过 2 个对数级,则继续治疗到 24 周。如 24 周时 HCV RNA 转阴,可继续治疗到 48 周;如果 24 周时仍未转阴,则停药观察。

(2)普通 IFN-α 联合利巴韦林治疗方案:IFN-α 3～5 MU,隔天 1 次,肌内或皮下注射,联合口服利巴韦林 1 000 mg/d,建议治疗 48 周。

(3)不能耐受利巴韦林不良反应者的治疗方案:可单用普通 IFN-α 复合 IFN 或 PEG-IFN,方法同上。

3.HCV RNA 基因为非 1 型或(和)HCV RNA 定量小于 $4×10^5$ U/mL 者

可采用以下治疗方案之一。

(1)聚乙二醇干扰素 α 联合利巴韦林治疗方案:聚乙二醇干扰素 α-2a 180 μg,每周 1 次,皮下注射,联合应用利巴韦林 800 mg/d,治疗 24 周。

(2)普通 IFN-α 联合利巴韦林治疗方案:IFN-α3 mU,每周 3 次,肌内或皮下注射,联合应用利巴韦林 800～1 000 mg/d,治疗 24～48 周。

(3)不能耐受利巴韦林不良反应者的治疗方案:可单用普通 IFN-α 或聚乙二醇干扰素 α。

四、丁型病毒性肝炎

丁型病毒性肝炎是由于丁型肝炎病毒(HDV)与 HBV 共同感染引起的以肝细胞损害为主的传染病,呈世界性分布,易使肝炎慢性化和重型化。

(一)病因

HDV 感染呈全球性分布。意大利是 HDV 感染的发现地。地中海沿岸、中东地区、非洲和南美洲亚马孙河流域是 HDV 感染的高流行区。HDV 感染在地方性高发区的持久流行,是由 HDV 在 HBsAg 携带者之间不断传播所致。除南欧为地方性高流行区之外,其他发达国家 HDV 感染率一般只占 HBsAg 携带者的 5% 以下。发展中国家 HBsAg 携带者较高,有引起 HDV 感染传播的基础。我国各地 HBsAg 阳性者中 HDV 感染率为 0～32%,北方偏低,南方较高。活动性乙型慢性肝炎和重型肝炎患者 HDV 感染率明显高于无症状慢性 HBsAg 携带者。

1.传染源

主要是急、慢性丁型肝炎患者和 HDV 携带者。

2.传播途径

输血或血制品是传播 HDV 的最重要途径之一。其他包括经注射和针刺传播,日常生活密切接触传播,以及围产期传播等。我国 HDV 传播方式以生活密切接触为主。

3.易感人群

HDV 感染分两种类型:①HDV/HBV 同时感染,感染对象是正常人群或未接受 HBV 感染的人群。②HDV/HBV 重叠感染,感染对象是已受 HBV 感染的人群,包括无症状慢性 HBsAg 携带者和乙型肝炎患者,他们体内含有 HBV 及 HBsAg,一旦感染 HDV,极有利于 HDV 的复制,所以这一类人群对 HDV 的易感性更强。

（二）诊断要点

我国是 HBV 感染高发区，应随时警惕 HDV 感染。HDV 与 HBV 同时感染所致急性丁型肝炎，仅凭临床资料不能确定病因。凡无症状慢性 HBsAg 携带者突然出现急性肝炎样症状、重型肝炎样表现或迅速向慢性肝炎发展者，以及慢性乙型肝炎病情突然恶化而陷入肝衰竭者，均应想到 HDV 重叠感染，及时进行特异性检查，以明确病因。

1.临床表现

HDV 感染一般只与 HBV 感染同时发生或继发于 HBV 感染者中，故其临床表现部分取决于 HBV 感染状态。

（1）HDV 与 HBV 同时感染（急性丁型肝炎）：潜伏期为 6～12 周，其临床表现与急性自限性乙型肝炎类似，多数为急性黄疸型肝炎。在病程中可先后发生两次肝功能损害，即血清胆红素和转氨酶出现两个高峰。整个病程较短，HDV 感染常随 HBV 感染终止而终止，预后良好，很少向重型肝炎、慢性肝炎或无症状慢性 HDV 携带者发展。

（2）HDV 与 HBV 重叠感染：潜伏期为 3～4 周。其临床表现轻重悬殊，复杂多样。①急性肝炎样丁型肝炎：在无症状慢性 HBsAg 携带者基础上重叠感染 HDV 后，最常见的临床表现形式是急性肝炎样发作，有时病情较重，血清转氨酶持续升高达数月之久，或血清胆红素及转氨酶升高呈双峰曲线。在 HDV 感染期间，血清 HBsAg 水平常下降，甚至转阴，有时可使 HBsAg 携带状态结束。②慢性丁型肝炎：无症状慢性 HBsAg 携带者重叠感染 HDV 后，更容易发展成慢性肝炎。慢性化后发展为肝硬化的进程较快。早期认为丁型肝炎不易转化为肝癌，近年来在病理诊断为原发性肝癌的患者中，HDV 标志阳性者可为 11％～22％，故丁型肝炎与原发性肝癌的关系不容忽视。

（3）重型丁型肝炎：在无症状慢性 HBsAg 携带者基础上重叠感染 HDV 时，颇易发展成急性或亚急性重型肝炎。在"暴发性肝炎"中，HDV 感染标志阳性率为 21％～60％，认为 HDV 感染是促成大块肝坏死的一个重要因素。按国内诊断标准，这些"暴发性肝炎"应包括急性和亚急性重型肝炎。HDV 重叠感染易使原有慢性乙型肝炎病情加重。如有些慢性乙型肝炎患者，病情本来相对稳定或进展缓慢，血清 HDV 标志转阳，临床状况可突然恶化，继而发生肝衰竭，甚至死亡，颇似慢性重型肝炎，这种情况国内相当多见。

2.实验室检查

近年丁型肝炎的特异诊断方法日臻完善，从受检者血清中检测到 HDAg 或 HDV RNA，或从血清中检测抗-HDV，均为确诊依据。

（三）鉴别要点

应注意与慢性重型乙型病毒型肝炎相鉴别。

（四）规范化治疗

丁型病毒性肝炎以护肝对症治疗为主。近年研究表明，IFN-α 可能抑制 HDV RNA 复制，经治疗后，可使部分病例血清 DHV RNA 转阴，所用剂量宜大，疗程宜长。目前 IFN-α 是唯一可供选择的治疗慢性丁型肝炎的药物，但其疗效有限。IFN-α 900 万 U。每周 3 次，或者每天 500 万 U，疗程 1 年，能使40％～70％的患者血清中 HDV RNA 消失，但是抑制 HDV 复制的作用很短暂，停止治疗后 60％～97％的患者复发。

五、戊型病毒性肝炎

戊型病毒型肝炎原称肠道传播的非甲非乙型肝炎或流行性非甲非乙型肝炎，其流行病学特点及临床表现颇像甲型肝炎,但两者的病因完全不同。

(一)病因

戊型肝炎流行最早发现于印度,开始疑为甲型肝炎,但回顾性血清学分析,证明既非甲型肝炎,也非乙型肝炎。本病流行地域广泛,在发展中国家以流行为主,发达国家以散发为主。其流行特点与甲型肝炎相似,传染源是戊型肝炎患者和阴性感染患者,经粪-口传播。潜伏期末和急性期初传染性最强。流行规律大体分两种:一种为长期流行,常持续数月,可长达 20 个月,多由水源不断污染所致;另一种为短期流行,约 1 周即止,多为水源一次性污染引起。与甲型肝炎相比,本病发病年龄偏大,16~35 岁者占 75%,平均 27 岁。孕妇易感性较高。

(二)诊断要点

流行病学资料、临床特点和常规实验室检查仅作临床诊断参考,特异血清病原学检查是确诊依据,同时排除 HAV、HBV、HCV 感染。

1.临床表现

本病潜伏期 15~75 天,平均为 6 周。绝大多数为急性病例,包括急性黄疸型和急性无黄疸型肝炎,两者比例约为 1:13。临床表现与甲型肝炎相似,但其黄疸前期较长,症状较重。除淤胆型病例外,黄疸常于一周内消退。戊型肝炎胆汁淤积症状(如浅灰色大便、全身瘙痒等)较甲型肝炎为重,大约 20% 的急性戊型肝炎患者会发展成淤胆型肝炎。部分患者有关节疼痛。

2.实验室检查

用戊型肝炎患者急性期血清 IgM 型抗体建立 ELISA 法,可用于检测拟诊患者粪便内的 HEAg,此抗原在黄疸出现第 14~18 天的粪便中较易检出,但阳性率不高。用荧光素标记戊型肝炎恢复期血清 IgG,以实验动物 HEAg 阳性肝组织作抗原片,进行荧光抗体阻断实验,可用于检测血清戊型肝炎抗体(抗-HEV),阳性率 50%~100%。但本法不适用于临床常规检查。

用重组抗原或合成肽原建立 ELISA 法检测血清抗-HEV,已在国内普遍开展,敏感性和特异性均较满意。用本法检测血清抗-HEV-IgM,对诊断戊型肝炎更有价值。

(三)鉴别要点

应注意与 HAV、HBV、HCV 相鉴别。

(四)规范化治疗

急性期应强调卧床休息,给予清淡而营养丰富的饮食,外加充足的 B 族维生素及维生素 C。

HEV ORF2 结构蛋白可用于研制有效疫苗,并能对 HEV 株提供交叉保护。HEV ORF2 蛋白具有较好的免疫原性,用其免疫猕猴能避免动物发生戊型肝炎和 HEV 感染。该疫苗正在研制,安全性和有效性正在评估。

六、护理措施

(1)甲、戊型肝炎进行消化道隔离;急性乙型肝炎进行血液(体液)隔离至 HBsAg 转阴;慢性乙型和丙型肝炎患者应分别按病毒携带者管理。

(2)向患者及家属说明休息是肝炎治疗的重要措施。重型肝炎、急性肝炎、慢性活动期应卧床休息;慢性肝炎病情好转后,体力活动以不感疲劳为度。

(3)急性期患者宜进食清淡、易消化的饮食,蛋白质以营养价值高的动物蛋白为主 1.0~1.5 g/(kg·d);慢性肝炎患者宜高蛋白、高热量、高维生素易消化饮食,蛋白质 1.5~2.0 g/(kg·d);重症肝炎患者宜低脂、低盐、易消化饮食,有肝性脑病先兆者应限制蛋白质摄入,蛋白质摄入小于0.5 g/(kg·d);合并腹水、少尿者,钠摄入限制在 0.5 g/d。

(4)各型肝炎患者均应戒烟和禁饮酒。

(5)皮肤瘙痒者及时修剪指甲,避免搔抓,防止皮肤破损。

(6)应向患者解释注射干扰素后可出现发热、头痛、全身酸痛等"流感样综合征",体温常随药物剂量增大而增高,不良反应随治疗次数增加而逐渐减轻。发热时多饮水、休息,必要时按医嘱对症处理。

(7)密切观察有无皮肤瘀点瘀斑、牙龈出血、便血等出血倾向;观察有无性格改变、计算力减退、嗜睡、烦躁等肝性脑病的早期表现。如有异常及时报告医师。

(8)让患者家属了解肝病患者易生气、易急躁的特点,对患者要多加宽容理解;护理人员多与患者热情、友好交谈沟通,缓解患者焦虑、悲观、抑郁等心理问题;向患者说明保持豁达、乐观的心情对于肝脏疾病的重要性。

七、应急措施

(一)消化道出血

(1)立即取平卧位,头偏向一侧,保持呼吸道通畅,防止窒息。

(2)通知医师,建立静脉液路。

(3)合血、吸氧、备好急救药品及器械,准确记录出血量。

(4)监测生命体征的变化,观察有无四肢湿冷、面色苍白等休克体征的出现,如有异常,及时报告医师并配合抢救。

(二)肝性脑病

(1)如有烦躁,做好保护性措施,必要时给予约束,防止患者自伤或伤及他人。

(2)昏迷者,平卧位,头偏向一侧,保持呼吸道通畅。

(3)吸氧,密切观察神志和生命体征的变化,定时翻身。

(4)遵医嘱给予准确及时的治疗。

八、健康教育

(1)宣传各类型病毒性肝炎的发病及传播知识,重视预防接种的重要性。

(2)对于急性肝炎患者要强调彻底治疗的重要性及早期隔离的必要性。

(3)慢性患者、病毒携带者及家属采取适当的家庭隔离措施,对家中密切接触者鼓励尽早进行预防接种。

(4)应用抗病毒药物者必须在医师的指导、监督下进行,不得擅自加量或停药,并定期检查肝功能和血常规。

(5)慢性肝炎患者出院后避免过度劳累、酗酒、不合理用药等,避免反复发作,并定期监测肝功能。

(6)对于乙肝病毒携带者禁止献血和从事饮食、水管、托幼等工作。

(丁永华)

第六节　肝　性　脑　病

肝性脑病又称肝昏迷,是严重肝病引起的、以代谢紊乱为基础的中枢神经系统功能失调的综合征,其主要表现是意识障碍、行为异常和昏迷。无明显临床表现和生化异常、仅能用精细的智力试验和(或)电生理检测才可做出诊断的肝性脑病,称为亚临床或隐性肝性脑病。

一、病因和诱因

大部分肝性脑病是由各型肝硬化引起的,其中肝炎后肝硬化最多见;还可因其他严重肝损害引起,如原发性肝癌、急性重症肝炎、妊娠急性脂肪肝、严重中毒性肝炎等;也可见于门体分流手术后。

由肝硬化引起的肝性脑病的发生多有明显诱因,常见的有上消化道出血、摄入过高的蛋白质饮食、大量排钾利尿和放腹水、感染、镇静催眠和麻醉药、便秘、低血糖。

二、发病机制

肝性脑病的发病机制尚未完全明了,目前关于其发病机制的学说主要如下。

(一)氨中毒学说

这是目前公认的并有较确实的依据的学说。

1.氨的形成和代谢

氨主要在肠道内产生。大部分是由血液循环弥散至肠道的尿素经肠菌的尿素酶分解产生,小部分是食物中的蛋白质被肠菌的氨基酸氧化酶分解产生。游离的 NH_3 有毒性,且能透过血-脑屏障;NH_4^+ 呈盐类形式存在,相对无毒,不能透过血-脑屏障。

机体清除血氨的主要途径为:肝脏合成尿素;脑、肝、肾等组织利用和消耗氨,以合成谷氨酸和谷氨酰胺(α-酮戊二酸$+NH_3\rightarrow$谷氨酸,谷氨酸$+NH_3\rightarrow$谷氨酰胺);肾脏排出大量尿素和 NH_4^+;从肺部呼出少量。

2.血氨增高的原因

血氨的增高主要是由于生成过多和(或)代谢清除减少。①产生多:肠道产氨增多,如摄入过多的含氮食物(高蛋白饮食)或药物、上消化道出血、便秘;低钾性碱中毒时,游离的 NH_3 增多,通过血-脑屏障进入脑细胞产生毒性。②清除少:肝衰竭时,合成为尿素的能力减退;低血容量如上消化道出血、大量利尿和放腹水、休克等,可致肾前性氮质血症,使排出减少。

3.氨干扰脑的能量代谢

氨使大脑细胞的能量供应不足,消耗大脑兴奋性神经递质谷氨酸,使大脑兴奋性下降。

(二)氨、硫醇及短链脂肪酸的协同毒性作用学说

甲基硫醇是蛋氨酸在胃肠道内被细菌代谢的产物、甲基硫醇及其衍变的二甲基亚砜和氨这3种物质对中枢神经系统产生协同毒性作用。

(三)GABA/BZ 复合受体学说

γ-氨基丁酸(GABA)是哺乳动物大脑的主要抑制性神经递质,由肠道细菌产生。肝衰竭时,

GABA 血浓度增高,大脑突触后神经元的 GABA 受体显著增多,这种受体不仅能与 GABA 结合,也能与巴比妥类和弱安定类(BZs)药物结合,故称为 GABA/BZ 复合受体,产生抑制作用。

(四)假性神经介质学说

肝衰竭时,食物中的芳香族氨基酸分解减少,经肠道内细菌作用可转变为与正常神经递质去甲肾上腺素相似的神经递质,但却不具有神经递质的生理功能,因此被称为假性神经介质。当假性神经介质被脑细胞摄取并取代了突触中的正常递质时,则出现神经冲动传导障碍,兴奋冲动不能正常地传入大脑而产生抑制,出现意识障碍及昏迷。

(五)氨基酸代谢失衡学说

肝衰竭时,芳香族氨基酸分解减少,血浆中芳香族氨基酸(如苯丙氨酸、酪氨酸、色氨酸)增多,而支链氨基酸(如亮氨酸、异亮氨酸)减少。当进入脑中的芳香族氨基酸增多时,它们或可进一步形成假性神经介质,导致意识障碍和昏迷。

三、临床表现

急性而严重的肝性脑病的发病常可无明显诱因,患者在起病数周内即在无任何前驱症状的情况下进入昏迷状态直至死亡。慢性肝脏疾病如肝硬化患者发生的肝性脑病常有明显的诱因,起病时多有前驱症状,其发作可根据患者的神经系统表现、意识障碍和脑电图改变分为四期。

(一)Ⅰ期(前驱期)

有轻度的性格改变和行为异常。表现为欣快激动或淡漠寡言、衣冠不整、随地便溺;对答尚准确,但吐词不清且较缓慢;患者可有扑翼(击)样震颤。此期病理反射多阴性,脑电图多正常。

(二)Ⅱ期(昏迷前期)

原有Ⅰ期症状加重,睡眠障碍、意识错乱、行为失常是突出表现。定向力和理解力减退,对人、地、时的概念混乱,不能完成简单的计算和构图。言语不清,书写障碍,举止反常。多有睡眠时间倒错,昼睡夜醒。部分患者可能出现幻觉、狂躁等较严重的精神症状。患者有扑翼样震颤,同时伴有明显的肌张力增高,腱反射亢进,巴宾斯基征阳性。脑电图有特异性改变。

(三)Ⅲ期(昏睡期)

以昏睡和精神错乱为主,患者大部分时间呈昏睡状,但可被唤醒,醒时尚能对答,神志不清,常有幻觉。扑翼样震颤仍可引出,肌张力增加,腱反射亢进,锥体束征呈阳性。脑电图有异常波形。

(四)Ⅳ期(昏迷期)

神志完全丧失,不能唤醒。浅昏迷时对疼痛刺激尚有反应,患者扑翼样震颤无法引出;深昏迷时,各种反射消失,肌张力降低,瞳孔常散大,可有抽搐和换气过度。部分患者有肝臭。脑电图明显异常。

四、实验室和其他检查

(一)血氨

慢性肝性脑病尤其是门体分流性脑病血氨多增高,急性肝性脑病血氨多正常。

(二)脑电图

典型改变为脑电波节律变慢,出现每秒 4～7 次的 θ 波和每秒 1～3 次的 δ 波,昏迷期双侧同时出现对称的高波幅的 δ 波。

（三）心理智能测验

对诊断早期肝性脑病包括亚临床脑病最简便而有效。最常用的有数字连接试验，其他如搭积木、构词、书写、画图等。

五、诊断要点

肝性脑病的主要诊断依据：严重肝病和（或）广泛门体侧支循环，精神错乱、昏睡或昏迷，有肝性脑病的诱因，明显肝功能损害或血氨增高。扑翼样震颤和典型脑电图改变有重要参考价值。对肝硬化患者进行常规的简易智力测试（如数字连接试验），可发现轻微肝性脑病。

六、治疗要点

目前尚无特效治疗，多采取综合措施。

(1)消除诱因，避免诱发和加重肝性脑病。

(2)减少肠内毒物的生成和吸收：包括禁食蛋白食物，每天保证足够的以葡萄糖为主的热量摄入；灌肠或导泻，清洁肠道；抑制肠道细菌的生长。

1)饮食：开始数天内禁食蛋白质，以碳水化合物为主和补充足量维生素，热量 $5.0\sim6.7$ kJ/d。神志清楚后，可逐渐增加蛋白质。

2)灌肠和导泻：清除肠内积食、积血或其他含氮物。①灌肠：使用生理盐水或弱酸性溶液（如稀醋酸液），弱酸溶液可使肠内 pH 保持在 $5.0\sim6.0$，有利于 NH_3 在肠内与 H^+ 合成 NH_4^+ 随粪便排出，禁用肥皂水灌肠。对急性门体分流性脑病昏迷患者，应首选 66.7% 乳果糖 500 mL 灌肠。②导泻：口服或鼻饲 25% 硫酸镁 $30\sim60$ mL 导泻。也可口服乳果糖 $30\sim60$ g/d，分 3 次服，从小剂量开始，以调整到每天排便 $2\sim3$ 次，粪便 pH $5\sim6$ 为宜。乳梨醇疗效与乳果糖相同，$30\sim45$ g/d，分 3 次服用。

3)抑制肠道细菌生长：口服新霉素或甲硝唑。

(3)促进体内有毒物质的代谢清除，纠正氨基酸失衡。①应用降氨药物，常用的有谷氨酸钠、谷氨酸钾、精氨酸，可促进尿素合成，降低血氨；②纠正氨基酸代谢紊乱：口服或静脉输注以支链氨基酸为主的氨基酸混合液；③服用 GABA/BZ 复合受体拮抗药，如氟马西尼；④人工肝：用活性炭、树脂等进行血液灌注可清除血氨。

(4)对症治疗：纠正水、电解质和酸碱平衡失调，对肝硬化腹水患者的入液量应加以控制，一般为尿量加 1 000 mL，防止稀释性低钠，及时纠正缺钾和碱中毒；保护脑细胞功能；保持呼吸道通畅；防治脑水肿、出血与休克；进行腹膜透析或血液透析等。

(5)肝移植是各种终末期肝病的有效治疗手段。

七、常用护理诊断/问题

（一）急性意识障碍
急性意识障碍与未经肝脏解毒的有毒代谢产物引起大脑功能紊乱有关。
（二）营养失调
与代谢紊乱、进食少等有关。
（三）潜在并发症
脑水肿。

八、护理措施

(一)一般护理

1.合理饮食

以碳水化合物为主要食物,每天保证充足的热量和维生素。对昏迷患者,可采用经鼻导管鼻饲或静脉滴注葡萄糖供给热量,以减少蛋白质的分解;对需长期静脉内补充者,可做锁骨下静脉和颈静脉穿刺插管供给营养。食物配制中应含有丰富的维生素,尤其是维生素 C、维生素 K、维生素 E等,但不宜用维生素 B_6,因其可使多巴在周围神经处转为多巴胺,影响多巴进入脑组织,减少中枢神经的正常传导递质。昏迷患者应暂禁蛋白质,以减少氨的生成。保证足够热量,以碳水化合物为主,对不能进食者鼻饲或静脉补充葡萄糖,以减少蛋白质的分解。清醒后可逐渐恢复,从小量开始,每天 20 g,每隔2 天增加 10 g,逐渐达到 50 g,但需密切观察患者对蛋白质的耐受力,反复尝试,掌握较适当的蛋白质量。如有复发现象,则再度禁用蛋白质。患者恢复蛋白质饮食,主要以植物蛋白为好,因为植物蛋白含蛋氨酸、芳香氨基酸较少,含非吸收性纤维素较多,有利于氨的排除,也可少量选用酸牛奶等含必需氨基酸的蛋白质。

注意事项:脂肪可延缓胃的排空,尽量少用。显著腹水者钠量应限制在 250 mg/d,入水量一般为前天尿量加 1 000 mL/L。

2.加强护理,提供感情支持

(1)训练患者定向力:安排专人护理,利用媒体提供环境刺激。

(2)注意患者安全:对烦躁患者注意保护,可加床栏,必要时使用约束带,以免患者坠床。

(3)尊重患者:切忌嘲笑患者的异常行为,安慰患者,尊重患者的人格。

(二)病情观察

注意早期征象,如欣快或冷漠、行为异常、有无扑翼样震颤等。加强对患者血压、脉搏、呼吸、体温、瞳孔等生命体征的监测并做记录。定期抽血复查肝、肾功能和电解质的变化。对出现意识障碍者应加强巡视,注意其安全;对昏迷患者按昏迷患者护理。

(三)消除和避免诱因

1.保持大便通畅

发生便秘时,应给予灌肠或导泻,对导泻患者应注意观察血压、脉搏,记录尿量、排便量和粪便颜色,加强肛周皮肤护理。对血容量不足、血压不稳定者不能导泻,以免因大量脱水而影响循环血量。

2.慎用药物

避免使用含氮药物及对肝脏有毒的药物,如有烦躁不安或抽搐,可注射地西泮5~10 mg。忌用水合氯醛、吗啡、硫苯妥钠等药物。

3.注意保持水和电解质的平衡

对有肝性脑病倾向的患者,应避免使用快速、大量排钾利尿剂和大量放腹水。

4.预防感染

机体感染一方面加重肝脏吞噬、免疫和解毒的负荷,另一方面使组织的分解代谢加速而增加产氨和机体的耗氧量。所以,感染时应按医嘱及时应用有效的抗生素。

5.积极控制上消化道出血

及时清除肠道内积存血液、食物或其他含氮物质。因肝性脑病易并发于上消化道出血后,故应及时灌肠和导泻。

6.避免发生低血糖

禁食和限食者应避免发生低血糖。因葡萄糖是大脑的重要供能物质,低血糖时,脑内去氨活动停滞,氨的毒性增加。

(四)维持体液平衡

正确记录出入液量,肝性脑病多有水、钠潴留倾向,水不宜摄入过多,一般为尿量加1 000 mL/d,对疑有脑水肿的患者尤应限制;显著腹水者钠盐应限制在 250 mg/d。除肾功能有障碍者,钾应补足。按需要测定血钠、钾、氯化物、血氨、尿素等。有肝性脑病倾向的患者应避免快速和大量利尿及放腹水。

(五)用药护理

(1)降氨药物:常用的有谷氨酸钠、谷氨酸钾、精氨酸。①谷氨酸钠:严重水肿、腹水、心力衰竭、脑水肿时慎用谷氨酸钠。使用这些药物时,滴速不宜过快,否则可出现流涎、呕吐、面色潮红等反应。②谷氨酸钾:一般根据患者血钠、血钾情况混合使用。患者有肝肾综合征、尿少、尿闭时慎用谷氨酸钾,以防血钾过高。③精氨酸:常用于血 pH 偏高患者的降氨治疗,精氨酸为酸性溶液,含氯离子,不宜与碱性溶液配伍。

(2)乳果糖:降低肠腔 pH,减少氨的形成和吸收。①适应证:对有肾功能损害或耳聋、忌用新霉素的患者,或需长期治疗者,乳果糖常为首选药物;②不良反应:乳果糖有轻泻作用,多从小剂量开始服用,需观察服药后的排便次数,以每天排便 2~3 次,粪 pH 以 5.0~6.0 为宜。该药在肠内产气较多,易出现腹胀、腹痛、恶心、呕吐,也可引起电解质紊乱。

(3)必需氨基酸:静脉注射支链氨基酸可以补充能量,降低血氨。静脉注射精氨酸时速度不宜过快,以免引起流涎、面色潮红与呕吐等。

(4)新霉素:少数可出现听力和肾脏损害,故服用新霉素不宜超过 6 个月,做好听力和肾功能监测。

(5)大量输注葡萄糖的过程中,必须警惕低血钾、心力衰竭和脑水肿。

九、健康指导

本病的发生有明显诱因且易去除,肝功能恢复较好,门体分流性肝性脑病者预后较好;腹水、黄疸明显,有出血倾向者预后较差。

(1)告诫患者及家属保持合理的饮食,保持大便通畅,不滥用损伤肝脏的药物,积极防治各种感染,戒烟戒酒等,是减少和防止肝性脑病发生的重要措施。

(2)既要使患者认识本病的严重性,以引起患者重视,又要让患者对通过自我保健可使疾病不致恶化树立起信心,自觉地进行自我保健。

(3)要求患者必须严格遵医嘱用药,不可擅自停用和改换其他药物,也不能随意增减药物用量;患者应定期门诊复查。

(丁永华)

第七节　慢性胰腺炎

慢性胰腺炎是一种伴有胰实质进行性毁损的慢性炎症,我国以胆石症为常见原因,国外则以慢性酒精中毒为主要病因。慢性胰腺炎可伴急性发作,称为慢性复发性胰腺炎。由于本病临床表现缺乏特异性,可为腹痛、腹泻、消瘦、黄疸、腹部肿块、糖尿病等,易被误诊为消化性溃疡、慢性胃炎、胆管疾病、肠炎、消化不良、胃肠神经症等。本病虽发病率不高,但近年来有逐步增高的趋势。

一、病因

慢性胰腺炎的发病因素与急性胰腺炎相似,主要有胆管系统疾病、酒精、腹部外伤、代谢和内分泌障碍、营养不良、高钙血症、高脂血症、血管病变、血色病、先天性遗传性疾病、肝脏疾病及免疫功能异常等。

二、临床表现

慢性胰腺炎的症状繁多且无特异性。典型病例可出现五联症,即上腹疼痛、胰腺钙化、胰腺假性囊肿、糖尿病及脂肪泻。但是同时具备上述五联症的患者较少,临床上常以某一或某些症状为主要特征。

(一)腹痛

腹痛为最常见症状,见于 60%～100% 的病例,疼痛常剧烈,并持续较长时间。一般呈钻痛或钝痛,绞痛少见。多局限于上腹部,放射至季肋下,半数以上病例放射至背部。疼痛发作的频度和持续时间不一,一般随着病变的进展,疼痛期逐渐延长,间歇期逐渐变短,最后整天腹痛。在无痛期,常有轻度上腹部持续隐痛或不适。

痛时患者取坐位,膝屈曲,压迫腹部可使疼痛部分缓解,躺下或进食则加重(这种体位称为胰体位)。

(二)体重减轻

体重减轻是慢性胰腺炎常见的表现,见于 3/4 以上患者。主要由于患者担心进食后疼痛而减少进食所致。少数患者因胰功能不全、消化吸收不良或糖尿病而有严重消瘦,经过补充营养及助消化剂后,体重减轻往往可暂时好转。

(三)食欲减退

常有食欲欠佳,特别是厌油类或肉食。有时食后腹胀、恶心和呕吐。

(四)吸收不良

吸收不良表现疾病后期,胰脏丧失 90% 以上的分泌能力,可引起脂肪泻。患者有腹泻,大便量多、带油滴、恶臭。由于脂肪吸收不良,临床上也可出现脂溶性维生素缺乏症状。碳水化合物的消化吸收一般不受影响。

(五)黄疸

少数病例可出现明显黄疸(血清胆红素高达 20 mg/dL),由胰腺纤维化压迫胆总管所致,但更常见假性囊肿或肿瘤的压迫所致。

(六)糖尿病症状

约 2/3 的慢性胰腺炎患者有葡萄糖耐量降低,半数有显性糖尿病,常出现于反复发作腹痛持续几年以后。当糖尿病出现时,一般均有某种程度的吸收不良存在。糖尿病症状一般较轻,易用胰岛素控制。偶可发生低血糖、糖尿病酸中毒、微血管病变和肾病变。

(七)其他

少数患者腹部可扪及包块,易误诊为胰腺肿瘤。个别患者呈抑郁状态或有幻觉、定向力障碍等。

三、并发症

慢性胰腺炎的并发症甚多,一些与胰腺炎有直接关系,另一些则可能是病因(如酒精)作用的后果。

(一)假性囊肿

见于 9%～48% 的慢性胰腺炎患者。多数为单个囊肿。囊肿大小不一,表现多样。假性囊肿内胰液泄漏至腹腔,可引起胰性无痛性腹水,呈隐匿起病,腹水量甚大,内含高活性淀粉酶。

巨大假性囊肿,压迫胃肠道,可引起幽门或十二指肠近端狭窄,甚至压迫十二指肠空肠交接处和横结肠,引起不全性或完全性梗阻。假性囊肿破入邻近脏器可引起内瘘。囊肿内胰酶腐蚀囊肿壁内小血管可引起囊肿内出血,如腐蚀邻近大血管,可引起消化道出血或腹腔内出血。

(二)胆管梗阻

8%～55% 的慢性胰腺炎患者发生胆总管的胰内段梗阻,临床上有无黄疸不定。有黄疸者中罕有需手术治疗者。

(三)其他

酒精性慢性胰腺炎可合并存在酒精性肝硬化。慢性胰腺炎患者好发口腔、咽、肺、胃和结肠癌。

四、实验室检查

(一)血清和尿淀粉酶测定

慢性胰腺炎急性发作时血尿淀粉酶浓度和 Cam/Ccr 比值可一过性地增高。随着病变的进展和较多的胰实质毁损,在急性炎症发作时可不合并淀粉酶升高。测定血清胰型淀粉酶同工酶(Pam)可作为反映慢性胰腺炎时胰功能不全的试验。

(二)葡萄糖耐量试验

可出现糖尿病曲线。有报道慢性胰腺炎患者中 78.7% 试验阳性。

(三)胰腺外分泌功能试验

在慢性胰腺炎时有 80%～90% 患者胰外分泌功能异常。

(四)吸收功能试验

最简便的是做粪便脂肪和肌纤维检查。

(五)血清转铁蛋白放射免疫测定

慢性胰腺炎血清转铁蛋白明显增高,特别对酒精性钙化性胰腺炎有特异价值。

五、护理

(一)体位

协助患者卧床休息,选择舒适的卧位。有腹膜炎者宜取半卧位,利于引流和使炎症局限。

(二)饮食

脂肪对胰腺分泌具有强烈的刺激作用并可使腹痛加剧。因此,一般以适量的优质蛋白、丰富的维生素、低脂无刺激性半流质或软饭为宜,如米粥、藕粉、脱脂奶粉、新鲜蔬菜及水果等。每天脂肪供给量应控制在 20～30 g,避免粗糙、干硬、胀气及刺激性食物或调味品。少食多餐、禁止饮酒。对伴糖尿病患者,应按糖尿病饮食进餐。

(三)疼痛护理

绝对禁酒、避免进食大量肉类饮食、服用大剂量胰酶制剂等均可使胰液与胰酶的分泌减少,缓解疼痛。护理中应注意观察疼痛的性质、部位、程度及持续时间,有无腹膜刺激征。协助取舒适卧位以减轻疼痛。适当应用非麻醉性镇痛药,如阿司匹林、吲哚美辛、布洛芬、对乙酰氨基酚等非甾体抗炎药。对腹痛严重,确实影响生活质量者,可酌情使用麻醉性镇痛药,但应避免长期使用,以免导致患者对药物产生依赖性。给药 20～30 分钟须评估并记录镇痛药物的效果及不良反应。

(四)维持营养需要量

蛋白-热量营养不良在慢性胰腺炎患者是非常普遍的。进餐前 30 分钟为患者镇痛,以防止餐后腹痛加剧,使患者惧怕进食。进餐时胰酶制剂同食物一起服用,可以保证酶和食物适当混合,取得满意效果。同时,根据医嘱及时给予静脉补液,保证热量供给,维持水、电解质、酸碱平衡。严重的慢性胰腺炎患者和中至重度营养不良者,在准备手术阶段应考虑提供肠外或肠内营养支持。护理上需加强肠内、外营养液的输注护理,防止并发症。

(五)心理护理

因病程迁延,反复疼痛、腹泻等症状,患者常有消极悲观的情绪反应,对手术及预后的担心常引起焦虑和恐惧。护理上应关心患者,采用同情、安慰、鼓励法与患者沟通,稳定患者情绪,讲解疾病知识,帮助患者树立战胜疾病的信心。

(丁永华)

第八节　脂肪性肝病

一、非酒精性脂肪性肝病

非酒精性脂肪性肝病是指除外酒精和其他明确的损肝因素所致的以肝细胞内脂肪过度沉积为主要特征的临床病理综合征,与胰岛素抵抗和遗传易感性密切相关的获得性代谢应激性肝损伤。包括单纯性脂肪肝、非酒精性脂肪性肝炎(NASH)及其相关肝硬化。随着肥胖及其相关代谢综合征全球化的流行趋势,非酒精性脂肪性肝病现已成为欧美等发达国家和我国富裕地区慢性肝病的重要病因,普通成人非酒精性脂肪性肝病患病率 10%～30%,其中 10%～20% 为

NASH,后者 10 年内肝硬化发生率高达 25%。

非酒精性脂肪性肝病除可直接导致失代偿期肝硬化、肝细胞癌和移植肝复发外,还可影响其他慢性肝病的进展,并参与 2 型糖尿病和动脉粥样硬化的发病。代谢综合征相关恶性肿瘤、动脉硬化性心脑血管疾病及肝硬化是影响非酒精性脂肪性肝病患者生活质量和预期寿命的重要因素。

(一)临床表现

(1)脂肪肝的患者多无自觉症状,部分患者可有乏力、消化不良、肝区隐痛、肝脾大等非特异性症状及体征。

(2)可有体重超重和(或)内脏性肥胖、空腹血糖增高、血脂紊乱、高血压等代谢综合征相关症状。

(二)并发症

肝纤维化、肝硬化、肝癌。

(三)治疗

(1)基础治疗:制订合理的能量摄入及饮食结构、中等量有氧运动、纠正不良生活方式和行为。

(2)避免加重肝脏损害、体重急剧下降、滥用药物及其他可能诱发肝病恶化的因素。

(3)减肥:所有体重超重、内脏性肥胖及短期内体重增长迅速的非酒精性脂肪性肝病患者,都需通过改变生活方式、控制体重、减小腰围。

(4)胰岛素增敏剂:合并 2 型糖尿病、糖耐量损害、空腹血糖增高及内脏性肥胖者,可考虑应用二甲双胍和噻唑烷二酮类药物,以期改善胰岛素抵抗和控制血糖。

(5)降血脂药:血脂紊乱经基础治疗、减肥和应用降糖药物 3～6 个月,仍呈混合性高脂血症或高脂血症合并 2 个以上危险因素者,需考虑加用贝特类、他汀类或普罗布考等降血脂药物。

(6)针对肝病的药物:非酒精性脂肪性肝病伴肝功能异常、代谢综合征、经基础治疗 3～6 个月仍无效,以及肝活体组织检查证实为 NASH 和病程呈慢性进展性者,可采用针对肝病的药物辅助治疗,但不宜同时应用多种药物。

(四)健康教育与管理

(1)树立信心,相信通过长期合理用药、控制生活习惯,可以有效地治疗脂肪性肝病。

(2)了解脂肪性肝病的发病因素及危险因素。

(3)掌握脂肪性肝病的治疗要点。

(4)矫正不良饮食习惯,少食高脂饮食,戒烟酒。

(5)建立合理的运动计划,控制体重,监测体重的变化。

(6)定期随访,与医师一起制订合理的健康计划。

(五)预后

绝大多数非酒精性脂肪性肝病预后良好,肝组织学进展缓慢甚至呈静止状态,预后相对良好。部分患者即使已并发脂肪性肝炎和肝纤维化,如能得到及时诊治,肝组织学改变仍可逆转,罕见脂肪囊肿破裂并发脂肪栓塞而死亡。少数脂肪性肝炎患者进展至肝硬化,一旦发生肝硬化则其预后不佳。对于大多数脂肪肝患者,有时通过节制饮食、坚持中等量的有氧运动等非药物治疗措施就可达到控制体重、血糖、降低血脂和促进肝组织学逆转的目的。

(六)护理

见表 10-1。

表 10-1　非酒精性脂肪性肝病的护理

日期	项目	护理内容
入院当天	评估	1.一般评估:生命体征、体重、皮肤等
		2.专科评估:脂肪厚度、有无胃肠道反应、出血点等
	治疗	根据病情避免诱因,调整饮食,根据情况使用保肝药
	检查	按医嘱行相关检查,如血常规、肝功能、B超、CT、肝穿刺等
	药物	按医嘱正确使用保肝药物,注意用药后的观察
	活动	嘱患者卧床休息为主,避免过度劳累
	饮食	1.低脂、高纤维、高维生素、少盐饮食
		2.禁止进食高脂肪、高胆固醇、高热量食物,如动物内脏、油炸食物
		3.戒烟酒,嘱多饮水
	护理	1.做好入院介绍,主管护士自我介绍
		2.制订相关的护理措施,如饮食护理、药物护理、皮肤护理、心理护理
		3.视病情做好各项监测记录
		4.密切观察病情,防止并发症的发生
		5.做好健康宣教
		6.根据病情留陪护人员,上床挡,确保安全
	健康宣教	向患者讲解疾病相关知识、安全知识、服药知识等,教会患者观察用药效果,指导各种检查的注意事项
第2天	评估	神志、生命体征及患者的心理状态,对疾病相关知识的了解等情况
	治疗	按医嘱执行治疗
	检查	继续完善检查
	药物	密切观察各种药物作用和不良反应
	活动	卧床休息,进行适当的有氧运动
	饮食	同前
	护理	1.进一步做好基础护理,如导管护理、饮食护理、药物护理、皮肤护理等
		2.视病情做好各项监测记录
		3.密切观察病情,防止并发症的发生
		4.做好健康宣教
	健康宣教	讲解药物的使用方法及注意事项,各项检查前后注意事项
第3～9天	活动	进行有氧运动,如打太极拳、散步、慢跑等
	健康宣教	讲解有氧运动的作用、运动的时间及如何根据自身情况调整运动量,派发健康教育宣传单
	其他	同前
出院前1天	健康宣教	出院宣教

续表

日期	项目	护理内容
		1.服药指导
		2.疾病相关知识指导
		3.调节饮食,控制体重
		4.保持良好的生活习惯和心理状态
		5.定时专科门诊复诊
出院随访		出院1周内电话随访第1次,3个月内随访第2次,6个月内随访第3次,以后1年随访1次

二、酒精性肝病

酒精性肝病是由于长期大量饮酒导致的肝脏疾病。初期通常表现为脂肪肝,进而可发展成酒精性肝炎、肝纤维化和肝硬化。其主要临床特征是恶心、呕吐、黄疸,可有肝脏肿大和压痛,并可并发肝衰竭和上消化道出血等。严重酗酒时可诱发广泛肝细胞坏死,甚至肝衰竭。酒精性肝病是我国常见的肝脏疾病之一,严重危害人民健康。

(一)临床表现

临床症状为非特异性,可无症状,或有右上腹胀痛、食欲缺乏、乏力、体质减轻、黄疸等;随着病情加重,可有神经精神症状和蜘蛛痣、肝掌等表现。

(二)并发症

肝性脑病、肝衰竭、上消化道出血。

(三)治疗

治疗酒精性肝病的原则是戒酒和营养支持,减轻酒精性肝病的严重程度,改善已存在的继发性营养不良和对症治疗酒精性肝硬化及其并发症。

1.戒酒

戒酒是治疗酒精性肝病的最重要的措施,戒酒过程中应注意防治戒断综合征。

2.营养支持

酒精性肝病患者需良好的营养支持,应在戒酒的基础上提供高蛋白、低脂饮食,并注意补充B族维生素、维生素C、维生素K及叶酸。

3.药物治疗

糖皮质激素、保肝药等。

4.手术治疗

肝移植。

(四)健康教育与管理

(1)树立信心,坚持长期合理用药并严格控制生活习惯。

(2)了解酒精性肝病的发病因素及危险因素。

(3)掌握酒精性肝病的治疗要点。

(4)矫正不良饮食习惯,戒烟酒,合理饮食。

(5)遵医嘱服药,学会观察用药效果及注意事项。

(6)定期随访,与医师一起制订合理的健康计划。

(五)预后

一般预后良好,戒酒后可完全恢复。酒精性肝炎如能及时戒酒和治疗,大多可以恢复,主要死亡原因为肝衰竭。若不戒酒,酒精性脂肪肝可直接或经酒精性肝炎阶段发展为酒精性肝硬化。

(六)护理

见表10-2。

表10-2　酒精性脂肪性肝病的护理

日期	项目	护理内容
入院当天	评估	1.一般评估:神志、生命体征等
		2.专科评估:饮酒的量、有无胃肠道反应、出血点等
	治疗	根据医嘱使用保肝药
	检查	按医嘱行相关检查,如血常规、肝功能、B超、CT、肝穿刺等
	药物	按医嘱正确使用保肝药物,注意用药后的观察
	活动	嘱患者卧床休息为主,避免过度劳累
	饮食	1.低脂、高纤维、高维生素、少盐饮食
		2.禁食高脂肪、高胆固醇、高热量食物,如动物内脏、油炸食物
		3.戒烟酒,嘱多饮水
	护理	1.做好入院介绍,主管护士自我介绍
		2.制订相关的护理措施,如饮食护理、药物护理、皮肤护理、心理护理
		3.视病情做好各项监测记录
		4.密切观察病情,防止并发症的发生
		5.做好健康宣教
		6.根据病情留陪护人员,上床挡,确保安全
	健康宣教	向患者讲解疾病相关知识、安全知识、服药知识等,教会患者观察用药效果,指导各种检查的注意事项
第2天	评估	神志、生命体征及患者的心理状态,对疾病相关知识的了解等情况
	治疗	按医嘱执行治疗
	检查	继续完善检查
	药物	密切观察各种药物作用和不良反应
	活动	卧床休息,可进行散步等活动
	饮食	同前
	护理	1.做好基础护理,如皮肤护理、导管护理等
		2.按照医嘱正确给药,并观察药物疗效及不良反应
		3.视病情做好各项监测记录
		4.密切观察病情,防止并发症的发生
		5.做好健康宣教
	健康宣教	讲解药物的使用方法及注意事项、各项检查前后注意事项
第3~10天	活动	同前

日期	项目	护理内容
	健康宣教	讲解有氧运动的作用、运动的时间及如何根据自身情况调整运动量,派发健康教育宣传单
	其他	同前
出院前1天	健康宣教	出院宣教 1.服药指导 2.疾病相关知识指导 3.戒酒,调整饮食 4.保持良好的生活习惯和心理状态 5.定时专科门诊复诊
出院随访		出院1周内电话随访第1次,3个月内随访第2次,6个月内随访第3次,以后1年随访1次

（丁永华）

第九节 肝 硬 化

一、疾病概述

(一)概念和特点

肝硬化是各种慢性肝病发展的晚期阶段。病理上以肝脏弥漫性纤维化、再生结节和假小叶形成为特征。临床上,起病隐匿,病程发展缓慢,晚期以肝功能减退和门静脉高压为主要表现,常出现多种并发症。

肝硬化是常见病,世界范围内的年发病率为(25～400)/10万,发病高峰年龄在35～50岁,男性多见,出现并发症时病死率高。

(二)相关病理、生理

肝硬化的病理改变主要是正常肝小叶结构被假小叶所替代后,在大体形态上:肝脏早期肿大、晚期明显缩小,质地变硬。

肝硬化的病理、生理改变主要是肝功能减退(失代偿)和门静脉高压,临床上表现为由此而引起的多系统、多器官受累所产生的症状和体征,进一步发展可产生一系列并发症。

(三)肝硬化的病因

引起肝硬化的病因很多,在我国以病毒性肝炎为主,欧美国家以慢性酒精中毒多见。

1.病毒性肝炎

主要为乙型、丙型和丁型肝炎病毒的感染,通常经过慢性肝炎阶段演变而来,急性或亚急性肝炎如有大量肝细胞坏死和肝纤维化可以直接演变为肝硬化,乙型和丙型或丁型肝炎病毒的重叠感染可加速发展至肝硬化。

2.慢性酒精中毒

长期大量饮酒(一般为每天摄入酒精80 g达10年),酒精及其代谢产物(乙醛)的毒性作用,引起酒精性肝炎,继而可发展为肝硬化。

3.非酒精性脂肪性肝炎

非酒精性脂肪性肝炎可发展成肝硬化。

4.胆汁淤积

持续肝内胆汁淤积或肝外胆管阻塞时,高浓度胆酸和胆红素对肝细胞有损害作用,引起原发性胆汁性肝硬化或继发性胆汁性肝硬化。

5.肝静脉回流受阻

慢性充血性心力衰竭、缩窄性心包炎、肝静脉阻塞综合征、肝小静脉闭塞等引起肝脏长期淤血缺氧,引起肝细胞坏死和纤维化。

6.遗传代谢性疾病

先天性酶缺陷疾病,致使某些物质不能被正常代谢而沉积在肝脏,如肝豆状核变性(铜沉积)、血色病(铁沉积)、α_1-抗胰蛋白酶缺乏症等。

7.工业毒物或药物

长期接触四氯化碳、磷、砷等或服用双醋酚汀、甲基多巴、异烟肼等可引起中毒性或药物性肝炎而演变为肝硬化;长期服用甲氨蝶呤可引起肝纤维化而发展为肝硬化。

8.自身免疫性肝炎

自身免疫性肝炎可演变为肝硬化。

9.血吸虫病

虫卵沉积于汇管区,引起肝纤维化组织增生,导致窦前性门静脉高压,也称为血吸虫病性肝硬化。

10.隐源性肝硬化

部分原因不明的肝硬化。

(四)临床表现

1.代偿期肝硬化

代偿期肝硬化症状轻且无特异性。可有乏力、食欲减退、腹胀不适等。患者营养状况一般,可触及肿大的肝脏、质偏硬,脾可肿大。肝功能检查正常或仅有轻度酶学异常。常在体检或手术中被偶然发现。

2.失代偿期肝硬化

临床表现明显,可发生多种并发症。

(1)症状:①全身症状,乏力为早期症状,其程度可自轻度疲倦至严重乏力。体重下降往往随病情进展而逐渐明显。少数患者有不规则低热,与肝细胞坏死有关,但注意与合并感染、肝癌鉴别。②消化道症状,食欲缺乏为常见症状,可有恶心、偶伴呕吐。腹胀亦常见,与胃肠积气、腹水和肝脾大等有关,腹水量大时,腹胀成为患者最难忍受的症状。腹泻往往表现为对脂肪和蛋白质耐受差,稍进油腻肉食即易发生腹泻。部分患者有腹痛,多为肝区隐痛,当出现明显腹痛时要注意合并肝癌、原发性腹膜炎、胆道感染、消化性溃疡等情况。③出血倾向,可有牙龈、鼻腔出血、皮肤紫癜,女性月经过多等。④与内分泌紊乱有关的症状,男性可有性功能减退、男性乳房发育,女性可发生闭经、不孕。部分患者有低血糖的表现。⑤门脉高压症状,如食管胃底静脉曲张破裂而致上消化道出血时,表现为呕血及黑便;脾功能亢进可致血细胞减少,贫血而出现皮肤黏膜苍白。

(2)体征:患者呈肝病容,面色黝黑而无光泽。晚期患者消瘦、肌肉萎缩。皮肤可见蜘蛛痣、肝掌、男性乳房发育。腹壁静脉以脐为中心显露至曲张,严重者脐周静脉突起呈水母状并可听见静脉杂音。黄疸提示肝功能储备已明显减退,黄疸呈持续性或进行性加深提示预后不良。腹水伴或不伴下肢水肿是失代偿期肝硬化最常见表现,部分患者可伴肝性胸腔积液,以右侧多见。

肝脏早期肿大可触及,质硬而边缘钝;后期缩小,肋下常触及不到。半数患者可触及肿大的脾脏,常为中度,少数重度。

各型肝硬化起病方式与临床表现并不完全相同。如大结节性肝硬化起病较急进展较快,门静脉高压相对较轻,但肝功能损害则较严重;血吸虫病性肝纤维化的临床表现则以门静脉高压为主,巨脾多见,黄疸、蜘蛛痣、肝掌少见,肝功能损害较轻,肝功能试验多基本正常。

(五)辅助检查

1.实验室检查

血常规、尿常规、粪常规、血清免疫学、内镜、腹腔镜、腹水和门静脉压力生化检查(以了解其病因、诱因及潜在的护理问题)。

2.肝功能检查

代偿期大多正常或仅有轻度的酶学异常,失代偿期普遍异常,且异常程度往往与肝脏的储备功能减退程度相关。具体表现为转氨酶升高,清蛋白下降、球蛋白升高,A/G 倒置,凝血酶原时间延长,结合胆红素升高等。

3.影像学检查

(1)X 线检查:食管静脉曲张时行食管吞钡 X 线检查显示虫蚀样或蚯蚓状充盈缺损,纵行黏膜皱襞增宽,胃底静脉曲张时胃肠钡餐可见菊花瓣样充盈缺损。

(2)腹部超声检查:B 超检查常显示肝脏表面不光滑、肝叶比例失调、肝实质回声不均匀等,以及脾大、门静脉扩张和腹水等超声图像。

(3)CT 和 MRI 检查对肝硬化的诊断价值与 B 超检查相似。

(六)治疗原则

本病目前无特效治疗,关键在于早期诊断,针对病因给予相应处理,阻止肝硬化进一步发展,后期积极防治并发症,终末期则只能有赖于肝移植。

二、护理评估

(一)一般评估

1.生命体征

伴感染时可有发热,有心脏功能不全时可有呼吸、脉搏和血压的改变,余无明显特殊变化。

2.患病及治疗经过

询问本病的有关病因,如有无肝炎或输血史、心力衰竭、胆道疾病;有无长期接触化学毒物、使用损肝药物或嗜酒,其用量和持续时间。有无慢性肠道感染、消化不良、消瘦、黄疸、出血史。有关的检查、用药和其他治疗情况。

3.患者主诉及一般情况

饮食及消化情况,如食欲、进食量及食物种类、饮食习惯及爱好。有无食欲减退甚至畏食,有无恶心、呕吐、腹胀、腹痛,呕吐物和粪便的性质及颜色。日常休息及活动量、活动耐力、尿量及颜色等。

4.相关记录

体重、饮食、皮肤、肝脏大小、出入量、出血情况、意识等记录结果。

(二)身体评估

1.头颈部

(1)面部颜色,有无肝病面容,脱发。

(2)患者的精神状态,对人物、时间、地点的定向力(表情淡漠、性格改变或行为异常多为肝脏病的前驱表现)。

2.胸部

呼吸的频率和节律,有无呼吸浅速、呼吸困难和发绀,有无因呼吸困难、心悸而不能平卧,有无胸腔积液形成。

3.腹部

(1)测量腹围有无腹壁紧张度增加、脐疝、腹式呼吸减弱等腹水征象。

(2)腹部有无移动性浊音,大量腹水可有液波震颤。

(3)有无腹壁静脉显露,腹壁静脉曲张时在剑突下,脐周腹壁静脉曲张处可听见静脉连续性潺潺声(结合病例综合考虑)。

(4)肝脾大小、质地、表面情况及有无压痛(结合B超检查结果综合考虑)。

4.其他

是否消瘦,皮下脂肪消失、肌肉萎缩;皮肤是否干枯、有无黄染、出血点、蜘蛛痣、肝掌等。

(三)心理-社会评估

评估时应注意患者的心理状态,有无个性、行为的改变,有无焦虑、抑郁、易怒、悲观等情绪。并发肝性脑病时,患者可出现嗜睡、兴奋、昼夜颠倒等神经精神症状,应注意鉴别。评估患者及家属对疾病的认识及态度、家庭经济情况和社会支持等。

(四)辅助检查结果评估

1.血常规检查

有无红细胞减少或全血细胞减少。

2.血生化检查

肝功能有无异常,有无电解质和酸碱平衡紊乱,血氨是否增高,有无氮质血症。

3.腹水检查

腹水的性质是漏出液或渗出液,有无找到病原菌或恶性肿瘤细胞。

4.其他检查

钡餐造影检查有无食管胃底静脉曲张,B超检查有无静脉高压征象等。

(五)常用药物治疗效果的评估

1.准确记录患者出入量(尤其是24小时尿量)

大量利尿可引起血容量过度降低,心排血量下降,血尿素氮增高。患者皮肤弹性减低,出现直立性低血压和少尿。

2.血生化检查的结果

长期使用噻嗪类利尿剂有可能导致水、电解质紊乱,产生低钠、低氯和低钾血症。

三、主要护理诊断

(一)营养失调

与肝功能减退、门静脉高压引起食欲减退、消化和吸收障碍有关。

(二)体液过多

与肝功能减退、门静脉高压引起水钠潴留有关。

(三)潜在并发症

(1)上消化道出血:与食管胃底静脉曲张破裂有关。

(2)肝性脑病:与肝功能障碍、代谢紊乱致神经系统功能失调有关。

四、护理措施

(一)休息与活动

睡眠应充足,生活起居有规律。代偿期患者无明显的精神、体力减退,可适当参加工作,避免过度疲劳;失代偿期患者以卧床休息为主,并视病情适量活动,活动量以不加重疲劳感和其他症状为度。腹水患者宜平卧位,可抬高下肢,以减轻水肿。阴囊水肿者可用拖带托起阴囊,大量腹水者卧床时可取半卧位,以减轻呼吸困难和心悸。

(二)合理饮食

既保证饮食营养又遵守必要的饮食限制是改善肝功能、延缓病情进展的基本措施。与患者共同制订符合治疗需要而又为其接受的饮食计划。饮食治疗原则:高热量、高蛋白质、高维生素、限制水钠、易消化饮食,并根据病情变化及时调整。

(三)用药护理

应严格按医嘱用药,并注意观察常用药的毒副作用,发现问题及时处理。如使用利尿剂注意维持水电解质和酸碱平衡,利尿速度不宜过快,以每天体重减轻≤0.5 kg为宜。

(四)心理护理

多关心体贴患者,使患者保持愉快心情,树立治病的信心。

(五)健康教育

1.饮食指导

切实遵循饮食治疗原则和计划,禁酒。

2.用药原则

遵医嘱按时、正确服用相关药物,加用药物需征得医师同意,以免加重肝脏负担和肝功能损害。让患者了解常用药物不良反应及自我观察要点。

3.预防感染的措施

注意保暖和个人卫生保健。

4.适当活动计划

睡眠应充足,生活起居有规律。制订个体化的活动计划,避免过度疲劳。

5.皮肤的保护

沐浴时应注意避免水温过高,或使用有刺激性的皂类和沐浴液,沐浴后使用性质柔和的润肤品;皮肤瘙痒者给予止痒处理,嘱患者勿用手抓搔,以免皮肤破损。

6.及时就诊的指标

(1)患者出现性格、行为改变等可能为肝性脑病的前驱症状时。

(2)出现消化道出血等其他并发症时。

(丁永华)

第十一章

骨科护理

第一节 锁骨骨折

一、基础知识

(一)解剖生理

锁骨又名"锁子骨""缺盆骨",位于胸廓前上部两侧,全骨浅居皮下,桥架于胸骨与肩峰之间,是联系肩胛带与躯干的唯一支架。其骨干较细,内侧 2/3 呈三棱棒形,凸向前,有胸锁乳突肌和胸大肌附着,中外 1/3 交界处是骨折的好发部位。锁骨的功能是支持肩胛骨,使上肢骨与胸廓之间保持一定的距离,从而保证上肢的灵活运动。骨折后,近折端受胸锁乳突肌的牵拉而向上向后移位,远折端因上肢本身重量牵拉而向下移位,又因胸大肌、斜方肌、背阔肌的牵拉而向前向内移位,造成断端重叠(图 11-1)。锁骨骨折可发生于各种年龄,但多见于儿童及青壮年,约有 2/3 为儿童患者,又以幼儿多见。

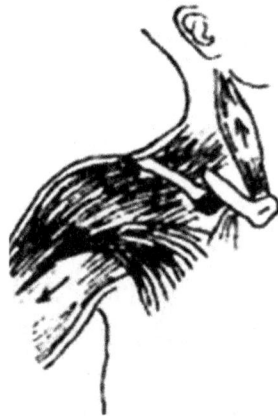

图 11-1 锁骨骨折

(二)病因

直接暴力和间接暴力均可造成锁骨骨折,但多由间接暴力所致。

(三)分类

1.横断骨折

跌倒时肩部外侧或手掌先着地,向上传导的外力经肩锁关节传至锁骨而发生骨折,以斜形或横断骨折为多。除有重叠移位,内侧段因胸锁乳突肌的牵拉向后上方移位,外侧段则由于上肢的重力和胸大肌、斜方肌、三角肌的牵拉而向前下方移位。

2.青枝骨折

幼儿骨质柔嫩而富有韧性,多发生青枝骨折。

3.粉碎性骨折

直接暴力所致者,多因棒打、撞击等外力直接作用于锁骨而造成横断或粉碎性骨折。粉碎性骨折若严重移位,骨折片向下、向内移位时刺破胸膜或肺尖,可造成气胸、血胸。

(四)临床表现

骨折后局部疼痛、肿胀明显,锁骨上、下窝变浅或消失,骨折处异常隆起,出现功能障碍,患肩下垂并向前、内倾斜。患者常以健手托着患侧肘部,以减轻上肢重力牵拉而引起的疼痛。幼儿如不愿活动上肢,穿衣伸袖时哭闹,提示有锁骨骨折。X线检查可了解骨折和移位情况。

二、治疗原则

(1)幼儿青枝骨折用三角巾悬吊即可,有移位骨折用"8"字形绷带固定1~2周。

(2)少年或成年人有移位骨折,手法复位"8"字形石膏固定。手法复位可在局麻下进行。患者坐在木凳上,双手叉腰,肩部外旋后伸挺胸,医师站于背后,一脚踏在凳上,顶在患者肩胛间区,双手握住两肩向后、向外、向上牵拉纠正移位。复位后用纱布棉垫保护腋窝,用绷带缠绕两肩在背后交叉呈"8"字形,然后用石膏绷带同样固定,使两肩固定在高度后伸、外旋和轻度外展位置。固定后即可练习握拳、伸屈肘关节及双手叉腰后伸,卧木板床休息,肩胛区可稍垫高,保持肩部后伸。3~4周后拆除。锁骨骨折复位并不难,但不易保持位置,愈合后上肢功能无影响,所以临床不强求解剖复位。

(3)锁骨骨折合并神经、血管压迫症状,畸形愈合影响功能,不愈合或少数要求解剖复位者,可切开复位内固定。

三、护理

(一)护理要点

(1)手法复位固定患者,要经常检查固定情况,既保持有效固定,又不能压迫腋窝。若发现患肢有麻木、发凉、运动障碍时,说明固定过紧,压迫血管神经,应及时调整固定。

(2)对粉碎性骨折,不必强行按压碎片使之复位,以防其刺伤肺尖及臂丛神经。对此种类型患者要严密观察呼吸及患肢运动情况,以便及时发现有无气、血胸及神经症状。

(3)术后患者要严密观察伤口渗血及末梢血液循环、感觉、运动情况,发现问题及时记录并处理。

(4)保持正常固定姿势。复位后,站立时保持挺胸提肩,卧位时应去枕仰卧于硬板床上。两肩胛间垫一窄枕,以使两肩后伸、外展,维持良好的复位位置。局部未加固定的患者,不可随便更换卧位。

(二)护理问题

有肩关节强直的可能。

（三）护理措施

（1）向患者解释功能锻炼的目的是促进气血运行，防止患肢肿胀，避免肩关节僵直，以取得患者配合。

（2）正确适时指导患者功能锻炼。

（四）出院指导

（1）锁骨骨折复位固定后，极少发生骨折不愈合，即使复位稍差，骨折畸形愈合，也不影响上肢功能，应先向患者及家属说明情况。

（2）复位固定后即出院的患者，应告诉其保持正确姿势，早期禁止做肩前屈动作，防止骨折移位；解除外固定出院的患者，应告诉其全面练习肩关节活动的要求：首先分别练习肩关节每个方向的动作，重点练习薄弱方面如肩前屈，活动范围由小到大，次数由少到多，然后进行各方面动作的综合练习，如肩关节环转活动，两臂做"箭步云手"等。不可过于急躁，活动幅度不可过大，力量不可过猛，以免造成软组织损伤。

（3）按时用药，患者出院时将药的名称、剂量、时间、用法、注意事项，向患者介绍清楚。

（4）饮食调养，骨折早期宜进清淡可口、易消化的半流食或软食；骨折中后期，饮食宜富有营养，增加钙质、胶质和滋补肝肾食品。

（5）注意休息，保持心情愉快，勿急躁。

（郝晓霞）

第二节　肩袖损伤

一、概述

肩袖为包绕于肩关节周围的冈上肌、冈下肌、小圆肌和肩胛下肌4块肌肉的总称，肩袖损伤是指此4块肌肉损伤。肩袖的作用主要为参与肩关节外展、内收、上举等活动。肩袖损伤后，患者出现肩关节功能障碍，外展上举困难，出现疼痛弧。肩部疼痛或酸困不适，夜间疼痛尤甚，姿势不对时疼痛加重不能入睡，常放射至三角肌止点、大结节处及上臂中段外侧，肱二头肌肌间沟压痛。多发生于创伤后，并发有骨折或脱位。

二、治疗原则

（一）非手术治疗

肩袖不完全损伤，采用保守治疗，外展架或石膏固定于外展位，采用理疗，口服 NSAIDs、活血药等，1个月后进行肩关节功能锻炼；关节镜治疗，关节镜治疗只对一些小撕裂、不全层撕裂有效。

（二）手术治疗

肩袖撕裂较重或肩袖全层断裂，或陈旧性肩袖损伤患者，采用手术切开肩袖修补术。

三、护理措施

(一)入院评估

患者入院后,认真观察患者疼痛性质、部位及肢体感觉、运动情况。

(二)心理护理

加强心理护理,了解心理所需,解除心理障碍。

(三)半卧位训练

入院后即给予患肢外展架固定,床头抬高半卧位训练,每天 2 次,每次 30～120 分钟,以适应术后体位。

(四)中药熏洗

术前 4～7 天给予中药熏洗,将中药加水 2 000 mL 煮沸,煎 30 分钟后,取药汁放入中药熏洗机中,打开电源继续加热保持温度在 70 ℃左右。让患者仰卧在熏洗床上并充分暴露患肩,肩部用双层治疗巾覆盖,保持药液的蒸汽能充分蒸到患者的肩部。每次熏蒸30 分钟,每天 2 次。熏蒸 30 分钟后关闭电源停止加热,待药液温度在 40～45 ℃时,给患者洗患肩,在熏洗的过程中配合关节功能锻炼,活动肩关节,主动询问患者的适应程度,熏蒸时注意保持药液温度,不可过热防止烫伤皮肤,也不可过凉影响治疗效果。

(五)饮食护理

手术前尊重患者的生活习惯,建议进食高蛋白、高维生素、高纤维等易消化饮食,每天饮鲜牛奶 250～500 mL,手术当天根据麻醉方式选择进食时间,术前 4～6 小时禁食,术后第 2 天根据患者饮食习惯,宜食高维生素、清淡可口易消化食物,如新鲜蔬菜、香蕉、米粥、面条等;忌食生冷、辛辣、油腻、煎炸、腥发的食物,如辣椒、鱼、牛羊肉等。以后根据患者食欲及习惯进食高蛋白、高营养之饮食,如牛奶、鸡蛋、水果新鲜蔬菜等,中后期多食滋补肝肾之品,如动物肝脏、排骨汤、鸡汤等,注意饮食节制。

(六)体位护理

手术前 3 天指导患者进行抬肩练习,每天 2 次,每次 10～15 分钟,且可在患者平卧时于患肢下垫棉垫或软枕。手术后患者取半卧位,患肢置于外展 60°,前屈 30°,保持床铺清洁、平整,防止压伤(石膏固定者按石膏固定的护理措施)术后第 2 天下床时(石膏干后),先坐起 30 分钟,站立 2 分钟,再活动,防止因手术后体质虚弱或直立性低血压而致晕倒。

(七)病情观察

手术及石膏、外展架固定后,如发现指端严重肿胀、发绀、麻木、剧痛、发凉、桡动脉搏动异常,及时报告医师处理。观察手术部位有无渗血情况,对于术后采用管型肩胸石膏固定的患者,观察石膏上血迹的范围是否扩大或渗血是否从石膏的边际流出。

四、功能锻炼

手术当天麻醉消失后,做伸屈手指、握拳及腕关节功能锻炼。术后第 2 天可做易筋功,主动收缩肱二头肌及前臂肌肉,做握拳、伸指、伸掌等活动。术后第 3 天开始,做掌屈背伸、上翘下钩、五指增力、左右摆掌等,活动要循序渐进,每天 2～3 次,每次 5～10 分钟。6～8 周石膏及外展架固定拆除后,进行肩、肘关节全方位功能锻炼,加大活动强度,如屈肘耸肩,托手屈肘,肘关节的屈伸活动,也可做弯腰划圈、后伸探肩等,逐渐做提重物等活动。活动要循序渐进,逐渐增加次数,以不疲劳为度。必要时做后伸探背,手指爬墙,肩关节的外展、内收、上举。

五、出院指导

(1)嘱患者加强营养,增强机体抵抗力,多食胡桃、瘦肉、骨头汤、山芋肉、黑芝麻等补肝肾强筋骨的食物。

(2)肩袖损伤保守治疗外展架固定最少 4 周,术后固定最少 6 周,固定期间勿随意调节松紧、高度,勿随意拆除。

(3)继续进行手、腕、肘部功能锻炼,持之以恒,忌盲目粗暴活动。

(4)慎起居,避风寒,保持心情愉快,生活有规律,按时用药。

(5)出院 1 周后门诊复查,不适时来诊。

(6)3 个月可恢复正常活动,并逐渐恢复工作。

(郝晓霞)

第三节　肩关节脱位

一、基础知识

(一)解剖生理

肩关节由肩胛骨的关节盂与肱骨头构成,为上肢最大最灵活的关节。关节盂周缘有盂唇,略增加关节盂的深度。关节囊在肩胛骨附着于关节盂的周缘,肱骨则附着于解剖颈。肩关节囊薄而松弛,囊的上部有韧带,囊的后部和前方有肌肉,以增强联结。此外,关节腔内有肱二头肌腱通过,经结节间沟出关节囊。在肩关节的上方还有喙肩韧带和肌肉,最为薄弱,因此,临床上常见的肩关节脱位以前下方脱位最常见,好发于青壮年,在全身关节脱位中居第 2 位。肩关节在冠状轴上可做屈伸运动;矢状轴上可做内收、外展运动;垂直轴上可做内旋、外旋运动,此外还可做旋转运动。

(二)病因

肩关节脱位多由间接暴力所致,当跌倒时手掌或肘部撑地,肩关节外展、外旋,使肩关节前方关节囊破裂,肱骨头滑出肩胛盂而脱位。肩关节脱位的主要病理改变是关节囊撕裂和肱骨头移位。

(三)分类

肩关节脱位分为前脱位、后脱位、下脱位和盂上脱位,以前脱位多见。前脱位常见的有喙突下脱位、盂下脱位和锁骨下脱位,少数可有肋骨骨折,形成胸腔内脱位。

1.喙突下脱位

患者侧向跌倒,上肢呈高度外展、外旋位,手掌或肘部着地,地面的反作用力由下向上,经手掌沿肱骨纵轴传递到肱骨头,肱骨头向肩胛下肌与大圆肌的薄弱部分冲击,将关节囊的前下部顶破而脱出,加之喙肱肌等的痉挛,将肱骨头拉至喙突下凹陷处,形成喙突下脱位。

2.锁骨下脱位

在形成喙突下脱位的同时,若外力继续作用,肱骨头可被推至锁骨下部,形成锁骨下脱位。

3.胸腔内脱位

若暴力强大,则肱骨头可冲破肋骨进入胸腔,形成胸腔内脱位。

(四)临床表现

1.症状

患肩疼痛、肿胀、功能障碍,患者不敢活动肩关节。

2.体征

三角肌塌陷,肩部失去正常轮廓,成方肩畸形,关节盂空虚,在关节盂外可触及肱骨头。搭肩试验阳性,即患侧手掌搭于健侧肩部时,肘部不能紧贴胸壁。如果肘部紧贴胸壁,患侧手掌无法搭于健侧肩部,而正常情况下则可以做到。

3.X线检查

能明确脱位的类型及有无合并骨折。

二、治疗原则

新鲜肩关节脱位,一般采用手法复位,肩部"8"字形绷带贴胸固定即可;大结节骨折,腋神经及血管受压,往往可随脱位整复使骨折复位,血管神经受压解除;陈旧性脱位先试行手法复位,若不能整复,则根据年龄、职业及其他情况,考虑做切开复位;合并肱骨外科颈骨折,新鲜者,可先试行手法复位;若手法复位不成功或陈旧者,应考虑切开复位内固定;习惯性脱位,可做关节囊缩紧术。

(一)手法复位

一般在局麻下行手法复位,复位手法有牵引推拿法、手牵足蹬法、拔伸托入法、椅背整复法、膝顶推拉法、牵引回旋法等。临床最常用的为手牵足蹬法和牵引回旋法。

(二)固定

复位后,一般采用胸壁绷带固定,将肩关节固定于内收、内旋位,肘关节屈曲90°~120°,前臂依附胸前,用绷带将上臂固定在胸壁,前臂用颈腕带或三角巾悬吊于胸前、腋下。患侧腋下及肘部内侧放置纱布棉垫,固定时间为2~3周,如合并撕脱骨折,可适当延长固定时间。肩关节后脱位不能用腕颈带悬吊。悬吊即又脱位,需用外展石膏管型或外展支架将患肢固定于肩关节外展80°、背伸30°~40°的位置,肘关节屈曲位3~4周。

(三)功能锻炼

固定期间须活动腕部与手指,解除固定后,鼓励患者主动进行肩关节各方向活动的功能锻炼。

三、护理

(一)护理问题

(1)焦虑:与自理能力下降有关。

(2)疼痛。

(3)知识缺乏:缺乏有关功能锻炼的方法。

(二)护理措施

1.对自理能力下降的防护措施

(1)护理人员应热情接待患者,关心体贴患者,消除其紧张恐惧心理,使患者尽快进入角色转位,以利配合治疗。

(2)患者固定后,生活很不方便,护理人员应帮助患者生活所需,真正做到"急患者所急,想患者所想"。

(3)加强饮食调护,宜食易消化、清淡且富有营养之品,忌食辛辣之物。

2.疼痛护理

(1)给予活血化瘀、消肿止痛药物:如内服舒筋活血汤、活血止痛汤或筋骨痛消丸等,外敷活血散、消定膏等。

(2)分散患者注意力,如听一些轻松愉快的音乐或针刺止痛等,必要时口服止痛药物。

3.指导患者功能锻炼

(1)向患者介绍功能锻炼的目的和方法,尤其是老年人,以提高其对该病的认识,取得合作。

(2)固定后即鼓励患者做手腕及手指活动:新鲜脱位1周后去绷带,保留三角巾悬吊前臂,开始练习肩关节前屈,后伸运动;2周后去除三角巾,开始逐渐做有关关节向各方向的主动功能锻炼,如手拉滑车、手指爬墙等运动,并配合按摩理疗等,以防肩关节周围组织粘连和挛缩,加快肩关节功能恢复。

(3)在固定期间,禁止做上臂外旋活动,以免影响软组织修复;固定去除后,禁止做强力的被动牵拉活动,以免造成软组织损伤及并发骨化性肌炎。

(4)陈旧性脱位,固定期间应加强肩部按摩理疗。

(郝晓霞)

第四节　肱骨干骨折

一、基础知识

(一)解剖生理

肱骨干是指肱骨外科颈下1 cm至肱骨髁上2 cm之间的部分,肱骨干中下1/3交界处后外侧有桡神经沟,此处骨折易损伤桡神经;肱骨中段有营养动脉穿入下行,中段以下骨折易损伤营养血管而影响骨折愈合。此外,肱骨干骨折有时也伤及由上臂经过的肱动脉、肱静脉、正中神经和尺神经。

(二)病因

直接暴力和间接暴力均可造成肱骨干骨折,肱骨干的上1/3、中1/3骨质较为坚硬。该段骨折多由直接暴力引起,如棍棒打击、重物挤压和机器缠绞等,折线多为横断或粉碎。肱骨干周围有许多肌肉附着,由于肩部和上臂周围肌肉牵拉,在不同平面的骨折可造成不同方向的移位。

(三)分类

1.肱骨干上1/3骨折

骨折线若在胸大肌附着点以下,三角肌止点以上,则近折端受三角肌、喙肱肌、肱二头肌和肱三头肌的牵拉而向上向外移位。

2.肱骨干中 1/3 骨折

骨折线若在三角肌止点以下,近折端受三角肌牵拉向前、向外移位,远折端受肱二头肌、肱三头肌牵拉而向上移位。如患者将患肢屈肘悬于胸前,远折端将向内旋转移位。

3.肱骨干下 1/3 骨折

多为间接暴力引起,折线多为斜形或螺旋形,暴力方向、前臂和肘关节的位置不同可引起不同移位,大多都有成角移位(图 11-2)。

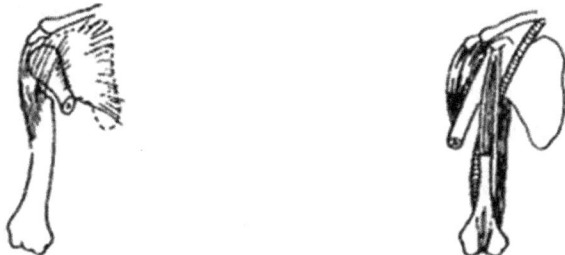

图 11-2　肱骨干骨折

(四)临床表现

伤后患臂疼痛、肿胀明显、活动障碍,患肢不能抬举,局部有明显环形压痛和纵向叩击痛。检查时必须注意腕及手指的功能,以便确定是否合并有神经损伤。肱骨中下 1/3 骨折常易合并桡神经损伤,桡神经损伤后,可出现腕下垂、掌指关节不能伸直,拇指不能伸展,手背第 1、2 掌骨间(虎口区)皮肤感觉障碍。

二、治疗原则

(一)手法复位小夹板固定

肱骨干各型骨折均可在局麻下或臂丛麻醉下行手法整复,根据 X 线片移位情况,分析受伤机制,采取复位手法。麻醉后,纵向牵引纠正重叠,推按骨折两断端复位,小夹板固定。长管型石膏也可固定,但限制肩、肘关节活动。若石膏过重造成骨端分离,影响骨折愈合。

(二)骨折合并桡神经损伤

骨折无移位,神经多为挫伤,用小夹板或石膏固定,观察 1～3 个月,神经无恢复可手术探查。骨折移位明显,桡神经有嵌入骨折断端可能。手法复位可造成神经断裂,应特别小心。手术探查神经时,同时做骨折复位内固定。晚期神经损伤多为压迫或粘连,应考虑手术治疗。

(三)开放骨折

伤势轻、无神经受损,可彻底清创,关闭伤口,闭合复位外固定,变开放伤为闭合伤。伤情重、错位多可彻底清创,探查神经、血管,同时复位固定骨折。

(四)陈旧性肱骨干骨折不愈合

肱骨干骨折无论用石膏或小夹板固定,都因肢体重量悬吊作用很少发生重叠、旋转及成角畸形,而因牵拉过度造成延迟愈合或不愈合者则多见,用石膏固定尤为常见。治疗肱骨干骨折时,要注意骨折断端分离,早期发现及时处理。已经不愈合者,应手术内固定并植骨促进愈合。

三、护理要点

(一)非手术治疗及术前护理

(1)减轻或预防不良情绪。

（2）给予高蛋白、高热量、高维生素、含钙丰富的饮食。

（3）U形石膏托固定时可平卧。患肢以枕垫起，悬垂固定，2周内只能取坐位或半坐位。

（4）合并桡神经损伤者应注意预防皮肤溃疡。

（5）外固定期间注意观察伤肢血液循环；合并桡神经损伤者观察感觉和运动功能恢复情况；注意肱动脉、肱静脉损伤情况。如发生可出现肢端皮肤苍白、皮温低、肿胀、发绀、湿冷等。

（6）功能锻炼：①早、中期：骨折固定后立即进行伤臂肌肉的舒缩活动。握拳、腕伸屈及主动耸肩等动作，每天3次。②晚期：去除固定后逐渐行摆肩。肩屈伸、内收、外展、内外旋等练习。

（二）术后护理

（1）内固定术后或使用外展架固定者，宜半卧位，平卧位时患肢下垫软枕。

（2）疼痛的护理：①找出引起疼痛的原因。②手术切口疼痛可用镇痛药；缺血性疼痛及时解除压迫；感染时及时处理伤口，应用抗生素。③移动时保护患处。

（3）预防血管痉挛：进行神经修复和血管重建术后，可能出现血管痉挛，应做到以下几点：①避免一切不良刺激。②一周内应用扩血管、抗凝药物。③密切观察患肢血液循环变化。④功能锻炼。

四、健康指导

（1）注意保持功能体位。

（2）合并桡神经损伤者遵医嘱服用神经营养药物。

（3）继续进行功能锻炼：复位固定后即可进行手指主动伸屈运动。外固定或手术内固定者，2～3周后进行腕、肘关节的主动运动和肩关节的内收、外展运动；4～6周后进行肩关节的旋转活动。

（4）复诊：U形石膏固定者，肿胀消退后复诊；悬吊石膏固定2周后更换长臂石膏托，维持6周左右；伴桡神经损伤者，定期复查肌电图。

（郝晓霞）

第五节　肱骨髁上骨折

肱骨髁上骨折指在肱骨干与肱骨髁交界处发生的骨折。多发生于10岁以下儿童。易损伤神经和血管，导致前臂缺血性肌挛缩，引起爪形手畸形。

一、病因与发病机制

（一）伸直型骨折

肘关节处于过伸位跌倒时，手掌着地，暴力经前臂向上，加上身体前倾，向下产生剪式应力，尺骨鹰嘴向前的杠杆力，使肱骨干与肱骨髁交界处发生骨折。骨折远端向后上移位，近折端向前下移位，尺神经、桡神经可因肱骨髁上骨折的侧方移位受伤。

（二）屈曲型骨折

此型较少见，由间接暴力引起。跌倒时，肘关节屈曲，肘后方着地，暴力向上传导至肱骨下端,导致髁上屈曲型骨折。较少合并血管和神经损伤。

二、临床表现

肘部明显疼痛、肿胀、皮下瘀斑和功能障碍,伸直型骨折肘部向后突出,近折端向前移,并处于半屈位。局部明显压痛,有骨摩擦音及假关节活动,与肘关节脱位相比较肘后三角关系正常。如果合并有正中神经、尺神经、桡神经、肱动脉损伤,则出现前臂和手相应的神经支配区的感觉减弱或消失,及相应的功能障碍。如复位不当可致肘内翻畸形。

三、实验室及其他检查

肘部正、侧位 X 线摄片可以明确骨折部位、类型、移位方向,为选择治疗方法提供依据。

四、诊断要点

根据 X 线片和受伤病史可以明确诊断。

五、治疗要点

(一)手法复位外固定

若受伤时间短,血液循环良好,局部肿胀不明显者,可行手法复位后外固定。给予局部麻醉或臂丛神经阻滞麻醉。在持续牵引下,行手法复位,使患肢肘关节屈曲 60°～90°给予后侧石膏托固定 4～5 周,X 线摄片证实骨折愈合良好,即可拆除石膏。

(二)持续牵引

对于手法复位不成功,受伤时间较长,肢体肿胀明显者,可行尺骨鹰嘴牵引,牵引重量 1～2 kg,牵引时间控制在 4～6 周。

(三)手术复位

对于骨折移位严重,手法复位失败,有神经、血管损伤者,采取手术复位。复位方法有经皮穿针内固定、切开复位内固定。

六、护理要点

(一)保持有效的固定

观察固定的屈曲角度,离床活动时要用三角巾悬吊患肢于胸前。发现固定体位改变时,要及时给予纠正。

(二)严密观察

重点观察患肢的血液循环、感觉、活动情况,以利于及时发现外伤后肱动脉、正中神经、尺桡神经的损伤。

(三)康复锻炼

复位固定后当天可做握拳、屈伸手指练习,1 周后可做肩部主动活动,并逐渐加大运动幅度。3 周后去除外固定,可做腕、肘、肩部的屈伸练习。伸直型骨折注意恢复屈曲活动,屈曲型骨折注意恢复增加伸展活动。

（郝晓霞）

第六节 尺、桡骨干骨折

尺、桡骨干骨折可由直接暴力、间接暴力、扭转暴力引起,青少年多见,占各类骨折的 6%。

一、病因与发病机制

(一)直接暴力
由重物打击、机器或车轮的直接碾压,导致同一平面的横形或粉碎性骨折。

(二)间接暴力
跌倒时手掌着地,暴力通过腕关节向上传导,暴力作用首先使桡骨骨折。若暴力较强,则通过骨间膜向内下方传导,可引起低位尺骨斜形骨折。

(三)扭转暴力
跌倒时前臂旋转、手掌着地,或手遭受机器扭转暴力,导致不同平面的尺桡骨螺旋形骨折或斜形骨折。可并发软组织撕裂、神经血管损伤,或合并他处骨折。

二、临床表现

伤侧前臂出现疼痛、肿胀、成角畸形及功能障碍,主要不能进行旋转活动。局部明显压痛,严重者出现剧痛、患肢肿胀、手指屈曲。可扪及骨折端、骨摩擦感及假关节活动。听诊骨传导音减弱或消失。严重者可发生骨筋膜室综合征。

三、实验室及其他检查

正位及侧位 X 线片可见骨折的部位、类型及移位方向,及是否合并有桡骨头脱位或尺骨小头脱位。

四、诊断要点

可依据临床检查、X 线正侧位片确诊。

五、治疗要点

(一)手法复位外固定
可在局部麻醉或臂丛神经阻滞麻醉下进行,重点是矫正旋转移位,恢复骨膜紧张度,紧张的骨间膜牵动骨折端复位。复位成功后,用小夹板或石膏托固定。

(二)切开复位内固定
不稳定骨折或手法复位失败者倾向于切开复位,螺钉钢板或髓内针内固定术治疗。

六、护理要点

(一)保持有效的固定
注意观察石膏或夹板是否有松动和移位。

(二)维持患肢良好血液循环

术后抬高患肢,观察患肢皮肤的颜色、温度、有无肿胀及桡动脉搏动情况。如出现剧痛,手部皮肤苍白、发凉、麻木,被动伸指疼痛,桡动脉搏动减弱或消失等表现时,提示骨筋膜室综合征的发生。如有缺血表现,立即通知医师处理。

(三)康复锻炼

术后 2 周开始练习手指屈伸活动和腕关节活动。4 周后开始练习肘、肩关节活动。8～10 周后 X 线片证实骨折愈合后,可进行前臂旋转活动。

(郝晓霞)

第七节　桡骨远端骨折

桡骨远端骨折(Colles 骨折)指距桡骨远端关节面 3 cm 内的骨折,占全身骨折的 6.7%～11%,多见于有骨质疏松的中老年人。

一、病因与发病机制

多由间接暴力引起,通常跌倒时腕关节处于背伸位、手掌着地、前臂旋前,应力由手掌传导到桡骨下端发生骨折。骨折远端向背侧及桡侧移位。

二、临床表现

骨折部疼痛、肿胀,可出现典型畸形,由于骨折远端向背侧移位,侧面看呈"银叉"畸形,骨折远端向桡侧移位,并有缩短桡骨茎突上移畸形,正面看呈"枪刺刀样"畸形(见图 11-3)。检查局部压痛明显,腕关节活动障碍,皮下出现瘀斑。

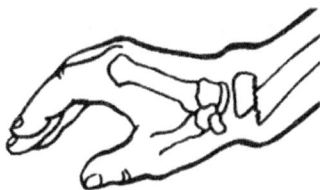

图 11-3　骨折后典型移位

三、实验室及其他检查

X 线片可见骨折端移位表现有:桡骨远骨折端向背侧移位,远端向桡侧移位,骨折端向掌侧成角。可同时有下尺桡关节脱位及尺骨茎突撕脱骨折。

四、诊断要点

根据 X 线检查结果和受伤史可明确诊断。

五、治疗要点

(一)手法复位外固定

局部麻醉下手法复位后,用超过腕关节的小夹板固定或石膏夹板在屈腕、尺偏位固定2周,消肿后,腕关节中立位继续用小夹板或改用前臂管型石膏固定。

(二)切开复位内固定

严重粉碎性骨折有明显移位者,桡骨下端关节面破坏;手法复位失败,或复位后不能维持固定者,应切开复位,用松质骨螺钉或钢针固定。

六、护理要点

(一)保持有效的固定

骨折复位固定后不可随意移动位置,注意维持骨折远端旋前、掌曲、尺偏位。避免腕关节旋后或旋前。肿胀消除后要及时调整石膏或夹板的松紧度。

(二)密切观察患肢血液循环情况

如有无腕部肿胀、疼痛、颜色异常、皮温降低等。

(三)康复锻炼

复位当天或手术后次日可做肩部的前后摆动练习,2～3天后可做肩肘部的主动活动。2～3周后可进行手和腕部的抗阻力练习。后期做腕部的主动屈伸练习和前臂的旋前、旋后牵引练习。

(郝晓霞)

第八节　肘关节脱位

全身大关节中,肘关节脱位的发生率相对低,约占总发病数的1/5。脱位后如不及时复位,容易导致前臂缺血性痉挛。

一、病因与脱位机制

肘关节脱位可有后脱位、外侧方脱位、内侧方脱位和前脱位,其中后脱位最常见(见图11-4),多由间接暴力所致。摔倒时前臂旋后位手掌撑地,由于肱骨滑车横轴线向外倾斜,使所传达的暴力达到肘部时转成肘外翻及前臂旋后过伸的应力,尺骨鹰嘴突在鹰嘴窝内呈杠杆作用,导致尺桡骨近端同时被推向后外侧,产生后脱位。肘前关节囊及肱前肌撕裂,后关节囊及内侧副韧带损伤,可合并肱骨内上髁骨折、正中神经和尺神经损伤。晚期可发生骨化性肌炎。

二、临床表现

(一)一般表现

伤后局部疼痛、肿胀、功能和活动受限。

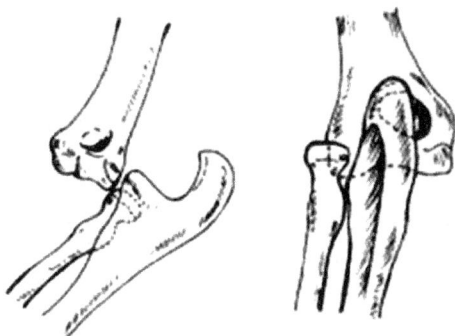

图 11-4　肘关节后脱位

(二)特异体征

1.畸形

肘后突,前臂短缩,肘后三角相互关系改变,鹰嘴突出内外髁,肘前皮下可触及肱骨下端。

2.弹性固定

肘处于半屈近于伸直位,屈伸活动有阻力。

3.关节窝空虚

肘后侧可触及鹰嘴的半月切迹。

(三)并发症

脱位后,由于肿胀而压迫周围神经血管。后脱位时可伤及正中神经、尺神经、肱动脉。

1.正中神经损伤

成"猿手"畸形,拇指、示指、中指感觉迟钝或消失,不能屈曲,拇指不能外展和对掌。

2.尺神经损伤

成"爪状手"畸形,表现为手部尺侧皮肤感觉消失,小鱼际及骨间肌萎缩,掌指关节过伸,拇指不能内收其他四指不能外展及内收。

3.动脉受压

患肢血液循环障碍,表现为患肢苍白、发冷、大动脉搏动减弱或消失。

三、实验室及其他检查

X线检查用以证实脱位及发现合并的骨折。

四、诊断要点

有外伤史,以跌倒手掌撑地最常见,根据临床表现和 X 线检查可明确诊断。

五、治疗要点

(一)复位

一般均能通过闭合方法完成复位。助手沿畸形关节方向对前臂和上臂作牵引和反牵引,术者从肘后用双手握住肘关节,以指推压尺骨鹰嘴向前下,同时矫正侧方移位,助手在复位过程中配合维持牵引并逐渐屈肘,出现弹跳感则表示复位成功。

(二)固定

用长臂石膏或超关节夹板固定肘关节于功能位,3周后去除固定。

(三)功能锻炼

要求主动渐进活动关节,避免超限和被动牵拉关节。固定期间,可主动伸掌、握拳、屈伸手指等,去除固定后练习肘关节屈伸旋转以利于功能恢复。

六、护理要点

(一)固定

注意观察固定的正确有效,固定期间保持肘关节的功能位,不可随意放松。

(二)保持清洁、平整

肘关节周围皮肤保持清洁,石膏夹板内衬物保持平整。

(三)指导活动

指导患者活动患侧掌指,按摩患肢,防止肌肉萎缩。

(郝晓霞)

第九节　髋关节脱位

一、基础知识

(一)解剖生理

髋关节是由股骨头和髋臼构成,股骨头呈球形,约占圆球的2/3,股骨头的方向朝向上、内、前方;髋臼为半球形,深而大,能容纳股骨头的大部分,属杵臼关节,其关节面部分是马蹄形,覆以关节软骨,周围有坚强的韧带及肌肉保护,结构稳固,脱位的发生率较低。髋关节是全身最深最大的关节,也是最完善的球窝关节(杵臼关节),髋关节位于全身的中间部分,其主要功能是负重和维持相当大范围的活动。因此,髋关节的特点是稳定、有力而灵活,当髋部损伤时,以上功能就会丧失或减弱。

(二)病因

髋关节脱位多由强大的外力作用导致,且致伤暴力多为杠杆暴力、传导暴力、旋扭暴力等间接暴力。

(三)分类

按股骨头脱位后的位置可分为后脱位、前脱位和中心脱位,其中以后脱位最为常见。当髋关节屈曲或屈曲内收时,暴力从膝部向髋部冲击,使股骨头穿出后关节囊;或者在弯腰工作时,重物砸于腰骶部,使股骨头向后冲破关节囊,造成髋关节后脱位。

(四)临床表现和诊断

1.症状

患侧髋关节疼痛,主动活动功能丧失,被动活动时引起剧痛。

2.体征

患侧下肢呈屈曲、内收、内旋和短缩畸形,臀后隆起,可触及脱位的股骨头。

3.X 线检查

可了解脱位及有无合并髋臼或股骨头骨折。

二、治疗原则

(一)复位

1.手法复位

在全麻或腰麻下进行手法复位,力争在 24 小时内复位,常用的复位方法有提拉法和旋转法。

2.手术复位

对闭合复位失败者应采用手术切开复位加内固定。

(二)固定

复位后置下肢于外展中立位,皮肤牵引 3～4 周。

(三)功能锻炼

制动早期,应鼓励患者进行患肢肌肉等长收缩锻炼,以后逐步开始关节的各方向活动锻炼。

三、护理

(一)护理问题

(1)肿胀。

(2)疼痛。

(3)有患肢感觉运动异常的可能。

(4)有患肢血液循环障碍的可能。

(5)有发生意外的可能。

(6)有髋关节再脱位的可能。

(7)知识缺乏:缺乏有关功能锻炼的知识。

(二)护理措施

(1)髋关节前脱位尤其是前上方脱位时,股骨头可挤压致损伤股动脉、静脉,所以应密切观察患肢末梢血液循环情况。

(2)当股骨头后脱位时,易顶撞、牵拉或挤夹坐骨神经,因此,应注意观察患肢感觉、运动情况。

(3)经常观察患肢髋部畸形是否消失,两下肢是否等长,预防发生再脱位。

(4)如进行切开复位者,应注意观察伤口渗血情况,如渗血较多,应及时更换敷料。同时应严密观察生命体征的变化,为治疗提供依据。

(5)固定开始即嘱患者做股四头肌的收缩运动,加强功能锻炼,并经常督促检查,使其积极配合。

(6)保持有效的牵引固定,防止再脱位。

(7)牵引固定期间,应指导患者进行股四头肌等长收缩,同时,可配合手指推拿髌骨的锻炼,以防膝关节僵硬。

(8)解除固定后,指导患者进行髋关节自主功能锻炼并按摩活筋,可持拐下床行走,但不宜过早负重。

（三）出院指导

（1）继续加强髋关节功能锻炼，以促使关节早日恢复正常活动度。

（2）股骨头脱位后有发生缺血性坏死的可能，因此患肢不宜过早负重。3个月后拍片复查，证实股骨头血液循环良好，再逐渐负重行走。

（3）不能从事站立和过多行走的工作，5年内应定期拍X线片复查，如发现有股骨头无菌性坏死或骨性关节炎征象，应尽早接受治疗。

（郝晓霞）

第十节　急性腰扭伤

一、概述

急性腰扭伤是腰部肌肉、筋膜、韧带、椎间小关节及腰骶关节的急性损伤，多系突然遭受间接外力所致。俗称"闪腰""岔气"，损伤可使腰部肌肉、筋膜、韧带、关节囊等组织，受到过度牵拉、扭转，甚至撕裂。急性腰扭伤临床常见于急性腰肌筋膜损伤、急性腰部韧带损伤和急性腰椎后关节紊乱等。其临床表现为受伤后腰部立即出现剧烈疼痛，疼痛为持续性，休息后可减轻但不能消除，咳嗽、打喷嚏、用力大便时可使疼痛加剧，腰部不能挺直，行走不便；严重者卧床不起，辗转困难，压痛明显，压痛最明显的部位即多为损伤之处。

二、治疗原则

（一）其他治疗

手法治疗、针灸治疗、局部注射治疗。

（二）物理治疗

磁疗、TDP照射、中药离子导入。

（三）药物治疗

活血化瘀、理气止痛、消炎止痛。

（四）康复治疗

加强腰背肌功能锻炼。

三、护理措施

（一）心理护理

协助患者做好各项生活所需，介绍本病的有关知识、治疗方法及康复的过程，解除思想顾虑，增加患者战胜疾病的信心。

（二）休息

绝对卧硬板床休息1～2周，以减轻疼痛，缓解肌肉痉挛，防止继续损伤。

（三）疼痛

观察患者疼痛的性质、部位、发作时间、发作规律、伴随症状及诱发因素评估疼痛程度，及时正确应用药物，观察用药的反应，消除患者疼痛。

（四）预防感染

局部封闭时，保持针眼处干燥清洁，防止感染。

（五）健康教育

患者掌握正确的劳动姿势，如扛、抬重物时，要尽量让胸部挺直，提重物时，应取半蹲位，使物体尽量贴近身体，在做扛、抬、搬、提等体力劳动时，应佩戴腰围。

（六）加强腰背肌功能锻炼

治疗2周后指导患者做功能锻炼。

1.燕飞式

取俯卧位两手后伸把上身和两腿同时后伸抬起，膝部不能弯曲，尽量在一种姿势下维持一段时间约半分钟，每天2次，每次5～10分钟，不疲劳为度。

2.拱桥式

取仰卧位，以头、双肘、双足为着力点，用力将躯干和下肢离开床面做过伸锻炼，维持1分钟，每天2～3次，每次5～10分钟。

四、出院指导

（1）掌握日常生活中扛、抬、搬、提的正确姿势，保护腰部，减少慢性腰部损伤的发生。

（2）佩戴腰围1个月。

（3）继续腰背肌锻炼。

（4）加强营养，增强机体抵抗力，根据患者不同体质进行饮食调护。一般患者可食核桃、山芋肉、黑芝麻等补肾之品；阳虚者嘱其多食温补之品，如羊肉、狗肉、鳝鱼、桂圆等；肝肾阴虚者可嘱其多食滋补肝肾之品，如山药、鸭肉、牛肉、百合、枸杞子等。

（郝晓霞）

第十一节　膝关节脱位

膝关节脱位在中医中无相应病名，膝关节外伤性脱位不多见，但损伤的严重程度和涉及组织之广，居各类关节损伤之首。近年其发病率有明显增长趋势，多由高能量创伤所致。

膝关节是人体最复杂的关节，其骨性结构由股骨远端、胫骨近端和髌骨构成。膝关节缺乏球与窝，仅胫骨内、外髁关节面轻度凹陷。缺乏骨结构的自然稳定性，关节的稳定主要靠周围软组织来维持。

膝关节囊宽阔松弛，各部厚薄不一，周围有许多韧带。主要有前方的髌韧带，两侧的胫侧副韧带及腓侧副韧带，可防止膝关节向前及侧方移动。关节腔内有前、后交叉韧带，可防止胫骨的前、后移位。膝部前方有股四头肌，外侧有股二头肌，髂胫束止于腓骨小头等，其中尤以股四头肌及内侧韧带对稳定膝关节起重要作用（图11-5）。

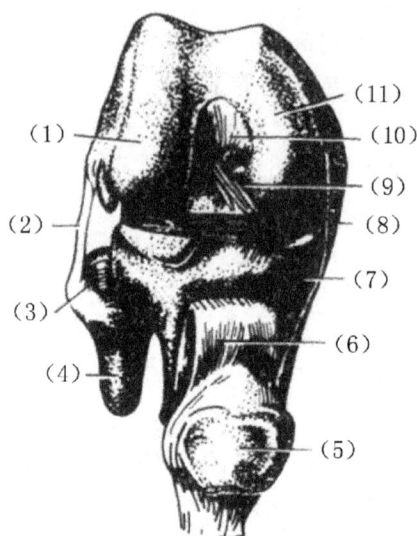

(1)外侧髁;(2)腓侧副韧带;(3)腓骨头韧带;(4)腓骨;(5)髌骨;(6)髌韧带;
(7)胫侧副韧带;(8)膝横韧带;(9)前交叉韧带;(10)后交叉韧带;(11)内侧髁

图 11-5　膝关节及其周围结构

膝关节后方的腘窝内,由浅入深走行有胫神经、腘静脉及腘动脉,在膝关节脱位时,上述血管神经有可能受到损伤。

膝关节的稳定性,主要依靠关节周围坚强的软组织来维持,在遭受强大暴力发生脱位时,可并发关节周围软组织损伤,甚至出现骨折及血管神经损伤。当合并腘动脉损伤时,若诊治不当,有导致下肢截肢的危险,必须高度重视。

一、病因病机

膝关节脱位多由强大的直接暴力或间接暴力引起,以直接暴力居多。如从高处跌下、车祸、塌方等暴力直接撞击股骨下端或胫骨上端而致脱位。

(一)脱位类型

如图 11-6 所示。

1.前脱位

膝关节屈曲时,外力由前方作用于股骨下端,或外力由后向前作用于胫骨上端,使胫骨向前移位。

2.后脱位

当屈膝时,暴力由前向后作用于胫骨上端,使其向后移位。这类脱位较少见,但损伤极为严重。由于膝关节内侧关节囊与内侧副韧带和胫骨、股骨内侧紧密相连,故有限制后脱位的作用,另外,伸膝装置也有同样的限制作用。故膝关节后脱位时,必然合并严重的交叉韧带、内侧副韧带、内侧关节囊的撕裂伤,并可能发生肌腱断裂及髌骨撕脱骨折。同时,也常并发腓总神经损伤。

3.外侧脱位

强大外翻暴力或外力直接由外侧作用于股骨下端,而使胫骨向外侧移位。

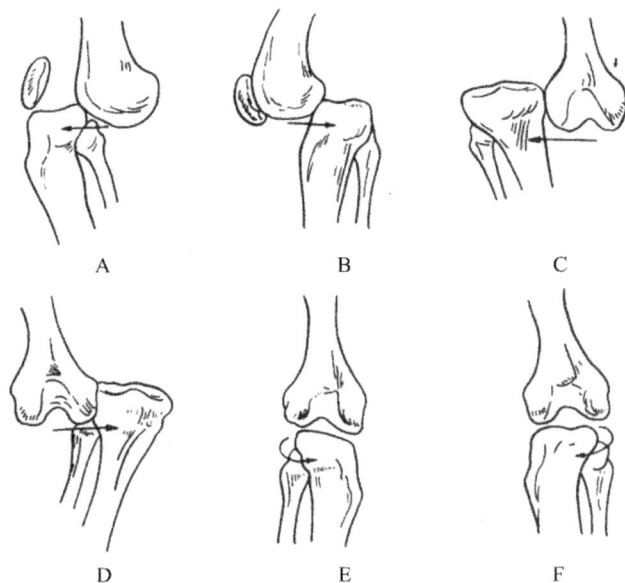

图 11-6　膝关节脱位

A.前脱位;B.后脱位;C.外侧脱位;D.内侧脱位;E、F.旋转脱位

4.内侧脱位

强大外力由外侧作用于胫腓骨上端,使胫骨向内侧脱位。

5.旋转脱位

为旋转暴力所引起,多发生在膝关节微屈位,小腿固定,股骨头发生旋转,迫使膝关节承受扭转压力而产生膝关节旋转脱位。这种旋转脱位可因位置不同分为前内、前外、后内、后外 4 种类型,以向后外侧脱位居多。

(二)并发症

1.关节囊损伤

关节脱位时,多伴有关节囊撕裂。如外侧脱位时,关节囊及内侧副韧带断裂后嵌入关节内,可造成手法复位困难。后外侧旋转脱位时,股骨外髁可被关节囊纽扣状裂口卡住影响复位。

2.韧带损伤

可见有前、后交叉韧带,内、外侧副韧带,髌韧带的损伤,这些韧带损伤可单独发生,也可合并出现。韧带损伤后,影响关节的稳定性。

3.肌腱损伤

脱位时,膝关节周围肌腱,如腘绳肌、腓肠肌、股四头肌、腘肌等会有不同程度损伤。

4.骨折

(1)肌腱、韧带附着部的撕脱骨折。如胫骨结节、胫骨髁间嵴、股骨髁、胫骨髁撕脱骨折。

(2)挤压骨折。如内、外侧脱位时,合并对侧胫骨平台挤压骨折。

5.半月板损伤

脱位时,可合并内外侧半月板不同程度损伤。

6.血管损伤

脱位后可造成腘动脉、静脉的损伤,轻者为血管受压狭窄,供血下降;重则血管内膜撕裂形成动脉栓塞,引起肢端缺血坏死,甚至动脉断裂,膝以下组织血供中断,腘窝部大量出血而形成巨大血肿,出血后向下流入小腿筋膜间隔,加重膝以下缺血,处理不及时,可导致肢体坏死而截肢。

7.神经损伤

脱位后,神经受压迫或牵拉,重者出现挫伤及撕裂伤。神经损伤后,出现支配区肌肉运动及皮肤感觉功能障碍。

二、诊断要点

(一)症状体征

有严重外伤史,伤后膝关节剧烈疼痛、肿胀、功能丧失。不全脱位者,由于胫骨平台和股骨髁之间不易交锁,脱位后常自行复位而没有畸形。完全脱位者,患膝明显畸形,下肢缩短,筋肉在膝部松软堆积,可出现侧方活动与弹性固定,在患膝的前、后或侧方可摸到脱出的胫骨上端与股骨下端。

前、后交叉韧带断裂时,抽屉试验阳性;内外侧副韧带断裂时,侧向试验阳性。值得注意的是,韧带损伤早期难以做出正确判断,因脱位早期关节肿痛,肌肉紧张,影响上述检查结果的真实性。如有血管损伤迹象时,上述试验被视为禁忌,可在病情稳定或闭合复位数天后复查。

血管损伤的主要体征是足背动脉、胫后动脉无搏动,足部温度降低,小腿与足趾苍白,足趾感觉减退,腘部进行性肿胀。即使足部动脉可触及和足部温暖,绝不能排除血管损伤,足趾感觉消失是明确的缺血征象。此外,膝以下虽温暖,但动脉搏动持续消失,亦有动脉损伤的可能。

腓总神经损伤时,可见胫前肌麻痹,足下垂,踝及足趾背伸无力,小腿与足背前外侧皮肤感觉减弱或消失。注意区分神经本身损伤和缺血所致损伤。

(二)辅助检查

1.X线片检查

膝关节正、侧位片可明确脱位的类型及有无骨折。

2.CT、MRI检查

CT对股骨髁、胫骨髁间嵴、胫前平台骨折的显示优于X线平片,有时可发现X线片上表现不明显的骨折。MRI对韧带及半月板损伤诊断有帮助。

3.关节镜检查

可在直视下了解前后交叉韧带、关节囊及半月板的损伤情况。

4.多普勒及血管造影

当有血管损伤征象时,需要血管超声多普勒或动脉造影检查。有专家建议,对前、后交叉韧带同时断裂的脱位,无论有无真正的脱位表现,均应行多普勒和动脉造影,尤其是后脱位患者,至少先做多普勒检查,必要时再进一步进行动脉造影,以免造成不可挽救的后果。

5.肌电图检查

有神经损伤者,肌电图检查可进一步了解神经损伤的具体情况。

三、治疗方法

(一)整复固定方法

1.手法复位外固定

膝关节脱位属急症,一旦确诊,应在充分麻醉下及早手法复位。

（1）整复方法：患者取仰卧位，一助手用双手握住患侧大腿，另一助手握住患侧踝部及小腿做对抗牵引，保持膝关节半屈伸位置。术者用双手按脱位的相反方向推挤或提托股骨下端与胫骨上端，如有入臼声，畸形消失，即表明已复位。复位后，将膝关节轻柔屈伸数次，检查关节间是否完全吻合，并可理顺被卷入关节间的关节囊、韧带和移位的半月板。

（2）固定方法：脱位整复后，可用长腿石膏托将膝关节固定在20°～30°中立位，固定6～8周。禁止伸直位固定，以免加重血管神经损伤。适当抬高患肢，以利消肿。外固定期间应注意观察伤肢肿胀情况及外固定松紧、位置，及时调整。注意观察患肢末梢血运、感觉、运动功能，发现异常，及时处理。

2.手术治疗

（1）适应证：①韧带、肌腱或关节囊嵌顿，手法难以复位者。②严重半月板损伤者。③合并骨折、韧带、血管及神经损伤者。

（2）手术方法：①切开复位，将关节囊纽扣状裂口纵向延长，使股骨髁还纳，同时修复关节囊、韧带、肌腱，清理关节内软骨碎屑，对严重损伤的半月板给予修复。②切开复位内固定，合并髁部骨折者，应及时手术撬起塌陷的髁部，并以螺栓、拉力螺钉或特制的"T"形钢板固定，否则骨性结构紊乱带来的关节不稳定将在后期给患者造成严重后遗症。③韧带修复、重建，需掌握修复的时机和范围。全面的韧带修复，只有在肯定无血管合并症时才可急性期进行。如有血管损伤或血运障碍，不应在急性期修复，可进行二期修复或重建。④血管探查及修复术，有血管损伤时，应毫不迟疑地进行手术探查、修复，不能只切除腘动脉血栓或结扎动脉，否则有肢体坏死而截肢可能。目前主张利用大隐静脉修复腘动脉，同时处理损伤的腘静脉，并同期进行筋膜切开术。⑤神经探查及修复术，一般不必立即处理，在血运改善后神经功能随之改善者，可继续观察治疗，3个月后如无恢复，可进行二期手术探查、修复。对确有神经撕裂者，则应及早修复。

（二）药物治疗

初期以活血化瘀，消肿止痛为主，服用桃红四物汤加牛膝、延胡索、川楝子、泽泻、茯苓或服用跌打丸等；中后期选用强筋壮骨的正骨紫金丹或健步虎潜丸。脱位整复后，早期可外敷消肿止痛膏；中期可用消肿活血汤外洗以活血舒筋；后期可用苏木煎熏洗以利关节。若有神经损伤，早期内服药中可加全虫、白芷；后期宜益气通络，祛风壮筋，服用黄芪桂枝五物汤加续断、五加皮、桑寄生、牛膝、全虫、僵蚕、制马钱子等。

（三）功能康复

复位固定后，即可做股四头肌舒缩及踝、趾关节屈伸练习。4～6周后，可在外固定下，进行扶双拐不负重步行锻炼，8周后可解除外固定。先在床上练习膝关节屈伸，待股四头肌力量恢复及膝关节屈伸活动等稳定以后，才可逐步负重行走。

四、术后康复及护理

康复有赖于手术执行的情况和外伤的程度。在伤后3～5天进行关节内修复和重建关节结构时，如果固定时间长于3～5天，可能会产生严重的关节纤维化。在非手术治疗时，仅靠物理治疗的方法难以恢复关节活动度，应该直接在麻醉下进行手法活动。不同的手术设计需要不同的康复手段，早期的PCL修复术可在铰链膝支架保护下很快恢复关节活动度，这样下一阶段的ACL重建通常可在6周内进行。当进行急性手术时，PCL重建需进行早期积极的关节活动练习，密切观察患者以确保能完全伸直且屈曲度逐渐改进。不推荐在PCL重建后用缓慢的活动度练习手段,且对于行急性或亚急性膝关节脱位的重建是不适合的。必须制定积极的关节活动度练习,但在任何进行自体同侧中 1/3 髌腱重建时,均需要严密监测。

（郝晓霞）

第十二节　膝关节交叉韧带损伤

一、概述

交叉韧带位于膝关节内,分为前交叉韧带和后交叉韧带。与内外侧副韧带和关节囊韧带共同构成关节囊网,成为维持关节稳定的基本结构。前交叉韧带自胫骨前窝斜向外后上方,止于股骨外髁内侧面的后部。后交叉韧带自胫骨髁间后窝斜向内前上方,止于股骨内髁的外侧面,交叉韧带损伤是指交叉韧带的连续性、完整性的破坏和中断。

二、治疗原则

(一)非手术治疗

适应于交叉韧带部分断裂、超限拉长的患者,主要采取石膏固定,肌力练习。

(二)手术治疗

手术治疗包括交叉韧带修补缝合、紧缩、重建和移植。

三、护理措施

(一)体位

协助患者取舒适卧位。

(二)入院评估

了解生活习惯,详细询问病史,做好记录。

(三)石膏固定者的病情观察

单纯石膏固定者,固定膝关节于伸直位置后,密切观察伤肢末梢血液循环、活动、感觉、运动。观察石膏的松紧度是否合适,遇有伤肢末梢发凉,颜色发紫及足部肿胀明显时,报告医师,做好处理。

(四)加压包扎者的病情观察

行手术治疗患者在指导其练习床上大小便。抬高患肢,密切观察患肢的血液循环、活动、感觉情况。观察伤口渗血以及引流管通畅情况。加压包扎者观察包扎伤口绷带的松紧度是否合适,避免过紧时引起下肢肿胀,影响血液循环,或造成腓总神经损伤。

四、功能锻炼

石膏干燥后应指导石膏固定者行股四头肌的收缩锻炼和踝关节的屈伸锻炼。主动股四头肌、腘绳肌的收缩锻炼,每天 2 次,每次 5～10 分钟。伤口愈合后,被动做患肢髌骨的推移训练,每天2 次,每次 5～10 分钟。膝关节活动度在 2 周内逐渐至 60°～90°。

五、出院指导

(1)告知功能锻炼的重要性,取得患者配合,积极坚持行被动屈伸练习。

(2)指导患者正确的步态,正确的扶拐,扶单拐时,健侧扶拐。

(3)石膏、支具固定的患者应根据医嘱,复查调整。

(4)整个锻炼过程应循序渐进,不可过度。

（郝晓霞）

第十三节　股骨颈骨折

一、基础知识

(一)解剖生理

1.内倾角

股骨颈指股骨头下至粗隆间的一段较细部,股骨颈与股骨干相交处形成夹角称颈干角,又名内倾角。正常成人颈干角为 $125°\sim135°$,平均为 $127°$,幼儿可达 $150°$,若小于 $125°$ 为髋内翻,大于 $135°$ 为髋外翻。内翻时股骨颈变短,大粗隆位置升高,沿大粗隆顶端向内的水平线高于股骨头凹,内、外翻均可引起功能障碍,影响正常步态。但临床多发生髋内翻畸形,股骨颈骨折治疗时应注意恢复正常的颈干角。

2.前倾角

下肢中立位时,股骨头与股骨干还在同一冠状面上,股骨头居前,因而股骨颈向前倾斜与股骨干之冠状面形成一个夹角,称前倾角。新生儿为 $20°\sim40°$,随年龄增长而逐渐减小,成人为 $12°\sim15°$。股骨上端大部分为松质骨,股骨颈近乎中空。股骨头表层有 $0.5\sim1.0$ cm 的致密区,股骨颈内侧骨皮质最为坚厚,称股骨距。因此当股骨颈骨折进行内固定时,理想的位置是靠近内侧皮质深达股骨头表层的致密区,固定最为牢固。

3.血液供应

股骨头、颈供血较差,其主要供血来源有三。

(1)关节囊支为股骨头、颈的主要供血来源,来自由股动脉发出的旋股内动脉,分成上、下干骺端动脉,分别由上、下方距股骨头软骨缘下 0.5 cm 处,经关节囊进入股骨头,彼此交通形成血管网。

(2)网韧带支来自闭孔动脉的髋臼支,沿圆韧带进入股骨头,供血范围较小,仅供股骨头内下方不到 1/3 的范围,但为儿童生长期的重要血供来源。

(3)骨干营养支在儿童期不穿过骺板,在成年一般也只达股骨颈,仅小部分与关节囊支有吻合,故当股骨颈骨折或股骨头脱位时,均可损伤关节囊支和圆韧带支而影响血液供应,导致骨折愈合迟缓或不愈合,甚或发生股骨头缺血性坏死。

(二)病因

股骨颈骨折多发于老人,平均年龄在 60 岁以上。由于老人肾气衰弱,股骨颈骨质疏松、脆弱,不需太大外力即可造成骨折。骨折多为间接外力引起,如平地滑倒,大粗隆部着地;或下肢于固定情况下,躯体猛烈扭转;或自高坠下足跟着地时沿股骨纵轴的冲击应力,均可引起股骨颈骨折。而青壮年的股骨颈骨折,多由严重损伤引起,如工、农业和交通事故,或由高处跌坠等引起,偶有因过量负重、行走过久而引起的疲劳性骨折。

(三)分型

股骨颈骨折,从不同方面有多种分型方法,而正确的分型对指导治疗和预后都有很重要的意义。

(1)按外力作用方向和损伤机制,可分为内收型和外展型:①内收型骨折骨折移位大时将严重损伤关节囊血管,使骨折愈合迟缓,股骨头缺血坏死率增高。②外展型骨折骨折比较稳定,血液循环破坏少,愈合率高,预后较好。

(2)按骨折移位程度,分为有移位型骨折和无移位型骨折。

(3)按骨折部位,可分为头下型、颈型和基底型三种,以颈型最多,头下型次之,基底型多见于儿童。前两型骨折部位均在关节囊内,故又称囊内骨折;后一型的骨折部位在关节囊外,故又称囊外骨折。

(4)按骨折线倾斜度可分为稳定型和不稳定型。

(5)按骨折时间可分为新鲜型和陈旧型,一般以骨折在三周以内者为新鲜性骨折,若骨折后由于某种原因失治或误治,超过三周者为陈旧性骨折。

除以上各型外,还有因负重过度、长久行走而引起的股骨颈疲劳性骨折。

(四)临床表现

1.肢体功能障碍

虽因不同类型而有很大差异,但都有程度不等的功能受限。无移位的线形或嵌插型骨折,伤后尚可站立或勉强行走,特别是疲劳性骨折,能坚持较长时间的劳动。

2.肿胀

在不同类型的股骨颈骨折中,差异很大。关节囊内骨折多无明显肿胀和瘀斑,有些可在腹股沟中点出现小片瘀斑。外展嵌插型骨折也无明显肿胀,股骨颈基底部骨折多有明显肿胀,甚或可沿内收肌向下出现大片瘀血斑。

3.畸形

在不同类型的股骨颈骨折中,差异很大。无移位骨折,外展嵌插型骨折和疲劳性骨折的早期,均无明显畸形。而有移位的内收型骨折和股骨颈基底部骨折,多有明显畸形。

4.疼痛

腹股沟中点部的压痛,大粗隆部的叩击痛,沿肢体纵轴的推、顶、叩击、扭旋等的疼痛和大腿滚动试验阳性,为股骨颈骨折所共有。

二、治疗原则

(一)新鲜股骨颈骨折的治疗

1.无移位或外展嵌插型骨折

无须整复,卧床休息和限制活动即可。患肢外展30°,膝下垫枕使髋、膝关节屈曲30°~40°位,大粗隆部外贴止痛膏,挤砖法固定维持体位。也可于上述体位下采用皮肤牵引,以对抗肌肉收缩,预防骨折移位。一般牵引6~8周,骨折愈合后,可扶拐下床进行不负重活动。

2.内收型股骨颈骨折

临床上最多见的一种,治疗比较困难,不愈合率和股骨头坏死率也较高。为提高治愈率,减少并发症,在全身情况允许的情况下,应尽早整复固定,常用的固定方法为经皮进行三根鳞纹钉内固定。术后置患肢于外展30°中立位,膝关节微屈,膝下垫软枕或其他软物,固定3～4周,可下床扶拐不负重行走。

(二)陈旧性股骨颈骨折的治疗

可根据不同情况,采取下述方法处理。

(1)骨折时间在1个月左右,可先用胫骨结节或皮肤牵引,1周后拍X线片检查。若仍未完成复位者,可实行"牵拉推挤内旋外展"手法复位。复位后进行鳞纹针经皮内固定,4周后可扶拐下床不负重活动。

(2)骨折时间在2～3个月者,可进行股骨髁上牵引,1～2周拍X线片检查。若复位仍不满意者,可辅以手法矫正残余错位,然后进行鳞纹针固定术,3～4周后扶拐下床不负重活动。

(3)若骨折日久,折端上移,吸收均较严重,骨折不易愈合并有股骨头坏死的可能者,或陈旧性股骨颈骨折不愈合者,可以采用鳞纹针固定加股骨颈植骨手术。植骨方法多采用带肌蒂骨瓣或带血管蒂骨瓣,如股方肌骨瓣移植或带旋髂深血管的髂骨瓣移植较为常用,以改善局部血供,有利于骨折愈合和股骨头复活。

三、护理

(一)护理要点

(1)股骨颈骨折多见于老年人,感觉及反应都比较迟钝,生活能力低下,并且有不少老年人合并有其他疾病,如心脏病、高血压、糖尿病、脑血栓、偏瘫、失语、大小便失禁、气管炎、哮喘等。因此,护理人员首先应细致地观察、了解病情,给予及时适当的治疗和护理,同时要加强基础护理,预防肺炎、泌尿系统感染、压疮等并发症的发生。

(2)鳞纹钉内固定术后,应严密观察患者体位摆放是否正确,正确的体位应保持患肢外展中立位,严禁侧卧、患肢内收、外旋、盘腿坐,以防鳞纹钉移位。

(3)陈旧性股骨颈骨折进行"带血管骨瓣移植术"后,4周内禁止患者坐起,以防骨瓣、血管蒂脱落。伤口置负压引流管的患者,应注意观察引流液的量、颜色、性质,以及时发现出血的速度及量,为治疗提供依据。

(二)护理问题

(1)疼痛。

(2)肿胀。

(3)应激的心理反应。

(4)有发生意外的可能。

(5)营养不良。

(6)生活自理能力下降。

(7)失眠。

(8)伤口感染。

(9)有发生并发症的可能。

(10)食欲缺乏。

（11）不能保持正确体位。

（12）功能锻炼主动性差。

（13）移植的骨瓣和血管有脱落的可能。

（14）股骨头置换有脱位的可能。

（三）护理措施

（1）一般护理措施：①创伤骨折、外固定过紧、压迫、伤口感染等均可引起疼痛，针对引起疼痛的不同原因对症处理，对疼痛严重而诊断已明确者，在局部对症处理前可应用吗啡、哌替啶等镇痛药物，减轻患者的痛苦。②适当抬高患肢，如无禁忌应尽早恢复肌肉、关节的功能锻炼，促进损伤局部血液循环，以利于静脉血液及淋巴液回流，防止、减轻或及早消除肢体肿胀。③突然的创伤刺激的较重的伤势，可能会遗留较严重的肢体功能障碍或丧失，患者会有焦虑、恐惧、忧郁、消沉、悲观失望等应激的心理反应，要有针对性地进行医疗卫生知识宣教，及时了解患者的思想情绪波动，通过谈心、聊天，有的放矢地进行心理护理。④有些骨折及老年患者合并有潜在的心脏病、高血压、糖尿病等疾病，受到疼痛刺激后，可能诱发脑血管意外、心肌梗死、心搏骤停等意外的发生，应予以密切观察，以防发生意外。⑤加强营养，提高机体的抗病能力，对严重营养缺乏的患者可从静脉补充脂肪乳剂、氨基酸、人血清蛋白等。⑥股骨颈骨折因牵引、手术或保持有效固定的被迫体位，长期不能下床，导致生活自理能力下降。应从生活上关心体贴患者，以理解宽容的态度主动与患者交往，了解生活所需，尽量满足患者的要求，并引导患者做一些力所能及的事，以助于锻炼和增强信心。同时告诫患者力所不及的事不要勉强去做，以免影响体位引起骨折错位。⑦因疼痛、恐惧、焦虑、对环境不熟悉、生活节奏被打乱等常导致患者失眠，应同情、关心、体贴患者，消除影响患者情绪的不良因素，使患者尽快适应医院环境。避免一切影响患者睡眠的不良刺激，如噪声、强光等，为患者创造一个安静舒适的优良环境，鼓励患者适当娱乐，分散患者对疾病的注意力。⑧注意观察伤口情况，伤口疼痛的性质是否改变，有无红肿、波动感。对于伤口污染或感染严重的，应根据情况拆除缝线、敞开伤口、中药外洗、抗生素湿敷等。同时定期细菌培养，合理有效使用抗生素，积极控制感染。⑨保持病室空气新鲜，温湿度适宜，定期紫外线消毒，预防感染。鼓励患者做扩胸运动、深呼吸、拍背咳痰、吹气球等，以改善肺功能，预防发生坠积性肺炎。保持床铺平整、松软、清洁、干燥、无皱褶、无渣屑。经常为患者温水擦浴，保持皮肤清洁。每天定时按摩骶尾部、膝关节、足跟等受压部位，预防压疮发生。督促患者多饮水，便后清洗会阴部，预防泌尿系统感染。多食新鲜蔬菜和水果，以防发生胃肠道感染和大便秘结。鼓励患者及早进行正确的活动锻炼，如肌肉的等长收缩、关节活动，辅以肌肉按摩，指导髌骨以及关节的被动活动，以促进血液循环，维持肌力和关节的正常活动度，以防止发生肌肉萎缩、关节僵硬、骨质疏松等并发症。

（2）老年患者胃肠功能差，常发生紊乱：损伤早期，因情绪不佳，肝失条达，横逆反胃，往往导致消化功能减弱。导患者食素淡可口、易消化吸收的软食物，如米粥、面条、藕粉、青菜、水果等，忌食油腻或不易消化的食物，同时要注意色、香、味俱全，以提高患者食欲。深入病房与之亲切交谈，进行思想、情感上的沟通，使患者心情舒畅、精神愉快。做好口腔护理、保持口腔清洁。加强功能锻炼，在床上进行一些力所能及的活动，促进消化功能恢复。必要时，少食多餐，口服助消化的药物，以利消化。

（3）骨折整复后，要求患者被动体位，且时间较长，老年患者因耐受力差等因素，往往不能保持正确体位。可向患者讲解股骨颈的生理解剖位置，说明保持正确体位的重要性和非正确体位会出现的不良后果,以取得患者积极合作。患者应保持患肢外展中立位(内收型骨折外展 20°～30°,外展型骨折外展 15°左右即可),忌侧卧、盘腿、内收、外旋,以防鳞纹钉移位,造成不良后果。老年患者因皮下脂肪较薄,长时间以同一姿势卧床难免不适,因此应保持床铺清洁平整、干燥,硬板床上褥子应厚些,并经常按摩受压部位,同时可协助患者适当半坐位,避免时间过长,以减轻不适。抬高患肢,以利消肿止痛。必要时穿丁字鞋,两腿之间放一枕头,以防患肢外旋、内收。

(4)由于对功能锻炼的目的不甚了解,甚至误认为功能锻炼会影响骨折愈合和对位,老年患者体质差,懒于活动等因素可导致功能锻炼主动性差。向患者说明功能锻炼的目的及意义,打消思想顾虑,使其主动进行功能锻炼,配合治疗和护理。督促和指导患者功能锻炼,使其掌握正确的功能锻炼方法,如股四头肌的等长收缩,踝、趾关节的自主运动。同时应给患者经常推拿、按摩髌骨,以防肌肉萎缩,髌骨粘连,膝、踝关节强直等。功能锻炼应循序渐进,量力而行,以不感到疲劳为度。患者下床活动时,应指导患者正确使用双拐,患肢保持外展、不负重行走,2～3 个月摄 X 线片复查后,再酌情负重行走。

(5)移植的骨瓣和血管束在未愈合的情况下,如果髋关节活动度过大或患肢体位摆放不正确,均有造成脱落的可能。术后 4 周内患者保持平卧位,禁止坐起和下床活动。患肢需维持在外展 20°～30°中立位,禁止外旋、内收。术后 4～6 周后,移植的骨瓣和血管束已部分愈合,方可鼓励和帮助患者坐起并扶拐下床做不负重活动。待 3 个月后拍 X 线片检查,再酌情由轻到重进行负重行走。

(6)护理搬动方法不当、早期功能锻炼方法不正确、患者个体差异等因素均可造成所置换股骨头脱位的可能。了解患者的手术途径、关节类型,以便做好术后护理,避免关节脱位。术后应保持患肢外展中立位,必要时穿防外旋鞋,以防外旋引起脱位。搬动患者时需将髋关节及患肢整个托起,指导患者将患肢保持水平位,防止内收及屈髋,避免造成髋脱位。鼓励患者尽早进行床上功能锻炼,并使其掌握正确的功能锻炼方法,即在术后疼痛消失后,在床上锻炼股四头肌、臀肌,足跖屈、背伸等,以增强髋周围的肌肉力量,固定股骨头,避免过早进行直腿抬高活动。如发生髋关节脱位,应绝对卧床休息,制动,以防发生血管、神经损伤,然后酌情处理。

(郝晓霞)

第十四节　股骨干骨折

股骨干骨折是指由小转子下至股骨髁上部位骨干的骨折。

一、病因与发病机制

由强大的直接暴力或间接暴力所致,多见于 30 岁以下的男性。直接暴力可引起横形或粉碎形骨折,间接暴力多为坠落伤,可引起斜形骨折或螺旋形骨折。

二、临床表现

股骨干骨折后出血多,当高能损伤时,软组织破坏,出血和液体外渗,肢体明显肿胀。常导致低血容量性休克。患侧肢体短缩、成角、旋转和功能障碍,可有骨擦感。如果损伤腘窝血管和神经,可出现远端肢体的血液循环、感觉、运动功能障碍。常见的并发症有低血容量性休克、脂肪栓塞综合征、深静脉血栓、创伤性关节炎等。

三、实验室及其他检查

X线正侧位摄片应包括其近端的髋关节和远端的膝关节。骨折早期进行血气监测,可监测脂肪栓塞的发生。

四、诊断要点

根据受伤史及受伤后患肢缩短、外旋畸形,X线正侧位片可明确骨折的部位和类型。

五、治疗要点

(一)儿童股骨干骨折的治疗

3岁以下儿童股骨干骨折常用Bryant架行双下肢垂直悬吊牵引。牵引重量以臀部稍悬空为宜。牵引时间为3~4周。由于儿童骨骼愈合塑形能力强,骨折断端即使重叠1~2 cm,轻度向前、外成角是可以自行纠正的。但不能有旋转畸形。

(二)成人股骨干骨折的治疗

一般采用骨牵引,持续股骨髁上或胫骨结节骨牵引,直到骨折临床愈合,一般需6~8周。牵引过程中要复查X线,了解复位情况。非手术治疗失败或合并有神经、血管损伤或伴有多发性损伤不宜卧床过久的老年人可采用切开复位内固定,钢板、螺钉、带锁髓内针固定。

六、护理要点

(一)牵引的护理

小儿垂直悬吊牵引时,经常触摸患儿足部温度、颜色及足背动脉的搏动情况,以防血液循环障碍及皮肤破损。为有效产生反牵引力,注意牵引时臀部要离开床面,两腿牵引重量要相等。成人牵引时要抬高床尾,保持牵引力方向与股骨干纵轴成直线。定期测量下肢长度和力线以保持有效牵引。骨牵引针处每天消毒,严禁去除血痂。注意检查足背伸肌功能。腓骨头处加垫软垫,以防腓总神经受损伤。防止发生压疮。

(二)功能锻炼

1.小儿骨折

炎性期卧床进行股四头肌的静力收缩。骨痂形成期,患儿从不负重行走过渡到负重行走。骨痂成熟期,由部分负重行走过渡到完全负重行走。

2.成人骨折

除疼痛减轻后进行股四头肌等长收缩外,还要练习踝关节、足关节等小关节的活动。去除外固定后,可进行行走训练,适应下床行走后,逐渐进行负重行走。

（郝晓霞）

第十五节 股骨粗隆间骨折

一、基础知识

(一)解剖生理

股骨粗隆间骨折也叫转子间骨折,是指发生在大小粗隆之间的骨折。股骨大粗隆呈长方形,罩于股骨颈后上部,它的后上面无任何结构附着,由直接暴力引起骨折机会较大。小粗隆在股骨干之后上内侧,在大粗隆平面之下,髂腰肌附着其上。股骨粗隆部的结构主要是骨松质,老年时变得脆而疏松,易发生骨折,其平均年龄较股骨颈骨折还要高。骨折多沿粗隆间线由外上斜向小粗隆,移位多不大。由于该部周围有丰富的肌肉层,血运丰富,且骨折的接触面大,所以容易愈合,极少发生不愈合或股骨头缺血性坏死。但复位不良或负重过早常会造成畸形愈合,较常见的为髋内翻,并由于承重线的改变,可能在后期引起患侧创伤性关节炎。

(二)病因

股骨粗隆间骨折多为间接外力损伤,好发于 65 岁以上老人,由于年老肝肾衰弱,骨质疏松变脆,关节活动不灵,应变能力较差,突遭外力身体失去平衡,仰面或侧身跌倒,患肢因过度外旋或内旋,或内翻而引起;或下肢于固定情况下,上身突然扭旋,以及跌倒时大粗隆与地面碰撞等扭旋、内翻和过伸综合伤所致。

(三)分型

股骨粗隆间骨折,根据损伤机制、骨折线的走行方向和骨折的局部情况,可分为顺粗隆间型、反粗隆间型和粉碎性骨折三种,其中以顺粗隆间型骨折最为多见。根据骨折后的移位情况,可分为无移位型和移位型两种,而无移位型骨折较为少见。根据受伤时间长短,可分为新鲜性和陈旧性骨折两种。

(四)临床表现

肿胀、疼痛、功能受限,有些可沿内收大肌和阔筋膜张肌向下、后出现大片瘀血斑,患肢可有程度不等的短缩,多有明显外旋畸形。X 线检查可明确骨折的类型和移位程度。

二、治疗原则

(一)无移位骨折

无须整复,只需在大粗隆部外贴接骨止痛的消定膏,患肢固定于 30°～40°外展位,或配合皮牵引。6 周左右骨折愈合后,可扶拐下床活动。

(二)顺粗隆间型骨折

手法整复,保持对位,以 5 kg 重量皮肤或胫骨结节牵引,维持患肢于 45°外展位,8 周后酌情去除牵引,扶拐下床活动。此型骨折也可用外固定器固定,固定后根据患者全身情况,2 周后下床扶拐活动,3 个月后 X 线检查骨折愈合后,去除固定。

(三)粉碎性粗隆间骨折

手法复位后以胫骨结节或皮肤牵引,维持肢体于外展 45°位 8～10 周,骨折愈合后去除牵引,扶拐下床活动。

(四)反粗隆间型骨折

手法复位后采用股骨髁上或胫骨结节牵引,以 5～8 kg 重量为宜,维持肢体于外展 45°位,固定 10 周左右,骨折愈合后去除牵引,扶拐下床活动。

(五)陈旧性粗隆间骨折

骨折时间为 1 个月左右,全身情况允许,可在麻醉下进行手法复位,用胫骨结节或股骨髁上牵引,重量为6～8 kg,维持患肢外展 45°位,6～8 周骨折愈合后,去除牵引,扶拐下床活动。

三、护理

(一)护理要点

1.股骨粗隆间骨折

多见于老年人,感觉及反应都比较迟钝,生活能力低下,并且有不少老年人合并有其他疾病,如心脏病、高血压、糖尿病、脑血栓、偏瘫、失语、大小便失禁、气管炎、哮喘。因此,护理人员首先应细致地观察、了解病情,给予及时适当的治疗和护理,同时要加强基础护理,预防肺炎、泌尿系统感染、压疮等并发症的发生。

2.牵引固定

应严密观察患者体位摆放是否正确,应保持患肢外展中立位,切忌内收,保持有效牵引。

(二)护理问题

有发生髋内翻的可能。

(三)护理措施

1.一般护理措施

(1)创伤骨折、外固定过紧、压迫、伤口感染等均可引起疼痛,针对引起疼痛的不同原因对症处理,对疼痛严重而诊断已明确者,在局部对症处理前可应用吗啡、哌替啶、布桂嗪等镇痛药物,减轻患者的痛苦。

(2)适当抬高患肢,如无禁忌应及早恢复肌肉、关节的功能锻炼,促进损伤局部血液循环,以利于静脉血液及淋巴液回流,防止、减轻或及早消除肢体肿胀。

(3)突然的创伤刺激及较重的伤势,可能会遗留较严重的肢体功能障碍或丧失,患者会有焦虑、恐惧、忧郁、消沉、悲观失望等应激的心理反应,要有针对性地进行医疗卫生知识宣教,及时了解患者的思想情绪波动,通过谈心、聊天,有的放矢地进行心理护理。

(4)有些骨折的老年患者合并有潜在的心脏病、高血压、糖尿病等疾病,受到疼痛刺激后,可能诱发脑血管意外、心肌梗死、心搏骤停等意外的发生,应予以密切观察,以防发生意外。

(5)加强营养,提高机体的抗病能力,对严重营养缺乏的患者可从静脉补充脂肪乳剂、氨基酸、人血清蛋白等。

(6)股骨粗隆间骨折因牵引、手术或保持有效固定的被迫体位,长期不能下床,导致生活自理能力下降。应从生活上关心体贴患者,以理解宽容的态度主动与患者交往,了解生活所需,尽量满足患者的要求,并引导患者做一些力所能及的事,以助于锻炼和增强信心,并告诫患者力所不及的事不要勉强去做,以免影响体位,引起骨折错位。

(7)因疼痛、恐惧、焦虑、对环境不熟悉、生活节奏被打乱等常导致患者失眠,应同情、关心、体贴患者,消除影响患者情绪的不良因素,使患者尽快适应医院环境。避免一切影响患者睡眠的不良刺激,如噪声、强光等,为患者创造一个安静舒适的优良环境,鼓励患者适当娱乐,分散患者对疾病的注意力。

(8)注意观察伤口情况,伤口疼痛的性质是否改变,有无红肿、波动感。对于伤口污染或感染严重的,应根据情况拆除缝线敞开伤口、中药外洗、抗生素湿敷等。定期细菌培养,合理有效使用抗生素,积极控制感染。

(9)保持病室空气新鲜,温湿度适宜,定期紫外线消毒,预防感染。鼓励患者做扩胸运动、深呼吸、拍背咳痰、吹气球等,以改善肺功能,预防发生坠积性肺炎。保持床铺平整、松软、清洁、干燥、无皱褶、无渣屑。经常为患者温水擦浴,保持皮肤清洁。每天定时按摩骶尾部、膝关节、足跟等受压部位,预防压疮发生。督促患者多饮水,便后清洗会阴部,预防泌尿系统感染。多食新鲜蔬菜和水果,以防发生胃肠道感染和大便秘结。鼓励患者及早进行正确的活动锻炼,如肌肉的等长收缩、关节活动,辅以肌肉按摩,指导髌骨以及关节的被动活动,以促进血液循环、维持肌力和关节的正常活动度,以防止发生肌肉萎缩、关节僵硬、骨质疏松等并发症。

2.股骨粗隆间骨折的特殊护理

(1)早期满意的整复和有效固定是防止发生髋内翻畸形的关键。因此,在整复对位后应向患者说明保持正确体位的重要性和必要性,以取得他们的配合。

(2)保持患肢外展、中立位,切忌内收,保持有效牵引,预防内收肌牵拉引起髋内翻畸形。

(3)为了防止患肢内收,应将骨盆放正,必要时进行两下肢同时外展中立位牵引,预防髋内翻畸形。

(4)牵引或外固定解除后,仍应保持患肢外展位,避免过早离拐。应在 X 线片检查骨折已坚固愈合后,方可弃拐负重行走。

(郝晓霞)

第十六节　半月板损伤

一、概述

半月板是位于股骨胫骨内髁及股骨胫骨外髁之间的一种纤维软骨组织,其横截面呈半月形,外侧呈"O"形,内侧呈"C"形。主要功能是传导载荷,维持关节稳定。半月板损伤是指半月板组织的连续性或完整性的破坏和中断。主要症状、体征:膝关节疼痛、打软腿、关节绞索或弹响、股四头肌萎缩,急性期可有关节肿胀。

二、治疗原则

(一)非手术治疗

石膏固定、手法复位、针灸推拿治疗、药物治疗。

(二)手术治疗

半月板修补、半月板成形、半月板切除、关节镜微创治疗。

三、护理措施

(一)休息

卧床休息,下床时指导其正确扶拐,避免关节活动时出现绞索,造成摔倒。

(二)石膏固定的护理

适用于 14 岁以下急性稳定性半月板撕裂,保持膝关节伸直位固定,石膏固定常规护理,观察石膏松紧度和患肢血液循环活动。卧床制动 4～6 周。

(三)关节绞索复位时注意事项

关节绞索时,手法复位动作应轻,避免暴力,以免加重损伤。

(四)术前准备

手术治疗时,协助做好术前准备及各项检查,指导患者练习床上大小便,掌握股四头肌锻炼方法。

(五)术后病情观察

密切观察生命体征,并做好记录。抬高患肢,观察伤口渗血及关节肿胀情况;伤口包扎松紧适宜,防止过紧影响血液循环或过松出现滑脱。

四、功能锻炼

根据筋骨并用原则,早期指导患者加强足踝部的屈伸活动和股四头肌的收缩锻炼,防止髌股关节粘连,每天 2 次,每次 5～10 分钟。

五、出院指导

(1)告知患者坚持锻炼的重要性,并能按要求循序渐进功能锻炼。

(2)保护膝关节:6 个月内,不做跑步、下蹲、剧烈活动。

(3)关节镜下半月板部分切除术后患者,2 周后可骑自行车、游泳、散步等活动。缝合术后患者,4 周可带限制型支具屈伸活动,6 周后去掉支具进行膝关节康复锻炼。

(郝晓霞)

第十七节 跟 腱 断 裂

一、概述

跟腱是由腓肠肌肌腱和比目鱼肌肌腱混合而成,又称小腿三头肌肌腱,是人体中最坚强、肥大的肌腱。起于小腿中下 1/3 交界处,止于跟骨后结节中点,止点位于皮下,跟腱的功能是使足踝跖屈,后提足跟。跟腱断裂常发生于踝关节背伸位,突然用力跳跃的一瞬间。跟腱断裂是临床中常见的一种损伤,多发生于体育及文艺工作者。分为开放性和闭合性两种,开放性跟腱断裂多为锐器直接切割所造成。跟腱断裂后不能活动,继而肿胀、压痛,皮下瘀血斑。

二、治疗原则

(一)非手术治疗

石膏外固定,适用于不完全性跟腱断裂;夹板固定法,治疗闭合性跟腱断裂。

(二)手术治疗

跟腱缝合术适用于新鲜的开放性或闭合性跟腱断裂。筋膜修补术适用于陈旧性跟腱断裂。膜瓣修补术适用于陈旧性跟腱断裂。

三、护理措施

(一)密切观察病情变化

石膏固定后的患者需床头交接班,倾听患者主诉,严密观察肢体血液循环及感觉运动情况,若患者主诉局部有固定性压迫疼痛感或其他异常时,及时报告医师。

(二)患者制动

尽量不要搬动患者,若需变换体位,需用手掌托扶患肢,不可用手指抓捏,以免在石膏上形成凹陷,引起肢体压疮。

(三)石膏干固后的护理

石膏干固后脆性增加,容易断裂,翻身或改变体位时要平托石膏,力量要轻柔均匀,避免折断。术后石膏外固定者,应注意石膏内有无伤口渗血情况,如石膏内有血迹渗出并逐渐扩大,为持续出血征象,报告医师,及时处理。

(四)体位护理

前后石膏托或短腿石膏靴将患肢固定于膝关节屈曲,踝关节重力跖屈位(即自然垂足位),患肢制动6周左右,限制踝关节的背伸活动,股四头肌等长收缩,足趾背伸和跖屈活动,每天2~3次,每次5~10分钟。

四、功能锻炼

患肢固定6周后去除石膏,进行踝关节背伸、跖屈和膝关节的伸屈功能锻炼,并加强股四头肌等长收缩锻炼,每天3次,每次15~30分钟;8周后可下地行走。

五、出院指导

(1)根据医嘱告知患者复诊时间,适时解除外固定。

(2)告知患者坚持锻炼的重要性,使其能主动循序渐进行伤肢功能锻炼。患肢固定4周后去除膝关节石膏进行膝关节屈的锻炼,继续加强股四头肌的等长舒缩,足趾背伸和跖屈活动,每天3次,每次15~30分钟。患肢固定6周后去除踝关节石膏,进行踝关节的背伸、跖屈锻炼,每天3次,每次15~30分钟。被动锻炼踝关节关节时,力度适宜禁用暴力,强度以患者能够承受为准。循序渐进,不可以操之过急。8周后可下地行走,9个月内禁止弹跳等剧烈活动。后期可配合中药熏洗,按摩舒筋,穿高跟鞋等促其功能恢复。

(3)根据病情,做好随访,遇有不适及时复诊。

(郝晓霞)

第十二章

妇 科 护 理

第一节　原发性痛经

痛经是指在行经前、后或月经期出现下腹疼痛、坠胀伴腰酸及其他不适,严重影响生活和工作质量者。痛经分为原发性痛经与继发性痛经两类。前者指生殖器官无器质性病变的痛经,称为功能性痛经;后者指盆腔器质性病变引起的痛经,如子宫内膜异位症等。本节仅叙述原发性痛经。

一、护理评估

(一)健康史

原发性痛经常见于青少年,多发生在有排卵的月经周期,精神紧张、恐惧、寒冷刺激及经期剧烈运动可加重疼痛。评估时需了解患者的年龄和月经史、疼痛特点及与月经的关系、伴随症状和缓解疼痛的方法等。

(二)身体状况

1.痛经

痛经是主要症状,多自月经来潮后开始,最早出现在月经来潮前 12 小时,月经第 1 天疼痛最剧烈,持续2～3 天后逐渐缓解。疼痛呈痉挛性,多位于下腹正中,常放射至腰骶部、外阴与肛门,少数人的疼痛可放射至大脚内侧。可伴面色苍白、出冷汗、恶心、呕吐、腹泻、头晕、乏力等。痛经多于月经初潮后 1～2 年发病。

2.妇科检查

生殖器官无器质性病变。

(三)心理-社会状况

患者缺乏痛经的相关知识,担心痛经可能影响健康及婚后的生育能力,表现为情绪低落、烦躁、焦虑;伴随着月经的疼痛,常常使患者抱怨自己是女性。

(四)辅助检查

B 超检查生殖器官有无器质性病变。

(五)处理要点

以解痉、镇痛等对症治疗为主,并注意对患者的心理治疗。

二、护理问题

(一)急性疼痛

与经期宫缩有关。

(二)焦虑

与反复疼痛及缺乏相关知识有关。

三、护理措施

(一)一般护理

(1)下腹部局部可用热水袋热敷。

(2)鼓励患者多饮热茶、热汤。

(3)注意休息,避免紧张。

(二)病情观察

(1)观察疼痛的发生时间、性质、程度。

(2)观察疼痛时的伴随症状,如恶心、呕吐、腹泻。

(3)了解引起疼痛的精神因素。

(三)用药护理

遵医嘱给予解痉、镇痛药,常用药物有前列腺素合成酶抑制剂如吲哚美辛(消炎痛)、布洛芬等,也可选用避孕药或中药治疗。

(四)心理护理

讲解有关痛经的知识及缓解疼痛的方法,使患者了解经期下腹坠胀、腰酸、头痛等轻度不适是生理反应。原发性痛经不影响生育,生育后痛经可缓解或消失,从而消除患者紧张、焦虑的情绪。

(五)健康指导

进行经期保健的教育,包括注意经期清洁卫生,保持精神愉快,加强经期保护,避免剧烈运动及过度劳累,防寒保暖等。疼痛难忍时一般选择非麻醉性镇痛药治疗。

(宋志玲)

第二节　闭　　经

闭经是妇科常见症状,分为原发性闭经和继发性闭经两类。原发性闭经指年龄超过16岁,第二性征已发育,或年龄超过14岁,第二性征尚未发育,且无月经来潮者;继发性闭经指正常月经建立后,因病理性原因月经停止6个月,或按自身原来月经周期计算停经3个周期以上者。青春期以前、妊娠期、哺乳期以及绝经后的无月经均属生理现象。

一、护理评估

(一)健康史

原发性闭经较少见,常由遗传性因素或先天性发育缺陷所致,评估时应注意患者生殖器官和第二性征发育情况及家族史。继发性闭经发病率高,病因复杂,评估时应详细询问患者月经史,已婚者应注意有无产后大出血、不孕及流产史。根据控制正常月经周期的4个环节,按病变部位将闭经分为下丘脑性闭经、垂体性闭经、卵巢性闭经及子宫性闭经。

1.下丘脑性闭经

最常见,以功能性原因为主。

(1)精神因素:精神创伤、紧张忧虑、环境改变、过度劳累、盼子心切或畏惧妊娠等可使内分泌调节功能紊乱而发生闭经。闭经多为一时性,可自行恢复。

(2)剧烈运动、体重下降和神经性厌食:均可诱发闭经。因初潮发生和月经维持有赖于一定比例(17%~20%)的机体脂肪,中枢神经对体重下降极为敏感。

(3)药物:一般在停药后3~6个月恢复月经。

2.垂体性闭经

垂体器质性病变或功能失调可影响卵巢功能而引起闭经。

(1)垂体梗死:常见于产后出血使垂体缺血坏死,出现闭经、性欲减退、毛发脱落、第二性征衰退等希恩综合征。

(2)垂体肿瘤:可引起闭经溢乳综合征。

3.卵巢性闭经

因性激素水平低落,子宫内膜不发生周期性变化而导致闭经。

(1)卵巢功能早衰:40岁前绝经者称卵巢功能早衰,常伴有围绝经期综合征的表现。

(2)卵巢功能性肿瘤、卵巢切除或组织破坏。

(3)多囊卵巢综合征:表现为闭经、不孕、多毛、肥胖、双侧卵巢增大。

4.子宫性闭经

月经调节功能及第二性征发育正常,但子宫内膜受到破坏或对卵巢激素不能产生正常的反应而引起闭经。

(1)先天性子宫发育不良或子宫切除术后者。

(2)子宫内膜损伤:子宫腔放射治疗后、结核性子宫内膜炎、子宫腔粘连综合征,后者因人工流产刮宫过度,使子宫内膜损伤粘连而无月经产生。

5.其他内分泌功能异常

甲状腺功能减退或亢进、肾上腺皮质功能亢进、糖尿病等可引起闭经。

(二)身体状况

了解患者的闭经类型、时间及伴随症状。注意观察患者精神状态、智力发育、营养与健康状况;检查全身发育状况,测量身高、体重、四肢与躯干比例;第二性征如音调、毛发分布、乳房发育状况,挤压乳腺有无乳汁分泌;妇科检查生殖器官有无发育异常和肿瘤等。

(三)心理-社会状况

患者担心闭经对自己的健康、性生活及生育能力有影响,病程过长及治疗效果不佳会加重患者及其家属的心理压力,产生情绪低落、焦虑,反过来又加重闭经。

(四)辅助检查

1.子宫功能检查

(1)诊断性刮宫:适用于已婚女性,必要时可在宫腔镜直视下检查。

(2)子宫输卵管碘油造影:了解子宫腔及输卵管情况。

(3)药物撤退试验:①孕激素试验可评估内源性雌激素水平;②雌、孕激素序贯疗法。

2.卵巢功能检查

通过 B 超检查、基础体温测定、宫颈黏液结晶检查、阴道脱落细胞检查、血清激素测定、诊断性刮宫,了解排卵情况及体内性激素水平。

3.垂体功能检查

如垂体兴奋试验等。

4.其他检查

B 超检查、染色体检查及内分泌检查等。

(五)处理要点

(1)全身治疗积极治疗全身性疾病,增强体质,加强营养,保持正常体重。

(2)心理治疗精神因素所致闭经,应行心理疏导。

(3)病因治疗子宫腔粘连、先天畸形、卵巢及垂体肿瘤等采取相应手术治疗。

(4)性激素替代疗法:根据病变部位及病因,给予相应激素治疗,常用雌激素替代疗法,雌、孕激素序贯疗法和雌、孕激素合并疗法。

(5)诱发排卵常用氯米芬、HCG。

二、护理问题

(一)焦虑

与担心闭经对健康、性生活及生育的影响有关。

(二)功能障碍性悲哀

与长期闭经及治疗效果不佳,担心丧失女性形象有关。

三、护理措施

(一)一般护理

1.鼓励患者增加营养

营养不良引起的闭经者,应供给足够的营养。

2.保证睡眠

工作紧张引起的闭经者,鼓励患者加强锻炼,增强体质,注意劳逸结合。如为肥胖引起的闭经,指导患者进低热量饮食,但需要富有维生素和矿物质,嘱咐患者适当增加运动量。

(二)病情观察

(1)观察患者情绪变化,有无引起闭经的精神因素,如工作、家庭、生活等情况。

(2)对有人工流产、剖宫产史的闭经患者,应监测阴道流血情况及月经变化。

(3)注意患者体重增加或减少的数据和时间,与闭经前、后的关系。

(4)观察患者甲状腺有无肿大、有无糖尿病症状。

（三）用药护理

指导患者合理使用性激素，说明性激素的作用、不良反应、用药方法及注意事项。

（四）心理护理

讲解月经的生理知识，使患者了解闭经与女性特征、生育及健康的关系，减轻心理压力，避免闭经加重。对原发性闭经者，特别是生殖器官畸形者进行心理疏导，保持心情舒畅，正确对待疾病，提高对自我形象的认识。

（五）健康指导

（1）告知患者要耐心坚持规范治疗，在医师的指导下接受全身系统检查。

（2）短期治疗效果可能不明显，要有心理准备，不要放弃治疗，树立战胜疾病的信心。

（宋志玲）

第三节　外阴炎与阴道炎

一、非特异性外阴炎

（一）疾病定义

非特异性外阴炎是由物理、化学因素而非病原体所致的外阴皮肤或黏膜的炎症。

（二）临床表现

1.症状

外阴皮肤瘙痒、疼痛、烧灼感，于活动、性交、排尿、排便时加重。

2.体征

妇科检查见局部充血、肿胀、糜烂，常有抓痕，严重者形成溃疡或湿疹。慢性炎症可使皮肤增厚、粗糙、皲裂，甚至苔藓样变。

（三）辅助检查

血糖或尿糖检查：炎症反复发作及年龄较大者应行血糖或尿糖检查，有增高表现。

（四）评估与观察要点

1.健康史

询问患者就诊的原因，评估有无诱发因素，如白带增多、大小便刺激皮肤、经期使用透气性差的卫生巾、穿紧身化纤内裤等；评估患者是否同时罹患其他疾病，如尿瘘、粪瘘、糖尿病等；了解患者有无可能导致尿瘘、粪瘘的外科手术史等。

2.观察要点

观察局部外阴皮肤有无红肿、抓痕、溃疡、粗糙，询问患者有无外阴瘙痒、疼痛或烧灼感。

3.心理-社会状况

了解患者对症状的反应，有无烦躁不安、焦虑等心理。

（五）护理措施

1.心理护理

患者常因外阴瘙痒、疼痛或烧灼感而影响其工作、生活、睡眠，从而常常出现明显的焦虑和烦躁不安,应对患者进行心理疏导,安慰患者,向其解释疾病相关知识及治疗护理方法,鼓励其积极配合治疗并参与护理,增强其战胜疾病的信心。

2.一般护理

(1)积极寻找病因并去除:糖尿病患者应及时治疗糖尿病,有效控制血糖水平;尿瘘和粪瘘患者应及时行修补术,去除局部刺激;保持会阴清洁、干燥,避免性生活,尽量避免搔抓,以防皮肤溃破导致继发感染。

(2)坐浴和止痒:教会患者坐浴的方法和相关知识,包括液体的配制(用 0.1％聚维酮碘液或 1∶5 000 高锰酸钾液)、温度(41～43 ℃)、坐浴时间(每天 2 次,每次 15～30 分钟)及注意事项(月经期和产后或流产后 7～10 天禁止坐浴,坐浴时要使会阴部全部浸没于坐浴液中)。坐浴后局部可涂抹止痒药膏止痒。

(3)饮食护理:减少辛辣食物摄入。

(六)健康指导

1.疾病知识指导

外阴溃破者要预防继发感染,使用柔软无菌会阴垫,减少摩擦和混合感染的机会。及时去除诱因,及时治疗阴道炎和糖尿病等。

2.生活指导

指导患者注意性生活卫生和个人卫生,勤换内裤,宜穿纯棉透气内裤,不宜穿化纤内裤和紧身衣。保持外阴清洁、干燥,勿用刺激性药物或擦洗外阴,勿搔抓局部皮肤。做好经期、孕期、分娩期、产褥期卫生,每天清洗外阴,更换内裤。建立健康的饮食习惯,少进辛辣食物,勿饮酒。

3.延续性护理

建立患者健康档案,使患者明确随访的时间、目的及联系方式。

二、前庭大腺炎(前庭大腺脓肿)

(一)疾病定义

前庭大腺炎是指病原体侵入前庭大腺引起的炎症。

(二)临床表现

炎症多发生于一侧。初起时局部肿胀、疼痛、灼热感,行走不便,有时会致大小便困难。检查见局部皮肤红肿、发热、压痛明显,患侧前庭大腺开口处有时可见白色小点。当脓肿形成时,可触及波动感,脓肿直径可为 3～6 cm,患者出现发热等全身症状,腹股沟淋巴结增大。当脓肿内压力增大时,表面皮肤变薄,脓肿自行破溃,若破孔大,可自行引流,炎症较快消退而痊愈,若破孔小,引流不畅,则炎症持续不消退,并可反复急性发作。

(三)辅助检查

1.病原体检查

取前庭大腺开口处分泌物行涂片检查,或行细菌培养和药物敏感试验。

2.血常规和 C 反应蛋白

白细胞和 C 反应蛋白有无升高。

(四)评估与观察要点

1.健康史

询问有无诱因,有无白带增多、大便刺激皮肤等;询问性伴侣的健康情况。

2.观察要点

观察局部包块大小、是否有波动感、局部有无红肿、溃破,有无腹股沟淋巴结肿大,体温有无升高,观察患者行走步态,有无行走受限,评估局部疼痛情况等。

3.心理-社会状况

了解患者对症状的反应,有无烦躁不安、焦虑等心理。

(五)护理措施

1.心理护理

患者常因外阴局部剧烈疼痛影响其工作、生活、睡眠而常常出现明显的焦虑,应对其进行心理疏导,安慰患者,解释疾病的原因、治疗护理方法及预防措施,鼓励其积极配合治疗并参与护理,增强其战胜疾病的信心。理解患者急切的求医心理,耐心解答患者的疑问。

2.一般护理

(1)急性期应卧床休息,保持局部清洁、干燥,禁止搔抓、热水烫洗及涂刺激性药物。

(2)遵医嘱给予抗生素及止痛药,并观察疗效和有无不良反应。

3.手术护理

(1)术前护理:①告知手术的目的、意义及注意事项;②认真评估患者的心理状态,给予相应的心理护理;③坐浴,清洗外阴,做好手术区皮肤准备。

(2)术后护理:①卧床休息;②密切观察术后伤口有无出血、红肿等,动态评估患者疼痛情况和体温变化;③脓肿切开术后局部放置引流条引流,每天需更换引流条;用碘伏擦洗外阴,每天2次;伤口愈合后,使用1∶8 000呋喃西林液行坐浴,每天2次。

(六)健康指导

1.疾病知识指导

脓肿溃破者要使用柔软无菌会阴垫,减少摩擦和混合感染的机会。

2.生活指导

指导患者注意性生活卫生和个人卫生,经期和产褥期禁止性交,月经期使用消毒、透气好的卫生巾并勤更换。保持外阴清洁、干燥,做好经期、孕期、分娩期、产褥期卫生,每天清洗外阴,更换内裤,不宜穿化纤内裤和紧身衣。

3.延续性护理

建立患者健康档案,使患者明确随访的时间、目的及联系方式。

三、滴虫阴道炎

(一)疾病定义

滴虫阴道炎是由阴道毛滴虫引起的常见阴道炎症,也是常见的性传播疾病。

(二)临床表现

1.症状

阴道分泌物增多及外阴瘙痒,潜伏期为4～28天。滴虫阴道炎的主要症状是阴道分泌物增多,典型特点为稀薄脓性、黄绿色、泡沫状、有臭味及外阴瘙痒,间或有灼热、疼痛、性交痛等。若有其他细菌混合感染则分泌物呈脓性,可有臭味。瘙痒部位主要为阴道口及外阴,若尿道口有感染,可有尿频、尿痛,有时可见血尿。阴道毛滴虫能吞噬精子,并能阻碍乳酸生成,影响精子在阴道内存活,可致不孕。

2.体征

妇科检查时见阴道黏膜充血,严重者有散在出血斑点,甚至宫颈有出血斑点,形成"草莓宫颈"。后穹隆有多量白带,呈灰黄色、黄白色稀薄液体或黄绿色脓性分泌物。带虫者阴道黏膜常无异常改变。

(三)辅助检查

1.白带悬滴检查

最简便的方法是悬滴法,敏感性为 60%～70%,具体方法是加温生理盐水 1 小滴于玻片上,于阴道侧壁取少许典型分泌物混于生理盐水中,立即在低倍光镜下寻找滴虫。若有滴虫,可见其呈波状运动而移动位置及增多的白细胞被推移。

2.培养法

对可疑患者,若多次悬滴法未能发现滴虫时,可送培养,准确性可达 98%。

(四)评估与观察要点

1.健康史

询问既往阴道炎病史,发作与月经周期的关系,治疗经过,了解个人卫生习惯,分析感染途径,以及性伴侣的健康情况。

2.观察要点

评估患者有无外阴瘙痒、疼痛、灼热感及程度,观察阴道分泌物的量、色和性状,有无尿频、尿急、尿痛等泌尿系统感染的症状,对于病程长者评估有无不孕。

3.心理-社会状况

评估患者是否有治疗效果不佳致反复发作造成的烦躁情绪及接受盆腔检查的顾虑,性伴侣是否愿意同时治疗。

(五)护理措施

1.心理护理

患者常因治疗效果不佳致反复发作造成的烦躁情绪及接受盆腔检查的顾虑,担心性伴侣不愿意同时治疗,应对其进行心理护理,安慰患者,解释疾病的原因、治疗护理方法及预防措施,鼓励其和性伴侣积极配合治疗并参与护理,增强其战胜疾病的信心。

2.一般护理

指导患者注意个人卫生,保持外阴清洁、干燥,勿搔抓局部皮肤。治疗期间禁止性交,勤换内裤。内裤和坐浴用物应煮沸 5～10 分钟消毒,以避免交叉感染和反复感染。指导患者配合检查,取分泌物前 24～48 小时避免性交、阴道灌洗或局部用药,取分泌物前不做双合诊,窥阴器不涂润滑剂。分泌物取出后应及时送检并注意保暖,否则滴虫活动力减弱,造成辨认困难。

3.病情观察

观察白带异常及外阴瘙痒有无好转。

4.用药护理

(1)全身用药:告知患者全身用药的方法(甲硝唑或替硝唑 2 g 单次口服或甲硝唑 0.4 g,每天两次,连服 7 天)和各种剂型的阴道用药方法,酸性药液(可用 1:5 000 高锰酸钾液或 1%乳酸或 0.5%醋酸液)冲洗阴道或坐浴后再阴道上药(甲硝唑栓 0.2 g 放入阴道,每晚 1 次,10 次为 1 个疗程)的原则。

(2)用药注意事项:甲硝唑停药 24 小时内或替硝唑停药 72 小时内禁止饮酒(因为甲硝唑和

替硝唑抑制酒精在体内氧化而产生有毒的中间代谢物），局部用药前后注意清洁双手，孕20周前或哺乳期妇女禁止用药（因为甲硝唑和替硝唑可透过胎盘到达胎儿体内，可从乳汁中排泄），月经期暂停坐浴、阴道冲洗和阴道给药。

（3）观察用药不良反应：口服甲硝唑偶见胃肠道反应（如恶心、呕吐、食欲减退）、头痛、皮疹、白细胞计数减少等，一旦发生应报告医师并及时处理。

（4）性伴侣治疗：性伴侣应同时治疗，治疗期间禁止性交。

（5）治愈标准和停药指征：治疗后，于月经干净后查白带，连续3次未发现滴虫者为治愈。白带转阴后，再巩固1～2个疗程后可停药。

5.饮食指导

忌辛辣等刺激性食物，限烟、戒酒。

（六）健康指导

1.做好卫生宣传

积极开展普查普治，消灭传染源，禁止滴虫患者和带虫者进入游泳池，医院做好消毒隔离，以免交叉感染。

2.指导个人卫生

选择棉质且通透性好的内裤，勤换内裤，保持外阴清洁、干燥；勿自行阴道冲洗，便后擦拭应遵循从前到后的顺序，防止粪便污染外阴。提倡淋浴，少用盆浴，清洗个人的内裤用单独的盆具，患者的内裤和毛巾应煮沸消毒。

3.配偶同治

患者性伴侣应排除有无滴虫感染，阳性者应同时积极治疗，治疗期间禁止性交。

4.延续性护理

建立患者健康档案，使患者明确随访的时间、目的及联系方式，强调治愈标准和随访重要性。

四、外阴阴道假丝酵母病

（一）疾病定义

外阴阴道假丝酵母病（VVC），曾称外阴阴道念珠菌阴道炎，是由假丝酵母引起的常见外阴阴道炎症。主要为内源性感染，假丝酵母为条件致病菌，除寄生在阴道外，还可寄生于口腔、肠道等部位，这3个部位的假丝酵母可相互传染，条件适宜即可引发感染，少数患者可通过性交、衣物等直接或间接传染，国外资料显示，约75％的女性一生中至少患过一次假丝酵母外阴阴道炎。

（二）临床表现

1.症状

阴道分泌物增多，典型特征为白色稠厚豆渣样或凝乳状，伴外阴瘙痒、灼痛、性交痛、尿痛。尿痛特点是排尿时尿液刺激水肿的外阴及前庭而导致疼痛。

2.体征

妇科检查可见外阴水肿，有地图样红斑，常伴有抓痕，严重者可见皮肤皲裂，表皮脱落。阴道黏膜充血、水肿，小阴唇内侧及阴道黏膜上富有白色块状物，擦除后黏膜红肿，部分患者可见糜烂或表浅溃疡。

(三)辅助检查

1.湿片检查

取少许凝乳状阴道分泌物放在盛有10％KOH或生理盐水的玻片上,混匀后在显微镜下找到芽孢和假菌丝,生理盐水的阳性检出率为30％～50％,10％KOH的阳性检出率为70％～80％。

2.假丝酵母培养

取分泌物前24～48小时避免阴道灌洗、局部用药或性交,取分泌物时窥阴器不涂润滑剂,分泌物取出后立即送检并注意保暖。

3.pH测定

具有重要的鉴别意义,若pH<4.5,可能为单纯假丝酵母感染;若pH>4.5,且涂片中有大量白细胞,可能存在混合感染,尤其是细菌性阴道病的混合感染。

(四)评估与观察要点

1.健康史

询问患者末次月经,了解是否妊娠;询问发病的具体经过,过去有无类似情况,发病与月经周期的关系,治疗经过;有无诱发因素如肥胖、穿紧身化纤内裤、妊娠、糖尿病、大量应用免疫抑制剂或长期应用抗生素等。

2.观察要点

评估患者有无外阴瘙痒、灼痛、性交痛、尿痛及程度,观察阴道分泌物的量、色和性状,有无口腔及肠道真菌感染的相关表现,如口腔溃疡、腹泻、腹痛等,对于病程长、反复发作者评估有无不孕。

根据患者症状及体征的严重程度,中华医学会妇产科学分会感染协作组提出了评分标准(表12-1),其中≤6分者为轻至中度患者,≥7分者为重度患者。另外,根据患者的流行情况、临床表现、微生物学、宿主情况及治疗效果,可将外阴阴道假丝酵母病分为单纯性和复杂性两种(表12-2)。

表12-1　外阴阴道假丝酵母病的分度

症状及体征	0	1分	2分	3分
瘙痒	无	偶有发作	明显	持续、坐立不安
疼痛	无	轻	中	重
阴道黏膜充血	无	<1/3	1/3～2/3	>2/3
外阴抓痕或皲裂	无	/	/	有
阴道分泌物	正常	量稍多	量多、无溢出	量多、有溢出

表12-2　外阴阴道假丝酵母病的分类

	单纯性	复杂性
发生频率	散发或非经常发作	复发或经常发作
临床表现	轻到中度	重度
真菌种类	白假丝酵母	非白假丝酵母
宿主情况	免疫功能正常	免疫功能低下或糖尿病、妊娠

3.心理-社会状况

患者常因治疗效果不佳致反复发作造成的烦躁情绪及接受盆腔检查的顾虑;患病对患者日常生活、工作、家庭的影响,是否存在焦虑等心理问题;患者的文化水平和接受能力,对疾病和治疗方案的了解及接受程度。

(五)护理措施

1.心理护理

鼓励患者积极配合并坚持治疗,做好解释工作,增强其战胜疾病的信心。

2.一般护理

指导患者自我护理,保持外阴清洁、干燥,勿搔抓局部皮肤。勤换内裤,内裤和坐浴用物应煮沸 5~10 分钟消毒,注意性卫生,以避免交叉感染和反复感染。消除诱因,如治疗糖尿病,停用广谱抗生素及免疫抑制剂等。与患者共同探讨促进睡眠的方法,改善患者的睡眠质量。

3.病情观察

观察治疗后患者的症状有无好转,睡眠有无改善。

4.用药护理

(1)坐浴或阴道冲洗:用 2%~4%碳酸氢钠溶液坐浴或阴道冲洗,改善阴道内环境,抑制假丝酵母生长,操作时应注意温度、浓度,以防灼伤阴道皮肤。

(2)局部用药:局部用药可选用栓剂,如咪康唑栓剂(每晚 200 mg,连用 7 天,或每晚 400 mg,连用 3 天,或 1 200 mg,单次)、克霉唑栓剂(每晚 150 mg,连用 7 天,或每天早、晚各 150 mg,连用 3 天,或 500 mg,单次)、制霉菌素栓剂(每晚 10 万 U,连用 10~14 天)等,指导患者正确的阴道给药方式,坐浴或阴道冲洗后放置于阴道深处效果更佳。

(3)全身用药:不能耐受局部用药、未婚妇女、不愿采用局部治疗者,可选用口服药,指导患者正确用药,常用药物有氟康唑 150 mg,顿服;或伊曲康唑 200 mg 每天 1 次,共 3~5 天。密切观察有无药物不良反应。

(4)单纯性假丝酵母病治疗:可局部用药,也可全身用药。

(5)复杂性假丝酵母病治疗:无论局部用药或是全身用药,均应延长治疗时间。

(6)复发性假丝酵母病治疗:一年内发作 4 次以上称为复发性假丝酵母病,对此类患者应及时去除诱因,并检查是否合并滴虫阴道炎、细菌阴道病、艾滋病等其他感染性疾病。抗真菌治疗分为初始治疗和维持治疗,初始治疗达到真菌学阴性后开始维持治疗。在维持治疗前应作真菌培养确诊,治疗期间定期复查,检测疗效及药物不良反应,出现不良反应后应及时停药。

(7)妊娠期合并感染者:以局部用药为主,可选用克霉唑栓剂、制霉菌素栓剂等阴道给药,禁止口服唑类药物。

(六)健康指导

1.加强健康教育

积极治疗糖尿病,正确合理使用抗生素、雌激素,避免诱发外阴阴道假丝酵母病。

2.指导个人卫生

每天清洗外阴、勤换内裤,清洗个人的内裤用单独的盆具,患者的内裤和毛巾应煮沸消毒。

3.性伴侣治疗

无需对性伴侣进行常规治疗,但是患者性伴侣应排除有无假丝酵母感染,阳性者应同时积极治疗。性交时应使用避孕套,以防传染。

4.延续性护理

建立患者健康档案,使患者明确随访的时间、目的及联系方式,强调治愈标准和随访重要性。

五、细菌性阴道病

(一)疾病定义

细菌性阴道病(BV)是阴道内正常菌群失调所致的一种混合性感染,但临床及病理特征无炎症改变,多发生在性活跃期的妇女。

(二)临床表现

1.症状

10%～40%的患者无临床症状,有症状者主要表现为阴道分泌物增多,有鱼腥臭味,性交后加重,可伴有轻度外阴瘙痒或烧灼感。

2.体征

妇科检查见阴道分泌物呈灰白色,均匀一致,稀薄,常黏附于阴道壁,黏度低,易将分泌物从阴道壁拭去,阴道黏膜无充血等炎症表现。

(三)辅助检查

1.线索细胞阳性

线索细胞即阴道脱落的表层细胞,取少许阴道分泌物放于玻片上,加 1 滴生理盐水混合,高倍显微镜下寻找线索细胞,细菌性阴道病患者的线索细胞可达 20%。

2.胺臭味试验阳性

胺遇碱会释放腥臭味的氨气,故取少许阴道分泌物放于玻片上,加入 1～2 滴 10%KOH,会产生烂鱼肉样腥臭味。

3.阴道分泌物

pH>4.5。

(四)评估与观察要点

1.健康史

询问患者有无诱因,有无白带增多及烂鱼肉样腥臭味等,了解病程及治疗情况。

2.观察要点

评估患者有无外阴瘙痒、烧灼感及程度,观察阴道分泌物的量、色和性状。

3.心理-社会状况

评估患者对疾病的心理反应,患病对其日常生活、工作、家庭的影响,是否存在焦虑等心理问题;患者的文化水平和接受能力,对疾病和治疗方案的了解及接受程度。

(五)护理措施

1.心理护理

做好解释工作,鼓励患者积极配合治疗。

2.一般护理

指导患者自我护理,勤换内裤,保持外阴清洁、干燥,勿搔抓局部皮肤,注意性卫生,治疗期间性交宜使用避孕套,停用碱性女性护理液。

3.病情观察

观察治疗后患者的症状有无好转。

4.用药护理

一般可选择全身用药和局部用药,主要用抗厌氧菌药物。

(1)坐浴或阴道冲洗:用1:5 000高锰酸钾溶液或1%乳酸或0.5%醋酸等酸性溶液坐浴或阴道冲洗,改善阴道内环境,抑制致病菌生长,操作时应注意温度、浓度,以防损伤。

(2)局部用药:局部用药可选用栓剂,如甲硝唑栓剂(每晚一次,连用7天)、克林霉素软膏(每次5 g,连用7天)等,指导患者正确的阴道给药方式,坐浴或阴道冲洗后阴道用药效果更佳。

(3)全身用药:不能耐受局部用药、未婚妇女、不愿采用局部治疗者,可选用口服药,指导患者正确用药,常用药物:甲硝唑400 mg,每天2次,共7天;或克林霉素300 mg,每天2次,共7天。密切观察有无药物不良反应。

(4)无需对性伴侣进行常规治疗。

(5)妊娠期合并感染者:细菌性阴道病可导致胎膜早破、早产等不良妊娠结局,故有症状的孕妇及无症状的有早产高危的孕妇均需进行细菌性阴道病的筛查及治疗,由于本病在妊娠期有合并上生殖道感染的可能,治疗方案以口服用药为主。

(六)健康指导

1.指导个人卫生

每天清洗外阴、勤换内裤,保持外阴清洁、干燥,不穿化纤内裤和紧身衣,忌用肥皂擦洗外阴,不宜经常使用药液清洗阴道。

2.性伴侣治疗

无需对性伴侣进行常规治疗。

3.注意性卫生

避免不洁的性行为。

4.延续性护理

建立患者健康档案,告知患者治疗后无症状者不需常规随访,但症状持续或症状重复出现时应及时复诊,接受治疗,使患者明确随访的时间、目的及联系方式,强调随访重要性。

六、萎缩性阴道炎

(一)疾病定义

萎缩性阴道炎是雌激素水平低、局部抵抗力下降引起的以需氧菌感染为主的炎症,常见于自然绝经或人工绝经后的妇女,也可见于产后闭经或药物治疗假绝经的妇女。

(二)临床表现

1.症状

主要表现为阴道分泌物增多,稀薄,呈淡黄色,严重者可出现脓血性白带,伴外阴瘙痒及灼热感,由于阴道黏膜萎缩,可有性交痛。

2.体征

妇科检查可见阴道呈老年性改变,上皮萎缩、菲薄,皱襞消失,阴道黏膜充血,可见小出血点或浅表溃疡,溃疡面可与对侧粘连,严重时造成狭窄甚至闭锁,炎性分泌物引流不畅可形成阴道积脓或宫腔积脓。

（三）辅助检查

1.阴道清洁度检查

清洁度多为Ⅲ或Ⅳ度,正常乳酸菌减少,可见杂菌。

2.白带悬滴法

检测有无滴虫和假丝酵母。

3.活组织检查

对有血性白带应与子宫恶性肿瘤鉴别,行宫颈刮片,必要时行分段诊刮术。对阴道壁肉芽组织和溃疡需与阴道癌鉴别,行局部组织活检。

（四）评估与观察要点

1.健康史

了解患者年龄、月经史,是否闭经及闭经时间,询问患者有无卵巢手术史、盆腔放射治疗史或药物性闭经史。

2.观察要点

评估患者有无外阴瘙痒、烧灼感及程度,有无阴道干涩感,观察阴道分泌物的量、色和性状,妇科检查观察外阴情况、阴道黏膜皱襞的弹性,有无出血、溃疡,子宫是否萎缩。

3.心理-社会状况

评估患者对疾病的心理反应及家庭的支持系统,患者的文化水平和接受能力,对疾病和治疗方案的了解及接受程度。

（五）护理措施

1.心理护理

做好解释工作,鼓励患者积极配合治疗。

2.一般护理

指导患者自我护理,勤换内裤,保持外阴清洁、干燥,勿搔抓局部皮肤。

3.病情观察

观察治疗后患者的症状有无好转。

4.用药护理

补充雌激素增加阴道抵抗力和抗生素抑制细菌生长。

（1）补充雌激素:可局部给药(雌三醇软膏涂抹阴道每天1～2次,连用14天)和全身给药(尼尔雌醇),指导患者正确用药,观察用药疗效和不良反应,但乳腺癌或子宫内膜癌者慎用雌激素。

（2）抑制细菌生长:阴道局部给予抗生素,如诺氟沙星,放于阴道深部,每天1次,连用7～10天,观察用药疗效和不良反应。

（六）健康指导

1.指导个人卫生

每天清洗外阴、勤换内裤,保持外阴清洁、干燥,不穿化纤内裤。

2.健康教育

加强围绝经期妇女的健康教育,使其掌握萎缩性阴道炎的预防措施。

3.用药指导

对卵巢切除、放射治疗患者给予雌激素替代治疗的指导,告知其雌激素治疗的适应证和禁忌证,指导其正确用药。

4.延续性护理

建立患者健康档案,告知患者治疗后无症状者不需常规随访,但症状持续或症状重复出现时应及时复诊,接受治疗,使患者明确随访的时间、目的及联系方式。

七、婴幼儿阴道炎

(一)疾病定义

婴幼儿阴道炎因婴幼儿外阴发育差、雌激素水平低、阴道内异物等造成的继发感染所致,常见于5岁以下的幼女,多与外阴炎并存。

(二)临床表现

1.症状

主要表现为阴道分泌物增多,呈脓性。大量阴道分泌物刺激引起外阴痛痒,患儿哭闹、烦躁不安或用手搔抓外阴,部分患儿伴有下尿道感染,出现尿频、尿急、尿痛。若有小阴唇粘连,排尿时可见尿流变细、分道或尿不成线。

2.体征

可见外阴、阴蒂、尿道口、阴道口黏膜充血、水肿,有时可见脓性分泌物从阴道口流出。病变严重者,外阴表面可见溃疡,小阴唇可发生粘连,粘连的小阴唇有时遮盖阴道口和尿道口,粘连的上、下方各有一裂隙,尿液自裂隙排出。

(三)辅助检查

阴道分泌物病原学检查:用细棉拭子或吸管取阴道分泌物找阴道毛滴虫、假丝酵母或涂片行革兰氏染色做病原学检查,必要时行细菌培养。

(四)评估与观察要点

1.健康史

婴幼儿表达能力差,采集病史常需要详细询问其母亲,同时询问母亲有无阴道炎。

2.观察要点

观察阴道分泌物的量、色和性状,患儿有无哭闹、烦躁不安或用手搔抓外阴,有无下尿道感染,如尿频、尿急、尿痛,有无小阴唇粘连,有无排尿时尿流变细、分道或尿不成线,观察外阴有无抓痕、溃疡,阴蒂、阴道口、尿道口黏膜有无充血、水肿,有无脓性分泌物自阴道口流出。

3.心理-社会状况

评估患者家属对疾病的心理反应及家庭的支持系统。

(五)护理措施

1.心理护理

做好解释工作,鼓励患儿和家属积极配合治疗。

2.一般护理

指导患儿家属保持患儿外阴清洁、干燥,减少摩擦,勿搔抓局部皮肤。

3.病情观察

观察治疗后患儿的症状有无好转。

4.用药护理

针对病原体选择相应的口服抗生素治疗或用吸管将抗生素溶液滴入患儿阴道内,遵医嘱按时按量正确用药。

(六)健康指导

1.指导个人卫生

每天清洗外阴、勤换内裤,保持外阴清洁、干燥,婴儿应避免穿开裆裤;局部严禁搔抓,勿给幼女用刺激性药物或肥皂擦洗外阴;幼女衣物应单独洗涤,不与成人衣物混放,必要时消毒后再穿。

2.延续性护理

建立患儿健康档案,使患儿家属明确随访的时间、目的及联系方式。

八、外阴恶性肿瘤

(一)疾病定义

外阴癌是最常见的外阴恶性肿瘤,占女性生殖道恶性肿瘤的 3%~5%,外阴鳞状细胞癌占外阴恶性肿瘤的 90%,多见于 50 岁左右的妇女,好发于大、小阴唇和阴蒂。

(二)临床表现

1.外阴瘙痒

患者难以耐受而搔抓,局部疼痛,影响睡眠和休息。病变早期皮肤暗红或粉红,角化过度部位呈现白色。病变晚期皮肤增厚、色素增加、皮肤纹理明显,出现苔藓样变,且粗糙、溃烂。

2.外阴肿物

癌灶可生长在外阴任何部位,肿物如结节状、菜花状或溃疡状,大阴唇最多见,其次是小阴唇、阴蒂、会阴、尿道口、肛门周围等。腹股沟淋巴结受累可扪及肿大、质硬的肿块。

(三)辅助检查

1.细胞学检查

病灶有糜烂、溃疡者或色素沉着者可做细胞学涂片或印片。由于外阴病灶常合并感染,其阳性率仅 50% 左右。

2.病理组织学检查

行外阴活体组织病理检查确诊。

3.其他

B 超、CT、MRI、膀胱镜检、直肠镜检有助诊断。

(四)评估与观察要点

1.健康史

患者年龄(该病多为老年)、是否绝经,询问患者有无糖尿病、高血压及冠心病等病史,若为糖尿病或高血压患者,询问血糖或血压控制情况。询问有无外阴瘙痒、外阴赘生物及性传播病史。评估患者一般状况,营养状态;观察患者体温、血常规是否正常,伤口有无感染。

2.观察外阴部

外阴部肿块是单发还是多个,有无压痛,活动度,病变部位与周围皮肤的关系;是否有疼痛、瘙痒、恶臭分泌物。注意腹部淋巴结有无增大、压痛、质硬、固定,注意阴道、宫颈是否有癌肿转移或多发癌。

3.心理-社会状况

对术后外阴严重变形、伤口不愈、性功能的维持、化疗后不良反应等问题的态度。患者家属对疾病的态度和关心程度。

（五）护理措施

1.外阴皮肤护理

（1）局部用药护理：为控制局部皮肤瘙痒，指导患者于病变部位涂抹糖皮质激素类药膏，保护局部组织，避免搔抓病变部位。

（2）放射治疗护理：患者在接受放射治疗后的10天左右，照射区皮肤会出现红斑、脱屑局部反应，无其他不适症状可继续放射治疗；严密观察皮肤，若出现水疱或溃疡应立即停止照射。放射治疗期间，保持皮肤清洁干燥、避免刺激。

2.术前护理

（1）外阴癌患者多为老年人，术前指导患者深呼吸、咳嗽、床上翻身等，适应术后活动。

（2）外阴及肠道的准备：根据术式，术前3天每天进行外阴冲洗2次，保持外阴清洁；口服缓泻剂，遵医嘱予以静脉补液，做好护理记录，防止患者虚脱。

（3）外阴备皮范围：为上至剑突，下至大腿内侧上1/3，包括外阴，注意保护患者隐私，动作轻柔，避免误伤患者皮肤。

（4）外阴皮肤有炎症或溃疡者，需治愈后手术。

3.术后护理

（1）缓解疼痛：由于术后切口均用大量的棉垫加压包扎，患者常常感到疼痛不适。所以术后协助患者取平卧双腿外展屈膝体位，在腘窝下垫一软枕，提高患者舒适度，以减轻疼痛感；创造良好的休息环境，保证患者休息。集中护理操作，动作轻柔，严重者遵医嘱实施药物镇痛，采取音乐疗法，分散注意力缓解疼痛。

（2）预防感染：保持会阴清洁干燥，每天行会阴冲洗、吹风2次，大便后随时冲洗；观察切口有无渗血、感染征象，伤口敷料定时更换，遵医嘱应用抗生素；卧床期间应用支被架，指导患者下床活动时穿裙子，避免摩擦会阴部。

（3）引流管护理：每班交接班观察引流液的颜色、性质、引流量。出现异常及时通知医师，做好记录。保持引流管及导尿管的通畅。下床活动时，引流管及导尿管低于骨盆处固定，防止反流。

（4）预防压疮及血栓：卧床期间鼓励患者活动上半身，协助下肢及足部的被动运动，定时变换体位，预防压疮。协助下地活动，功能锻炼并遵医嘱使用抗凝药物，预防下肢血栓的发生。

4.提供心理支持

术前与患者及家属沟通，正确认识、面对疾病的存在；指导患者采取积极的应对方式，针对疾病做耐心的解释，增强患者及家属的信心，并主动配合治疗。利用同伴管理模式，加强病友间的联系和沟通，减轻恐惧心理。

（六）健康指导

（1）做好延续性护理：指导患者出院定期随访，患者应于外阴根治术后3个月返回医院复诊，在评估术后恢复情况的基础上，医师与患者一起商讨治疗及随访计划。外阴癌放射治疗以后2年内约80%的患者复发，5年内复发约占90%，故随访时间应在放射治疗后1个月、3个月、6个月各一次，以后每半年1次，2年以后每年1次，随访5年，以全面评价治疗效果。

（2）保持外阴清洁，避免长期使用刺激性强的药液清洗外阴。

（3）出现双下肢腹股沟区淋巴回流障碍形成下肢水肿，要及时就医。

九、外阴阴道创伤

(一)疾病定义

女性外生殖器和阴道部位由于分娩、性交或外伤等原因造成的损伤。

(二)临床表现

1.疼痛

为主要症状,疼痛严重者可有疼痛性休克。

2.局部肿胀

检查时可见外阴部有紫蓝色块状物突起,压痛明显。

3.阴道出血

局部组织损伤,造成该部位血管破裂,有鲜红色血液从阴道流出,血量因创伤程度不同而异。检查时可见外阴皮肤、皮下组织或阴道有明显裂口及活动性出血。

4.其他

出血量多者,可伴有头晕、乏力、心慌、出冷汗等出血性休克的表现,合并感染时可有发热和局部红、肿,热、痛等。

(三)辅助检查

1.妇科检查

可见处女膜裂伤,外阴裂伤或血肿。创伤严重累及膀胱、尿道,可有尿液从阴道流出。伤及直肠,可见直肠黏膜外翻。

2.实验室检查

出血量大的患者红细胞计数及血红蛋白值出现下降;有感染者白细胞计数增高。

(四)评估与观察要点

(1)个人史:询问患者的年龄、生育史、外阴或阴道手术史。

(2)观察外阴、阴道裂伤或血肿的部位及大小。伤口局部是否有红、肿及脓性分泌物。评估阴道的出血量,观察是否有尿液自阴道流出。评估患者是否有发热情况及心慌、出冷汗、脸色苍白等休克症状。评估患者的疼痛程度。

(3)心理-社会状况:由于意外事件造成外阴阴道创伤的患者,除表现出明显的紧张和恐惧外,还可能会出现心理的应激障碍,需要评估患者及家属对损伤的反应,并识别其异常的心理反应。

(五)护理措施

1.心理护理

突然发生的创伤导致患者产生紧张和恐惧心理并令其家属焦虑、担忧,应充分理解患者的感受和反应,用温和的语言安抚患者,使其配合治疗。

2.疼痛护理

采取正确的体位,避免血肿受压;受伤后 24 小时之内行冷敷,降低局部血流速度,也可降低局部神经的敏感性,减轻患者疼痛;遵医嘱使用止痛药物或物理治疗。

3.术前护理

外阴阴道创伤的患者多为急诊入院,测量并准确记录患者的生命体征,配合医师清洁创面,完成检查,必要时建立静脉通路,若需急诊手术则遵医嘱予患者配血和进行皮肤准备,向患者及家属讲解手术的流程及注意事项。出血量大的患者,应预防休克的发生,对于已经发生休克的患者,要配合医师进行抢救,及时纠正休克。

4.术后护理

(1)一般护理:监测患者生命体征,观察患者伤口情况,若出现疼痛进行性加剧、阴道或肛门坠胀等血肿加重的情况要及时通知医师。

(2)疼痛护理:患者术后疼痛较为明显,积极听取患者主诉,必要时遵医嘱予患者使用止痛药物。

(3)预防感染:密切监测患者体温变化;保持外阴部的清洁、干燥,排便后及时清洁外阴;留置导尿管期间,嘱患者多饮水,行会阴冲洗,预防尿路感染;遵医嘱使用抗生素。

(六)健康指导

(1)保持外阴清洁、干燥,勤换内裤,每天温水清洗外阴。

(2)加强青春期保健知识,指导适当的体育锻炼,避免由于性生活方式不当和运动造成的外阴阴道创伤。

十、先天性无阴道

(一)疾病定义

先天性无阴道是双侧副中肾管发育不全的结果,几乎均合并无子宫或仅有痕迹子宫,极个别的有发育正常的子宫,但卵巢一般均发育正常。

(二)临床表现

绝大多数先天性无阴道患者在正常阴道口部位仅有安全闭锁的阴道前庭黏膜,无阴道痕迹。亦有部分患者在阴道前庭部有浅浅的凹陷,个别具有短于 3 cm 的盲端阴道。青春期后由于经血潴留,出现周期性腹痛,无月经或直至婚后因性交困难就诊检查而发现。

(三)辅助检查

B超检查可发现宫腔积血或无子宫及痕迹子宫。

(四)评估与观察要点

1.个人及家族史

评估患者的年龄;父母是否是近亲结婚,有无生殖道畸形家族史。

2.现病史

询问患者是否有月经来潮、性生活困难;是否有周期性腹痛,或腹痛进行性加重。

(五)护理措施

1.心理护理

患者大部分是青春期女性,由于担心生殖系统发育异常会对今后的生活产生影响,多数患者易产生紧张和焦虑的情绪,护士应做好疾病治疗等方面知识的宣教,缓解患者紧张、焦虑情绪,鼓励其积极树立疾病治疗的信心。

2.术前护理

子宫正常者应在月经来潮后选择人工阴道成形术,无子宫或有痕迹子宫者应在婚前 6 个月行人工阴道成形术。根据患者手术方式准备手术用品,行羊膜法术前与产科联系备好羊膜,皮瓣法术前应做好股部供皮区皮肤护理。其余术前准备同妇科常规手术前准备。

3.术后护理

(1)术后需卧床休息,一周之内留置软模具,一周之后协助医师予患者更换硬模具,导尿管于术后一周拔除,拔除导尿管后嘱患者多饮水,以促进患者尽快自解小便。

(2)预防术后感染:遵医嘱给予患者抗生素;会阴冲洗每天2次;保持会阴部皮肤清洁、干燥。留置导尿管期间,嘱患者多饮水,预防尿道感染;术后一周,每天行阴道冲洗,并更换消毒模具。

(3)疼痛护理:患者在更换硬模具后,常会有剧烈的疼痛感,听取患者主诉,必要时遵医嘱予以患者止痛药物。嘱患者多食水果、蔬菜等粗纤维食物,预防便秘,减少因腹压增加而导致的腹痛。

(六)健康指导

(1)教会患者及家属如何正确使用模具,并告知要定期更换和消毒模具。

(2)让患者理解正确使用模具的重要性,做到坚持使用模具,从而避免瘢痕粘连的发生或阴道塌陷变短。

(3)告知患者待术后半年伤口完全愈合后方可进行性生活。

(4)告知患者术后要遵医嘱定期进行复查。

(宋志玲)

第四节　子宫颈炎症与盆腔炎性疾病

一、急性(慢性)子宫颈炎

(一)疾病定义

子宫颈炎是妇科最常见的疾病,有急性和慢性两种。急性子宫颈炎症常与急性子宫内膜炎或急性阴道炎同时发生。临床以慢性子宫颈炎多见。

(二)临床表现

1.主要症状

白带增多,白带的性质依据病原体种类、炎症的程度而有不同,可呈乳白色黏液状,或呈淡黄色脓性,或血性白带。当炎症沿宫骶韧带扩散到盆腔时,可有腰骶部疼痛、盆腔部下坠痛等。

2.体征

妇科检查时可见宫颈有不同程度糜烂、肥大,有时质较硬,有时可见息肉、裂伤、外翻及宫颈腺囊肿。

(三)辅助检查

宫颈刮片细胞学检查:在治疗前先进行宫颈刮片细胞学检查,用于排除早期宫颈癌。

(四)评估与观察要点

1.健康史

评估是否有分娩、流产或手术损伤宫颈,之后病原体侵入而引起感染。

2.观察要点

观察白带的量和性质。是否有腰骶部疼痛。妇科检查时,观察是否有宫颈糜烂及糜烂程度、是否有宫颈息肉、宫颈肥大和宫颈腺囊肿。

3.心理-社会评估

慢性子宫颈炎病程长,白带多致外阴不舒服,心理压力大。有接触性出血的患者,因焦虑、害怕癌变而拒绝性生活。

(五)护理措施

1.心理护理

对病程较长、疾病反复不愈者给予关心并进行耐心开导,减轻和消除其心理负担,鼓励其坚持治疗。

2.物理治疗术前护理

向需要接受物理治疗的患者讲解物理治疗的目的和大致过程,使其对物理治疗有一定的了解并能配合治疗。

3.物理治疗术后护理

协助患者每天用流动的清水清洗外阴 2 次,保持外阴清洁。患者在宫颈创面痂皮脱落前,阴道有大量黄水流出,在术后 1～2 周脱痂时可有少量血水或少许流血,局部可遵医嘱用止血粉或协助医师给予患者压迫止血处理。

(六)健康指导

告知患者于两次月经干净后 3～7 天复查。让患者知道定期做妇科检查的重要性,发现宫颈炎症予以积极治疗。

二、女性盆腔炎性疾病

(一)疾病定义

盆腔炎性疾病(PID)指女性上生殖道的一组感染性疾病,主要包括子宫内膜炎、输卵管炎、输卵管卵巢脓肿、盆腔腹膜炎。炎症可局限于一个部位,也可同时累及几个部位,以输卵管炎、输卵管卵巢炎最常见。盆腔炎性疾病多发生在性活跃期、有月经的妇女,初潮前、无性生活和绝经后妇女很少发生盆腔炎性疾病,即使发生也常常是邻近器官炎症的扩散。盆腔炎性疾病若未能得到及时、彻底治疗,可导致不孕、输卵管妊娠、慢性盆腔痛,炎症反复发作,从而严重影响妇女的生殖健康,且增加家庭与社会经济负担。

(二)临床表现

1.不孕

输卵管粘连阻塞可致患者不孕。

2.异位妊娠

盆腔炎性疾病后异位妊娠发生率是正常妇女的 8～10 倍。

3.急性盆腔炎

因炎症轻重及范围大小而有不同的临床表现。发病时下腹痛伴发热,重者可有寒战、高热、头痛、食欲缺乏。患者体温升高,心率加快,腹胀,下腹部有压痛、反跳痛及肌紧张,肠鸣音减弱或消失。妇科检查可见阴道充血,并有大量脓性分泌物从宫颈口流出;穹隆有明显触痛,宫颈充血、水肿、举痛明显;宫体增大,有压痛,活动受限;子宫两侧压痛明显,若有脓肿形成则可触及包块且压痛明显。

4.慢性盆腔炎

全身症状多不明显,有时出现低热、乏力。慢性炎症形成的瘢痕粘连及盆腔充血,常引起下腹部坠胀、隐痛及腰骶部酸痛。常在劳累、月经前后、性交后加重。

(三)辅助检查

1.妇科检查

若为输卵管病变,则在子宫一侧或双侧触及呈索条状增粗的输卵管,并有轻度压痛;若为盆腔结缔组织病变,子宫常呈后倾后屈,活动受限或粘连固定。

2.实验室检查

白细胞总数及中性粒细胞数增高,血沉增快。高热时应做血培养,宫颈分泌物培养及药物敏感试验。

3.后穹隆穿刺

在脓肿形成时,如抽出脓液即可确诊。

4.超声检查

如果条件允许,还应给患者做超声检查以了解盆腔内有无包块。如有包块,看是否为脓肿。

(四)评估与观察要点

1.健康史

询问患者既往是否患有盆腔炎或邻近器官炎症(阑尾炎、腹膜炎)、是否有流产史及妇科手术史。评估患者经期卫生习惯、不洁性生活史、早年性交、多个性伴侣、性交过频等。评估患者的生命体征、是否有下腹痛、腰骶部疼痛、疼痛的性质及程度、阴道分泌物的量及性质。

2.观察要点

妇科检查穹隆是否有明显触痛,宫颈充血、水肿、举痛明显;是否有宫体增大,有压痛,活动受限;子宫两侧压痛是否明显,若有脓肿形成则可触及包块且压痛明显。

3.心理-社会状况

评估患者有无心理问题,对疾病及治疗方法的认识及接受情况。患者家人对疾病的态度。

(五)护理措施

1.病情观察

严密观察患者生命体征,高热患者给予物理降温,并及时通知医师,根据医嘱用药,并观察用药后反应和效果。观察患者腹痛情况及性质,如有病情变化及时报告医师,必要时根据医嘱给予镇静止痛药物。

2.个人卫生

教会患者每天用流动温水清洗会阴 2 次,嘱其勤换会阴垫及内裤。

(六)健康指导

(1)让患者坚持锻炼,增强抵抗力。避免过度劳累,预防慢性盆腔炎急性发作。

(2)纠正患者不良饮食习惯,注意饮食营养。饮食宜营养丰富,给予高热量、高蛋白、高维生素、易消化食品。忌食油腻、辛辣、生冷、寒凉的食物。鼓励患者多饮水。加强锻炼,增强体质。

三、生殖器结核

(一)疾病定义

由结核杆菌引起的女性生殖器炎症称为生殖器结核,又称结核性盆腔炎。

(二)临床表现

1.月经失调

早期可有月经量多或淋漓不断,晚期可出现月经稀少或闭经。

2.下腹坠痛

由盆腔炎症和粘连引起,经期腹痛加重。

3.全身症状

若为活动期,可有结核病的一般症状,如发热、盗汗、乏力、食欲缺乏、体重减轻等,有时仅有经期发热。

4.不孕

由于输卵管管腔阻塞、输卵管周围粘连及黏膜纤毛被破坏,输卵管僵硬、蠕动受限,丧失其运输功能,可引起不孕。在原发性不孕患者中,生殖器结核常为主要原因之一。

(三)辅助检查

1.实验室检查

大多数患者白细胞总数及分类基本正常,慢性轻型内生殖器结核的红细胞沉降率加速不如化脓性或淋菌性盆腔炎明显,但往往表示病灶尚在活跃阶段,可供诊断与治疗时参考。

2.胸部 X 线检查

注意有无陈旧性结核病灶或胸膜结核征象,阳性发现对诊断可疑患者有一定参考价值。

3.结核菌素试验

皮试阳性说明以往曾有过感染,并不表示试验时仍有活动性结核病灶,参考价值在于提高怀疑指数。要注意的是阴性结果有时也不能完全排除结核病,如受检对象感染严重结核病、使用肾上腺皮质激素、老人、营养不良等。

4.盆腔检查

子宫形态大小,活动是否正常,或因粘连活动受限。如病情发展,双侧输卵管增粗、变硬、呈条索状,甚至附件区有大小不等的块物,固定、有触痛。

5.病理检查

行诊断性刮宫,如病理检查结果为阴性,应重复检查 2～3 次。

6.腹腔镜检查

观察输卵管及盆腔腹膜表面的粟粒样结节,可取活检,确定诊断。

(四)评估与观察要点

1.健康史

评估是否有结核的家族史和感染史;评估是否有免疫力低下、营养不良等与结核病发病有关的因素;是否有低热、乏力、消瘦等症状;评估月经情况。

2.观察要点

观察患者的月经量和白带情况。

3.心理-社会状况

了解患者及家属对该疾病的治疗方法及其预后的认知程度,评估患者的家庭经济状况及社会支持系统。

（五）护理措施

1.心理护理

多关心和体贴患者,采用安慰、鼓励等语言帮助患者消除顾虑,减轻焦虑,在平静的心态下积极地接受治疗。

2.用药指导

应向患者耐心细致地讲解坚持按疗程、医嘱、时间、规律用药的重要性。讲明药物的名称、剂量、时间、用法、注意事项及毒副作用。

（六）健康指导

（1）让患者知道加强营养,适当休息,增强机体抵抗力及免疫力的重要性。

（2）让患者掌握如何服用医师开具的药物,并观察药物的不良反应。

（3）使患者记住随诊的时间、地点和联系方式。

（宋志玲）

第五节　子宫内膜异位症与子宫腺肌病

子宫内膜异位性疾病包括子宫内膜异位症和子宫腺肌病,两者均由具有生长功能的异位子宫内膜所致,临床上常可并存。

一、子宫内膜异位症

（一）疾病定义

具有生长功能的子宫内膜组织（腺体和间质）出现在子宫体以外的部位时称为子宫内膜异位症。

（二）临床表现

子宫内膜异位症的临床表现多种多样,病变部位不同,临床表现也不相同。常有痛经、慢性盆腔痛、性交痛、月经异常和不孕。部分患者无任何症状。

1.痛经和慢性盆腔痛

此病最典型的症状为继发性痛经,呈进行性加重。典型的痛经常于月经开始前1～2天出现,月经第1天最剧烈,以后逐渐减轻并持续至整个月经期。疼痛部位多为下腹深部和腰骶部,并可向会阴、肛门、大腿放射。部分患者伴有直肠刺激症状,表现为稀便和大便次数增加。疼痛程度与病灶大小不一定成正比。偶有患者长期下腹痛,腹痛时间与月经不同步,形成慢性盆腔痛,至月经期加剧。

2.性交痛

一般表现为深部性交痛,月经来潮前性交痛更明显。多见于直肠子宫陷凹有子宫内膜异位病灶或因病变导致子宫后倾固定的患者。

3.月经异常

15％～30％患者有经量增多、经期延长或经前点滴出血。

4.不孕

患者不孕率高达 40%。

5.急腹痛

卵巢子宫内膜异位囊肿破裂,可引起突发性剧烈腹痛,伴恶心、呕吐和肛门坠胀。破裂多发生在经期前后或经期,部分也可能发生在排卵期。

6.其他症状

盆腔外组织有异位内膜种植和生长时,多在病变部位出现结节样肿块,并伴有周期性疼痛、出血或经期肿块明显增大,月经后又缩小。

较大的卵巢子宫内膜异位囊肿在腹部可扪及囊性包块,腹部瘢痕子宫内膜异位病灶可在切口瘢痕内触及结节状肿块,囊肿破裂时出现腹膜刺激征。盆腔检查典型者可发现子宫多后倾固定。

(三)辅助检查

1.影像学检查

腹部和阴道 B 超检查是鉴别卵巢子宫内膜异位囊肿及直肠阴道隔内异位症的重要手段。它可确定卵巢子宫内膜异位囊肿的位置、大小、形状和囊内容物,与周围脏器,特别是与子宫的关系等。

2.CA125 值测定

CA125 为卵巢癌相关抗原。轻度子宫内膜异位症患者血清 CA125 水平多正常,中至重度患者血清 CA125 值可能会升高,但一般均为轻度升高,多低于 100 U/mL。

(四)评估与观察要点

1.健康史

询问年龄、婚姻状况等信息。了解患者月经情况,初潮年龄,月经周期长短及月经量。有无腹痛,腹痛的发作时间特点、程度及对于日常生活的影响,缓解方式等。是否生育及将来生育计划。有无内膜异位症相关手术史。

2.观察要点

患者痛经时表现及主诉及疼痛程度、疼痛部位有无伴发症状,如疼痛时恶心、呕吐、排便异常等。

3.心理-社会状况

患者及其家人对患者的态度和对疾病的认知程度。评估患者情绪变化等。

(五)护理措施

1.术前护理

(1)肠道准备:术前一般禁食 12 小时、禁水 8 小时。根据患者子宫内膜异位症的盆腔粘连程度行肠道准备。

(2)阴道准备:需术中放置举宫器及做好涉及子宫腔、阴道操作的手术准备,术前行阴道冲洗或用碘伏棉球擦洗 1~2 次,术日晨再次擦洗阴道,尤其宫颈管的清洁。行腹腔镜手术的患者,备好腹部敷料,开腹手术的患者准备沙袋和腹带。

2.术后护理

(1)术后监测生命体征:全麻下手术的患者需监测血氧饱和度,并给予吸氧。

(2)术后观察:全麻手术的患者术后 6 小时内,观察患者意识及有无恶心、呕吐等表现,意识清醒无恶心、呕吐的患者可采取去枕卧位或头部枕薄枕使头部与肩部水平,患者可床上翻身。腰麻和硬膜外麻醉的患者术后4～6小时去枕平卧位,并头偏向一侧,观察有无恶心、呕吐等症状。手术6小时后患者可着枕头,鼓励患者床上翻身和活动,促进肠蠕动,预防肠粘连。

(3)鼓励患者早下床活动:注意活动安全。卧床时取半卧位姿势,腹肌放松,以减轻疼痛,并使渗出液局限在盆腔。

(4)保持管路通畅:留置盆腔引流管者观察引流液颜色、性质、量,警惕腹腔内出血。

(5)观察伤口渗出情况:密切观察伤口有无渗出及时更换敷料等。

(6)评估患者疼痛程度,遵医嘱给予止痛药物。

(7)心理护理:子宫内膜异位症患者术后复发率较高,有时对于不孕症的患者容易出现负性心理情绪,应倾听患者主诉,了解其心理情况,提供心理支持。鼓励家属多关心患者,给予心理安慰。

(六)健康指导

(1)妊娠可缓解子宫内膜异位症,有生育需求的患者,术后应尽早妊娠。

(2)使用性激素进行假孕或假绝经治疗为子宫内膜异位症患者保守治疗或术后联合治疗的常用方法,但使用性激素替代治疗的患者注意药物不良反应,如使用雌激素的药物须警惕血栓风险,使用GnRH-a假绝经治疗的患者须注意骨质丢失的问题,注意补钙。

二、子宫腺肌病

(一)疾病定义

当子宫内膜腺体及间质侵入子宫肌层时,称子宫腺肌病。

(二)临床表现

(1)月经量过多、经期延长,月经过多发生率为40%～50%,表现为连续数个月经周期中月经期出血量多,一般大于80 mL。

(2)逐渐加重的进行性痛经,疼痛位于下腹正中,常于经前1周开始,直至月经结束,子宫腺肌病痛经的发生率为15%～30%。

(3)子宫呈均匀增大或有局限性结节隆起,质硬且有压痛,经期压痛更甚。

(4)妇科检查子宫均匀性增大或局限性结节隆起,质硬有压痛。

(三)辅助检查

1.B超检查

可见子宫均匀增大或局限性隆起。

2.影像学检查

对诊断有一定的帮助,可酌情选择,疾病确诊取决于术后的病理学检查。

3.血清CA125测定

血清CA125水平增高。

4.腹腔镜检查

可见子宫均匀增大或局限性隆起、质硬,外观灰白或暗紫色,表面可见一些浆液性小泡或结节。

(四)评估与观察要点

1.健康史

患者的年龄、妊娠、分娩次数、手术史、月经史。

2.观察要点

经量有无增多、经期延长、逐渐加剧的痛经,患者是否贫血等。

3.心理-社会状况

评估患者对疼痛产生的恐惧,对月经改变产生焦虑,担心手术效果等。

(五)护理措施

(1)缓解疼痛:主要通过药物和手术治疗使疼痛症状缓解或消失,但在治疗前可口服止痛药,注意不要形成止痛药物依赖。

(2)给予心理支持,减轻患者及家属的焦虑,由于患者多数因为病情长且逐渐加重而身心痛苦,护士应该做好心理护理,并要做好疾病的宣教工作,让患者了解相关的疾病及手术相关的知识,药物治疗和手术治疗的适应证与最佳时期,讲解手术方法和术后注意事项,鼓励患者建立治疗疾病的信心,与患者共同寻求最佳治疗方案。

3.治疗护理

(1)药物治疗:对于症状较轻、有生育要求者可使用活血化瘀型中成药、止痛药如吲哚美辛;近绝经期患者可使用口服避孕药、达那唑、孕三烯酮或 GnRH-a 治疗,均可缓解症状,但需要注意药物的不良反应,并且停药后症状可重复出现,在 GnRH-a 治疗时应注意患者骨丢失风险,可以给予反添加治疗和钙剂补充。

(2)年轻或希望生育的患者:除考虑药物治疗,还可手术治疗,行病灶挖除术、超声聚焦治疗(海扶刀),但术后有复发风险;对症状严重、无生育要求或药物治疗无效者,可行介入治疗、全子宫切除术。是否保留卵巢,取决于卵巢有无病变和患者年龄。

4.手术护理

(1)术前准备:①遵医嘱完善术前各项检查。②针对患者存在的心理问题做好情志护理。③讲解有关疾病的知识、术前的注意事项等。④术前晚间禁食、禁水。⑤肠道准备,必要时遵医嘱予清洁灌肠。⑥手术前一天清洁皮肤,行手术区备皮,并注意脐部清洁,做好护理记录。皮肤准备时,应注意动作轻柔,刀片勿划破患者皮肤引起感染。⑦嘱患者取下义齿、贵重物品,并交家属保管。⑧将病历、X 线片、CT 片及术中带药等手术用物带入手术室。⑨再次核对患者姓名、床号、病案号及手术名称。⑩根据手术要求准备麻醉床、氧气及监护仪等用物。

(2)术后护理:①全麻患者清醒前去枕平卧,头偏向一侧;硬膜外麻醉患者平卧 6 小时,头偏向 侧。②病情观察:观察患者生命体征;观察阴道出血及腹部切口有无渗血,发现异常报告医师,及时处理;评估肠蠕动的恢复情况;保持引流管、导尿管通畅,定时观察颜色、性质及量;定时查看敷料,观察有无出血和分泌物,注意颜色、性质及量,及时更换;评估伤口疼痛的性质、程度、持续时间,并分析疼痛的原因,遵医嘱使用镇痛药;行腹壁手术患者为减轻伤口张力,体位应保持屈膝位;行会阴部手术患者,应注意饮食管理及排便管理,防止大便干燥。同时,为预防伤口感染,术后应保持伤口处皮肤清洁干燥,每天做好会阴护理,做好护理记录。

(六)健康指导

(1)指导患者生活:告知患者经期避免过度或过强体育、舞蹈活动,以防剧烈的体位和腹压变化引起经血倒流。

(2)患者术后知道如何保持会阴和腹部伤口清洁,避免感染。

(3)指导贫血患者除加强营养促进康复,还应注意活动时防止跌倒。指导患者正确服用铁剂。

(4)预防该病发生:避免月经期及月经刚干净时性生活,以免脱落的子宫内膜经输卵管进入盆腔,减少发病因素。

(5)对实施保留生育功能手术的患者,应指导其术后6～12个月受孕。

(6)对实施切除子宫保留卵巢的患者,应指导其术后服用3～6个月的孕激素,以防复发。

(7)告知患者术后复查时间,观察治疗效果和制订后续的治疗计划。

(宋志玲)

第六节 盆底功能障碍与生殖器官损伤

一、阴道前壁膨出

(一)疾病定义

阴道前壁膨出多由膀胱和尿道膨出所致,以膀胱膨出常见,常伴有不同程度的子宫脱垂。阴道前壁膨出可单独存在或合并阴道后壁膨出。

(二)临床表现

1.症状

轻者无症状。重者自述阴道内有肿物脱出,伴腰酸、下坠感。阴道脱出肿物在休息时小,站立过久或活动过度时增大。难以排空小便,膀胱内有残余尿存在,易发生膀胱炎,可有尿频、尿急、尿痛等症状。重度膀胱膨出多伴有尿道膨出,此时常伴有压力性尿失禁症状。如膀胱膨出加重,可导致排尿困难,需用手将阴道前壁向上抬起方能排尿。

2.体征

检查时可见阴道前壁呈球状膨出,阴道口松弛,膨出膀胱柔软,该处阴道壁黏膜皱襞消失,如组织反复受到摩擦,可发生溃疡。

阴道膨出分度:临床上传统分为3度。以屏气下膨出最大限度来判定。

(1)Ⅰ度:阴道前壁形成球状物,向下突出,达处女膜缘,但仍在阴道内。

(2)Ⅱ度:阴道壁展平或消失,部分阴道前壁突出于阴道口外。

(3)Ⅲ度:阴道前壁全部突出于阴道口外。

(三)辅助检查

1.妇科检查

发现膨出的阴道前壁,评估分度。区分阴道前壁膨出是膀胱膨出还是尿道膨出,或者两者合并存在。

2.压力性尿失禁检查

让患者先憋尿,在膀胱截石位下咳嗽,如有尿液溢出,检查者用示、中两指分别置于尿道口两侧,稍加压再嘱患者咳嗽,如能控制尿液外溢,证明有压力性尿失禁。

3.尿动力学检查

直观量化尿路功能,协助诊断压力性尿失禁。

(四)评估与观察要点

1.健康史

了解患者生育史,分娩过程中有无产程延长、阴道助产及盆底组织撕伤等病史。同时,还应评估患者其他系统健康状况,如有无慢性咳嗽、盆腹腔肿瘤、便秘等。

2.观察要点

观察患者有无下腹部坠胀、腰痛症状,是否有大小便困难、阴道肿物脱出。是否在用力下蹲、增加腹压时上述症状加重,甚至出现尿失禁,但卧床休息后症状减轻。

3.心理-社会状况

评估患者是否因为担心肿物脱出导致行动不便,不能从事体力劳动,大小便异常,性生活受到影响而出现焦虑、情绪低落。

(五)护理措施

1.心理护理

患者由于长期受疾病折磨,往往有烦躁情绪。护士鼓励患者说出内心感受和需求,给予心理支持。向患者介绍疾病的知识及预后,帮助患者消除紧张焦虑的情绪。告知患者术前、术后的注意事项,帮助患者以良好的心态接受手术。

2.改善患者一般情况

加强患者营养,卧床休息。积极治疗原发病,如慢性咳嗽、便秘等。教会患者做盆底肌肉、肛门肌肉的运动锻炼,增强盆底肌肉、肛门括约肌的张力,每天3次,每次5～10分钟。

3.教会患者子宫托的放取方法

选择大小适宜的子宫托,使用注意事项:①放置前阴道应有一定水平的雌激素作用,绝经后妇女可用阴道雌激素霜剂,一般应用子宫托前4～6周开始应用,并在放托的过程中长期使用;②子宫托应每天早上放入阴道,睡前取出消毒备用,避免放置过久压迫生殖道而致糜烂、溃疡,甚至坏死造成生殖道瘘;③保持阴道清洁,月经期和妊娠期停止使用;④上托以后,分别于第1、3、6个月时到医院检查1次,以后每3～6个月到医院检查1次。

4.术前护理

(1)皮肤准备:根据医嘱和院内感染要求,于手术当天给予患者备皮。备皮范围上至耻骨联合上10 cm,下至会阴部、肛门周围、腹股沟及大腿内侧1/3,备皮后洗净皮肤。患者于术前1天晚自行沐浴。

(2)阴道准备:术前5天开始进行阴道准备,Ⅰ度脱垂患者应每天坐浴2次,一般采取1∶5 000的高锰酸钾或0.2‰的聚维酮碘(碘伏)液;对于Ⅱ、Ⅲ度脱垂的患者特别是有溃疡者,行阴道冲洗后局部涂40%紫草油或含抗生素的软膏,并勤换内裤。因子宫颈无感觉,易导致患者局部溃疡,所以应特别注意冲洗液的温度,一般在41～43 ℃为宜,冲洗后戴上无菌手套将脱出物还纳于阴道内,让患者平卧于床上半小时;用清洁的卫生带或丁字带支托膨出物,避免与内裤摩擦,减少异常分泌物;积极治疗局部炎症,按医嘱使用抗生素及局部涂含雌激素的软膏。另外,根据医嘱于术前1天及手术当天清晨予患者阴道冲洗一次,冲洗时应特别注意阴道穹隆。

(3)肠道准备:根据病情需要,遵医嘱于术前1天或术前3天给予口服泻药、灌肠等肠道准备。

5.术后护理

(1)病情观察及护理:严密观察患者的意识情况、生命体征、伤口有无渗血、阴道出血的量和颜色、引流液的量和颜色、麻醉不良反应、肠蠕动恢复情况,注意阴道分泌物的量、性质、颜色及有无异味,如有异常及时通知医师并予以处理。阴道内放置纱布卷压迫止血的患者,应观察排尿情况及纱布卷取出后阴道出血的情况,一般在术后 12～24 小时取出,取出时注意核对数目。

(2)疼痛护理:认真对待患者的疼痛主诉,遵医嘱使用止痛药物,观察药物不良反应,评价止痛效果。阴道内置纱布者可能会稍感不适,如疼痛、便意为正常现象,待纱布取出后,即消失。

(3)管路护理:根据手术范围导尿管留置 2～14 天,在留置引流管和导尿管期间,应保持管路通畅,妥善固定,准确记录引流液和尿量。各班交接班时,查看管路的情况。告知患者活动时注意勿让管路脱出。

(4)营养支持:术后以流质为主,之后向半流质及普食过渡,饮食宜清淡为主,保持排便通畅。

(5)活动与休息:手术当天卧床休息,鼓励患者床上翻身与活动,以平卧位为宜,降低外阴阴道张力,促进伤口愈合;术后第 1 天鼓励患者尽早下地活动,促进排气,避免肠粘连和血栓的发生。术后患者第 1 次下床时注意预防跌倒。

(6)预防感染:保持外阴清洁干燥、勤换内衣裤及床垫,每天行外阴擦洗 2 次,患者排便后用同法清洁外阴以预防感染;注意观察阴道分泌物的特点;监测患者体温,体温≥38.5 ℃要通知医师,遵医嘱应用抗生素。

(7)预防下肢深静脉血栓:术后要注意早期活动,按摩双下肢,促进血液循环,遵医嘱给予抗凝剂或抗血栓压力泵,注意观察下肢血供情况及周径变化。

(六)健康指导

1.疾病知识指导

患者学会自我观察阴道出血量,术后出现血性分泌物或少量流血为正常现象,若流血量多如月经,应及时返院就诊。

2.生活指导

指导患者保持心情舒畅,生活要有规律,注意休息;术后禁性生活 3 个月,避免缝线脱落而致手术失败;做好个人卫生,每天清洗会阴,拆线一周后可淋浴,禁盆浴两个月;注意保暖,防止呼吸道疾病,避免剧烈咳嗽及慢性咳嗽,以免增加腹压。

3.活动指导

术后 3 个月内勿行重体力劳动,剧烈运动及跳跃动作,避免使腹压增高的行为方式和生活习惯,如长期站立、蹲位、负重等,术后 1 个月可恢复一般活动,下蹲时双膝尽可能并拢。可做适当的运动和简单的家务活动。指导患者行盆底肌和肛提肌的训练,每天用力做缩肛动作 2～3 次,每次 10～15 分钟。

4.饮食指导

饮食宜选择清淡、易消化、富含粗纤维、有营养的食物,并鼓励患者多饮水,养成每天排便的习惯,并保持大便通畅,避免便秘,必要时使用缓泻药物。

5.用药指导

绝经后的患者可遵医嘱服用结合雌激素或戊酸雌二醇,促进阴道壁伤口愈合。

6.延续性护理

定期进行电话随访并记录每次回访情况,了解患者出院后状况。术后 1 个月到医院复查伤口愈合情况,3 个月后再到门诊复查,医师确认完全恢复以后方可有性生活。

二、阴道后壁膨出

(一)疾病定义

阴道后壁膨出也称直肠膨出。阴道后壁膨出可以单独存在,也常合并阴道前壁膨出。

(二)临床表现

1.症状

阴道后壁黏膜在阴道口刚能看到者,多无不适。阴道后壁明显凸出于阴道口外者,有外阴摩擦异物感。部分患者有下坠感、腰酸痛。膨出重者出现排便困难,需下压阴道后壁方能排便。

2.体征检查

可见阴道后壁黏膜呈球状膨出,阴道松弛,多伴有陈旧性会阴裂伤。肛门检查手指向前方可触及向阴道凸出的直肠,呈盲袋;如无盲袋的感觉,可能仅为阴道后壁黏膜膨出。阴道后壁有两个球状突出时,位于阴道中段的球形膨出为直肠膨出,而位于后穹隆部位的球形突出是肠膨出,指诊可触及疝囊内的小肠。

阴道后壁膨出分度:临床上传统分为 3 度。以屏气下膨出最大限度来判定。

(1)Ⅰ度:阴道后壁达处女膜缘,但仍在阴道内。

(2)Ⅱ度:阴道后壁部分脱出阴道口。

(3)Ⅲ度:阴道后壁全部脱出阴道口外。

(三)辅助检查

1.妇科检查

发现膨出的阴道后壁,评估分度。肛门指诊了解肛提肌的肌力和生殖裂隙宽度,区分阴道后壁膨出是直肠膨出还是合并阴道前壁膨出。

2.压力性尿失禁检查

让患者先憋尿,在膀胱截石位下咳嗽,如有尿液溢出,检查者用示、中两指分别置于尿道口两侧,稍加压再嘱患者咳嗽,如能控制尿液外溢,证明有压力性尿失禁。

3.尿动力学检查

直观量化尿路功能,协助诊断压力性尿失禁。

(四)评估与观察要点

1.健康史

了解患者生育史,分娩时有无产程延长、阴道助产及盆底组织撕伤等病史。同时,还应评估患者其他系统健康状况,如有无慢性咳嗽、盆腹腔肿瘤、便秘等。

2.观察要点

观察患者有无下腹部坠胀、腰痛症状,是否有大小便困难、阴道肿物脱出。是否在用力下蹲、增加腹压时上述症状加重,甚至出现尿失禁,但卧床休息后症状减轻。

3.心理-社会状况

评估患者是否因为担心肿物脱出导致行动不便,不能从事体力劳动,大小便异常,性生活受到影响而出现焦虑、情绪低落。

(五)护理措施

同阴道前壁膨出。

（六）健康指导

同阴道前壁膨出。

三、子宫脱垂

（一）疾病定义

子宫从正常位置沿阴道下降，至宫颈外口达坐骨棘水平以下，甚至子宫全部脱出于阴道口以外，称为子宫脱垂，子宫脱垂常合并有阴道前壁和后壁膨出。

（二）临床表现

轻症患者一般无不适，重症子宫脱垂对子宫韧带有牵拉，并可导致盆腔充血，使患者有不同程度的腰骶部酸痛或下坠感，站立过久或劳累后症状明显，卧床休息则症状减轻。重症子宫脱垂常伴有排便排尿困难和便秘，残余尿增加，部分患者可发生压力性尿失禁，但随着膨出的加重，其压力性尿失禁症状可缓解或消失，反而出现排尿困难，甚至需要手压迫阴道前壁帮助排尿，并易并发尿路感染。子宫脱垂严重时脱出的块物不能还纳，影响行动。子宫颈因长期暴露在外而发生黏膜表面增厚、角化或发生糜烂、溃疡和出血等，如继发感染则有脓性分泌物。子宫脱垂分为 3 度。

1.Ⅰ度

Ⅰ度轻型指宫颈外口距处女膜缘＜4 cm，未达处女膜缘；重型指宫颈已达处女膜缘，阴道口可见宫颈。

2.Ⅱ度

Ⅱ度轻型子宫颈及部分阴道前壁脱出阴道口外，宫体仍在阴道内；Ⅱ度重型宫颈与部分宫体脱出阴道口外。

3.Ⅲ度

宫颈与宫体全部脱出阴道口外。

另一种分度方法为盆腔器官脱垂定量分度法（POP-Q）。此分期系统分别利用阴道前壁、阴道顶端、阴道后壁上的各 2 个解剖指示点与处女膜的关系来界定盆腔器官的脱垂程度，该分类方法将盆腔脏器脱垂分为 0、Ⅰ～Ⅳ度。与处女膜平行以 0 表示，位于处女膜以上用负数表示，处女膜以下用正数表示。

（三）辅助检查

1.实验室检查

术前常规实验室检查等。

2.影像学检查

伴有直肠膨出或阴道前后壁膨出的患者可行 B 超或磁共振成像（MRI）等，判断盆腔脏器有无缺损和脏器间相互关系。

3.尿动力学检查

伴有尿失禁或排尿障碍的患者可行尿动力学评估排尿功能。

（四）评估及观察要点

1.健康史

询问患者年龄、婚育史及性生活情况。子宫脱垂发生时间和程度。子宫脱垂对日常生活的影响程度。

2.观察要点

子宫脱垂程度阴道有无黏膜糜烂、溃疡、出血和感染等,有无排便、排尿异常。

3.心理-社会状况

患者情绪是否焦虑,患者及家属对疾病的认知和对患者治疗是否支持等。

(五)护理措施

1.保守治疗护理措施

(1)指导加强盆底肌肉力量的练习:常用 Kegel 锻炼和辅助生物反馈治疗。单独采用盆底肌肉锻炼治疗用于 POP-Q 分期Ⅰ度和Ⅱ度的子宫脱垂患者。辅助生物反馈治疗效果优于自身 Kegel 锻炼。

(2)指导患者饮食:嘱患者多进食粗纤维食物,预防便秘。

(3)积极治疗老年性慢性支气管炎、慢性咳嗽等长期增加腹压的疾病,同时避免久蹲、提重物等活动以避免腹压的增加。

(4)指导患者正确使用子宫托:子宫托是一种支持子宫和阴道壁并使其维持在阴道内而不脱出的工具。POP-Q Ⅱ~Ⅳ度脱垂患者均可使用,尤其适用于全身状况不宜手术、妊娠期和产后的患者。手术前放置可促进膨出面溃疡的愈合。

(5)指导用药:外阴黏膜糜烂、溃疡、出血和感染的患者,遵医嘱指导其局部使用药物,促进愈合。

(6)保持会阴清洁:指导患者穿柔软的内衣和内裤,减少局部摩擦,勤换内衣,并注意会阴部卫生,保持会阴部清洁。

2.术前护理措施

(1)术前 3 天阴道冲洗及坐浴。

(2)术前 1 天遵医嘱进行肠道准备:口服洗肠液或灌肠等,术前晚和(或)术日晨灌肠各 1 次。

(3)备皮范围:同常规妇科手术,会阴部备皮时注意避免局部皮肤黏膜损伤。

(4)子宫脱垂患者术后卧床时间较长,术前指导患者深呼吸及有效咳嗽、咳痰方法,预防术后肺部并发症。

(5)其余术前准备同其他常规妇科手术。

3.术后护理措施

(1)术后观察患者生命体征的变化。

(2)术后一般阴道留置纱布 24~48 小时。术后观察患者阴道伤口出血情况,有无血肿。

(3)术后遵医嘱导尿管留置 48~96 小时,保持导尿管的通畅是保证手术成功的关键,术后导尿管开放并保持通畅,防止其打折、扭曲、脱落、堵塞。如有阻塞或排尿不通畅,用 10~20 mL 生理盐水缓慢冲洗,鼓励多饮水。拔导尿管前一天进行膀胱功能训练。

(4)子宫脱垂术后留置导尿管时间较长,需加强会阴部护理,进行会阴擦洗和便后擦洗,减少伤口感染和泌尿系统感染。

(5)术后饮食的护理:阴式手术对腹腔内脏干扰少,术后肠蠕动恢复快,术后 6 小时指导患者进清淡流质饮食,术后 1 天肠蠕动恢复可进无奶、无糖半流质饮食,排气后进普通饮食,增加粗纤维摄入,预防便秘,如有便秘,遵医嘱给予患者缓泻剂治疗。

(6)由于子宫脱垂患者多为老年患者,且术后一般需绝对卧床 2~4 天,应积极采取预防下肢静脉血栓的护理措施。

（7）预防坠积性肺炎：保持病房空气清新，术后严密监测体温变化和呼吸道症状，遵医嘱给予抗生素抗感染治疗，协助患者翻身叩背，避免用力咳嗽，痰多不易咳出时给予雾化吸入。

（8）疼痛的护理：术后根据疼痛评分，遵医嘱给予镇痛措施。

（六）健康教育

1.出院后随访

嘱患者于术后 2 个月、6 个月、12 个月回医院复查，对患者进行查体，检查手术效果和患者恢复情况。

2.避免腹压增加

嘱患者术后 2 个月内禁止性生活和盆浴，避免久蹲、提重物等活动并防止长期腹压增加的运动。

3.术后锻炼

指导术后和保守治疗的患者进行 Kegel 运动或辅助生物反馈治疗。

四、压力性尿失禁

（一）疾病定义

压力性尿失禁（SUI）是指腹压突然增加导致尿液不自主流出，但不是由逼尿肌收缩或膀胱壁对尿液的压力所引起。其特点是患者正常状态下无遗尿，而腹压突然增高时尿液流出。

（二）临床表现

患者腹压增加下不自主溢尿为典型症状。而尿急、尿频、急迫性尿失禁和排尿后膀胱区胀满感亦是常见症状。80％的压力性尿失禁患者伴有阴道膨出。

（三）临床症状分度

客观分度采用尿垫试验，临床常用简单的主观分度，分为轻度、中度和重度。

（1）轻度：只发生在剧烈压力下，如咳嗽、打喷嚏或慢跑。

（2）中度：发生在中度压力下，如快速运动或上下楼梯。

（3）重度：发生在轻度压力下，如站立时，但患者在仰卧位时可控制尿液。

（四）辅助检查

1.试验方法

如患者合并盆腔器官脱垂，则将脱垂器官复位后再行以下检查。检查方法有压力试验、指压试验、棉签试验。

（1）压力试验：患者膀胱充盈时取截石位，嘱患者咳嗽时观察尿道口，如果每次咳嗽均伴有尿液的不自主流出则可提示压力性尿失禁。如果膀胱截石位没有尿液流出，应让患者站立位时重复压力试验。

（2）指压试验：患者取膀胱截石位，先行压力诱发试验，若为阳性，则将中指及示指分别放在阴道内膀胱颈水平尿道两侧的阴道壁上，向前上抬举膀胱颈，再行诱发压力试验，如尿失禁现象消失，则为阳性。

2.排尿日记

连续记录 72 小时排尿情况，包括每次排尿时间、尿量、饮水时间、饮水量、排尿的伴随症状及尿失禁时间等。

3.问卷评估

应用国际尿失禁咨询委员会(ICS)尿失禁问卷简表(ICI-QSF)评估。

4.1 小时尿垫试验

ICS标准,试验开始前无需排尿,安放好已称重的尿垫或卫生巾,5～10分钟内饮无糖无盐水 500 mL,接下来 50 分钟内按顺序进行下列活动:上下楼梯 4 层,共 4 次;蹲下起立共 10 次;弯腰拾物共 10 次;原地跑步 1 分钟;冷水洗手 1 分钟;用力咳嗽 10 次。在试验 60 分钟结束后,取下卫生巾称重,计算尿垫称重差值。①轻度尿失禁:1 小时尿垫试验<2 g;②中度尿失禁:1 小时尿垫试验 2～10 g;③重度尿失禁:1 小时尿垫试验>10 g。

5.尿动力学检查

尿动力学检查包括尿流率测定,膀胱充盈期容积-压力测定,压力-流率测定等,评估患者有无膀胱、尿道贮存及排出尿液功能障碍。

(五)评估与观察要点

1.健康史

患者年龄、生育史及患病史、月经史、生育史、生活习惯、活动能力、并发疾病和使用药物等。尿失禁的程度,以及对日常生活的影响情况。有无尿频、尿痛、尿急等泌尿系统感染征象;会阴皮肤有感染、无失禁性皮炎、破溃等。有无便秘或便失禁;有无子宫脱垂或阴道膨出。

2.观察要点

(1)查体:腹部检查注意有无尿潴留体征。

(2)外阴部有无长期感染所引起的异味、皮疹。

(3)专科查体:双合诊了解子宫位置和大小,盆底肌收缩力等,肛诊检查括约肌肌力及有无直肠膨出。

(4)神经系统检查包括下肢肌力,会阴部感觉,肛门括约肌张力及病理征等。

3.心理-社会状况

患者对疾病的认识,自我认知及家庭支持情况和社会交往情况等。

(六)护理措施

1.保守治疗

(1)指导正确盆底肌训练:每次练习盆底肌收缩(提肛运动)10～15 次,每次收缩时保持 2～6 秒,休息相同时间,每天 3～8 次,持续 8 周或更长时间。

(2)生物反馈:借助置于阴道或直肠内的电子生物反馈治疗仪,监视盆底肌肉的肌电活动,指导患者进行正确、自主的盆底肌肉训练,并形成条件反射。

(3)活动及饮食指导:肥胖患者应减轻体重,有助于预防 SUI 的发生,同时改变饮食习惯,控制体重在理想的范围,预防便秘增加腹压的情况等。选择适合自己同时不增加腹压的活动项目。

(4)药物治疗:遵医嘱给予患者应用药物,达到增加尿道关闭压效果,观察药物不良反应,出现高血压、心肌等不适时,及时停药。

2.手术治疗

经阴道无张力尿道中段悬吊术(TVT)及经闭孔无张力尿道中段悬吊术(TVT-O)治疗 SUI 的围术期护理。

(1)术前护理:①术前宣教,讲解疾病相关知识、术后外阴清洁的重要性、练习床上排便、床上活动的方法;②肠道准备,术前一天备皮(上至剑突、下至会阴、两侧腋中线、大腿上 1/3、注意肚脐清洁),检查皮肤完整性,如有异常及时通知医师;③肠道准备,术前3天无渣饮食,遵医嘱给予肠道抗生素,术前一天晚及术日晨清洁灌肠;或遵医嘱进行肠道准备;④阴道准备,术前3天1:5 000高锰酸钾溶液坐浴,每天2次,术前2天0.02%碘伏液阴道冲洗,每天2次;或遵医嘱进行阴道准备。

(2)术后护理:①体位,平卧位,外阴加压包扎时采取截石位;②观察要点,TVT观察尿液的颜色、性质及量,TVT-O观察下肢有无疼痛及麻木情况;③术后排便护理,遵医嘱用药,抑制患者排便,避免粪便污染伤口、避免突发性腹部压力增高,可遵医嘱给予患者肠外营养、无渣饮食、阿片类药物抑制排便、缓泻剂等;④保持外阴部清洁,外阴有伤口的患者,医师每天换药时给予患者行会阴擦洗,患者排便后护士及时行便后擦洗,避免大便污染伤口;⑤积极止痛,针对患者的个体差异,采取不同的缓解疼痛的方法,如更换体位、局部冰袋冷敷等,遵医嘱给予患者应用止痛剂;⑥导尿管的护理,遵医嘱给予患者留置导尿管。拔导尿管时遵医嘱查尿常规及培养,同时进行残余尿测量(B超测残余尿或导尿测残余尿),残余尿量>100 mL,提示膀胱功能未恢复,应遵医嘱继续给予患者留置导尿管。

(七)健康指导

(1)活动指导:患者3个月内避免重体力劳动、剧烈运动,避免腹压增高的活动。

(2)禁止性生活、盆浴2个月,预防感染。

(3)饮食指导:多饮水,多吃蔬菜、水果,保持大便通畅,预防感冒,避免咳嗽,防止腹压增加。

(4)会阴护理:保持外阴清洁干燥,及时更换内裤,用清水或1:5 000高锰酸钾溶液清洗外阴。

(5)指导有效的盆底肌训练,有利于术后盆底肌功能康复。

(6)指导患者应用量表、记录排尿日记、进行尿垫试验,评估治疗是否有效。如有不适,随时就诊。

五、生殖道瘘

(一)尿瘘

1.疾病定义

尿瘘指生殖道与泌尿道之间形成的异常通道,尿液自阴道排出,不能控制。尿瘘可发生在生殖道与泌尿道之间的任何部位,根据解剖位置分为膀胱阴道瘘、尿道阴道瘘、膀胱尿道阴道瘘、膀胱宫颈瘘、膀胱宫颈阴道瘘、输尿管阴道瘘及膀胱子宫瘘。

2.临床表现

(1)漏尿:患者产后或盆腔手术后出现阴道无痛性持续性流液是最常见、最典型的临床症状。根据瘘孔的位置,可表现为持续漏尿、体位性漏尿、压力性尿失禁或膀胱充盈性漏尿等。漏尿发生的时间因病因不同而有区别,坏死型尿瘘多在产后及手术后3~7天开始漏尿;手术直接损伤者术后即开始漏尿;腹腔镜下子宫切除中使用能量器械所致的尿瘘常在术后1~2周发生;根治性子宫切除的患者常在术后10~21天发生尿瘘,多为输尿管阴道瘘。

(2)外阴瘙痒和疼痛:由于局部组织长期受到尿液的刺激、浸渍,可发生组织炎症增生及感染,引起外阴部痒和烧灼痛,外阴呈皮炎改变。

(3)尿路感染:合并尿路感染者有尿频、尿急、尿痛及下腹部不适等症状。

3.辅助检查

(1)妇科检查:观察患者外阴部可存在湿疹,湿疹面积的大小、涉及范围等,部分患者可出现局部组织溃疡等;通过阴道检查明确瘘孔的部位、大小及周围组织瘢痕情况,同时通过检查了解阴道有无狭窄、观察尿液自阴道流出的方式。

（2）特殊检查：①亚甲蓝试验，目的在于鉴别膀胱阴道瘘、膀胱宫颈瘘或输尿管阴道瘘。②靛胭脂试验，静脉推注靛胭脂 5 mL，10 分钟见蓝色液体流入阴道，可确诊输尿管阴道瘘。③其他，膀胱镜检可看见膀胱的瘘孔及辨别一侧输尿管瘘；肾显像、排泄性尿路造影等也可帮助尿瘘的诊断。

4.评估与观察要点

（1）健康史：了解患者的既往史，尤其与肿瘤、结核、接受放射治疗等相关病史，了解患者有无难产及盆腔手术史，找出患者发生漏尿的原因，详细了解患者漏尿的时间，评估患者目前存在的问题。

（2）观察要点：观察患者漏尿的表现形式，一般尿道阴道瘘的患者在膀胱充盈时漏尿，一侧输尿管阴道瘘的患者，由于尿液可经另一侧正常的输尿管流入膀胱，所以表现为漏尿的同时仍有自主排尿；膀胱阴道瘘者通常不能控制排尿；若是膀胱内小瘘孔则表现为患者取某种体位时漏尿。

（3）心理-社会状况：评估患者是否因为漏尿导致生活起居诸多不便而感到自卑、失望等，评估患者家属对疾病的态度。

5.护理措施

（1）心理护理：护士应常与患者接触，了解其心理感受，不能因异常的气味而疏远患者，造成患者更加自卑和紧张。鼓励患者说出内心感受和需求，给予心理支持。告知患者通过手术能使该病痊愈，帮助患者消除紧张焦虑的情绪。告知患者术前、术后的注意事项，帮助患者以良好的心态接受手术。

（2）适当体位：对有些妇科手术所致小瘘孔的尿瘘患者应留置导尿管，并保持正确的体位，使小瘘孔自行愈合。一般采取使瘘孔高于尿液面的卧位。

（3）鼓励患者饮水：由于漏尿，患者往往自己限制饮水量，甚至不饮水，造成酸性尿液对皮肤的刺激更大。应向患者解释限制饮水的危害，并指出多饮水可以稀释尿液，自身冲洗膀胱的目的，从而减少酸性尿液对皮肤的刺激，缓和与预防外阴皮炎。一般每天饮水不少于 3 000 mL，必要时按医嘱静脉输液，保证液体入量。

（4）术前护理：①皮肤准备，根据医嘱和院内感染要求，于手术当天给予患者备皮。经腹手术的备皮范围上至剑突下，下至大腿内侧上 1/3，两侧达腋中线，包括会阴及肛门部皮肤。行腹腔镜手术的患者要清洁脐部。经阴道手术的患者备皮范围上至耻骨联合上 10 cm，其余同经腹手术的皮肤准备范围，备皮后洗净皮肤。患者于术前 1 天晚自行沐浴。②阴道准备，根据医嘱进行阴道冲洗。积极控制外阴炎症，术前 3～5 天每天用 1∶5 000 的高锰酸钾或 0.2‰ 的聚维酮碘（碘伏）等坐浴；外阴部有湿疹者，可在坐浴后行红外线照射，然后涂氧化锌软膏，使局部干燥，待痊愈后再行手术。③肠道准备，根据病情需要，遵医嘱于术前 1 天或术前 3 天予以口服泻药、灌肠等肠道准备。④其他，对老年妇女或闭经者按医嘱术前半个月给予含雌激素的药物，如结合雌激素或阴道局部使用含雌激素的软膏等，促进阴道上皮增生，有利于手术后伤口的愈合；有尿路感染者应先控制感染后再手术；必要时给予地塞米松促使瘢痕软化；按医嘱使用抗生素抗感染治疗；创伤型尿瘘手术应在发现瘘后及时修补或术后 3～6 个月进行；结核或肿瘤放射治疗所致的尿瘘应在病情稳定 1 年后择期手术。

（5）术后护理：①导尿管护理，术后必须留置导尿管或耻骨上膀胱造瘘 7～14 天，并注意避免导尿管脱落，保持导尿管的通畅，发现阻塞及时处理，以免膀胱过度充盈影响伤口愈合。拔管前注意训练膀胱肌张力，拔管后协助患者每 1～2 小时排尿一次，然后逐步延长排尿时间。②体位，应根据患者瘘孔位置决定体位,膀胱阴道瘘的瘘孔在膀胱后底部者,应取俯卧位;瘘孔在侧面者应健侧卧位,使瘘孔居于高位,减少尿液对修补伤口处的浸泡。③活动:由于腹压增加可导致导尿管脱落,影响伤口愈合,故应妥善固定导尿管,积极预防咳嗽、便秘,并尽量避免下蹲等增加腹压的动作。④营养支持,指导患者术后饮食,术后给予流质、半流质逐渐过渡,注意加强营养,避免便秘。⑤预防感染,术后患者每天补液不少于 3 000 mL,目的是增加尿量,达到膀胱冲洗的目的,防止发生尿路感染。保持外阴清洁、干燥,每天擦洗会阴两次。

6.健康指导

(1)疾病知识指导:尿瘘修补手术成功者妊娠后应加强孕期保健并提前住院分娩;如手术失败者,应教会患者保持外阴清洁的方法,尽量避免外阴皮肤的刺激。同时告知下次手术的时间,让患者有信心再次手术。

(2)生活指导:指导患者保持心情舒畅,生活要有规律,注意休息;术后禁止性生活 3 个月,避免缝线脱落而致手术失败;做好个人卫生,每天清洗会阴,拆线一周后可淋浴,禁盆浴两个月;注意保暖,防止呼吸道疾病,避免剧烈咳嗽及慢性咳嗽,以免增加腹压。

(3)活动指导:术后 3 个月内勿从事重体力劳动,剧烈运动及跳跃动作,避免使腹压增高的行为方式和生活习惯,如长期站立、蹲位、负重等,术后 1 个月可恢复一般活动,下蹲时双膝尽可能并拢。可做适当的运动和简单的家务活动。

(4)饮食指导:饮食宜选择清淡、易消化、富含粗纤维、有营养的食物,并鼓励患者多饮水,养成每天排便的习惯,并保持大便通畅,避免便秘,必要时使用缓泻药物。

(5)用药指导:按医嘱继续服用抗生素或雌激素药物。

(6)延续性护理:定期进行电话随访了解患者出院后状况,提醒患者复查时间,并解答患者提出的疑问,有效促进患者出院后的康复。

(二)粪瘘

1.疾病定义

粪瘘指肠道与生殖道之间的异常通道,最常见的是直肠阴道瘘。可以根据瘘孔在阴道的位置,将其分为低位、中位和高位瘘。

2.临床表现

阴道内排出粪便为主要症状。瘘孔大者,成形粪便可经阴道排出,稀便时呈持续外溢。瘘孔小者,阴道内可无粪便污染,但肠内气体可自瘘孔经阴道排出,稀便时则从阴道流出。

3.辅助诊断

(1)妇科检查:阴道检查时,大的粪瘘显而易见,小的粪瘘在阴道后壁可见瘘孔处有鲜红的肉芽组织,用示指行直肠指诊,可以触及瘘孔,如瘘孔极小,用一探针从阴道肉芽样处向直肠方探查,直肠内手指可以触及探针。

(2)钡剂灌肠检查:确诊阴道穹隆处小的瘘孔。

(3)下消化道内镜检查:确诊小肠和结肠阴道瘘。

4.评估与观察要点

(1)健康史:了解患者月经史、生育史及妇产科手术史。

(2)观察要点:观察阴道排出粪便的形态,确认瘘孔的大小。

(3)心理-社会状况:评估患者是否因为粪瘘导致生活起居诸多不便而感到自卑、失望等,患者家属对患者疾病的态度。

5.护理措施

(1)心理护理:护士应常与患者接触,了解其的心理感受,不能因异常的气味而疏远患者,从而更加重了其自卑和紧张的心理。鼓励患者说出内心感受和需求,给予心理支持。告知患者通过手术能使该病痊愈,帮助患者消除紧张、焦虑的情绪。告知患者术前、术后的注意事项,帮助患者以良好的心态接受手术。

(2)术前护理:①皮肤准备,根据医嘱和院内感染要求,于手术当天给予患者备皮。经腹手术的备皮范围上至剑突下,下至大腿内侧上 1/3,两侧达腋中线,包括会阴及肛门部皮肤。行腹腔镜手术的患者要清洁脐部。经阴道手术的患者备皮范围上至耻骨联合上 10 cm,其余同经腹手术的皮肤准备范围,备皮后洗净皮肤。患者于术前 1 天晚自行沐浴。②阴道准备:根据医嘱进行阴道冲洗。术前 3～5 天每天用 1：5 000 的高锰酸钾或 0.2‰的聚维酮碘(碘伏)液等坐浴;外阴部有湿疹者,可在坐浴后行红外线照射,然后涂氧化锌软膏,使局部干燥,待痊愈后再行手术。③肠道准备:术前严格肠道准备,术前 3 天进无渣半流质,术前 1 天进全流质,并口服肠道抗生素、甲硝唑等抑制肠道细菌,手术前天口服泻药并行清洁灌肠。④其他,对老年妇女或闭经者按医嘱术前半个月给予含雌激素的药物,如结合雌激素或阴道局部使用含雌激素的软膏等,促进阴道上皮增生,有利于手术后伤口的愈合;先天性粪瘘应在患者 15 岁左右月经来潮后再行手术,过早手术容易造成阴道狭窄;压迫坏死性粪瘘,应等待 3～6 个月后再行手术。

(3)术后护理:①病情观察及护理,严密观察患者的意识情况、生命体征、伤口有无渗血及炎症反应。②管路护理,保留导尿管 5～7 天,在留置引流管和导尿管期间,应保持管路通畅,妥善固定,准确记录引流液及尿液的色、质、量,预防管路滑脱。③营养支持,术后给予静脉高营养,禁食 3 天,之后进食顺序为全流质→无渣半流质→7 天后进食软食,同时口服肠蠕动抑制药物,控制 4～5 天不排便,术后 5 天口服缓泻剂。④活动与休息,手术当日卧床休息,鼓励患者床上翻身与活动;术后第 1 天鼓励患者尽早下地活动,促进排气,避免肠粘连和血栓的发生。术后患者第 1 次下床时注意预防跌倒。⑤预防感染,保持外阴清洁、干燥,每天擦洗会阴两次,给予抗感染药物,预防创口感染。

6.健康指导

(1)疾病知识指导:未行绝育手术患者,应劝其避孕 1 年以上,妊娠后应加强孕期保健,并提前住院分娩。若粪瘘修补失败,最好在术后 3～5 个月再行修补。

(2)生活指导:术后禁性生活 3 个月,避免缝线脱落而致手术失败;做好个人卫生,每天清洗会阴,拆线一周后可淋浴,禁盆浴两个月;注意保暖,防止呼吸道疾病,避免剧烈咳嗽及慢性咳嗽,以免增加腹压。

(3)活动指导:术后 3 个月内勿行重体力劳动、剧烈运动及跳跃动作,避免使腹压增高的行为方式和生活习惯,如长期站立、蹲位、负重等,术后 1 个月可恢复一般活动,下蹲时双膝尽可能并拢。可做适当运动和简单的家务活动。

(4)饮食指导:饮食宜选择清淡、易消化、富含粗纤维、有营养的食物,并鼓励患者多饮水,养成每天排便的习惯,并保持大便通畅,避免便秘,必要时使用缓泻药物。

(5)用药指导:按医嘱继续服用抗生素预防感染。

(6)延续性护理:定期进行电话随访,了解患者出院后状况,提醒患者复查时间,并解答患者提出的疑问,有效促进患者出院后的康复。

(宋志玲)

第十三章

儿科护理

第一节 惊 厥

惊厥的病理生理基础是脑神经元的异常放电和过度兴奋,是由多种原因所致的大脑神经元暂时性功能紊乱的一种表现。发作时全身或局部肌群突然发生阵挛或强直性收缩,多伴有不同程度的意识障碍。惊厥是小儿最常见的急症,有5%～6%的小儿曾发生过高热惊厥。

一、病因

小儿惊厥可由众多因素引起,凡能造成脑神经元兴奋性功能紊乱的因素,如脑缺氧、缺血、低血糖、脑炎症、水肿、中毒变性、坏死等,均可导致惊厥的发生。将其病因归纳为以下几类。

(一)感染性疾病

1.颅内感染性疾病

(1)细菌性脑膜炎、脑血管炎、颅内静脉窦炎。

(2)病毒性脑炎、脑膜脑炎。

(3)脑寄生虫病,如脑型肺吸虫病、脑型血吸虫病、脑囊虫病、脑棘球蚴病、脑型疟疾等。

(4)各种真菌性脑膜炎。

2.颅外感染性疾病

(1)呼吸系统感染性疾病。

(2)消化系统感染性疾病。

(3)泌尿系统感染性疾病。

(4)全身性感染性疾病及某些传染病。

(5)感染性病毒性脑病,脑病合并内脏脂肪变性综合征。

(二)非感染性疾病

1.颅内非感染性疾病

(1)癫痫。

(2)颅内创伤,出血。

(3)颅内占位性病变。

（4）中枢神经系统畸形。

（5）脑血管病。

（6）神经皮肤综合征。

（7）中枢神经系统脱髓鞘病和变性疾病。

2.颅外非感染性疾病

（1）中毒：如有毒动植物、氰化钠、铅、汞中毒，急性酒精中毒及各种药物中毒等。

（2）缺氧：如新生儿窒息、溺水、麻醉意外、一氧化碳中毒、心源性脑缺血综合征等。

（3）先天性代谢异常疾病：如苯酮尿症、黏多糖病、半乳糖血症、肝豆状核变性、尼曼-匹克病等。

（4）水电解质紊乱及酸碱失衡：如低血钙、低血钠、高血钠及严重代谢性酸中毒等。

（5）全身及其他系统疾病并发症：如系统性红斑狼疮、风湿病、肾性高血压脑病、尿毒症、肝昏迷、糖尿病、低血糖、胆红素脑病等。

（6）维生素缺乏症：如维生素 B_6 缺乏症、维生素 B_6 依赖症、维生素 B_1 缺乏性脑型脚气病等。

二、临床表现

（一）惊厥发作形式

1.强直-阵挛发作

其发作时突然意识丧失，摔倒，全身强直，呼吸暂停，角弓反张，牙关紧闭，面色发绀，持续10～20秒，转入阵挛期；不同肌群交替收缩，致肢体及躯干有节律地抽动，口吐白沫（若咬破舌头可吐血沫）；呼吸恢复，但不规则，数分钟后肌肉松弛而缓解，可有尿失禁，然后入睡。醒后可有头痛、疲乏，对发作不能回忆。

2.肌阵挛发作

这是由肢体或躯干的某些肌群突然收缩（或称电击样抽动），表现为头、颈、躯干或某个肢体快速抽搐。

3.强直发作

强直发作表现为肌肉突然强直性收缩，肢体可固定在某种不自然的位置持续数秒钟，躯干四肢姿势可不对称，面部强直表情，眼及头偏向一侧，睁眼或闭眼，瞳孔散大，可伴呼吸暂停，意识丧失，发作后意识较快恢复，不出现发作后嗜睡。

4.阵挛性发作

其发作时全身性肌肉抽动，左右可不对称，肌张力可增高或减低，有短暂意识丧失。

5.局限性运动性发作

此发作时无意识丧失，常表现为下列形式。

（1）某个肢体或面部抽搐：由于口、眼、手指在脑皮质运动区所代表的面积最大，因而这些部位最易受累。

（2）杰克逊癫痫发作：发作时大脑皮质运动区异常放电灶逐渐扩展到相邻的皮质区。抽搐也按皮质运动区对躯干支配的顺序扩展，如从面部抽搐开始→手→前臂→上肢→躯干→下肢；若进一步发展，可成为全身性抽搐，此时可有意识丧失；常提示颅内有器质性病变。

（3）旋转性发作：发作时头和眼转向一侧，躯干也随之强直性旋转，或一侧上肢上举，另一侧上肢伸直、躯干扭转等。

6.新生儿轻微惊厥

这是新生儿期常见的一种惊厥形式,发作时呼吸暂停,两眼斜视,眼睑抽搐,频频的眨眼动作,伴流涎,吸吮或咀嚼样动作,有时还出现上下肢类似游泳或蹬自行车样的动作。

(二)惊厥的伴随症状及体征

1.发热

发热为小儿惊厥最常见的伴随症状,如为单纯性或复杂性高热惊厥患儿,于惊厥发作前均有38.5 ℃,甚至 40 ℃以上高热。由上呼吸道感染引起者,还可有咳嗽、流涕、咽痛、咽部出血、扁桃体肿大等表现。如为其他器官或系统感染所致惊厥,绝大多数均有发热及其相关的症状和体征。

2.头痛及呕吐

此为小儿惊厥常见的伴随症状之一,年长儿能正确叙述头痛的部位、性质和程度,婴儿常表现为烦躁、哭闹、摇头、抓耳或拍打头部。多伴有频繁喷射状呕吐,常见于颅内疾病及全身性疾病,如各种脑膜炎、脑炎、中毒性脑病、瑞氏综合征、颅内占位性病变等。同时还可出现程度不等的意识障碍,颈项抵抗,前囟饱满,颅神经麻痹,肌张力增高或减弱,克氏征、布鲁津斯基征及巴宾斯基征阳性等体征。

3.腹泻

如遇重度腹泻病,可致水电解质紊乱及酸碱失衡,出现严重低钠或高钠血症,低钙、低镁血症,以及由于补液不当,造成水中毒也可出现惊厥。

4.黄疸

新生儿溶血症,当出现胆红素脑病时,不仅皮肤巩膜高度黄染,还可有频繁性惊厥;重症肝炎患儿,当肝衰竭,出现惊厥前即可见到明显黄疸;在瑞氏综合征、肝豆状核变性等病程中,均可出现不等的黄疸,此类疾病初期或中末期均能出现惊厥。

5.水肿、少尿

水肿、少尿是各类肾炎或肾病为儿童时期常见多发病,水肿、少尿为该类疾病的首起表现,当其中部分患儿出现急、慢性肾衰竭,或肾性高血压脑病时,均可有惊厥。

6.智力低下

智力低下常见于新生儿窒息所致缺氧、缺血性脑病,颅内出血患儿,病初即有频繁惊厥,其后有不同程度的智力低下。智力低下也见于先天性代谢异常疾病,如苯酮尿症、糖尿症等氨基酸代谢异常病。

三、诊断依据

(一)病史

了解惊厥的发作形式,持续时间,有无意识丧失,伴随症状,诱发因素及有关的家族史。

(二)体检

全面的体格检查,尤其神经系统的检查,如神志、头颅、头围、囟门、颅缝、脑神经、瞳孔、眼底、颈抵抗、病理反射、肌力、肌张力、四肢活动等。

(三)实验室及其他检查

1.血尿粪常规

血白细胞显著增高,通常提示细菌感染。红细胞血色素很低,网织红细胞增高,提示急性溶血。尿蛋白及细胞数增高,提示肾炎或肾盂肾炎。大便镜检排除痢疾。

2.血生化等检验

除常规查肝肾功能、电解质外,应根据病情选择有关检验。

3.脑脊液检查

凡疑有颅内病变惊厥患儿,尤其是颅内感染时,均应做脑脊液常规、生化、培养或有关的特殊化验。

4.脑电图检查

脑电图检查阳性率为 $80\% \sim 90\%$,小儿惊厥,尤其无热惊厥,其中不少为小儿癫痫。脑电图上可表现为阵发性棘波、尖波、棘慢波、多棘慢波等多种波形。

5.CT 检查

疑有颅内器质性病变惊厥患儿,应做脑 CT 扫描,高密度影见于钙化、出血、血肿及某些肿瘤;低密度影常见于水肿、脑软化、脑脓肿、脱髓鞘病变及某些肿瘤。

6.MRI 检查

MRI 对脑、脊髓结构异常反应较 CT 更敏捷,能更准确反映脑内病灶。

7.单光子反射计算机体层成像(SPECT)

其可显示脑内不同断面的核素分布图像,对癫痫病灶、肿瘤定位及脑血管疾病提供诊断依据。

四、治疗

(一)止痉治疗

1.地西泮

每次 $0.25 \sim 0.50$ mg/kg,最大剂量 $\leqslant 10$ mg,缓慢静脉注射,1 分钟 $\leqslant 1$ mg。必要时可在 $15 \sim 30$ 分钟后重复静脉注射 1 次,以后可口服维持。

2.苯巴比妥钠

新生儿首次剂量 $15 \sim 20$ mg 静脉注射,维持量 $3 \sim 5$ mg/(kg·d),婴儿、儿童首次剂量为 $5 \sim 10$ mg/kg,静脉注射或肌内注射,维持量 $5 \sim 8$ mg/(kg·d)。

3.水合氯醛

每次 50 mg/kg,加水稀释成 $5\% \sim 10\%$ 溶液,保留灌肠。惊厥停止后改用其他镇静剂止痉药维持。

4.氯丙嗪

剂量为每次 $1 \sim 2$ mg/kg,静脉注射或肌内注射,$2 \sim 3$ 小时后可重复 1 次。

5.苯妥英钠

每次 $5 \sim 10$ mg/kg,肌内注射或静脉注射。遇有"癫痫持续状态"时可给予 $15 \sim 20$ mg/kg,速度不超过 1 mg/(kg·min)。

6.硫苯妥钠

催眠,大剂量有麻醉作用。每次 $10 \sim 20$ mg/kg,稀释成 2.5% 溶液肌内注射;也可缓慢静脉注射,边注射边观察,痉止即停止注射。

(二)降温处理

1.物理降温

物理降温可用 $30\% \sim 50\%$ 乙醇擦浴,头部、颈、腋下、腹股沟等处可放置冰袋,亦可用冷盐水灌肠,或用低于体温 3～4 ℃的温水擦浴。

2.药物降温

一般用安乃近 1 次 5～10 mg/kg,肌内注射;亦可用其滴鼻,＞3 岁患儿,每次 2～4 滴。

(三)降低颅内压

惊厥持续发作时,引起脑缺氧、缺血,易致脑水肿;如惊厥由颅内感染炎症引起,疾病本身即有脑组织充血水肿,颅内压增高,因而及时应用脱水降颅内压治疗。常用 20％甘露醇溶液每次 5～10 mL/kg,静脉注射或快速静脉滴注(10 mL/min),6～8 小时重复使用。

(四)纠正酸中毒

惊厥频繁,或持续发作过久,可致代谢性酸中毒,如血气分析发现血 pH＜7.2,BE 为 15 mmol/L时,可用 5％碳酸氢钠 3～5 mL/kg,稀释成 1.4％的等张液静脉滴注。

(五)病因治疗

对惊厥患儿应通过病史了解,全面体检及必要的化验检查,争取尽快地明确病因,给予相应治疗。对可能反复发作的病例,还应制订预防复发的防治措施。

五、护理

(一)护理诊断

(1)有窒息的危险。

(2)有受伤的危险。

(3)潜在并发症:脑水肿。

(4)潜在并发症:酸中毒。

(5)潜在并发症:呼吸、循环衰竭。

(6)知识缺乏。

(二)护理目标

(1)不发生误吸或窒息,适当加以保护防止受伤。

(2)保护呼吸功能,预防并发症。

(3)患儿家长情绪稳定,能掌握止痉、降温等应急措施。

(三)护理措施

1.一般护理

(1)将患儿平放于床上,取头侧位。保持安静,治疗操作应尽量集中进行,动作轻柔敏捷,禁止一切不必要的刺激。

(2)保持呼吸道通畅:头侧向一边,及时清除呼吸道分泌物。有发绀者供给氧气,窒息时施行人工呼吸。

(3)控制高热:物理降温可用温水或冷水毛巾湿敷额头部,5～10 分钟更换 1 次,必要时用冰袋放在额部或枕部。

(4)注意安全,预防损伤,清理好周围物品,防止坠床和碰伤。

(5)协助做好各项检查,及时明确病因。根据病情需要,于惊厥停止后,配合医师做血糖、血钙或腰椎穿刺、血气分析及血电解质等针对性检查。

(6)加强皮肤护理:保持皮肤清洁干燥,衣、被、床单清洁、干燥、平整,以防皮肤感染及压疮的发生。

(7)心理护理:关心体贴患儿,处置操作熟练、准确,以取得患儿信任,消除其恐惧心理。说服患儿及家长主动配合各项检查及治疗,使诊疗工作顺利进行。

2.临床观察内容

(1)惊厥发作时,观察惊厥患儿抽搐的时间和部位,有无其他伴随症状。

(2)观察病情变化,尤其随时观察呼吸、面色、脉搏、血压、心音、心率、瞳孔大小、对光反射等重要的生命体征,发现异常及时通报医师,以便采取紧急抢救措施。

(3)观察体温变化,如有高热,及时做好物理降温及药物降温;如体温正常,应注意保暖。

3.药物观察内容

(1)观察止痉药物的疗效。

(2)使用地西泮、苯巴比妥钠等止痉药物时,注意观察患儿呼吸及血压的变化。

4.预见性观察

若惊厥持续时间长、频繁发作,应警惕有无脑水肿、颅内压增高的表现,如收缩压升高、脉率减慢、呼吸节律慢而不规则,则提示颅内压增高。如未及时处理,可进一步发生脑疝,表现为瞳孔不等大、对光反射消失、昏迷加重、呼吸节律不整甚至骤停。

六、康复与健康指导

(1)做好患儿的病情观察准备好急救物品,教会家属正确的退热方法,提高家长的急救知识和技能。

(2)加强患儿营养与体育锻炼,做好基础护理等。

(3)向家长详细交代患儿的病情、惊厥的病因和诱因,指导家长掌握预防惊厥的措施。

(刘敏霞)

第二节　先天性心脏病

先天性心脏病简称"先心病",是胎儿时期心脏血管发育异常而致的畸形,是小儿时期最常见的心脏病。根据左右心腔或大血管间有无直接分流和临床有无发绀,可将先心病分为三大类:①左向右分流型(潜伏发绀型),常见有室间隔缺损、房间隔缺损、动脉导管未闭。②右向左分流型(发绀型),常见有法洛四联症和大动脉错位。③无分流型(无发绀型),常见有主动脉缩窄和肺动脉狭窄。

小儿先天性心脏病中最常见的是室间隔缺损、房间隔缺损、动脉导管未闭、肺动脉狭窄、法洛四联症和大动脉错位。

一、临床特点

(一)室间隔缺损

室间隔缺损(ventricular septal defect,VSD)为小儿最常见的先天性心脏病,缺损可单独存在,也可为其他畸形的一部分。按缺损部位可分为室上嵴上方、室上嵴下方、三尖瓣后方、室间隔肌部四种类型。临床症状与缺损大小及肺血管阻力有关。大型 VSD(缺损 1～3 cm 者)可继发肺动脉高压,当肺动脉压超过主动脉压时,造成右向左分流而产生发绀,称为艾森曼格综合征。

1.症状

小型室间隔缺损可无症状;中型室间隔缺损易患呼吸道感染,或在剧烈运动时发生呼吸急促,生长发育多为正常,偶有心力衰竭;大型室间隔缺损在婴幼儿时期由于缺损较大,左向右分流量多超过肺循环量的50%,使体循环内血量显著减少,而肺循环内明显充血,可于出生后1～3个月即发生充血性心力衰竭,平时反复呼吸道感染、肺炎、哭声嘶哑、喂养困难、乏力、多汗等,并有生长发育迟缓。

2.体征

心前区隆起;胸骨左缘第3～4肋间可闻及Ⅲ～Ⅳ/6级全收缩期杂音,在心前区广泛传导;肺动脉第二心音显著增强或亢进。

3.辅助检查

(1)X线检查:肺充血,心脏左心室或左右心室大;肺动脉段突出,主动脉结缩小。

(2)心电图检查:小型室间隔缺损,心电图多数正常;中等大小室间隔缺损示左心室增大或左右心室增大;大型室间隔缺损或有肺动脉高压时,心电图示左右心室增大。

(3)超声心动图检查:室间隔回声中断征象,左右心室增大。

(二)房间隔缺损

房间隔缺损(atrial septal defect,ASD)按病理解剖分为继发孔(第二孔)缺损和原发孔(第一孔)缺损,以继发孔缺损为多见。继发孔缺损为较常见的先天性心脏病之一,以女性较多见,缺损位于房间隔中部卵圆窝处,血流动力学特点为右心室舒张期负荷过重。原发孔缺损位于房间隔下端,是心内膜垫发育障碍未能与第一房间隔融合,常合并二尖瓣裂缺。

1.症状

在初生后及婴儿期大多无症状,偶有暂时性发绀。年龄稍大,症状渐渐明显,患儿发育迟缓,体格瘦小,易反复呼吸道感染,活动耐力减低,有劳累后气促、咳嗽等症状。左胸部常隆起,一般无发绀或杵状指(趾)。

2.体征

胸骨左缘第2～3肋间闻及柔和的喷射性收缩期杂音,肺动脉瓣区第二心音可增强或亢进、固定分裂。

3.辅助检查

(1)X线检查:右心房、右心室扩大,主动脉结缩小,肺动脉段突出,肺血管纹理增多,肺门舞蹈。

(2)心电图检查:电轴右偏,完全性或不完全性右束支传导阻滞,右心房、右心室增大;原发孔ASD常见电轴左偏及心室肥大。

(3)超声心动图检查:右心房右心室增大,右心室流出道增宽,室间隔与左心室后壁呈同向运动。二维切面可显示房间隔缺损的位置及大小。

(三)动脉导管未闭

动脉导管未闭(patent ductus arteriosus,PDA)是临床较常见的先天性心脏病,女性多于男性。开放的动脉导管位于肺总动脉分叉与主动脉之间,有管型、漏斗型和窗型,以漏斗型为多见。

1.症状

导管较细时,临床无症状。导管较粗时临床表现为反复呼吸道感染、肺炎,发育迟缓,早期即可发生心力衰竭。重症患者常有呼吸急促、心悸。临床无发绀，但若合并肺动脉高压，即出现发绀。

2.体征

胸骨左缘第2肋间可闻及粗糙、响亮、机器样的连续性杂音，向心前区、颈部及左肩部传导，肺动脉第二音亢进。脉压增宽，出现股动脉枪击音、毛细血管搏动和水冲脉。

3.辅助检查

(1)X线检查：分流量小者，心影正常；分流量大者，多见左心房、左心室增大，主动脉结增宽，可有漏斗征，肺动脉段突出，肺血增多，重症患者左右心室均肥大。

(2)心电图检查：左心房、左心室增大或双心室肥大。

(3)超声心动图检查：左心房、左心室大，肺动脉与降主动脉之间有交通。

（四）法洛四联症

法洛四联症（TOF）是临床上最常见的发绀型先天性心脏病，病变包括肺动脉狭窄、室间隔缺损、主动脉骑跨及右心室肥大，其中肺动脉狭窄程度是决定病情严重程度的主要因素。主动脉骑跨及室间隔缺损存在使体循环血液中混有静脉血，临床上出现发绀与缺氧，并代偿性引起红细胞计数增多现象。

1.症状

发绀是主要症状，它出现的时间早、晚和程度与肺动脉狭窄程度有关，多见于毛细血管丰富的浅表部位，如唇、指（趾）甲床、球结膜等。患儿活动后有气促、易疲劳、蹲踞等；并常有缺氧发作，表现为呼吸加快、加深，烦躁不安，发绀加重，持续数分钟至数小时，严重者可表现为神志不清，惊厥或偏瘫，死亡。发作多在清晨、哭闹、吸乳或用力后诱发，发绀严重者常有鼻出血和咯血。

2.体征

生长发育落后，全身发绀，眼结膜充血，杵状指（趾）；多有行走不远自动蹲踞姿势或膝胸位。胸骨左缘第2～4肋间闻及粗糙收缩期杂音；肺动脉第二心音减弱。

3.辅助检查

(1)X线检查：心影呈靴形，上纵隔增宽，肺动脉段凹陷，心尖上翘，肺纹理减少，右心房、右心室肥厚。

(2)心电图检查：电轴右偏，右心房、右心室肥大。

(3)超声心动图检查：显示主动脉骑跨及室间隔缺损，右心室流出道、肺动脉狭窄，右心室内径增大，左心室内径缩小。

(4)血常规检查：血红细胞增多，一般在 $(5.0～9.0)×10^{12}/L$，血红蛋白 $170～200\ g/L$，血细胞比容 $60\%～80\%$。当有相对性贫血时，血红蛋白低于 $150\ g/L$。

二、护理评估

（一）健康史

了解母亲妊娠史，在孕期最初3个月内有无病毒感染、放射线接触和服用过影响胎儿发育的药物，孕母是否有代谢性疾病。患儿出生有无缺氧、心脏杂音，出生后各阶段的生长发育状况。是否有下列常见表现如下：喂养困难，哭声嘶哑，易气促、咳嗽，发绀，蹲踞现象，突发性晕厥。

（二）症状、体征

评估患儿的一般情况，生长发育是否正常，皮肤发绀程度，有无气急、缺氧、杵状指（趾），有无哭声嘶哑,有无蹲踞现象,胸廓有无畸形。听诊心脏杂音位置、性质、程度,尤其要注意肺动脉第二心音的变化。评估有无肺部啰音及心力衰竭的表现。

(三)社会、心理

评估家长对疾病的认知程度和对治疗的信心。

(四)辅助检查

了解并分析 X 线、心电图、超声心动图、血液等检查结果。较复杂的畸形者还应了解心导管检查和心血管造影的结果。

三、常见护理问题

(一)活动无耐力

与氧的供需失调有关。

(二)有感染的危险

与机体免疫力低下有关。

(三)营养失调

与缺氧使胃肠功能障碍、喂养困难有关。

(四)焦虑

与疾病严重,花费大,预后难以估计有关。

(五)合作性问题

脑血栓、脑脓肿、心力衰竭、感染性心内膜炎、晕厥。

四、护理措施

(1)休息:制订适合患儿活动的生活制度,轻症无症状者与正常儿童一样生活,但要避免剧烈活动;有症状患儿应限制活动,避免情绪激动和剧烈哭闹;重症患儿应卧床休息,给予妥善的生活照顾。

(2)饮食护理:给予高蛋白、高热量、高维生素饮食,适当限制食盐摄入,并给予适量的蔬菜类粗纤维食品,以保证大便通畅。重症患儿喂养困难,应有耐心,少量多餐,以免导致呛咳、气促、呼吸困难等,必要时从静脉补充营养。

(3)预防感染:病室空气清新,穿着衣服冷热要适中,防止受凉,应避免与感染性疾病患儿接触。

(4)注意心率、心律、呼吸、血压变化,必要时使用监护仪监测。

(5)防止法洛四联症患儿因哭闹、进食、活动、排便等引起缺氧发作,一旦发生可立即置于胸膝卧位,吸氧,遵医嘱应用普萘洛尔、吗啡和纠正酸中毒。

(6)发绀型先天性心脏病患儿由于血液黏稠度高,暑天、发热、吐泻时体液量减少,加重血液浓缩,易形成血栓,有造成重要器官栓塞的危险,因此应注意多饮水,必要时静脉输液。

(7)合并贫血者可加重缺氧,导致心力衰竭,须及时纠正。

(8)合并心力衰竭者按心力衰竭护理。

(9)做好心理护理关心患儿,建立良好护患关系,充分理解家长及患儿对检查、治疗、预后的期望心理,介绍疾病的有关知识、诊疗计划、检查过程、病室环境,消除恐惧心理。

(10)健康教育:①向家长讲述疾病的相关护理知识和各种检查的必要性,以取得配合。②指导患儿及家长掌握活动种类和强度。③告知家长如何观察病情变化,一旦发现异常(婴儿哭声无力,呕吐,不肯进食,手脚发软,皮肤出现花纹,较大患儿自诉头晕等),应立即呼叫。④向患儿及家长讲述重要药物如地高辛的作用及注意事项。

五、出院指导

(1)饮食宜高营养、易消化,少量多餐。人工喂养儿用奶头孔稍大的奶嘴,每次喂奶时间不宜过长。

(2)休息根据耐受力确立适宜的活动,以不出现乏力、气短为度,重者应卧床休息。

(3)避免感染居室空气新鲜,经常通风,不去公共场所、人群集中的地方。注意气候变化及时添减衣服,预防感冒。按时进行预防接种。

(4)发热、出汗时要给足水分,呕吐、腹泻时应到医院就诊补液,以免血液黏稠而发生脑血栓。

(5)保证休息,避免哭闹,减少外界刺激以预防晕厥的发生。当患儿在吃奶、哭闹或活动后出现气急、发绀加重或年长儿诉头痛、头晕时应立即将患儿取胸膝卧位并送医院。

(刘敏霞)

第三节　原发性心肌病

原发性心肌病是指病因不明,病变局限于心肌的一组疾病。依据临床和病理改变可分为扩张型心肌病、肥厚型心肌病、限制型心肌病,以前两类常见。临床上以缓慢进展的心脏增大、心律失常及心功能不全为主要表现,病因尚不清楚,可能与遗传因素、免疫因素及感染因素有关,个别柯萨奇病毒所致心肌炎可转化为心肌病。本病预后不良,常并发心力衰竭而死亡。

一、临床特点

(一)扩张型心肌病

扩张型心肌病(dilated cardiomyopathy,DCM)又称充血型心肌病(congestive cardio myopathy,CCM),主要表现为慢性充血性心力衰竭。

1.症状与体征

较大儿童表现为乏力、食欲减退、不爱活动、腹痛,活动后呼吸困难及心动过速,尿少、水肿。婴儿出现喂养困难、体重不增、吮奶时呼吸困难、多汗、烦躁不安、食量减少。约10%患儿会发生晕厥。体检时心率、呼吸加快,脉搏细弱,血压正常或偏低,有的可有奔马律,可闻及Ⅱ～Ⅲ/6级收缩期杂音,肝脏增大,下肢水肿。

2.辅助检查

(1)X线检查:心脏增大,并以左心室为主或普遍性增大,呈球形。心搏减弱,肺淤血明显。

(2)心电图检查:左心肥厚,各种心律失常及非特异性ST-T改变。

(3)超声心电图检查:左心房、左心室明显扩大,左心室流出道增宽,心室壁活动减弱。

(二)肥厚型心肌病

肥厚型心肌病(hypertrophic cardiomyopathy,HCM)是一种遗传性疾病,其特征为心室肥厚,心腔无扩大。临床表现具有多变性。

1.症状与体征

婴儿常见症状有呼吸困难,心动过速,喂养困难。较重者发生心力衰竭,伴随发绀。儿童多无明显症状,常因心脏杂音而首次就诊。少数儿童有呼吸加快、乏力、心绞痛、晕厥,并可于活动后发生猝死。体检有的可听到奔马律,有的在胸骨左缘下端及心尖部可听到Ⅰ~Ⅲ/6级收缩期杂音。

2.辅助检查

(1)X线检查:左心室轻到中度增大。

(2)心电图检查:左心室肥厚伴劳损,可有ST-T改变及病理性Q波及各种心律失常。

(3)超声心动图检查:室间隔非对称性肥厚,室间隔厚度与左心室后壁厚度之比≥1.3。左心室流出道狭窄。

(三)限制型心肌病

限制型心肌病(restrictive cardiomyopathy,RCM)又称闭塞性心肌病,常见于儿童及青少年,预后不良。

1.症状与体征

起病缓慢,表现为原因不明的心力衰竭。右心病变主要表现为静脉压升高、颈静脉曲张、肝大、腹水及下肢水肿,很像缩窄性心包炎。左心病变有呼吸困难、咳嗽、咯血、胸痛,有时伴有肺动脉高压的表现。

2.辅助检查

(1)X线检查:心影扩大,肺血减少。

(2)心电图检查:心房肥大、房性期前收缩、心房颤动、ST-T改变、P-R间期延长及低电压。

(3)超声心动图检查:左右心房明显扩大(左心房尤为明显)、左右心室腔正常或变小。

二、护理评估

(一)健康史

询问患儿发病前有无感染的病史及其家族史。

(二)症状、体征

测量生命体征,评估心率、心律、呼吸、血压、心功能。

(三)社会、心理

了解患儿及其家长对疾病的性质、预后的认识程度和心理需求。

(四)辅助检查

了解分析X线、心电图、超声等各种检查结果。

三、常见护理问题

(一)心排血量减少

与心室扩大、肥厚致心肌收缩力减弱有关。

(二)体液过多

与肾灌注量减少、水钠潴留、尿量排出减少有关。

（三）有感染的危险

与机体抵抗力降低有关。

（四）合作性问题

猝死。

四、护理措施

（一）限制活动

卧床休息，让患儿保持稳定、愉悦的心情。

（二）饮食护理

低盐饮食，增加维生素、蛋白质、微量元素的摄入，对服用利尿剂者应鼓励多进食含钾丰富的食物，如香蕉、橘子等。

（三）供氧

根据缺氧程度可给予鼻导管或面罩吸氧。

（四）密切观察病情

监测患儿血压、脉搏、呼吸、心律、尿量及意识状态。注意观察心力衰竭的早期表现，有无心律失常及栓塞症状。

（五）用药护理

应用强心药、利尿剂、扩血管药物时要观察其疗效及不良反应，尤其是扩张型心肌病因其对洋地黄耐受性差，故应警惕发生中毒。

（六）预防诱因

心力衰竭者应避免过度劳累。饮食清淡，忌暴饮暴食，预防便秘，以免用力大便诱发心力衰竭。控制输液速度，保持病室安静、整洁、舒适，保证充足睡眠，保持室内空气新鲜和温度适宜，防止呼吸道感染。

（七）健康教育

（1）向家长解释该病病程长及本病预后等情况，需要长期调整生活及精神状况。

（2）合理安排活动与休息时间。

（3）当患儿出现心悸、呼吸困难时应立即停止活动，并取平卧位，必要时予以吸氧。

五、出院指导

（1）调整情绪，促进身心健康。

（2）饮食要易消化、低盐、高维生素、少量多餐。

（3）扩张型心肌病患儿应避免劳累，宜长期卧床休息，减轻与延缓心脏扩大，促进心功能的恢复；肥厚型心肌病患儿要避免剧烈运动，情绪激动，突然用力或提取重物致猝死。

（4）本病进展缓慢，应定期复查及指导合理用药。

（5）避免感染居室空气清新，经常通风，不去人群集中的公共场所，注意气候变化，及时增减衣服，避免受凉而引发感冒。

（刘敏霞）

第四节 胃食管反流病

胃食管反流病(gastroesophageal reflux disease,GERD)是指胃、十二指肠胃内容物反流进入食管并引起临床表现和病理变化的一种疾病,分生理性和病理性两种,后者主要是由于食管下端括约肌本身功能障碍和(或)与其功能有关的组织结构异常而导致压力低下出现的反流。本病可引起一系列症状和严重并发症。

一、临床特点

(一)消化道症状

1.呕吐

呕吐是小婴儿 GERD 的主要临床表现。可为溢乳或呈喷射状,多发生在进食后及夜间。并发食管炎时呕吐物可为血性或咖啡样物。

2.反胃

反胃是年长儿 GERD 的主要症状。空腹时反胃为酸性胃液反流,称为"反酸"。发生在睡眠时反胃,常不被患儿察觉,醒来可见枕上遗有胃液或胆汁痕迹。

3.胃灼热

胃灼热是年长儿最常见的症状。多为上腹部或胸骨后的一种温热感或烧灼感,多出现于饭后 1~2 小时。

4.胸痛

见于年长儿。疼痛位于胸骨后、剑突下或上腹部。

5.吞咽困难

早期间歇性发作,情绪波动可致症状加重。婴儿可表现为烦躁、拒食。

(二)消化道外症状

1.呼吸系统的症状

GERD 可引起反复呼吸道感染,慢性咳嗽,吸入性肺炎,哮喘,窒息,早产儿呼吸暂停,喉喘鸣等呼吸系统疾病。

2.咽喉部症状

反流物损伤咽喉部,产生咽部异物感、咽痛、咳嗽、发声困难、声音嘶哑等。

3.口腔症状

反复口腔溃疡、龋齿、多涎。

4.全身症状

多为贫血、营养不良。

(三)辅助检查

(1)食管钡餐造影:能观察到钡剂自胃反流入食管。

(2)食管动态 pH 监测:综合评分>11.99,定义为异常胃酸反流。

(3)食管动力功能检查:食管下端括约肌压力低下,食管蠕动波压力过高。

(4)食管内镜检查及黏膜活检:引起食管炎者可有相应的病理改变及其病变程度。

二、护理评估

(一)健康史
询问患儿的喂养史、饮食习惯及生长发育情况。发病以来呕吐的次数、量、呕吐物的性质及伴随症状。

(二)症状、体征
评估患儿有无消化道及消化道以外的症状,黏膜、皮肤弹性,精神状态,测量体重、身长及皮下脂肪的厚度。

(三)社会-心理
了解家长及较大患儿对疾病的认识和焦虑程度。

(四)辅助检查
了解血气分析结果,评估有无水、电解质、酸碱失衡情况。了解食管钡餐造影,食管动态 pH 监测等检查结果。

三、常见护理问题

(一)体液不足
与呕吐、摄入不足有关。

(二)营养失调
与呕吐、喂养困难有关。

(三)有窒息的危险
与呕吐物吸入有关。

(四)合作性问题
上消化道出血。

四、护理措施

(1)饮食管理:婴儿用稠厚饮食喂养,儿童给予低脂、高碳水化合物饮食。少量多餐。小婴儿喂奶后予侧卧位或头偏向一侧,必要时给予半卧位以免反流物吸入。年长儿睡前 2 小时不宜进食。

(2)喂养困难或呕吐频繁者按医嘱正确给予静脉营养。

(3)注意观察呕吐的次数、性状、量、颜色并做记录,评估有无脱水症状。严密监测血压、心率、尿量、末梢循环情况,及时发现消化道出血。

(4)保持口腔清洁,呕吐后及时清洁口腔、更换衣物。

(5)24 小时食管 pH 检查时妥善固定导管,受检时照常进食,忌酸性食物和饮料。指导家长正确记录,多安抚患儿,分散其注意力,减少因插管引起的不适感。

(6)健康教育:①向家长介绍本病的基本知识,如疾病的病因、相关检查、一般护理知识等,减轻家长及年长儿的紧张情绪,增加对医护人员的信任,积极配合治疗。②各项辅助检查前,认真介绍检查前的准备以得到家长的配合。③解释各种用药的目的和注意事项。④对小婴儿家长要告知本病可能引起窒息、呼吸暂停,故喂奶后患儿应侧卧或头偏向一侧或半卧位,以免反流物吸入。

五、出院指导

（1）饮食指导：以稠厚饮食为主，少量多餐。婴儿可增加喂奶次数，缩短喂奶时间，人工喂养儿可在牛奶中加入米粉。避免食用增加胃酸分泌的食物，如酸性饮料、咖啡、巧克力、辛辣食品和高脂饮食。睡前2小时不予进食，保持胃处于非充盈状态，以防反流。

（2）体位：小婴儿喂奶后排出胃内空气，给予前倾俯卧位即上身抬高30°。年长儿在清醒状态下可采取直立位或坐位，睡眠时可予右侧卧位，将床头抬高15°～20°，以促进胃排空，减少反流频率及反流物吸入。

（3）按时服用药物，注意药物服用方法，如奥美拉唑宜清晨空腹服用，雷尼替丁宜在餐后及睡前服用。

（4）鼓励患儿进行适当的户外活动，避免情绪过度紧张。

（5）如患儿呕吐物有血性或咖啡色样物及时就诊。

（刘敏霞）

第五节　肠　套　叠

肠套叠是指肠管的一部分及其相邻的肠系膜套入邻近肠腔内的一种肠梗阻。以4月龄至2岁以内小儿多见，冬春季发病率较高。

一、临床特点

（一）腹痛

表现为阵发性哭闹，20～30分钟发作1次，发作时脸色发白、拒奶、手足乱动、呈异常痛苦的表情。

（二）呕吐

在阵发性哭闹开始不久，即出现呕吐，开始时呕吐物为奶汁或其他食物，呕吐次数增多后可含有胆汁。

（三）血便

血便是肠套叠的重要症状，一般多在套叠后8～12小时排血便，多为果酱色黏液血便。

（四）腹部肿块

在右侧腹或右上腹季肋下可触及一腊肠样肿块，但腹胀明显时肿块不明显。

（五）右下腹空虚感

右下腹空虚感是因回盲部套叠使结肠上移，故右下腹较左侧空虚，不饱满。

（六）肛门指诊

指套上染有果酱样血便，若套叠在直肠，可触到子宫颈样套叠头部。

（七）其他

晚期患儿一般情况差，精神萎靡，反应迟钝，嗜睡甚至休克。若伴有肠穿孔则情况更差，腹胀明显,有压痛、肠鸣音减弱,腹壁水肿,发红。

（八）辅助检查

(1)空气灌肠:对高度怀疑肠套者,可选此检查,确诊后,可直接行空气灌肠整复。

(2)腹部 B 超:套叠肠管肿块的横切面似靶心样同心圆。

(3)腹部立位片:腹部见多个液平面的肠梗阻征象。

二、护理评估

（一）健康史

了解患儿发病前有无感冒、突然饮食改变及腹泻、高热等症状。询问以前有无肠套史。

（二）症状、体征

询问腹痛性质、程度、时间、发作规律和伴随症状及诱发因素,有无腹部肿块及血便。评估呕吐情况,有无发热及脱水症状。

（三）社会-心理

评估家长对小儿喂养的认知水平和对疾病的了解程度,以及对预后是否担心。

（四）辅助检查

分析辅助检查结果,了解腹部 B 超、腹部 X 线立位片等结果。

三、常见护理问题

（一）体温过高

与肠道内毒素吸收有关。

（二）体液不足

与呕吐、禁食、胃肠减压、高热、术中失血失液有关。

（三）舒适的改变

与腹痛、腹胀有关。

（四）合作性问题

肠坏死、切口感染、粘连性肠梗阻。

四、护理措施

（一）术前

(1)监测生命体征,严密观察患儿精神、意识状态、有无脱水症状及腹痛性质、部位、程度,观察呕吐次数、量及性质。呕吐时头侧向一边,防止窒息,及时清除呕吐物。

(2)开放静脉通路,遵医嘱使用抗生素,纠正水、电解质紊乱。

(3)术前做好禁食、备皮、皮试等准备,禁用止痛剂,以免掩盖病情。

（二）术后

(1)术后患儿回病房,去枕平卧 4～6 小时,头侧向一边,保持呼吸道通畅,麻醉清醒后可取平卧位或半卧位。

(2)监测血压、心率、尿量,评估皮肤弹性和黏膜湿润情况。

(3)监测体温变化,由于肠套整复后毒素的吸收,应特别注意高热的发生,观察热型及伴随症状,及早控制体温,防止高热惊厥。出汗过多时,及时更换衣服,以免受凉。发热患儿每 4 小时

1 次监测体温,给予物理降温或药物降温,并观察降温效果,保持室内通风。

(4)观察肠套整复术后有无阵发性哭闹、呕吐、便血,以防再次肠套。

(5)禁食期间,做好口腔护理,根据医嘱补充水分和电解质溶液。

(6)密切观察腹部症状,有无呕吐、腹胀、肛门排气,观察排便情况并记录、保持胃肠减压引流通畅,观察引流液量、颜色、性质。

(7)肠蠕动恢复后,饮食以少量多餐为宜,逐步过渡,避免进食产气、胀气的食物,并观察进食后有无恶心、呕吐、腹胀情况。

(8)观察伤口有无渗血、渗液、红肿,保持伤口敷料清洁、干燥,防止大小便污染伤口。

(9)指导家长多安抚患儿、分散注意力,避免哭闹。

(三)健康教育

(1)陌生的环境,对疾病相关知识的缺乏及担心手术预后,患儿及家长易产生恐惧、焦虑,护理人员应热情、耐心介绍疾病的发生、发展过程及主要的治疗方法、手术目的及必要性,排除顾虑,给予心理支持,使其积极配合治疗。

(2)认真做好各项术前准备,向患儿及家长讲解备皮、禁食、皮试、术前用药的目的及注意事项,取得家长的理解和配合。

(3)术后康复过程中,指导家长加强饮食管理,防止再次发生肠套叠。

五、出院指导

(1)饮食:合理喂养,添加辅食应由稀到稠,从少量到多量,从一种到多种,循序渐进。注意饮食卫生,预防腹泻,以免再次发生肠套叠。

(2)伤口护理:保持伤口清洁、干燥,勤换内衣,伤口未愈合前禁止沐浴,忌用手抓伤口。

(3)适当活动,避免上下举逗孩子。

(4)如患儿出现阵发性哭闹、呕吐、便血或腹痛、腹胀,伤口红肿等情况及时去医院就诊。

(刘敏霞)

第六节　先天性巨结肠

先天性巨结肠是一种较为多见的肠道发育畸形。主要是因结肠的肌层、黏膜下层神经丛内神经节细胞缺如,引起该肠段平滑肌持续收缩,呈痉挛状态,形成功能性肠梗阻。而近端正常肠段因粪便滞积,剧烈蠕动而逐渐代偿性扩张、肥厚形成巨大的扩张段。

一、临床特点

(1)新生儿首次排胎粪时间延迟,一般于出生后 48～72 小时才开始排便,或需扩肛、开塞露通便后才能排便。

(2)顽固性便秘:大便几天一次,甚至每次都需开塞露塞肛或灌肠后才能排便。

(3)呕吐、腹胀:由于是低位性、不全性、功能性肠梗阻,故呕吐、腹胀出现较迟,腹部逐渐膨隆呈蛙腹状,一般为中度腹胀,可见肠型,肠鸣音亢进,儿童巨结肠左下腹有时可触及粪石块。

（4）全身营养状况：病程长者可见消瘦、贫血貌。

（5）直肠指检：直肠壶腹部空虚感，在新生儿期，拔出手指后有爆发性肛门排气、排便。

（6）辅助检查：①钡剂灌肠造影，显示狭窄的直肠、乙状结肠、扩张的近端结肠、若肠腔内呈鱼刺或边缘呈锯齿状，表明伴有小肠结肠炎。②腹部 X 线立位平片，结肠低位肠梗阻征象，近端结肠扩张。③直肠黏膜活检，切取一小块直肠黏膜及肌层做活检，先天性巨结肠者神经节细胞缺如，异常增生的胆碱能神经纤维增多、增粗。④肛管直肠测压法或下消化道动力测定，当直肠壶腹内括约肌处受压后正常小儿和功能性便秘小儿，其内括约肌会立即出现松弛反应。但巨结肠患儿未见松弛反应，甚至可见压力增高，但对两周内的新生儿此法可出现假阴性结果。

二、护理评估

（一）健康史

了解患儿出现便秘腹胀的时间、进展情况及家长对患儿排便异常的应对措施。评估患儿生长发育有无落后，询问家族中有无类似疾病发生。

（二）症状、体征

询问有无胎便延迟排出，顽固性便秘时间；有无呕吐及呕吐的时间、性质、量；腹胀程度，有无消瘦、贫血貌。

（三）社会、心理

评估较大患儿是否有自卑心理、有无因住院和手术而感到恐惧，了解家长对疾病知识的认识程度和经济支持能力，了解家长对患儿的关爱程度和对手术效果的认知水平。

（四）辅助检查

直肠黏膜活检神经节细胞缺如支持本病诊断。了解钡剂灌肠造影、腹部立位 X 线平片、肛管直肠测压、下消化道动力测定结果。

三、常见护理问题

（1）舒适的改变：与腹胀、便秘有关。

（2）营养失调：与食欲缺乏、肠道吸收功能障碍有关。

（3）有感染的危险：与手术切口、机体抵抗力下降有关。

（4）体液不足：与术中失血失液、禁食、胃肠减压有关。

（5）合作性问题：巨结肠危象。

四、护理措施

（一）术前

（1）给予高热量、高蛋白质、高维生素和易消化的无渣饮食，禁食有渣的水果及食物，以利于灌肠。

（2）巨结肠灌肠的护理：彻底灌净肠道积聚的粪便，为手术做好准备。在灌肠过程中，操作应轻柔、肛管应插过痉挛段，同时注意观察患儿的反应，洗出液的颜色，保持出入液量平衡，灌流量每次 100 mL/kg 左右。

（3）肠道准备：术晨灌肠排出液必须无粪渣。术前天、术晨予甲硝唑口服或保留灌肠。

（4）做好术前禁食、备皮、皮试、用药等术前准备。

(二)术后

(1)患儿回病房后,去枕平卧4～6小时,头侧向一边,保持呼吸道通畅,防止术后呕吐或舌后坠引起窒息。

(2)监测心率、血压、尿量,评估黏膜和皮肤弹性,根据医嘱补充水分和电解质溶液。

(3)让患儿取仰卧位,两大腿分开略外展,向家长讲明肛门夹钳固定的重要性,必要时用约束带约束四肢,使之基本制动,防止肛门夹钳戳伤肠管或过早脱落。

(4)术后需禁食3～5天和胃肠减压,禁食期间,做好口腔护理,每天2次,并保持胃肠减压引流通畅,观察引流液的量、颜色和性质,待肠蠕动恢复后可进流质并逐步过渡为半流质饮食,限制粗糙食物,饮食宜少量多餐。

(5)观察腹部体征变化,注意有无腹胀、呕吐、伤口有无渗出,肛周有无渗血、渗液,随时用无菌生理盐水棉球清洁肛周及肛门夹钳,动作应轻柔。清洁用具需每天更换。

(6)指导家长如何保持患儿肛门夹钳的正确位置,使夹钳位置悬空、平衡。更换尿布时要轻抬臀部,避免牵拉夹钳。

(7)肛门夹钳常在术后7～10天自然脱落,脱落时观察钳子上夹带的坏死组织是否完整,局部有无出血。

(8)对留置肛管者,及时清除从肛管内流出的粪便,保护好臀部皮肤,防止破损。

(9)观察患儿排便情况,肛门狭窄时指导家长定时扩肛。

(10)观察有无夹钳提早或延迟脱落、有无结肠小肠炎,闸门综合征等并发症的发生。

(三)健康教育

(1)耐心介绍疾病的发生、发展过程,手术的必要性及预后等,以排除患儿及家长的顾虑。

(2)向患儿及家长讲解各项术前准备(备皮、禁食、皮试、术前用药)的目的和注意事项,以取得患儿及家长的配合。

(3)向患儿及家长讲解巨结肠灌肠的目的,灌肠时间及注意事项,以及进食无渣饮食的目的。

(4)解释术后注意保持肛管和肛门夹钳位置固定的重要性,随时清除粪便,保持肛门区清洁及各引流管引流通畅,以促使患儿早日康复。

(四)出院指导

(1)饮食适当增加营养,3～6个月给予高蛋白、高热量、低脂、低纤维、易消化的饮食,以促进患儿的康复。限制粗糙食物。

(2)伤口护理保持伤口清洁,敷料干燥。小婴儿忌用手抓伤口。如发现伤口红肿及时就诊。

(3)出院后密切观察排便情况,若出现果酱样伴恶臭大便,则提示可能发生小肠结肠炎,应及时去医院诊治。

(4)肛门狭窄者要定时扩肛,教会家长正确的扩肛方法,并定期到医院复查。

(刘敏霞)

第七节 溃疡性结肠炎

溃疡性结肠炎(ulcerative colitis,UC)是一种病因不明的,与自身免疫有关的直肠和结肠慢性病,属非特异性炎性肠病,病变主要限于结肠的黏膜和黏膜下层,且以溃疡为主。临床主要表现为腹泻、黏液脓血便、腹痛等。溃疡性结肠炎是儿童和青少年主要的慢性肠道病变。

一、临床特点

(一)消化道症状

腹泻、黏液脓血便,病变局限于直肠,则其鲜血附于粪便表面,伴里急后重;病变范围广泛,则血、黏液与粪便混合。轻型者,稀便、黏液便<10 次/天;重型者,大便次数为 20～30 次/天,呈血水样便,伴有脱水、电解质紊乱及酸碱失衡。年长儿腹部体征较明显,左下腹有触痛,肌紧张,可触及管状结肠。

(二)全身症状

发热、厌食、乏力、贫血、低蛋白血症,体重不增或减轻,生长发育迟缓。也可见有关节痛、关节炎、结节性红斑、慢性活动性肝炎等。

(三)辅助检查

1.粪检

镜下大量红细胞,白细胞,但多次大便细菌培养阴性。

2.血常规检查

外周血白细胞计数增高,血红蛋白降低,血沉加快。

3.X 线征象

气钡双重造影显示肠黏膜细小病变,肠管边缘模糊。典型患者黏膜毛刷状,呈锯齿状改变,溃疡大小不一,呈小龛影。慢性持续型,结肠袋消失,肠管僵硬,缩短呈管状,肠腔狭窄。

4.肠镜检查

急性期黏膜充血水肿,粗糙呈细颗粒状,脆性增高,易出血,溃疡浅,大小不一,肠腔内有脓性分泌物。晚期见到肠壁纤维组织增生、僵硬及假性息肉等。

二、护理评估

(一)健康史

详细询问患儿既往史及其他家庭成员的健康史,有无患同类疾病的病史;了解患儿的饮食习惯,有无饮食过敏史。

(二)症状、体征

了解大便的性质、量、次数、颜色;评估患儿的生长发育情况。

(三)社会-心理

评估患儿与家长的心理状况和情绪反应,评估家长对疾病相关知识的了解程度。

(四)辅助检查

了解大便常规、培养、隐血试验、血生化、X 线钡剂灌肠及肠镜检查结果。

三、常见护理问题

(一)排便异常

与结肠、直肠黏膜非特异性炎症有关。

(二)营养失调

与长期腹泻、便血、食欲缺乏有关。

(三)焦虑

与疾病病因不明、病程长、易复发等有关。

(四)皮肤完整性受损危险

与大便对臀部皮肤反复刺激有关。

(五)潜在并发症

中毒性巨结肠、肠穿孔、大出血、肠梗阻、恶变。

四、护理措施

(一)观察病情

观察大便的次数、量、性状、颜色并做记录,便血者要监测 T、P、R、BP 的变化,观察患儿的意识、面色及肢端皮肤温湿度,及时发现早期休克。

(二)药物治疗

根据医嘱给予正确的药物治疗,密切观察药物不良反应。

(1)柳氮磺胺嘧啶(SASP):SASP 是减少 UC 复发唯一有效药物,用药期间注意观察药物的疗效与不良反应,常见的不良反应有恶心、呕吐、皮疹、血小板计数减少、叶酸吸收降低,可适当补充叶酸制剂。

(2)肾上腺糖皮质激素:做到送药到口,避免漏服,服药期间注意有无消化道出血、水肿、眼压升高、血压升高等情况发生,及时补钙,防止骨质疏松。

(3)免疫抑制剂:较少应用,适用于对激素治疗无效或激素依赖型患儿。观察有无继发性高血压和高血压脑病发生,定期监测肝肾功能和免疫抑制剂的血药浓度。

(三)药物保留灌肠

药物保留灌肠是治疗 UC 常用的护理措施之一,利用肠黏膜直接吸收药物来达到治疗目的,常用的灌肠药物有:蒙脱石散、琥珀氢化可的松、甲硝唑等。

(1)灌肠前药物完全碾碎、混匀、加热至合适温度 34~36 ℃,灌肠前嘱患儿排空大便,选择在睡眠前保留灌肠,利于延长保留时间。

(2)患儿取左侧卧位或平卧位,抬高臀部 10 cm 左右,肛管要用液状石蜡润滑,插管时动作轻柔,插入深度为 15~20 cm(也可根据肠镜检查结果确定插入深度)。缓慢灌入药物,尽可能减少对肠黏膜的损伤。在灌肠过程中随时注意观察病情,发现脉速、面色苍白、出冷汗、剧烈腹痛、心慌气急,应立即停止灌肠,并与医师联系,及时处理。

(3)灌肠后嘱患儿卧床 2 小时以上,尽量延长药物保留时间。

(四)饮食指导

发作期给予无渣流质、半流质饮食,必要时禁食。发作期过后给予易消化、质软、低脂肪、高蛋白质、高热量、低纤维素食物。

(五)评估患儿的营养状况

评估患儿的营养状况,给予支持疗法,必要时予以静脉营养以维持儿童正常的生长发育。

(六)心理护理

由于此病病因未明,病程长,预后欠佳,患儿及家长大多较敏感,顾虑重重。护士多与患儿沟通,向家长介绍治疗的进展,帮助家长和患儿树立战胜疾病的信心,促进患儿主动配合治疗。

(七)基础护理

保护肛门及周围皮肤清洁干燥,每次便后用温水冲洗干净,减少排泄物与皮肤的接触,减少局部刺激与不适。

(八)健康教育

(1)向患儿及家长通俗易懂地介绍本病的基础知识,如疾病的病因、一般护理知识,向家长做好各种治疗、用药的宣教及可以采取的应对措施等。

(2)向患儿讲解肠镜、钡灌肠检查的基本过程,注意事项,取得患儿及家长配合。

五、出院指导

(一)饮食指导

少量多餐,避免食用刺激性食物,禁食生冷食物。给予易消化的切成丝状或肉末的纯瘦肉,蔬菜宜选用含纤维素较少的瓜果、茄类。

(二)养成有规律的生活习惯

指导家长合理安排患儿休息,避免参加剧烈体育运动,避免责骂孩子,以减轻小儿心理压力。

(三)指导患儿正确用药

由于病程长,用药疗程长,须把药物的性能,每天服用剂量、用法、药物的不良反应等向患儿及家长讲解清楚,确保出院后用药正确。

(四)定期复查

每年至少做一次肠镜检查以监测疾病进展情况,及早发现恶变。

(刘敏霞)

第八节　腹股沟斜疝

腹股沟疝均是斜疝,几乎没有直疝,在腹股沟或阴囊有一可复性肿块,它与腹膜鞘状突未完全闭合或腹股沟解剖结构薄弱有关,而腹压增高是其诱发因素,如剧烈哭闹、长期咳嗽、便秘和排尿困难。可发生在任何年龄,右侧多于左侧。

一、临床特点

(1)腹股沟部有弹性的可复性不肿痛物,哭闹或用力排便时明显,安静平卧或轻轻挤压肿块能消失,随着腹压的增大,肿块增大并逐渐坠入阴囊。

(2)斜疝嵌顿时,肿块变硬、疼痛,伴呕吐、哭闹不安,无肛门排气排便。晚期则有发热、肿块表皮红肿、便血及触痛加剧。

(3)局部无肿块时指检可感皮下环宽松,可触到增粗的精索,咳嗽时手指可在内环感到冲动感。

(4)辅助检查:①B超可鉴别腹股沟肿块为肠管或液体。②骨盆部立位X线片时阴囊部肿块有气体或液平面可诊断为斜疝,在鉴别嵌顿疝时有诊断价值。

二、护理评估

(一)健康史

了解腹股沟部第一次出现肿块的时间、肿块的性状及与腹压增高的关系,询问出现肿块的频率,有无疝嵌顿史。

(二)症状、体征

评估腹股沟部有无肿块,肿块的大小及导致肿块改变的相关因素。观察肿块表皮有无红肿、触痛。评估有否疝嵌顿的表现。

(三)社会-心理

评估较大患儿是否因手术而感到情绪紧张,评估家长对此疾病知识和治疗的了解程度和心理反应。

(四)辅助检查

了解 B 超和骨盆部 X 线立位片的检查结果。

三、常见护理问题

(一)焦虑

与环境改变、害怕手术有关。

(二)疼痛

与疝嵌顿、腹部切口有关。

(三)合作性问题

阴囊血肿或水肿。

(四)知识缺乏

缺乏本病相关知识。

四、护理措施

(一)术前

(1)避免哭闹和剧烈咳嗽,哭闹或剧烈咳嗽时可抬高臀部。保持大便通畅,防止斜疝嵌顿。

(2)注意冷暖及饮食卫生,防止感冒及腹泻。

(3)做好禁食、备皮、皮试等术前准备。

(二)术后

(1)术后去枕平卧 4~6 小时,头侧向一边,防止呕吐引起窒息。

(2)监测生命体征,保持呼吸道通畅。

(3)给予高蛋白、高热量、高维生素、适当纤维素、易消化饮食,保持大便通畅。

(4)观察切口有无渗血、渗液、红肿,保持切口敷料清洁干燥,防止婴儿大小便污染。注意观察腹股沟、阴囊有无血肿、水肿及其消退情况。

(5)指导家长多安抚小患儿,分散其注意力,避免哭闹。

(三)健康教育

(1)对陌生的环境,疾病相关知识的缺乏及担心,患儿及家长易产生恐惧、焦虑心理,护理人员应耐心介绍疾病的发展过程、治疗方法和手术的目的及重要性,以排除顾虑,给予心理支持,使其积极配合。

(2)认真做好各项术前准备,向患儿及家长讲解备皮、禁食、皮试、术前用药的目的及注意事项,以取得理解和配合。

(3)避免哭闹和剧烈咳嗽,保持大便通畅,避免增加腹压,防止术侧斜疝复发嵌顿。单侧斜疝术后需注意另一侧腹股沟有无斜疝发生。

五、出院指导

(1)饮食:适当增加营养,给易消化的饮食,多吃新鲜水果蔬菜。

(2)伤口护理:保持伤口的清洁、干燥,小婴儿的双手用干净的手套套住或予以约束,伤口痒时切忌用手抓伤口,以防伤口发炎,伤口未愈合前忌过早浸水洗浴。

(3)注意观察腹股沟、阴囊红肿消退情况,观察腹股沟有无肿物突出。

(刘敏霞)

第九节　先天性肥厚性幽门狭窄

先天性肥厚性幽门狭窄是由于幽门环肌增生肥厚使幽门管腔狭窄从而引起的不全梗阻,一般在出生后 2～4 周发病。

一、临床特点

(一)呕吐

呕吐是该病早期的主要症状,每次喂奶后数分钟即有喷射性呕吐,呈进行性加重。呕吐物常有奶凝块,不含有胆汁,少数患儿因呕吐频繁致胃黏膜渗血而使呕吐物呈咖啡色。呕吐后即有饥饿感。

(二)进行性消瘦

因呕吐、摄入量少和脱水,患儿消瘦,出现老人貌、皮肤松弛、体重下降。

(三)上腹部膨隆

偶可见上腹部膨隆,有自左向右移动的胃蠕动波,右上腹可触及橄榄样肿块,是幽门狭窄的特有体征。

(四)辅助检查

(1)X 线钡餐检查:透视下可见胃扩张,胃蠕动波亢进,钡剂经过幽门排出时间延长,胃排空时间也延长,幽门前区呈鸟嘴状。

(2)B 超检查:幽门环肌增厚,>4 mm。

(3)血气分析及电解质测定:可表现为低氯、低钾性碱中毒。晚期脱水加重,可表现代谢性酸中毒。

二、护理评估

(一)健康史

了解患儿呕吐出现时间、呕吐的程度及进展情况。评估患儿的营养状况及生长发育情况,了解家族中有无类似疾病发生。

(二)症状、体征

了解呕吐的次数、性质、量,大小便次数、量。评估营养状况,有无脱水及其程度。

(三)社会-心理

了解家长对患儿手术的认识水平及对治疗护理的需求。

(四)辅助检查

了解 X 线钡剂检查及 B 超检查结果,了解血气分析及电解质测定结果。

三、常见的护理问题

(1)有窒息的危险:与呕吐有关。

(2)营养失调:与频繁呕吐,摄入量少有关。

(3)体液不足:与呕吐、禁食、术中失血失液、胃肠减压有关。

(4)组织完整性受损:与手术切口、营养状态差有关。

(5)合作性问题:切口感染、裂开或延期愈合。

四、护理措施

(一)术前

(1)监测生命体征变化,观察呕吐的情况,了解呕吐方式、呕吐物性质和量,并及时清除呕吐物。

(2)喂奶应少量多餐,喂奶后应竖抱并轻拍婴儿背部,促使胃内的空气排出,待打嗝后再平抱,以预防和减少呕吐的发生。睡眠时应尽量右侧卧,防止呕吐物误吸引起窒息。

(3)做好禁食、备皮、皮试等术前准备。

(二)术后

(1)术后应去枕平卧位,头偏向一侧,保持呼吸道通畅,监测血氧饱和度,清醒后可取侧卧位。

(2)监测体温变化,如体温不升,需采取保暖措施。

(3)监测血压、心率、尿量,评估黏膜和皮肤弹性。

(4)术后大多数患儿呕吐还可持续数天才能逐渐好转,评估呕吐的量、性质、颜色,及时清除呕吐物,防止误吸。

(5)进腹的幽门环肌切开术一般需禁食 24～48 小时、胃肠减压、做好口腔护理,并保持胃管引流通畅,观察引流液的量、颜色及性质。腹腔镜下幽门环肌切开术 6 小时后即可进食。奶量应由少到多,耐心喂养。

(6)保持伤口敷料清洁干燥,观察伤口有无红肿、渗血、渗液,避免剧烈哭闹,防止切口裂开。

(三)健康教育

(1)应该热情接待,耐心向家长介绍疾病发生、发展过程和手术治疗的必要性等。讲解该疾病的近、远期治疗效果是良好的,不会影响孩子的生长发育。

(2)向患儿家长仔细讲解术前准备的主要内容、注意事项、用药目的,充分与其沟通,取得家长积极配合。

(3)对家长进行喂奶的技术指导,注意喂乳方法,预防和减少呕吐的发生,防止窒息。

五、出院指导

（1）饮食指导：少量多餐，合理喂养。介绍母乳喂养的优点，提倡母乳喂养。4 个月后可逐渐添加辅食。

（2）伤口护理：保持伤口敷料清洁，切口未愈合时禁止浸水沐浴，小婴儿的双手要套上干净的手套，避免用手抓伤口导致发炎。如发现伤口红肿及时去医院诊治。

（3）按医嘱定期复查。

（刘敏霞）

第十节　先天性肾盂积水

由于先天性肾盂、输尿管连接部梗阻，尿液从肾盂排出受阻，肾内压增高，肾盂、肾盏逐渐扩张，肾实质受压萎缩，肾分泌功能减退，称为先天性肾盂积水。常见原因有肾盂输尿管连接部狭窄；先天性输尿管瓣膜；异位血管压迫。

一、临床特点

（一）腹部包块
大多在患侧能触及肿块，位于一侧腰腹部，呈囊性，界限清楚，表面光滑且有压痛。

（二）腰腹部疼痛
见于较大儿童，多以钝痛为主。由于肾脏扩大，肾包膜被牵拉，出现钝痛。

（三）消化道功能紊乱
厌食、体重不增、发育迟缓。腹痛发作时可出现恶心、呕吐等。

（四）尿路感染
脓尿或发热，婴幼儿多见。

（五）血尿
一般为镜下血尿，见于 20％～30％患儿。

（六）辅助检查
（1）B超检查：可见肾盂扩大，肾皮质变薄。

（2）静脉肾盂造影（IVP）：大多数能显示出肾盂及肾盏扩张影像。

（3）磁共振成像：显示肾盂、肾盏积水扩张，肾盂与输尿管移行部变细，肾皮质变薄。

（4）放射性核素肾图：可显示肾功能不同程度受损。

（5）尿常规检查：可有尿路感染征象。

二、护理评估

（一）健康史
了解住院前患儿的健康状况，以及有无反复发作的腹痛、剧烈的绞痛、恶心、呕吐、尿量减少。

（二）症状、体征

评估患儿有无腰痛、腹痛、腹部包块大小及全身状况，有无尿路感染和消化道功能紊乱的表现。

（三）社会、心理

了解患儿及其家长对手术治疗的承受能力、对手术方式是否理解，特别是对暂时性尿流改道和排尿方式改变的心理准备。了解患儿及其家长是否得到肾盂积水疾病的健康指导。

（四）辅助检查

了解各种辅助检查，尤其是肾功能检查的结果及尿常规检查的白细胞数，以明确肾盂积水的原因和分型。

三、常见护理问题

（一）焦虑

与陌生的环境、手术的危险性、预后未知有关。

（二）疼痛

与手术切口、引流管牵拉有关。

（三）有感染的危险

与术前排尿不畅、术后手术切口及引流管留置有关。

（四）引流管脱出的危险

与多根引流管留置、患儿年幼好动、家长知识缺乏有关。

（五）合作性问题

急性尿闭、吻合口狭窄、吻合口瘘、出血。

四、护理措施

（一）术前

(1)预防泌尿系统感染，适量饮水，勤换内裤，保持外阴清洁。

(2)注意休息，活动适度，避免肾区受碰撞，导致肾损伤。

(3)术前常规进行备皮、普鲁卡因皮试，禁食，术晨更换手术衣服。

（二）术后

1.休息

术后麻醉清醒前取去枕平卧位，防止呕吐物窒息。约束四肢，限制活动量，防止翻身时引流管过度牵拉。

2.监测生命体征

观察切口敷料有无渗血、渗液情况，术后监测血压 3 天。

3.饮食护理

给高热量、高蛋白、高维生素的食物，肾功能正常者鼓励多饮水，每天饮水 500～1 000 mL，限制各种碳酸饮料摄入，防止尿酸结晶堵塞引流管。

4.皮肤护理

勤擦洗，定时更换体位，臀部可垫质软毛巾。

5.引流管的护理

确保引流管通畅,妥善固定。观察引流液的性质、颜色,记录管内引流量及尿量,定期监测血生化、肾功能。管理好三根引流管,使之不滑脱、不堵塞、不被过度牵拉。

(1)肾盂引流管:在肾盂中起引流尿液、减轻肾盂压力、促进肾修复作用。开始为血性液体,3~5天后颜色转清,有大量尿液排出,术后10~12天拔管。

(2)输尿管支撑管:在肾盂、输尿管吻合处,使吻合口通畅,利于吻合口生长,防止狭窄,一般无尿液或少量血性尿液排出,术后7~10天拔管。

(3)肾周引流管:利于少量渗血、渗液排出,一般不超过100 mL,术后2~3天拔管。

(4)引流液如浑浊,协助做尿液培养及药物敏感试验。

(5)肾盂引流管拔管前先夹管,观察患儿有无发热、呕吐、腰腹胀痛等反应。经肾盂引流管注入亚甲蓝者,鼓励多饮水以促进亚甲蓝排出,并注意观察小便是否为蓝色,记录排出时间。

(三)健康教育

1.术前

(1)告诉家长因引起肾盂积水的原因较多,术前需进行多项检查,完善这些检查对明确诊断很重要,需要耐心等待。

(2)告诉患儿及其家长不要一次大量饮水,以免引起腹痛,甚至肾绞痛。消化道症状明显者可暂禁食。

2.术后

(1)饮食护理:应强调让患儿多饮水对疾病康复的意义,鼓励多饮水,可多食西瓜、梨等水分多的水果,限制各种碳酸饮料摄入,如雪碧、可乐等,防止尿酸结晶堵塞引流管。因卧床大便容易干结,可食用新鲜的水果、蔬菜保持大便通畅。

(2)耐心解释3根引流管的重要性,为防止孩子误拔引流管和活动过多可能引起的出血,约束四肢是必要的。可以让患儿多喝水,强调多饮水对疾病康复的意义,要求患儿及其家长密切配合。

五、出院指导

(1)按医嘱继续口服抗生素,指导家长及时服药。

(2)注意休息,保持会阴部清洁,勤换内裤,防止逆行性尿路感染。

(3)出院后注意尿常规监测,一般出院后每3天化验尿常规1次,常需监测4周,正常后经医师同意停止监测。

(4)出院后分别于术后1个月、3个月、半年、1年复查B超,了解患侧肾脏情况,中、重度肾盂积水术后肾盂很难恢复正常大小和形态,以后每年复查1次B超了解肾脏发育情况,早期发现并发症。

(5)双肾积水患儿需要定期肾功能检查。

(6)注意血压监测,特别是成年后的血压。

(刘敏霞)

第十一节　尿 路 感 染

尿路感染是常见的泌尿系统疾病。感染可累及尿道、膀胱、肾盂及肾实质。患儿常有反复发作倾向,可伴有泌尿系统畸形,女性婴幼儿多见。

一、临床特点

(一)急性感染

1.新生儿

多由血行感染所致,以全身症状为主,如发热、吃奶差、体重不增、呕吐、腹泻等。

2.婴幼儿

全身症状重,局部症状轻微或缺如,主要表现为发热、呕吐、腹痛、腹泻,部分患儿有排尿中断、排尿时哭闹、夜间遗尿等。

3.儿童

与成人相似。上尿路感染以发热、腰痛等全身症状为主;下尿路感染以膀胱刺激征如尿频、尿急、尿痛为主。

(二)慢性感染

病程迁延,大于6个月。表现为反复感染、间歇性发热、精神不振、乏力、贫血等。

(三)辅助检查

1.尿常规

有血尿、脓尿、白细胞尿、蛋白尿。

2.尿培养

可获致病细菌。

3.血常规

中性粒细胞升高,慢性感染者可有贫血。

4.影像学检查

反复感染或迁延不愈者有可能存在泌尿系统畸形和膀胱输尿管反流。

二、护理评估

(一)健康史

询问患儿及家长的健康状况,了解患儿家庭的卫生习惯及既往是否有类似疾病的发生。了解女孩是否有蛲虫病、男孩是否有包茎或包皮过长,以及有无留置导尿管、泌尿系统结石或畸形、尿路损伤的病史。了解患儿近期是否经常有夜间遗尿现象和近期是否有感冒或去公共游泳池等诱因。

(二)症状、体征

询问有无尿频、尿急、尿痛或排尿哭闹等膀胱刺激征。测量生命体征,注意体温变化,评估有无恶心、呕吐、腰酸、腰痛等症状。对慢性感染患儿同时应询问有无间歇性发热、贫血、乏力等表现。

(三)社会、心理

了解患儿及家长的心态、对住院的反应及对患儿健康的需求。

(四)辅助检查

了解尿常规、尿培养结果以评估病情、判断药物的疗效。了解 X 线检查以评估有无泌尿道先天畸形。

三、常见护理问题

(一)体温过高

与细菌感染有关。

(二)排尿异常

与膀胱、尿道炎症有关。

(三)焦虑

与疾病反复发作有关。

四、护理措施

(一)休息

急性期卧床休息,症状消失后可适当活动。

(二)饮食

高热者给予易消化的半流质饮食,婴幼儿要勤喂水,年长儿要鼓励多饮水,以促使细菌毒素由尿中排出。

(三)对症护理

有高热时,可采取物理降温或药物降温措施。

(四)皮肤护理

保持会阴部清洁干燥,每天用1∶5 000高锰酸钾液(或1∶5 000呋喃西林液)坐浴1～2次。婴儿要勤换尿布,尿布及内裤需单独用开水烫洗后晒干。

(五)观察病情变化

注意观察全身症状的变化,尤其是婴幼儿,除观察体温变化外,还应观察有无消化系统等症状,观察尿量、尿色等变化。

(六)观察药物不良反应

口服抗生素可出现恶心、呕吐、食欲减退等现象,饭后服用可减轻胃肠道不良反应。磺胺类药物服用时要多喝水,并注意有无血尿、尿少、尿闭等。应用阿莫西林钠舒巴坦钠时,注意有无皮疹出现;应用头孢霉素时,应注意有无肾脏损害。

(七)正确留取尿常规标本

尿液培养结果的可靠性主要取决于尿常规标本的收集方法,因此在收集尿常规标本时,除常规用1∶5 000高锰酸钾溶液清洁消毒外阴部外,还应注意以下四点:①在抗生素应用前留尿送检;②用无菌试管留中段尿,避免任何可能发生的污染;③婴儿用无菌接尿袋收集尿常规标本;④标本留取后应立即送检。

(八)健康教育

(1)加强卫生意识,婴儿应勤换尿布,幼儿不穿开裆裤,勤换内裤。尿布、内裤应用开水烫后晒干。

(2)教会家长给男孩清洗尿道口时应轻轻地将包皮向上翻起。给女孩清洗外阴部时,应由前向后擦洗,防止肠道细菌污染尿道,引起逆行感染。清洗时用专用的洁具。

(3)耐心向家长解释,按医嘱坚持服药。加强个人卫生,增加小儿抵抗力是预防疾病反复的关键。

(4)对男孩的包茎及包皮过长要及时处理。

五、出院指导

(1)合理安排小儿生活,避免劳累。

(2)加强个人卫生,勤洗澡,但不用盆浴,清洗外阴时用专用的洁具。少去公共游泳池游泳。

(3)小儿尿布、内裤要单独清洗,用开水烫后晒干。

(4)经常参加户外活动,增加小儿营养,增强抵抗力。

(5)遵医嘱坚持服药,不可擅自停药。

(6)定期门诊复查。

(刘敏霞)

第十二节 急性白血病

急性白血病是造血组织中某一系造血细胞滞留于某一分化阶段并克隆性扩增的恶性增生性疾病。主要临床表现为贫血、出血、反复感染及白血病细胞浸润各组织、器官引起的相应症状。根据白血病细胞的形态及组织化学染色表现,可分为急性淋巴细胞性白血病和急性非淋巴细胞性白血病两大类。小儿以急性淋巴细胞性白血病为主(占 75%)。病因及发病机制尚不完全清楚,可能与病毒感染、电离辐射、化学因素、遗传因素等引起免疫功能紊乱有关。

一、临床特点

(一)症状与体征

主要表现为乏力、苍白、发热、贫血、出血,白血病细胞浸润表现为肝、脾、淋巴结肿大、骨关节疼痛。白血病细胞侵犯脑膜时可出现头痛及中枢神经系统体征。

(二)辅助检查

1.血常规

白细胞计数明显增高或不高甚至降低,原始细胞比例增加,白细胞计数正常或减少者可无幼稚细胞,血红蛋白和血小板计数常降低。

2.骨髓常规

细胞增生明显或极度活跃,原始及幼稚细胞占有核细胞总数的 30% 以上。红细胞系及巨核细胞系极度减少。

3.脑脊液

脑膜白血病时脑脊液压力＞1.96 kPa（200 mmH$_2$O），白细胞计数＞10×10^6/L，蛋白＞450 mg/L，涂片找到原始或幼稚细胞。

二、护理评估

（一）健康史

询问患儿乏力、面色苍白出现的时间及体温波动情况。询问家族史，了解患儿接触的环境、家庭装修情况、既往感染史、所服的药物及饮食习惯。

（二）症状、体征

评估全身出血的部位、程度和相关伴随症状，有无头痛及恶心、呕吐，有无骨关节疼痛尤其是胸骨疼痛情况。评估患儿生命体征、脸色。

（三）社会、心理

评估家长对本病的了解程度及心理承受能力，评估患儿的理解力及战胜疾病的信心，评估家庭经济状况及社会支持系统情况。

（四）辅助检查

了解血常规、骨髓检查及脑脊液化验结果。

三、常见护理问题

（1）活动无耐力：与骨髓造血功能紊乱、贫血有关。

（2）疼痛：与白血病细胞浸润有关。

（3）营养失调：与疾病及化疗致食欲下降、营养消耗过多有关。

（4）有出血的危险：与血小板计数减少有关。

（5）有全身感染的危险：与中性粒细胞减少，机体抵抗力差有关。

（6）焦虑：与疾病预后有关。

（7）知识缺乏：缺乏白血病相关知识。

四、护理措施

（1）病情较轻或经治疗缓解者，可适当下床活动；严重贫血、高热及有出血倾向者，应绝对卧床休息。

（2）根据患者病情和生活自理能力为患者提供生活护理，如洗脸、剪指甲、洗头、床上擦浴、洗脚、剃胡子等。

（3）给予高蛋白、高热量、高维生素、易消化的饮食。化疗期间饮食应清淡，鼓励患者多饮水。

（4）正确执行医嘱，密切观察各种药物疗效和不良反应。

（5）观察有无感染发生，监测体温，有无口腔溃疡、咽部及肺部感染的体征。

（6）保持口腔清洁卫生，进食后漱口，预防口腔黏膜溃疡。若化疗后出现口腔炎，可给予口腔护理及局部用溃疡散。

（7）保持大便通畅，必要时便后用1：5 000的高锰酸钾溶液坐浴，防止发生肛裂及肛周感染。

（8）观察有无出血倾向，皮肤有无出血点，观察有无呕血、便血及颅内出血表现等。

(9)使用化疗药物时注意观察药物的不良反应,注意保护静脉。

(10)保持病室空气清新,每天定时开窗通风。严格限制探视和陪护人员,若患儿白细胞计数低于$1.0×10^9$/L,应实施保护性隔离。

(11)做好心理疏导,引导患者积极配合治疗与护理。

(刘敏霞)

第十三节 锌缺乏症

锌缺乏症是由于各种原因引起体内必需微量元素锌缺乏所致的疾病。近年来经调查发现,锌缺乏症在某些地区小儿中发病率有增高,越来越受到人们重视。锌为人体必需微量元素之一,在体内参与90多种酶的合成,与200多种酶活性有关,在核酸与蛋白质代谢中发挥重要作用。锌缺乏症主要表现为食欲下降、生长发育迟缓、免疫功能低下、性成熟延迟等。造成锌缺乏的主要原因是摄入不足,需要量增加,体内吸收障碍、机体丢失增多所致。

一、临床特点

(一)机体多种生理功能紊乱

患儿常有食欲减退、味觉异常、异食癖、毛发易脱落、怠倦、精神抑郁、暗适应力减低。由于锌缺乏可影响核酸及蛋白质的合成,使脑垂体生长激素分泌减低,引起发育停滞,骨骼发育障碍,第二性征发育不全,致使患儿身材矮小。锌缺乏时,肠腺、脾脏萎缩,免疫功能减低,易发生各种感染,尤其是呼吸道感染。此外,患儿伤口愈合延迟,常出现口腔溃疡。少数患儿有抗维生素A夜盲症。

(二)辅助检查

血清锌<11.47 $\mu mol/L$(75.00 $\mu g/dL$)提示锌缺乏。毛发锌测定干扰因素多,结果波动大,仅作为过去体内锌营养状况的参考,一般不为个体锌缺乏的诊断依据。

二、护理评估

(一)健康史

注意询问患儿出生史,有无早产、双胎、小样儿等情况,喂养史中有无动物性食物缺乏史。年长儿有无偏食、挑食等不良饮食习惯,有无慢性腹泻、多汗、反复失血等疾病史。

(二)症状、体征

评估小儿有无生长发育延迟,毛发有无枯黄脱落,智能发育与第二性征发育情况;评估食欲、味觉、免疫情况、创伤愈后情况,有无口腔溃疡及暗适应情况的改变。

(三)社会-心理

评估家长对喂养知识及本病预后的了解程度,有无焦虑心理,有条件还应了解居住地是否为锌缺乏地区。

(四)辅助检查

及时了解血锌检查结果。

三、常见护理问题

(一)营养失调

与锌摄入不足或疾病影响有关。

(二)有感染的危险

与免疫力低下有关。

(三)知识缺乏

家长缺乏喂养知识及不了解本病。

四、护理措施

(一)饮食护理

鼓励患儿多进食含锌丰富的食物,如鱼、肝脏、肉类、蛋黄、牡蛎、花生、豆类、面筋等,在缺锌地区可在生长发育迅速时期给予锌强化乳制品。

(二)按医嘱补锌剂

补给量每天按元素锌计算,为 0.5～1.0 mg/kg(相当于葡萄糖酸锌 3.5～7.0 mg/kg),常用葡萄糖酸锌,也可用硫酸锌、醋酸锌等,疗程一般为 2～3 个月,注意勿长期过量使用。

(三)健康教育

(1)介绍喂养知识,提倡母乳喂养,尤其是初乳不要随意丢弃。合理添加辅食,注意培养小儿良好的饮食习惯,为小儿提供平衡饮食,多吃富含锌的食品。

(2)介绍锌剂服用的剂量,防止过量使用引起中毒症状,如恶心、呕吐、腹泻、腹痛等消化道症状,脱水、电解质紊乱、急性肾衰竭等表现。

五、出院指导

(1)让家长了解导致患儿缺锌的原因,以配合治疗,防止复发。

(2)由于锌缺乏使患儿免疫功能受损而易发生感染,故应保持居室空气清新,注意口腔护理,告知家长少带患儿去拥挤的公共场所,积极参加户外活动,坚持合理喂养,合理安排膳食,并养成良好的饮食习惯。

(刘敏霞)

第十四章

眼科护理

第一节 泪 囊 炎

一、新生儿泪囊炎

(一)概述

新生儿泪囊炎也是儿童常见眼病之一。其是由于鼻泪管下端先天残膜未开放造成泪道阻塞,致使泪液滞留于泪囊之内,伴发细菌感染引起的。常见致病菌为葡萄球菌、链球菌、假白喉杆菌等。

(二)诊断

1.症状

出生后数周或数天发现患儿溢泪并伴有黏液脓性分泌物。

2.体征

内眦部有黏液脓性分泌物,局部结膜充血,下睑皮肤浸渍或粗糙,可伴有湿疹。指压泪囊区有脓性分泌物从泪小点溢出。

3.辅助检查

分泌物行革兰氏染色,血琼脂培养以确定感染细菌类型。

(三)鉴别诊断

1.累及内眦部眼眶蜂窝织炎

挤压泪囊区无分泌物自泪小点溢出。

2.急性筛窦炎

鼻骨表面疼痛、肿胀,发红区可蔓延至内眦部。

3.急性额窦炎

炎症主要累及上睑,前额部有触痛。

(四)治疗

1.按摩

用示指沿泪囊上方向下方挤压,挤压后滴抗生素滴眼液,2～4 次/天。

2.滴眼液或眼膏

有黏液脓性分泌物时,滴抗生素滴眼液或眼膏,2～4 次/天。

3.泪道探通术

对于 2～4 个月患儿可以施行泪道探通手术,探通后滴抗生素眼药 1 周。

4.泪道插管手术

对于大于 5 个月或者存在反复泪道探通手术失败的患儿可以考虑行泪道插管手术治疗。

5.抗感染治疗

继发急性泪囊炎或眼眶蜂窝织炎时,须及时全身及局部抗感染治疗。

二、急性泪囊炎

(一)概述

急性泪囊炎是儿童比较少见但十分严重的泪道疾病。其常继发于新生儿泪囊炎、先天性泪囊突出、泪囊憩室及先天性骨性鼻泪管发育异常等。常见致病菌为葡萄球菌、链球菌等。

(二)诊断

1.症状

内眦部红肿,疼痛,患眼流泪并伴有黏液脓性分泌物。

2.体征

内眦部充血肿胀,患眼局部结膜充血,可伴有全身症状如发热等。

3.辅助检查

分泌物行革兰氏染色、血脂培养以确定感染细菌类型。

(三)鉴别诊断

1.累及内眦部眼眶蜂窝织炎

挤压泪囊区无分泌物自泪小点溢出。

2.急性筛窦炎

鼻骨表面疼痛、肿胀,发红区可蔓延至内眦部。

3.急性额窦炎

炎症主要累及上睑,前额部有触痛。

(四)治疗

(1)全身及局部应用广谱抗生素治疗。根据眼部分泌物细菌培养加药敏实验结果调整用药。

(2)局部脓肿形成,可以先尝试经上、下泪小点引流脓液。如果上述方法无效,则只能行经皮肤的切开引流。

(3)炎症控制后尽快行进一步影像学检查如 CT 等,明确发病原因。根据不同的发病原因行进一步的治疗。

三、护理措施

(一)慢性期护理重点

1.指导正确滴眼药

每次滴眼药前,先用手指按压泪囊区或行泪道冲洗,排空泪囊内的分泌物后,再滴抗生素眼药水,每天 4～6 次。

2.冲洗泪道

选用生理盐水加抗生素行泪道冲洗,每周 1～2 次。

(二)急性期护理重点

(1)指导正确热敷和超短波物理治疗,以缓解疼痛,注意防止烫伤。

(2)按医嘱应用有效抗生素,注意观察药物的不良反应。

(3)急性期切忌泪道冲洗或泪道探通,以免感染扩散,引起眼眶蜂窝织炎。

(4)脓肿未形成前,切忌挤压,以免脓肿扩散,待脓肿局限后切开排脓或行鼻内镜下开窗引流术。

(三)新生儿泪囊炎护理重点

指导患儿父母泪囊局部按摩方法,置患儿立位或侧卧位,用一手拇指自下睑眶下线内侧与眼球之间向下压迫,压迫数次后滴用抗生素眼水,每天进行 3～4 次,坚持数周,促使鼻泪管下端开放。操作时应注意不能让分泌物进入婴儿气管内。如果保守治疗无效,按医嘱做好泪道探通手术准备。

(四)经皮肤径路泪囊鼻腔吻合术护理

1.术前护理

(1)术前 3 天滴用抗生素眼药水并行泪道冲洗。

(2)术前 1 天用 1% 麻黄碱液滴鼻,以收缩鼻黏膜,利于引流及预防感染。

(3)向患儿家属解释手术目的、意义、注意事项。泪囊鼻腔吻合术是通过人造骨孔使泪囊和中鼻道吻合,使泪液经吻合孔流入中鼻道。

2.术后护理

(1)术后患儿置半坐卧位:术后 24 小时内可行面颊部冷敷,以减少出血及疼痛。

(2)做好鼻腔护理:术后第 2 天开始给予 1% 麻黄碱液、雷诺考特喷雾剂等喷鼻,以收敛鼻腔黏膜,利于引流,达到消炎、止血、改善鼻腔通气功能的目的。注意鼻腔填塞物的正确位置,嘱患儿勿牵拉填塞物、勿用力擤鼻及挖鼻腔,以防止填塞物松动或脱落而引起出血。

(3)做好泪道护理:术后患儿眼部滴用抗生素眼液,滴眼时,患儿面部处于水平稍偏健眼位置,有利于药液聚集在患眼内眦部,从而被虹吸入泪道,增强伤口局部药物浓度,促进局部炎症的消退。

(4)术后嘱患儿注意保暖、防止感冒。术后当天进温凉饮食,多吃水果蔬菜,加强营养,忌食酸辣刺激性食物,禁烟、酒,忌喝浓茶、咖啡。

(五)鼻内镜下泪囊鼻腔吻合术护理

(1)加强并发症的观察和护理:术后短时间内鼻腔或口腔的少许血丝不需处理;若有大量鲜血顺前鼻流出或吐出血性分泌物,色鲜红,则可能为伤口活动性出血,应及时通知医师给予处理。

(2)术后 3～5 天起,每天在鼻内镜下对手术侧腔道进行彻底清理,以减少腔道内结痂、黏膜炎症,加快愈合。

(3)术后应用抗菌药物加地塞米松进行泪道冲洗,每天 1 次,连续 1 周。冲洗时注意动作轻柔,应顺着泪道方向缓慢进针。如植入人工泪管,嘱患儿不要用力揉眼、牵拉泪管,以免人工泪管脱落。

(4)教会患儿家属正确滴鼻药和眼药方法,嘱家属带患儿定期随访,坚持复诊。在内镜下彻底清理鼻腔凝血块、分泌物和结痂等;按时冲洗泪道,冲刷泪道内分泌物,避免泪道再次堵塞。

(徐秀娟)

第二节 角 膜 炎

角膜炎是我国常见的致盲眼病之一。角膜炎的分类尚未统一,根据病因可分为感染性角膜炎、免疫性角膜炎、外伤性角膜炎、营养不良性角膜炎,其中感染性角膜炎最为常见,其病原体包括细菌、真菌、病毒、棘阿米巴、衣原体等,以细菌和真菌感染最为多见。角膜炎最常见的症状是眼痛、畏光、流泪、眼睑痉挛,伴视力下降,甚至摧毁眼球。其典型体征为睫状充血、角膜浸润、角膜溃疡的形成。

角膜炎病理变化过程基本相同,可以分为如下四期。①浸润期:致病因子侵入角膜,引起角膜边缘血管网充血,随即炎性渗出液及炎症细胞进入,导致病变角膜出现水肿和局限性灰白色的浸润灶,如炎症及时得到控制,角膜仍能恢复透明。②溃疡形成期:浸润期的炎症向周围或深层扩张,可导致角膜上皮和基质坏死、脱落形成角膜溃疡,甚至角膜穿孔,房水从角膜穿破口涌出,导致虹膜脱出、角膜瘘、眼内感染、眼球萎缩等严重并发症。③溃疡消退期:炎症控制、患者自身免疫力增加,阻止致病因子对角膜的损害,溃疡边缘浸润减轻,可有新生血管长入。④愈合期:溃疡区上皮再生,由成纤维细胞产生的瘢痕组织修复,留有角膜薄翳、角膜斑翳、角膜白斑。

一、细菌性角膜炎

(一)概述

细菌性角膜炎是由细菌感染引起的角膜炎症的总称,是临床常见的角膜炎之一。

(二)病因与发病机制

本病常由于角膜外伤后被感染所致,常见的致病菌有表皮葡萄球菌、金黄色葡萄球菌、肺炎双球菌、链球菌、铜绿假单胞菌(绿脓杆菌)等。眼局部因素(如慢性泪囊炎、倒睫、戴角膜接触镜等)和导致全身抵抗力低下因素(如长期使用糖皮质激素和免疫抑制剂、营养不良、糖尿病等)也可诱发感染。

(三)护理评估

1.健康史

(1)了解患者有无角膜外伤史、角膜异物剔除史、慢性泪囊炎、眼睑异常、倒睫病史,或长期佩戴角膜接触镜等。

(2)有无营养不良、糖尿病病史,是否长期使用糖皮质激素或免疫抑制剂,以及此次发病以来的用药史。

2.症状与体征

(1)发病急,常在角膜外伤后24～48小时发病,有明显的畏光、流泪、疼痛、视力下降等症状,伴有较多的脓性分泌物。

(2)眼睑肿胀,结膜混合充血或睫状充血,球结膜水肿,角膜中央或偏中央有灰白色浸润,逐渐扩大,进而组织坏死脱落形成角膜溃疡。并发虹膜睫状体炎,表现为角膜后沉着物,瞳孔缩小、虹膜后粘连及前房积脓,是因毒素渗入前房所致。

（3）革兰氏阳性球菌角膜感染表现为圆形或椭圆形局灶性脓肿,边界清楚,基质处出现灰白色浸润。革兰氏阴性球菌角膜感染多表现为快速发展的角膜液化坏死,其中铜绿假单胞菌角膜感染者发病迅猛,剧烈眼痛,严重充血水肿,角膜溃疡浸润灶及分泌物略带黄绿色,前房严重积脓,感染如未控制,可导致角膜坏死穿孔、眼球内容物脱出或全眼球炎。

3.心理-社会状况评估

（1）通过与患者及其家属的交流,了解患者及其家属对细菌性角膜炎的认识程度及有无紧张、焦虑、悲哀等心理表现。

（2）评估患者视力对工作、学习、生活等能力的影响。

（3）了解患者的用眼卫生和个人卫生习惯。

4.辅助检查

了解角膜溃疡刮片镜检和细胞培养是否发现相关病原体。

（四）护理诊断

1.疼痛

与角膜炎症刺激有关。

2.感知紊乱

与角膜炎症引起的角膜浑浊导致的视力下降有关。

3.潜在并发症

角膜溃疡、穿孔、眼内炎等。

4.知识缺乏

缺乏细菌性角膜炎相关的防治知识。

（五）护理措施

1.心理护理

向患者介绍角膜炎的病变特点、转归过程及角膜炎的防治知识,鼓励患者表达自己的感受,解释疼痛原因,帮助患者转移注意力,及时给予安慰理解,消除其紧张、焦虑、自卑的心理,正确认识疾病,树立战胜疾病的信心,争取患者对治疗的配合。

2.指导患者用药

根据医嘱积极抗感染治疗,急性期选择高浓度的抗生素滴眼液,每15～30分钟滴眼1次。严重病例,可在开始30分钟内每5分钟滴药1次。同时全身应用抗生素,随着病情的控制逐渐减少滴眼次数,白天使用滴眼液,睡前涂眼药膏。进行球结膜下注射时,先向患者解释清楚,并在充分麻醉后进行,以免加重局部疼痛。

3.保证充分休息、睡眠

要提供安静、舒适、安全的环境,病房要适当遮光,避免强光刺激,减少眼球转动,外出应佩戴有色眼镜或眼垫遮盖。指导促进睡眠的自我护理方法,如睡前热水泡脚、喝热牛奶、听轻音乐等,避免情绪波动。患者活动空间不留障碍物,将常用物品固定摆放方便患者使用,教会患者使用传呼系统,鼓励其寻求帮助。厕所必须安置方便设施,如坐便器、扶手等,并教会患者如何使用,避免跌倒。

4.严格执行消毒隔离制度

换药、上药均要无菌操作,药品及器械应专人专眼专用,避免交叉感染。

5.严密观察

为预防角膜溃疡穿孔,护理时要特别注意如下几点。

(1)治疗操作时,禁翻转眼睑,勿加压眼球。

(2)清淡饮食,多食易消化、富含维生素、粗纤维的食物,保持大便通畅,避免便秘,以防增加腹压。

(3)告知患者勿用手擦眼球,勿用力闭眼、咳嗽及打喷嚏。

(4)球结膜下注射时,避免在同一部位反复注射,尽量避开溃疡面。

(5)深部角膜溃疡、后弹力层膨出者,可用绷带加压包扎患眼,配合局部及全身应用降低眼压的药物,嘱患者减少头部活动,避免低头,可蹲位取物。

(6)按医嘱使用散瞳剂,防止虹膜后粘连而导致眼压升高。

(7)可用眼罩保护患眼,避免外物撞击。

(8)严密观察患者的视力、角膜刺激征、结膜充血及角膜病灶和分泌物的变化,注意有无角膜穿孔的症状,例如,角膜穿孔时,房水从穿孔处急剧涌出,虹膜被冲至穿孔处,可出现眼压下降、前房变浅或消失、疼痛减轻等症状。

6.健康教育

(1)帮助患者了解疾病的相关知识,树立治疗信心,保持良好的心理状况。

(2)养成良好的卫生习惯,不用手或不洁手帕揉眼。

(3)注意劳逸结合,生活规律,保持充足的休息和睡眠,戒烟酒,避免摄入刺激性食物(如咖啡、浓茶等)。

(4)注意保护眼睛,避免角膜受伤,外出要戴防护眼镜。

(5)指导患者遵医嘱坚持用药,定期随访。

二、真菌性角膜炎

(一)概述

真菌性角膜炎为致病真菌引起的感染性角膜病。近年来,随着广谱抗生素和糖皮质激素的广泛应用,其发病率有升高趋势,是致盲率极高的角膜疾病。

(二)病因与发病机制

其常见的致病菌有镰刀菌和曲霉菌,还有念珠菌属、青霉菌属、酵母菌等。它常发生于植物引起的角膜外伤后,有的则发生于长期应用广谱抗生素、糖皮质激素和机体抵抗力下降者。

(三)护理评估

1.健康史

(1)多见于青壮年男性农民,有农作物枝叶或谷物皮壳擦伤眼史。

(2)有长期使用抗生素及糖皮质激素史。

2.症状与体征

疼痛、畏光、流泪等刺激性症状均较细菌性角膜炎轻,病程进展相对缓慢,呈亚急性,有轻度视力下降。体征较重,眼部充血明显,角膜病灶呈灰白色或黄白色,表面微隆起,外观干燥而欠光滑,似牙膏样或苔垢样。溃疡周围抗体与真菌作用,形成灰白色环形浸润即"免疫环"。有时在角膜病灶旁可见"伪足""卫星状"浸润病灶,角膜后可有纤维脓性沉着物。前房积脓为黄白色的黏稠脓液。由于真菌穿透力强,易发生眼内炎。

3.心理-社会状况评估

了解患者职业,评估该病对患者的工作学习及家庭经济有无影响。评估患者对真菌性角膜炎的认识度,有无紧张、焦虑、悲哀等心理表现。

4.辅助检查

(1)角膜刮片革兰氏染色可发现真菌菌丝,是早期诊断真菌最常见的方法。

(2)共聚焦显微镜检查角膜感染灶,可直接发现真菌病原体(菌体和菌丝)。

(3)病变区角膜组织活检,可提高培养和分离真菌的阳性率。

(四)护理诊断

1.疼痛

与角膜真菌感染刺激有关。

2.焦虑

与病情反复及担心预后不良有关。

3.感知紊乱

与角膜真菌感染引起的角膜浑浊导致的视力下降有关。

4.潜在并发症

角膜溃疡、穿孔、眼内炎等。

5.知识缺乏

缺乏真菌性角膜炎防治知识。

(五)护理措施

(1)由植物引起的角膜外伤史者,长期应用广谱抗生素及糖皮质激素滴眼液或眼药膏者,应严密观察病情,注意真菌性角膜炎的发生。

(2)遵医嘱应用抗真菌药物,同时要观察药物的不良反应,禁用糖皮质激素。

(3)对于药物不能控制或有角膜溃疡穿孔危险者,可行角膜移植手术。

(4)真菌性角膜炎病程长,易引起患者情绪障碍,应对患者做好解释疏导工作,并告知患者真菌复发的表现,如患眼出现畏光、流泪、眼痛、视力下降等,应立即就诊。

三、单纯疱疹病毒性角膜炎

(一)概述

单纯疱疹病毒性角膜炎是指由单纯疱疹病毒所致的严重的感染性角膜病,其发病率及致盲率均占角膜病首位。其特点是复发性强,角膜知觉减退。

(二)病因与发病机制

本病多为单纯疱疹病毒原发感染后的复发,多发生在上呼吸道感染或发热性疾病以后。原发感染常发生于幼儿,单纯疱疹病毒感染三叉神经末梢和三叉神经支配的区域(头、面部皮肤和黏膜),并在三叉神经节长期潜伏下来。当机体抵抗力下降时,潜伏的病毒被激活,可沿三叉神经至角膜组织,引起单纯疱疹病毒性角膜炎。

(三)护理评估

1.健康史

(1)了解患者有无上呼吸道感染史,全身或局部有无使用糖皮质激素、免疫抑制剂。

(2)评估有无复发诱因存在,如过度疲劳、日光暴晒、月经来潮、发热、熬夜、饮酒、角膜外伤等。

（3）了解有无疾病反复发作史。

2.症状与体征

（1）原发感染常见于幼儿,有发热、耳前淋巴结肿大、唇部皮肤疱疹,呈自限性。眼部表现为急性滤泡性或假膜性结膜炎、眼睑皮肤疱疹,可有树枝状角膜炎。

（2）复发感染常在诱因存在下引起角膜感染复发,多为单侧。患眼可有轻微眼痛、畏光、流泪、眼痉挛,若中央角膜受损,则视力明显下降,并有典型的角膜浸润灶形态。①树枝状和地图状角膜炎:最常见的类型。初起时患眼角膜上皮呈小点状浸润,排列成行或成簇,继而形成小水疱,水疱破裂互相融合,形成树枝状表浅溃疡,称为树枝状角膜炎。随病情进展,炎症逐渐向角膜病灶四周及基质层扩展,可形成不规则的地图状角膜溃疡,称为地图状角膜炎。②盘状角膜炎:炎症浸润角膜中央深部基质层,呈盘状水肿、增厚,边界清楚,后弹力层皱褶。伴发前葡萄膜炎时,可见角膜内皮出现沉积物。③坏死性角膜基质炎:角膜基质层内出现单个或多个黄白色浸润灶、溃疡甚至穿孔,常可诱发基质层新生血管。疱疹病毒在眼前段组织内复制,可引起前葡萄膜炎、小梁网炎。炎症波及角膜内皮时,可诱发角膜内皮炎。

3.心理-社会状况评估

注意评估患者的情绪状况、性别、年龄、职业、经济、文化、教育背景。

4.辅助检查

角膜上皮刮片可见多核巨细胞、病毒包涵体或活化性淋巴细胞,角膜病灶分离培养出单纯疱疹病毒;酶联免疫法发现病毒抗原;分子生物学方法如聚合酶链反应查到病毒核酸,有助于病原学的诊断。

（四）护理诊断

1.疼痛

与角膜炎症反应有关。

2.焦虑

与病程长、病情反复发作、担心预后不良有关。

3.感知紊乱

与角膜透明度受损导致视力下降有关。

4.潜在并发症

角膜溃疡、穿孔、眼内炎等。

5.知识缺乏

缺乏单纯疱疹病毒性角膜炎的防治知识。

（五）护理措施

（1）严密观察患者病情,注意角膜炎症的进展。

（2）指导患者据医嘱正确用药:①急性期每1～2小时滴眼1次,睡前涂眼药膏。注意观察眼睛局部药物的毒性作用,如出现点状角膜上皮病变和基质水肿。②使用糖皮质激素滴眼液者,要告知患者按医嘱及时用药。停用时要逐渐减量,不能随意增加使用次数和停用,并告知其危害性。注意观察激素的并发症,如出现细菌、真菌的继发感染,出现角膜溶解,出现青光眼等。③用散瞳药的患者,外出可戴有色眼镜,以减少光线刺激,并加强生活护理。④使用阿昔洛韦者要定期检查肝、肾功能。

(3)鼓励患者参加体育锻炼,增强体质,预防感冒,以降低复发率。

(4)药物治疗无效、反复发作、角膜溃疡面积较大者,有穿孔危险,可行治疗性角膜移植术。

(徐秀娟)

第三节 结 膜 炎

结膜表面大部分暴露于外界环境中,容易受各种病原微生物的侵袭和物理、化学因素的刺激。正常情况下,结膜组织具有一定的防御能力。当全身或局部的防御能力减弱或致病因素过强时,将使结膜组织发生急性或慢性的炎症,统称为结膜炎。结膜炎是最常见的眼病之一,根据病因可分为细菌性、病毒性、衣原体性、真菌性和变态反应性结膜炎;细菌和病毒感染性结膜炎是最常见的结膜炎。

一、急性细菌性结膜炎

(一)概述

急性细菌性结膜炎是指由细菌所致的急性结膜炎症的总称,临床上最常见的是急性卡他性结膜炎和淋球菌性结膜炎,两者均具有传染性及流行性,通常为自限性,病程在 2 周左右,一般不引起角膜并发症,预后良好。

(二)病因与发病机制

1.急性卡他性结膜炎

以革兰氏阳性球菌感染为主的急性结膜炎症,俗称"红眼病"。常见致病菌为肺炎双球菌、Koch-Weeks杆菌和葡萄球菌等。本病多于春、秋季流行,通过面巾、面盆、手或患者用过的其他用具接触传染。

2.淋球菌性结膜炎

本病主要由淋球菌感染所致,是一种传染性极强、破坏性很大的超急性化脓性结膜炎。由于接触患有淋病的尿道、阴道分泌物或患眼分泌物而引起感染。成人主要为淋球菌性尿道炎的自身感染,新生儿则在通过患有淋球菌性阴道炎的母体产道时被感染。

(三)护理评估

1.健康史

(1)了解患者有无与本病患者接触史,或有无淋球菌性尿道炎史。或患儿母亲有无淋球菌性阴道炎史。成人淋球菌性结膜炎潜伏期为 10 小时至 3 天,新生儿则在出生后 2~3 天发病。

(2)了解患者眼部周围组织的情况。

2.症状与体征

(1)起病急,潜伏期短,常累及双眼。自觉眼睛刺痒、异物感、灼热感、畏光、流泪。

(2)急性卡他性结膜炎眼睑肿胀、结膜充血,以睑部及穹隆部结膜最为显著,重者出现眼睑及结膜水肿,结膜表面覆盖一层假膜,易擦掉。眼分泌物增多,多呈黏液或脓性,常发生晨起睁眼困难,上、下睑睫毛被粘住。Koch-Weeks 杆菌或肺炎双球菌所致者可发生结膜下出血斑点。

（3）淋球菌性结膜炎病情发展迅速，单眼或双眼先后发病，眼痛流泪、畏光，眼睑及结膜高度水肿、充血，而致睁眼困难，或肿胀的球结膜掩盖角膜周边或突出于睑裂。睑结膜可见小出血点及薄层假膜。初期分泌物为浆液性或血水样，不久转为黄色脓性，量多而不断溢出，故又称脓漏眼。淋球菌侵犯角膜，严重影响视力。重者耳前淋巴结肿痛，为引起淋巴结病变的仅有的细菌性结膜炎。

细菌培养可见相应的细菌，即肺炎双球菌、Koch-Weeks 杆菌、淋球菌等。

3.心理-社会状况评估

急性结膜炎起病急，症状重，结膜充血、水肿明显且有大量分泌物流出，影响外观，患者容易产生焦虑情绪，同时实行接触性隔离，患者容易产生孤独情绪。护士应评价患者的心理状态、对疾病的认识程度及理解、接受能力。

4.辅助检查

（1）早期结膜刮片及结膜囊分泌物涂片中有大量多形核白细胞及细菌，提示细菌性感染，必要时还可作细菌培养及药物敏感试验。

（2）革兰氏染色：显微镜下可见上皮细胞和中性粒细胞内或外的革兰氏阴性双球菌，提示淋球菌性结膜炎。

（四）护理诊断

1.疼痛

与结膜炎症累及角膜有关。

2.潜在并发症

角膜炎症、溃疡和穿孔、眼内炎、眼睑脓肿、脑膜炎等。

3.知识缺乏

缺乏急性结膜炎的预防知识。

（五）护理措施

（1）向患者解释本病的发病原因、病程进展和疾病预后，解除患者的忧虑，使其树立战胜疾病的信心，配合治疗。

（2）结膜囊冲洗：以清除分泌物，保持清洁。常用的冲洗液有生理盐水、3％硼酸溶液。淋球菌性结膜炎用 1：5 000 的青霉素溶液冲洗。冲洗时使患者取患侧卧位，以免冲洗液流入健眼。冲洗动作轻柔，以免损伤角膜。如有假膜形成，应先除去假膜再冲洗。

（3）遵医嘱留取结膜分泌物送检细菌培养及药物敏感试验。

（4）药物护理：常用滴眼液有 0.25％氯霉素、0.5％新霉素、0.1％利福平，每 1～2 小时滴眼 1 次；夜间涂眼药膏。淋球菌感染则局部和全身用药并重，遵医嘱使用阿托品软膏散瞳。

（5）为减轻不适感，建议佩戴太阳镜。炎症较重者，为减轻充血、灼热等不适症状，可用冷敷。禁忌包扎患眼，因包盖患眼，使分泌物排出不畅，不利于结膜囊清洁，反而有利于细菌的生长繁殖，加剧炎症。健眼可用眼罩保护。

（6）严密观察角膜刺激征或角膜溃疡症状。对淋球菌性结膜炎还要注意观察患者有无全身并发症的发生。

（7）传染性结膜炎急性感染期应实行接触性隔离。①注意洗手和个人卫生，勿用手拭眼，勿进入公共场所和游泳池，以免交叉感染。接触患者前后的手要立即彻底冲洗与消毒。②向患者和其家属传授结膜炎预防知识，提倡一人一巾一盆。淋球菌性尿道炎患者，要注意便后立即洗手。③双眼患病者实行一人一瓶滴眼液。单眼患病者,实行一眼一瓶滴眼液。做眼部检查时,应先查健眼,后查患眼。④接触过眼分泌物和患眼的仪器、用具等都要及时消毒隔离,用过的敷料要烧毁。⑤患有淋球菌性尿道炎的孕妇须在产前治愈。未愈者,婴儿出生后,立即用1‰硝酸银液或0.5‰四环素或红霉素眼药膏涂眼,以预防新生儿淋球菌性结膜炎。

二、病毒性结膜炎

(一)概述

病毒性结膜炎是一种常见的急性传染性眼病,由多种病毒引起,传染性强,好发于夏、秋季,在世界各地引起过多次大流行,通常有自限性。临床上以流行性角结膜炎、流行性出血性结膜炎最常见。

(二)病因与发病机制

1.流行性角结膜炎

流行性角结膜炎由8型、19型、29型和37型腺病毒引起。

2.流行性出血性结膜炎

流行性出血性结膜炎由70型肠道病毒引起。

(三)护理评估

1.健康史

(1)了解患者有无与病毒性结膜炎接触史,或其工作、生活环境中有无病毒性结膜炎流行史。

(2)了解患者发病时间,评估其潜伏期。

2.症状与体征

(1)潜伏期长短不一:流行性角结膜炎约7天;流行性出血性结膜炎约在24小时内发病,多为双眼。

(2)流行性角结膜炎的症状与急性卡他性结膜炎相似,自觉异物感、疼痛、畏光、流泪及水样分泌物。眼睑充血水肿,睑结膜滤泡增生,可有假膜形成。

(3)流行性出血性结膜炎症状较急性卡他性结膜炎重,常见球结膜点状、片状出血,分泌物为水样。耳前淋巴结肿大、压痛。角膜常被侵犯,发生浅层点状角膜炎。

(4)部分患者可有头痛、发热、咽痛等上呼吸道感染症状。

3.心理-社会状况评估

因患者被实行接触性隔离,容易产生焦虑情绪。护士应评价患者的心理状态、对疾病的认识程度和理解、接受能力等。

4.辅助检查

分泌物涂片镜检可见单核细胞增多,并可分离到病毒。

(四)护理诊断

1.疼痛

与病毒侵犯角膜有关。

2.知识缺乏

缺乏有关结膜炎的防治知识。

(五)护理措施

(1)加强心理疏导,告知患者治疗方法、预后及接触性隔离的必要性,消除其焦虑情绪。

（2）药物护理：抗病毒滴眼液以 0.5％利巴韦林、1％碘苷、3％阿昔洛韦等配制，每小时滴眼 1 次；合并角膜炎、混合感染者，可配合使用抗生素滴眼液；角膜基质浸润者可酌情使用糖皮质激素，如0.02％氟米龙等。

（3）生理盐水冲洗结膜囊，眼局部冷敷以减轻充血和疼痛，注意消毒隔离。

（4）做好传染性眼病的消毒隔离和健康教育，防止疾病的传播。

三、沙眼

（一）概述

沙眼是由沙眼衣原体引起的一种慢性传染性结膜角膜炎，因其睑结膜面粗糙不平，形似沙粒，故名沙眼。其并发症常损害视力，甚至失明。

（二）病因与发病机制

沙眼是由 A 抗原型沙眼衣原体、B 抗原型沙眼衣原体、C 抗原型沙眼衣原体或 Ba 抗原型沙眼衣原体感染结膜角膜所致的，通过直接接触眼分泌物或污染物传播。

（三）护理评估

1.健康史

（1）沙眼多发生于儿童及青少年时期，男女老幼皆可罹患。其发病率和严重程度与环境卫生、生活条件及个人卫生有密切关系。沙眼在流行地区常有重复感染。

（2）其潜伏期为 5～14 天，常为双眼急性或亚急性发病。急性期过后 1～2 个月转为慢性期，急性期可不留瘢痕而愈。在慢性期，结膜病变被结缔组织所代替而形成瘢痕。

2.症状与体征

（1）急性期有异物感、刺痒感、畏光、流泪、少量黏性分泌物。体征是眼睑红肿、结膜明显充血、乳头增生。

（2）慢性期症状不明显，仅有眼痒、异物感、干燥和烧灼感。体征是结膜充血减轻，乳头增生和滤泡形成，角膜缘滤泡发生瘢痕化改变称为 Herbet 小凹，若有角膜并发症，可出现不同程度的视力障碍及角膜炎症。可见沙眼的特有体征，即角膜血管翳（角巩膜缘血管扩张并伸入角膜）和睑结膜瘢痕。

（3）晚期并发症：发生睑内翻及倒睫、上睑下垂、睑球粘连、慢性泪囊炎、结膜角膜干燥症和角膜浑浊。

3.心理-社会状况评估

（1）注意评估患者生活或工作的环境卫生、生活居住条件和个人生活习惯。

（2）评估患者的文化层次、对疾病的认识程度、心理特点。

4.辅助检查

结膜刮片行 Giemsa 染色可找到沙眼包涵体；应用荧光抗体染色法或酶联免疫法，可测定沙眼衣原体抗原，是确诊的依据。

（四）护理诊断

1.疼痛

与结膜炎症有关。

2.潜在并发症

倒睫、睑内翻、上睑下垂、睑球粘连、慢性泪囊炎等。

3.知识缺乏

缺乏沙眼预防及治疗知识。

(五)护理措施

(1)遵医嘱按时滴用抗生素滴眼液,每天4～6次,晚上涂抗生素眼药膏,教会患者及其家属正确使用滴眼液和涂眼药膏的方法,注意随访观察药物疗效。

(2)遵医嘱全身治疗急性沙眼或严重的沙眼,可口服阿奇霉素、多西环素、红霉素和螺旋霉素等。

(3)积极治疗并发症,介绍并发症及后遗症的治疗方法。如倒睫可选电解术,睑内翻可行手术矫正,角膜浑浊可行角膜移植术,向患者解释手术目的、方法,使患者缓解紧张心理,积极配合治疗。

(4)健康教育:①向患者宣传沙眼并发症的危害性,做到早发现、早诊断、早治疗,尽量在疾病早期治愈。②沙眼病程长,容易反复,向患者说明坚持长期用药的重要性,一般要用药6～12周,重症者需要用药半年以上。③指导患者和其家属做好消毒隔离,预防交叉感染,接触患者分泌物的物品通常选用煮沸和75％乙醇消毒法。④培养良好的卫生习惯,不与他人共用毛巾、脸盆、手帕,注意揉眼卫生,防止交叉感染。⑤选择公共卫生条件好的地方理发、游泳、洗澡等。

(徐秀娟)

第四节　葡　萄　膜　炎

一、概述

葡萄膜炎是一类发生于葡萄膜、视网膜、视网膜血管及玻璃体的炎症统称。多发于青壮年,常合并全身性自身免疫性疾病,反复发作,引起继发性青光眼、白内障及视网膜脱离等严重并发症,是严重的致盲性眼病。按其发病部位可分为前葡萄膜炎(虹膜炎、虹膜睫状体炎和前部睫状体炎)、中间葡萄膜炎、后葡萄膜炎和全葡萄膜炎。

二、病情观察与评估

(一)生命体征

监测生命体征,观察患者有无体温异常。

(二)症状体征

(1)观察患者有无视力减退、视物模糊、畏光、流泪、眼痛、眼前黑影等。

(2)了解患者有无自身免疫性疾病、结核病、消化道溃疡、梅毒等病史。

(三)安全评估

(1)评估患者有无因视力下降导致跌倒/坠床的危险。

(2)评估患者及家属有无担心疾病的预后导致的焦虑、悲观。

三、护理措施

（一）用药护理

（1）散瞳剂可预防和拉开虹膜前后粘连，解除瞳孔括约肌和睫状肌的痉挛，缓解症状，防止并发症。滴药后压迫内眦部 2～3 分钟，以减少药物经泪道进入鼻腔由鼻黏膜吸收引起的全身毒副作用。如出现心跳加快、面色潮红、口渴等药物反应，症状加重时立即停药，通知医师，协助处理。

（2）糖皮质激素具有抗炎、抗过敏作用。用药过程中注意补钾，补钙，使用胃黏膜保护剂；饮食宜低盐、高钾，适当限制水的摄入；长期用药者应遵医嘱逐渐减量，不能自行突然停止用药。

（3）使用免疫抑制剂患者定期复查血常规、肝肾功能等。

（4）非甾体抗炎药抑制炎性介质的产生，达到抗炎的作用。

（二）眼部护理

（1）患眼湿热敷，扩张血管，促进血液循环，减轻炎症反应，缓解疼痛。每天 2～3 次，每次 15 分钟。

（2）观察患者视力改善情况及畏光、流泪、眼痛、眼部充血、眼前黑影飘动、遮挡感、闪光感等症状有无减轻。

（3）观察患者有无视力下降、视野缺损、眼压升高等青光眼症状；有无视物模糊、晶体浑浊等白内障症状；有无眼前黑影、视物变形、闪光感、视野缺损等视网膜脱离症状。

（三）心理护理

加强与患者沟通，做好心理疏导，消除其焦虑、悲观心理，增强战胜疾病的信心，积极配合治疗。

四、健康指导

（一）住院期

（1）讲解疾病的病因、治疗方法及预后等知识，增强患者依从性，积极配合治疗。

（2）告知患者应生活规律、劳逸结合，适当参加体育锻炼以增强体质，戒烟酒、防感冒，保持心情舒畅、情绪稳定，预防疾病复发。

（二）居家期

（1）本病易反复发作，如有自身免疫性疾病或眼部感染性疾病时应积极治疗。

（2）强调使用糖皮质激素的注意事项，提高药物治疗的依从性。

（3）定期门诊复查，如有病情变化及时就诊。

（徐秀娟）

第五节　视神经炎

一、概述

视神经炎是指阻碍视神经传导，引起视功能一系列改变的视神经病变，如炎性脱髓鞘、感染、自身免疫性疾病等。临床上常分为视神经乳头炎及球后视神经炎。视神经乳头炎是指视神经乳头局限性炎症,多见于儿童及青少年,一般预后较好;球后视神经炎则以慢性多见,一般预后较差。

二、病情观察与评估

(一)生命体征
监测生命体征,观察患者有无体温、脉搏、呼吸、血压异常。

(二)症状体征
(1)观察患者视力、瞳孔对光反射、眼球运动情况。

(2)了解患者 VEP、眼底及视野的改变,有无眼球压痛、转动痛、色觉减退等。

(3)了解患者近期有无感冒、疲劳、接触有害物质等情况;有无神经系统及自身免疫性疾病;有无局部及全身感染。

(三)安全评估
(1)评估患者有无因视力障碍导致跌倒/坠床的危险。

(2)评估患者对疾病的认知程度,有无焦虑、急躁等表现。

三、护理措施

(一)用药护理
1.用药原则

遵医嘱给予激素、血管扩张剂、活血化瘀、神经营养支持等治疗。

2.使用糖皮质激素注意事项

(1)结核、消化道溃疡史者禁用;糖尿病、高血压患者慎用。

(2)骨质疏松、低钙、低钾、消化道溃疡是常见的药物不良反应,使用过程中注意补钙、补钾、使用胃黏膜保护剂。饮食宜低盐、高钾、适当限制水的摄入。

(3)长期大剂量使用可引起脂肪重新分布从而出现满月脸、水牛背等症状,停药或减量后可逐渐消退。

(4)长期大剂量使用会使机体抵抗力、免疫力下降,应预防感冒、皮肤及口腔感染。

(5)告知患者监测血糖、血压、电解质、眼压及体重变化的目的及重要性。

(6)长期用药者应遵医嘱逐渐减量,不能自行停止用药。

(二)预防跌倒/坠床
根据患者视力障碍程度及自理能力,协助其完成进食、洗漱、如厕等生活护理。将常用的物品置于随手可得之处,保持周围环境无障碍物,晚上使用夜灯,指导患者使用厕所、浴室、通道的扶手,活动及外出时有人全程陪同,避免跌倒/坠床。

(三)心理护理
加强与患者沟通,关心患者,讲解疾病的病因、诱因、治疗方法及预后等知识,消除其紧张、焦虑心理,以增强战胜疾病的信心,积极配合治疗。

四、健康指导

(一)住院期
(1)告知患者 VEP、眼底荧光血管造影、头部 MRI 等检查的目的及配合要点。

（2）告知患者视神经炎常与炎性脱髓鞘、感染、自身免疫性疾病等有关。一旦出现视力急剧下降、视野变小、眼球或眼眶后疼痛、色觉减退时，应立即就医。

（二）居家期

（1）遵医嘱用药，强调使用糖皮质激素的注意事项。

（2）讲解预防视神经炎复发的方法：生活有规律、劳逸结合、保证充足睡眠；饮食合理搭配，营养丰富，戒烟酒；适当参加体育锻炼，增强体质；保持情绪稳定；防感冒。

（3）出院后 1 周门诊复查。

（徐秀娟）

第六节　屈　光　不　正

临床上将眼的屈光状态分为两类，即屈光正常（正视眼）、屈光不正（非正视眼）。在眼的调节松弛状态下，外界平行光线进入眼内经眼的屈光系统屈折后，不能聚焦在视网膜黄斑中心凹上称为屈光不正。屈光不正包括近视、远视和散光。外界光线经过眼的屈光系统折射在视网膜上，形成清晰的物像称为眼的屈光作用。眼的屈光作用的大小称为屈光力。单位是屈光度，简写为 D。

一、近视

（一）概述

近视眼是指在眼的调节松弛状态下，平行光线经过眼的屈光系统屈折后，聚焦在视网膜之前，在视网膜上形成一个弥散环，导致看远处目标模糊不清。近视眼按度数可分为三类：轻度小于 −3.00 D，中度为 −3.00～−6.00 D，高度大于 −6.00 D。

（二）病因与发病机制

1.遗传因素

高度近视可能为常染色体隐性遗传。中低度近视可能为多因子遗传：既服从遗传规律又有环境因素参与，而以环境因素为主。其中高度近视比低度近视与遗传因素的关系更密切。

2.发育因素

婴幼儿时期眼球较小，为生理性远视，随着年龄增长，眼球各屈光成分协调生长，逐步变为正视。若眼轴过度发育，即成为轴性近视。

3.环境因素

青少年学生与近距离工作者中以近视眼较多，主要与长时间近距离阅读、用眼卫生不当有关。此外，营养成分的失调和使用工具不符合学生的人体工程力学要求、大气污染、微量元素的不足等也是形成近视的诱发因素。

（三）护理评估

1.健康史

注意询问患者有无视疲劳、眼外斜视及近视家族史等。了解患者佩戴眼镜史及用眼卫生情况、发现近视的时间及进展程度。

2.症状与体征

(1)视力:近视最突出的症状是远视力减退、近视力正常。

(2)视力疲劳:近视初期常有远视力波动,注视远处物体时喜眯眼,容易产生视疲劳。低度近视者常见,但较远视者轻。

(3)视疲劳外斜视:视疲劳重者可发展为外斜视,是调节与集合平衡失调的结果。为使调节与集合间固有的不平衡能够维持暂时的平衡,故容易产生视疲劳。看近时不用或少用调节,造成平衡紊乱即产生眼位变化。斜视眼为近视度数较高的眼。

(4)眼球前后径变长:多见于高度近视。

(5)眼底高度近视可引起眼底退行性变化和眼球突出,出现豹纹状眼底、近视弧形斑、脉络膜萎缩甚至巩膜后葡萄肿、黄斑出血等变化。周边部视网膜可出现格子样变性和产生视网膜裂孔,增加视网膜脱离的危险。

(6)并发症:如玻璃体异常(液化、浑浊、后脱离)、视网膜脱离、青光眼、白内障等,以高度近视者多见。

3.心理-社会状况评估

有部分患者由于佩戴眼镜影响外观而表现为不愿意配合。需要评估患者的学习、生活和工作环境及对近视的认识程度。

4.辅助检查

常用屈光检查方法如下:客观验光法、主觉验光法、睫状肌麻痹验光法。对于高度近视患者有眼底改变者应进行荧光素眼底血管造影或吲哚青绿血管造影。

(四)护理诊断

1.视力下降

与屈光介质屈光力过强有关。

2.知识缺乏

缺乏近视眼及其并发症的防治知识。

3.潜在并发症

视网膜脱离、术后伤口感染、上皮瓣移位、角膜浑浊、高眼压等。

(五)护理措施

1.用眼卫生指导

(1)避免长时间连续用眼,一般持续用眼1小时应休息5～10分钟。

(2)保持良好的学习、工作姿势:不躺在床上、车厢内阅读,不在太阳直射下或光线昏暗处阅读。双眼平视或轻度向下注视荧光屏,眼睛与电脑荧光屏距离在60 cm以上。

(3)高度近视患者避免剧烈运动如打篮球、跳水等,防止视网膜脱落。

(4)饮食以富含蛋白质、维生素的食物为主,如新鲜水果、蔬菜、动物肝脏、鱼等。

(5)定期检查视力,建议半年复查一次,根据屈光检查结果及时调整眼镜度数。

2.配镜矫正护理

向患者及其家长解释近视视力矫正的重要性及可能的并发症,纠正"戴眼镜会加深近视度数"的错误认知。建议在睫状肌麻痹状态下验光,可取得较为准确的矫正度数。

(1)佩戴框架眼镜护理:框架眼镜是最常用和最好的方法,配镜前须先经准确验光确定近视度数,镜片选择以获得最佳视力的最低度数的凹透镜为宜。指导患者和其家属学会眼镜护理:

①坚持双手摘戴眼镜,单手摘戴若力度过大会使镜架变形。②戴眼镜的位置正确,将镜片的光学中心对准眼球中心部位,才能发挥眼镜的正确功能。③镜架沾上灰尘时,用流水冲洗,再用眼镜专用布或软纸拭干。④参加剧烈运动时不要戴眼镜,以免眼镜受到碰撞。

(2)佩戴角膜接触镜护理:①根据不同材料的角膜接触镜的不同特点予以护理指导。软镜验配简单佩戴舒适;角膜塑形镜(OK镜)睡眠时佩戴,起床后取出;硬性透氧性接触镜(RGP)验配较复杂,必须严格按规范验配,佩戴前须向患者详细交代注意事项,使患者充分了解其重要性,以提高患者的依从性。初次戴镜通常第1天戴5~6小时,然后每天延长1~2小时,1周左右每天可佩戴12~16小时,期间必须定期复查。②养成良好的卫生习惯,取、戴前均应仔细洗手,定期更换镜片。③避免超时佩戴和过夜佩戴。④戴镜后刺激症状强烈,应摘下重新清洗后再戴,如有异物感、灼痛感马上停戴。⑤游泳时不能戴镜片。

3.屈光手术护理

目前屈光手术治疗的方法如下。

(1)角膜屈光手术:分为非激光手术与激光手术。非激光手术包括放射状角膜切开术表层角膜镜片术、角膜基质环植入术。激光手术包括准分子激光角膜切削术(PRK)、激光角膜原位磨镶术(LASIK)、准分子激光角膜上皮瓣原位磨镶术(LASEK)。

角膜屈光手术前护理:按手术常规做好术前准备。①佩戴隐形眼镜者,手术前眼部检查须在停戴48小时后进行;长期佩戴者须停戴1~2周;佩戴硬镜者须停戴4~6周。②冲洗结膜囊和泪道,如发现感染灶要先治疗后再行手术。按医嘱滴用抗生素滴眼液。③注意充分休息,以免眼调节痉挛。④全面的眼部检查,包括视力、屈光度、眼前段、眼底、瞳孔直径、眼压、角膜地形图、角膜厚度和眼轴测量等。⑤告诉患者术后短时间内视力可能不稳定,会有逐步适应的过程。

角膜屈光手术后护理:①3天内避免洗头,洗脸洗头时,不要将水溅入眼内。②1周内不要揉眼睛,最好避免看书报等,外出佩戴太阳镜,避免碰伤,近期避免剧烈运动和游泳。③进清淡饮食,避免刺激性食物。④遵医嘱用药和复查,如出现眼前黑点、暗影飘动、突然视力下降,应立即门诊复查。

(2)眼内屈光手术:目前已开展的手术治疗方法有白内障摘除及人工晶体植入术、透明晶状体摘除及人工晶体植入术、晶状体眼人工晶体植入术。

(3)巩膜屈光手术如后巩膜加固术、巩膜扩张术等。巩膜屈光手术后注意观察眼球运动障碍、出血、复视、植入物排斥等并发症。

二、远视

(一)概述

远视眼是指在眼的调节松弛状态下,平行光线经眼的屈光系统屈折后,焦点聚在视网膜后面者。远视眼按度数可分为三类:轻度小于+3.00 D,中度为+3.00~+5.00 D,高度大于5.00 D。远视按屈光成分分为轴性远视和屈光性远视。

(二)病因与发病机制

1.轴性远视

眼的屈光力正常,眼球前后径较正常眼短,为远视中最常见的原因。初生婴儿有2~3 D远视,在生长发育过程中,慢慢减少,约到成年应成为正视或接近正视。如因发育原因,眼轴不能达到正常长度,即成为轴性远视。

2.屈光性远视

眼球前后径正常,由于眼的屈光力较弱所致。其原因:一是屈光间质的屈光指数降低;二是角膜或晶状体弯曲度降低,如扁平角膜;三是晶状体全脱位或无晶状体眼。

(三)护理评估

1.健康史

注意询问患者有无远视家族史,了解患者佩戴眼镜史及用眼卫生情况、发现远视的时间及进展程度。

2.症状与体征

(1)视疲劳:远视最突出的临床症状,表现为视物模糊、头痛、眼球眼眶胀痛、畏光、流泪等。闭目休息后,症状减轻或消失。尤其以长时间近距离工作时明显,这是由于眼调节过度而产生,多见于高度远视和35岁以上患者。

(2)视力障碍:轻度远视青少年,由于其调节力强,远近视力可无影响;远视程度较高,或因年龄增加而调节力减弱者,远视力好,近视力差;高度远视者,远近视力均差,极度使用调节仍不能代偿;远视程度较重的幼儿,常因过度使用调节,伴过度集合,易诱发内斜视。看近处小目标时,内斜加重,称为调节性内斜视。若内斜持续存在,可产生斜视性弱视。

(3)眼底:高度远视眼眼球小,视盘较正常小而色红,边界较模糊,稍隆起,类似视盘炎,但矫正视力正常,视野无改变,长期观察眼底像不变,称为假性视盘炎。

3.心理-社会状况评估

轻度远视眼者不易发现,常在体检时才被发现;部分患者由于佩戴眼镜影响外观而表现为不愿意配合。需评估远视对患者学习、生活和工作环境的影响及患者对远视的认知程度。

4.辅助检查

屈光检查方法:客观验光法、主觉验光法、睫状肌麻痹验光法。

(四)护理诊断

1.知识缺乏

缺乏正确佩戴眼镜的知识。

2.舒适改变

与过度调节引起的眼球眼眶胀痛、视疲劳有关。

3.视力下降

与眼球屈光力弱或眼轴过短有关。

(五)护理措施

(1)向患者及其家属介绍远视眼的防治知识:①轻度远视无症状者不需矫正,如有视疲劳和内斜视,虽然远视度数低也应戴镜;中度远视或中年以上患者应戴镜矫正以提高视力,消除视疲劳和防止内斜视发生。②原则上远视眼的屈光检查应在睫状肌麻痹状态下进行,用凸透镜矫正。每半年进行视力复查,根据屈光检查结果及时调整眼镜度数。12周岁以下者或检查中调节能力强者应采用睫状肌麻痹剂散瞳验光配镜。③保持身心健康,生活有规律,锻炼身体,增强体质,保持合理的饮食习惯,避免偏食。

(2)观察患者视力及屈光度的改变,有无眼位改变。

三、散光

(一)概述

散光是指由于眼球各屈光面在各径线(子午线)的屈光力不等,平行光线进入眼内不能在视网膜上形成清晰物像的一种屈光不正现象。

(二)病因与发病机制

本病最常见的病因是由于角膜和晶状体各径线的曲率半径大小不一致,通常以水平及垂直两个主径线的曲率半径差别最大。发病还可能与遗传、发育、环境、饮食、角膜瘢痕等因素有关。

根据屈光径线的规则性,可分为规则散光和不规则散光两种类型。

(1)规则散光是指屈光度最大和最小的两条主子午线方向互相垂直,用柱镜片可以矫正,是最常见的散光类型。规则散光可分为顺规散光、逆规散光和斜向散光。根据各子午线的屈光状态,规则散光也可分为五种:单纯远视散光、单纯近视散光、复性远视散光、复性近视散光和混合散光。

(2)不规则散光是指最大和最小屈光力的主子午线互相不垂直,如圆锥角膜及角膜瘢痕等,用柱镜片无法矫正。

(三)护理评估

1.健康史

了解患者发现散光的年龄及佩戴眼镜史。

2.症状与体征

(1)视疲劳:头痛、眼胀、流泪、看近物不能持久,单眼复视,视力不稳定,看书错行等。

(2)视力:散光对视力影响取决于散光的度数和轴向。散光度数越高或斜轴散光对视力影响越大,逆规散光比顺规散光对视力影响大。低度散光者视力影响不大;高度散光者远、近视力均下降。

(3)眯眼:以针孔或裂隙作用来减少散光。散光者看远看近均眯眼,而近视者仅在看远时眯眼。

(4)散光性弱视:幼年时期的高度散光易引起弱视。

(5)代偿头位:利用头位倾斜和斜颈等自我调节,以求得较清晰的视力。

(6)眼底:眼底检查有时可见视盘呈垂直椭圆形,边缘模糊,用检眼镜不能很清晰地看清眼底。

3.心理-社会状况评估

评估患者的情绪和心理状态。评估患者的年龄、性别、学习、生活和工作环境及对散光的认知程度。

4.辅助检查

屈光检查方法有客观验光法、主觉验光法、睫状肌麻痹验光法。

(四)护理诊断

1.知识缺乏

缺乏散光的相关知识。

2.舒适改变

与散光引起的眼酸胀、视疲劳有关。

3.视力下降

与眼球各屈光面在各子午线的屈光力不等有关。

(五)护理措施

(1)向患者及其家属宣传散光的相关知识,若出现视物模糊、视疲劳,发现散光应及时矫正,防止弱视发生。规则散光可戴柱镜矫正,如不能适应全部矫正可先以较低度数矫正,再逐渐增加度数。不规则散光可试用硬性透氧性角膜接触镜(RGP)矫正,佩戴时需要一定时间的适应期。手术方法包括准分子激光屈光性角膜手术和散光性角膜切开术。

(2)护理要点:①避免用眼过度导致视疲劳。②高度散光常伴有弱视,在矫正散光的同时进行弱视治疗。③定期检查视力,青少年一般每半年检查一次,及时发现视力及屈光度的改变,及时调整眼镜度数。④保持身心健康,生活有规律,锻炼身体,增强体质,保持合理的饮食习惯,避免偏食。⑤注意眼镜和角膜接触镜的护理和保养。

(徐秀娟)

第七节 白 内 障

一、概述

白内障是指因年龄、代谢、外伤、药物、辐射、遗传、免疫、中毒等因素导致晶状体透明度降低或颜色改变所致光学质量下降的退行性变,是最常见的致盲性眼病。常分为年龄相关性白内障、先天性白内障、外伤性白内障、代谢性白内障等。白内障的治疗目前以手术治疗为主,手术方式主要采用超声乳化联合人工晶状体植入术、飞秒激光辅助白内障超声乳化联合人工晶体植入术。

二、病情观察与评估

(一)生命体征

监测生命体征,观察患者有无血压异常。

(二)症状体征

(1)观察患者有无视力下降、视物模糊、遮挡、变形、眼痛、眼胀等症状。有无眼部外伤史等。

(2)了解患者晶状体浑浊部位及程度。

(三)安全评估

评估患者有无因年龄、视力障碍导致跌倒/坠床的危险。

三、护理措施

(一)术前护理

1.完善检查

协助完善术前常规及专科检查。

2.散瞳

术前充分散瞳,增大术野,有利于晶体、晶体核的吸出及人工晶体的植入,避免虹膜损伤,保证手术成功。前房型人工晶体植入者禁止散瞳。

3.访视与评估

了解患者基本信息和手术相关信息,确认术前准备完善情况。

4.患者交接

与手术室工作人员核对患者信息、手术部位标识及患者相关资料,完成交接。

(二)术后护理

1.眼部护理

(1)观察患者术眼敷料有无渗血、渗液,保持敷料清洁干燥。

(2)术眼有无疼痛,有无恶心、呕吐等伴随症状。

(3)勿揉搓、碰撞术眼,避免突发震动引起伤口疼痛及晶体移位。

(4)术后如出现明显头痛、眼胀、恶心、呕吐时,应警惕高眼压的发生,报告医师给予相应处理。

(5)术眼佩戴治疗性角膜接触镜者,手术2小时后至睡前遵医嘱滴用抗生素眼液及人工泪液,每2小时1次,至少3次;术眼包扎者,术后1天敷料去除后遵医嘱滴眼药。

2.用药护理

(1)散瞳剂:防止术后瞳孔粘连,滴药后会出现视物模糊,应睡前使用,预防跌倒。

(2)激素类:严格遵医嘱用药。

3.预防跌倒/坠床

视力不佳者佩戴老花镜,晚上使用夜灯,将常用的物品置于随手可取之处,保持周围环境无障碍物,指导患者使用厕所、浴室的扶手,避免跌倒/坠床。

四、健康指导

(一)住院期

(1)告知患者ERG、眼AB超、角膜曲率、角膜内皮细胞计数等专科检查的目的,积极配合检查。

(2)告知手术的目的、方法、大致过程及注意事项等,积极配合治疗。

(二)居家期

(1)告知患者术后注意事项,指导用眼卫生,避免脏水入术眼。

(2)未植入人工晶体者3个月后验光配镜。

(3)出院后1周门诊复查,若出现视力突然下降,眼部分泌物增加等应及时就医。

(徐秀娟)

第八节　青　光　眼

一、概述

青光眼是病理性高眼压导致视神经损害和视野缺损的一种主要致盲性眼病,具有家族遗传性。高眼压、视盘萎缩及凹陷、视野缺损及视力下降是本病的主要特征。根据前房角形态、病因机制及发病年龄等主要因素,将青光眼分为原发性、继发性及先天性。原发性青光眼又分为开角型和闭角型。

二、病情观察与评估

(一)生命体征
监测生命体征,观察患者有无体温、脉搏、呼吸、血压异常。

(二)症状体征
(1)观察患者有无眼压升高、眼部充血、角膜水肿、瞳孔散大、光反射迟钝或消失等症状。

(2)观察患者有无剧烈头痛、眼胀、虹视、雾视、视力下降、视野变小、恶心、呕吐等症状。

(3)了解患者有无前房浅、房角变窄、虹膜节段萎缩、角膜后沉着物、晶体前囊下浑浊等症状。

(三)安全评估
(1)评估患者有无因双眼视力障碍导致跌倒/坠床的危险。

(2)评估患者对疾病的认知程度、心理状态,有无焦虑、恐惧等表现。

三、护理措施

(一)术前护理
1.完善检查

协助完善术前常规及专科检查。

2.卧位

卧床休息,抬高床头 15°～30°。

3.疼痛护理

采用数字分级法(NRS)进行疼痛评估,分析疼痛的原因,安慰患者,遵医嘱予以降眼压对症处理,观察疼痛缓解情况及眼压的动态变化。

4.用药护理

(1)磺胺类降眼压药物:观察患者有无口唇、四肢麻木等低钾表现,遵医嘱同时补钾。该类药物易引起泌尿道结石,应少量多次饮水、服用小苏打等碱化尿液,磺胺过敏者禁用。

(2)缩瞳剂眼药、β受体阻滞剂眼药:滴药后压迫内眦部 2～3 分钟,防止药物经泪道进入鼻腔由鼻黏膜吸收引起心率减慢、哮喘及呼吸困难等全身毒副作用。有心功能不全、心动过缓、房室传导阻滞、哮喘、慢性阻塞性肺疾病的患者慎用。

(3)20%甘露醇:快速静脉滴注完毕后平卧 1～2 小时,防止引起直立性低血压及脑疝等,观察神志、呼吸及脉搏的变化。长期输入者,监测电解质的变化。

5.心理护理

加强与患者沟通,做好心理疏导,消除其焦虑、恐惧心理,以免不良情绪导致青光眼急性发作,增强战胜疾病的信心,积极配合治疗。

6.访视与评估

了解患者基本信息和手术相关信息,确认术前准备完善情况。

7.患者交接

与手术室工作人员核对患者信息、手术部位标识及患者相关资料,完成交接。

(二)术后护理

1.卧位

卧床休息,抬高床头 15°～30°,减轻颜面水肿,利于房水引流。

2.眼部护理

(1)观察术眼敷料有无松脱、渗血渗液、脓性分泌物;有无头痛、眼痛、恶心呕吐、角膜水肿或角膜刺激症状。

(2)结膜缝线会有术眼异物感,勿揉搓术眼。

(3)观察眼压、视功能的变化。

(4)浅前房患者半卧位休息,加压包扎术眼,促进伤口愈合、前房形成。

3.用药护理

术眼应用散瞳剂防止虹膜粘连,非手术眼禁用散瞳剂。

4.预防青光眼发作

(1)进食清淡、软、易消化饮食,保持大便通畅;戒烟酒,不宜食用浓茶、咖啡及辛辣刺激性食品;不宜暴饮,应少量多次饮水,一次饮水不超过 300 mL。

(2)劳逸结合,保持精神愉快,避免情绪波动;不宜在黑暗环境中久留,衣着宽松,不宜长时间低头弯腰,睡觉时需垫枕,以免影响房水循环导致眼压升高。

(3)原发性青光眼术前禁用散瞳剂。

四、健康指导

(一)住院期

(1)告知患者裂隙灯、房角镜、眼底、眼压、视野、OCT、VEP、角膜内皮细胞计数等检查的目的、重要性,积极配合检查。

(2)强调预防青光眼发作的措施及重要性。

(3)有青光眼家族史者,告知其直系亲属定期门诊检查,做到早发现、早诊断、早治疗。

(二)居家期

(1)告知患者坚持局部滴药,教会正确滴眼药方法。

(2)出院后 1 周门诊复查。如发生眼胀、红肿、分泌物增多或突然视物不清,应立即就医。青光眼术后需终身随访。

(徐秀娟)

参考文献

[1] 王燕,韩春梅,张静,等.实用常见病护理进展[M].青岛:中国海洋大学出版社,2023.

[2] 程艳华.临床常见病护理进展[M].上海:上海交通大学出版社,2023.

[3] 程艳华.实用临床常见病护理[M].上海:上海交通大学出版社,2023.

[4] 兰才安.儿科护理[M].重庆:重庆大学出版社,2023.

[5] 张茜.妇产科护理[M].重庆:重庆大学出版社,2023.

[6] 刘丹,徐艳,计红苹.护理理论与护理实践[M].北京:中国纺织出版社,2023.

[7] 徐凤杰,郝园园,陈萃,等.护理实践与护理技能[M].上海:上海交通大学出版社,2023.

[8] 蒋羽霏.护理职业安全教育[M].北京:化学工业出版社,2023.

[9] 梁艳,甄慧,刘晓静,等.临床护理常规与护理实践[M].上海:上海交通大学出版社,2023.

[10] 刘明月,王梅,夏丽芳.现代护理要点与护理管理[M].北京:中国纺织出版社,2023.

[11] 李阿平.临床护理实践与护理管理[M].上海:上海交通大学出版社,2023.

[12] 宋桂珍,吴小霞,刘莎,等.现代护理理论与专科护理[M].上海:上海交通大学出版社,2023.

[13] 刁咏梅.现代基础护理与疾病护理[M].青岛:中国海洋大学出版社,2023.

[14] 王建敏.实用内科常见疾病护理[M].上海:上海交通大学出版社,2023.

[15] 夏述燕.护理学理论与手术护理应用[M].汕头:汕头大学出版社,2023.

[16] 曹娟.常见疾病规范化护理[M].青岛:中国海洋大学出版社,2023.

[17] 刘丛丛,戴永花,匙国静,等.外科疾病诊断治疗与护理[M].成都:四川科学技术出版社,2023.

[18] 呼海燕,赵娜,高雪,等.临床专科护理技术规范与护理管理[M].青岛:中国海洋大学出版社,2023.

[19] 马姝,王迎,曹洪云,等.临床各科室护理与护理管理[M].上海:上海交通大学出版社,2023.

[20] 韩美丽.临床常见病护理与危重症护理[M].上海:上海交通大学出版社,2023.

[21] 包玉娥.实用临床护理操作与护理管理[M].上海:上海交通大学出版社,2023.

[22] 安百芬,孔环,刘梅,等.护理基础技能操作与临床护理[M].上海:上海交通大学出版社,2023.

[23] 张敏.现代护理理论与各科护理要点[M].武汉:湖北科学技术出版社,2023.

［24］杨正旭,贤婷,陈凌,等.基础护理技术与循证护理实践［M］.上海:上海科学技术文献出版社,2023.

［25］杨媛迪.现代专科疾病护理与个案简析［M］.沈阳:辽宁科学技术出版社,2023.

［26］马文龙,郭玉荣,胡晓萍,等.新编全科临床护理实践［M］.长春:吉林科学技术出版社,2023.

［27］王晓云,宋丹,刘菊红,等.实用临床急危重症诊治与护理［M］.青岛:中国海洋大学出版社,2023.

［28］桑美丽,李育玲,张颖惠.护理技能实训教程［M］.上海:上海交通大学出版社,2023.

［29］郝娜,李旭静,李超,等.护理综合临床实践［M］.郑州:河南大学出版社,2023.

［30］陈华,王萍,姜敏敏.护理员操作手册［M］.上海:上海科学普及出版社,2023.

［31］王卫涛,赵洪艳,许春梅,等.常见疾病护理进展［M］.上海:上海交通大学出版社,2023.

［32］袁菲,杨翠翠,张金荣,等.临床护理思维与实践［M］.上海:上海科学普及出版社,2023.

［33］盛蕾.临床护理操作与规范［M］.上海:上海交通大学出版社,2023.

［34］储丽琴.妇儿护理技术［M］.北京:北京大学医学出版社,2023.

［35］傅辉.现代护理临床进展［M］.上海:上海交通大学出版社,2023.

［36］黄秀玲,杨凤华,王艳.持续质量改进应用于消化内科护理管理的效果评价［J］.中国卫生产业,2023,20(12):65-67.

［37］胡凌云.对神经内科护理工作进行风险管理的作用分析［J］.中国卫生产业,2023,20(10):140-143.

［38］张春英.护理礼仪在高职临床护理教学中的应用研究［J］.成才之路,2023(1):109-112.

［39］骆林利.妇科护理中实施人性化护理的应用效果探析［J］.中国医药指南,2023,21(10):34-37.

［40］杨莉,叶红芳,孙倩倩.临床护士循证护理能力现状及影响因素分析［J］.护士进修杂志,2023,38(2):108-113.